脑结构 MRI 连续层次解剖学

主 编 巩贯忠 尹 勇 秦颂兵 张 振

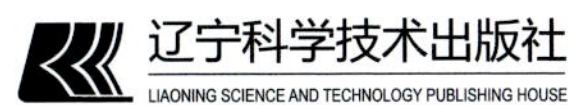
辽宁科学技术出版社
LIAONING SCIENCE AND TECHNOLOGY PUBLISHING HOUSE

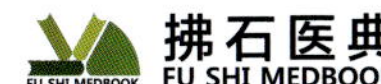
拂石医典
FU SHI MEDBOOK

图书在版编目（CIP）数据

脑结构 MRI 连续层次解剖学 / 巩贯忠等主编 . -- 沈阳 : 辽宁科学技术出版社 , 2025. 8.
ISBN 978-7-5591-4477-5

Ⅰ . R816.1

中国国家版本馆 CIP 数据核字第 202571Z7W4 号

出版发行：辽宁科学技术出版社
北京拂石医典图书有限公司
地址：北京海淀区车公庄西路华通大厦 B 座 15 层
联系电话：010-88581828/024-23284376
E-mail：fushimedbook@163.com
印 刷 者：东港股份有限公司
经 销 者：各地新华书店

幅面尺寸：285mm×210mm
字　　数：416 千字　　印　　张：18.5
出版时间：2025 年 8 月第 1 版　　印刷时间：2025 年 8 月第 1 次印刷

责任编辑：李俊卿　陈　颖　　责任校对：梁晓洁
封面设计：潇　潇　　封面制作：潇　潇
版式设计：天地鹏博　　责任印制：丁　艾

如有质量问题，请速与印务部联系　　联系电话：010-88581828

定　　价：148.00 元

编委会名单

主　编　巩贯忠　尹　勇　秦颂兵　张　振

副主编　郭玉洁　王佩臻　苏　亚　刘凌霏

编　者　王佩臻　山东省第一医科大学附属肿瘤医院

仇清涛　山东省第一医科大学附属肿瘤医院

尹　勇　山东省第一医科大学附属肿瘤医院

尹笑颜　山东省第一医科大学附属肿瘤医院

巩贯忠　山东省第一医科大学附属肿瘤医院

刘凌霏　山东省第一医科大学附属肿瘤医院

孙　崧　山东省第一医科大学

孙　华　山东省第一医科大学附属肿瘤医院

苏　亚　山东省第一医科大学附属肿瘤医院

李　需　山东省第一医科大学附属肿瘤医院

李振江　山东省第一医科大学附属肿瘤医院

杨镜英　东莞市人民医院

张　振　山东省第一医科大学附属省立医院

尚东平　山东省第一医科大学附属肿瘤医院

秦颂兵　苏州大学附属第一医院

倪　婕　苏州大学附属第一医院
郭玉洁　山东省第一医科大学附属肿瘤医院
崔　振　山东省第一医科大学附属肿瘤医院
詹　蔚　苏州大学附属第一医院
高晓童　山东第一医科大学附属肿瘤医院
皮冰洁　山东第一医科大学附属肿瘤医院

前言

回望来路，杏林问道已近廿五寒暑。大学时代学的很多知识已经慢慢淡出了记忆，但是唯有解剖学仍是自己引以为傲、一直坚持学习的一门学科。

依稀记得，2001 年的秋天，在徐州医学院东甸子校区（现在的主校区）平房的解剖学教室中，张凤真教授用红、蓝粉笔手绘中枢神经系统解剖图。张老师深厚的解剖功底深深折服了那时的我。

2002 年秋天开始，我陆续学习了局部解剖学和断层解剖学，才知道解剖学的博大精深，也深感自己解剖知识的匮乏、无知与天真。从 2006 年参加工作以来，我一直在不断地学习解剖学，每次学习、每看一本图谱都有不一样的收获，前前后后买了 30 多本的解剖书籍，但是始终觉得没有学好，很多解剖结构尤其是脑部解剖结构，一直处于“一看就会，一放就忘”的迷茫状态。

我现在主要从事放射物理工作，很多人可能不了解放射物理这个专业。放射物理是肿瘤放射治疗的支柱学科之一，作为放射物理师主要完成放射治疗设备的验收与质控、放疗计划的设计及验证等工作。其中放疗计划设计阶段就需要基于 CT、MRI、PET/CT 等大量断层影像，去确定肿瘤及正常器官的范围，范围确定精度直接影响后续不同组织放疗剂量的评估效能，也会影响放疗疗效及放射性损伤的预测精度。

肿瘤与正常器官在人体内是“有头有尾、有左邻右舍”的立体结构。保证肿瘤及正常器官范围的确定精度，是每一位放疗医师及物理师都必须要面对的难题，需要有扎实的解剖学知识作为支撑。目前基于影像诊断的断层解剖学图谱很多，但是从放疗角度来看，这些图谱可能仍然存在一些不足，主要原因在于以下的差异：

1. 影像诊断以发现、定位及定性肿瘤为主，而放射治疗则是以消灭肿瘤、保护器官为主；影像诊断的首要任务是看见肿瘤，而放射治疗更重要的是看清肿瘤及正常器官的边界及生物学状态。
2. 很多影像解剖图谱都是以典型层面的讲解为主，对于解剖结构连续断层展示，尤其是连续薄层断面的展示却非常少。
3. 大多数图谱都是以编号或者箭头连接结构名称的方式展示，缺乏对结构边界及走行的标记、勾勒。
4. 相对于影像诊断常用工具，放射计划设计软件（俗称：计划系统）具有非常强大的解剖结构标记工作，这是计划系统的基本功能，也是最重要功能。

从 2018 年的秋天开始，我开始从事放射治疗的磁共振模拟定位工作，主要完成肿瘤患者放射治疗前磁共振扫描，为肿瘤及正常器官的勾画提供更可靠的依据。在日常工作中，我们团队也逐渐意识到断层解剖的重要性，尤其是中枢神经系统的精细解剖。当我们去判断微小脑转移瘤的时候，没有很好的解剖学基础，很难分辨是肿瘤还是器官。

我们一直有一个梦想，就是借助我院高质量的磁共振模拟定位图像出版一本属于放疗专业技术人员的中枢神经系统断层解剖学。我们的优势主要在于：

1. 所有患者扫描过程中都佩戴个体化的热塑面膜，减少了扫描过程中因不自主移动而产生的图像伪影。

2. 图像采集均采用贴近人体的柔性线圈，图像分辨率、对比度及信噪比优于常规磁共振诊断影像。

3. 所有脑部影像均采用 1mm 层厚、0mm 层间距的高分辨率三维容积扫描方式，细小结构边界显示更加真实、清晰。

4. 可以利用计划系统或者辅助软件中不同功能的结构标记工具，对脑结构进行标记及不同颜色设置。

在对本书中脑结构的位置、形态及边界的判断时，我们主要参考了 Jin Seo Park 教授主编的《Cross-Section Atlas of the Human Head: with 0.1mm Pixel Size Color Images》（解剖层厚 2/4mm），刘树伟教授等主编的《数字人连续横断层解剖学彩色图谱—头颈部分册》（解剖层厚 2mm）。

在本书内容设计过程中，我们将横断面、矢状面、冠状面的图像均设置为 1mm 层厚，希望读者们能看到脑结构在不同层面间的连续变化，更清楚地展现出解剖结构的边界及与邻近结构的关系。

出版一本连续层次解剖学图谱的想法在团队成员中已经酝酿许久，但是一直没有着手去做，主要有三个考虑：

1. 一直未遇到“最合适”病例的磁共振图像来进行数据标记；

2. 脑组织的细分结构太多，不知道选择哪些结构合适；

3. 单纯基于 MRI 的 T1WI 影像无法准确识别出所有结构的边界。

2024 年的秋天，我们开始接触 Brainlab 公司的 Elements 计划系统软件。该软件的脑结构自动勾画功能，燃起了我们标记脑解剖结构和出版图谱的希望。Elements 软件可以一次性自动勾画头颈部的 201 个解剖结构（为了放疗剂量评估方便，部分对称性结构左、右侧结构及双侧合一的结构分别定义为独立结构）。

在本图谱脑结构的勾画中，我们采取了自动勾画与人工修正相结合的方法：首先由 Elements 软件在 T1WI 图像上自动勾画所有结构，然后再由团队成员选择结构和修正边界。本书重点展现的是脑组织，因此将颅骨、副鼻窦、血管等结构去除掉，只保留了常见的脑白质、灰质、核团、脑神经结构。

对于不能在 MRI 的 T1WI 影像上展现出确切边界的结构，我们在 Elements 自动分割的基础上参考相关图谱，结合 T2WI、DWI、T2-Flair 等图像进行修正，力争做到位置及边界的准确。另外，我们将层厚 3mm 的 T2WI 图像、黑白翻转后的 T2WI 图像、DWI 影像及 T2-Flair 连续断层图像附在本书的最后，以便广大读者参考。人体脑结构会因为发育而呈现出非常显著的个体差异，希望本书的内容可以为广大读者识别及勾画常见脑结构提供有用的参考信息。

衷心感谢我们团队中的每一位小伙伴！衷心感谢支持我们团队的每一位同事及专家！

本书由山东省自然科学基金项目（编号：ZR2023MH297）资助。

巩贯忠

2025 年 2 月

目　录

第1章 图像采集及标记说明

一、图像采集的人体体位说明

在图像采集时，患者头部躺在透明的船形头枕上，头枕下方有颈部依托的凸起装置，此时人体颈椎非常接近正常生理曲度，与人体站立时的姿态接近。为每位患者制定个体化的热塑面膜用于固定头部，以避免扫描过程中患者发生体位移动，如图 1-1 至图 1-3 所示。

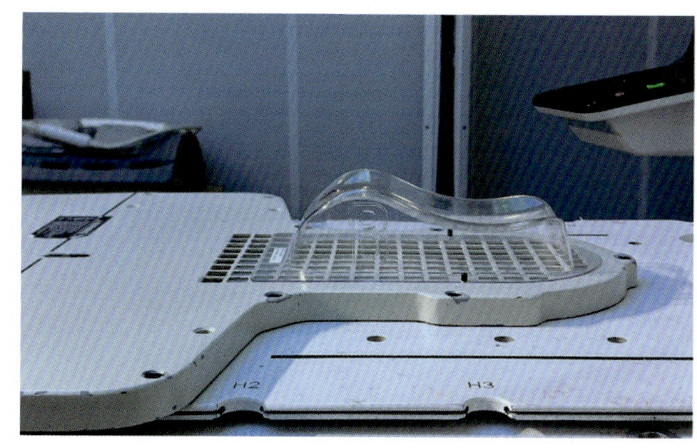

图 1-1 船形透明头枕

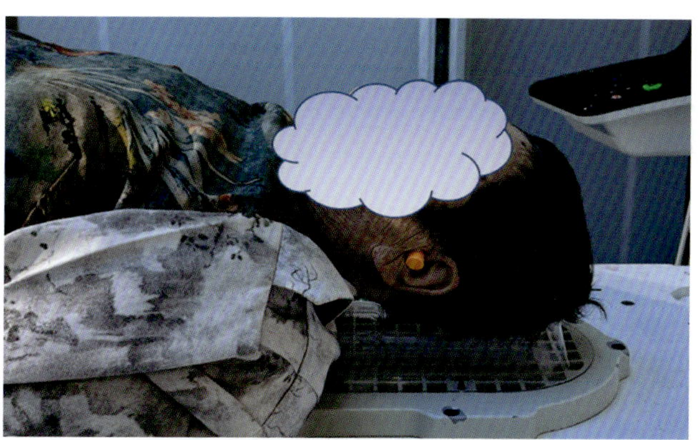

图 1-2 患者躺在头枕上的姿态示意图

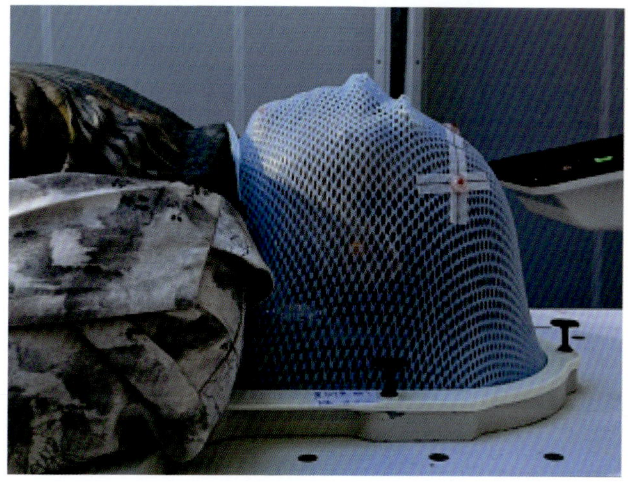

图 1-3 用热塑面膜固定患者头部的示意图

二、图像的采集

本书中所有 MRI 影像均通过 GE 公司 750W 大孔径磁共振扫描获取（机械孔径 70cm）。主要扫描序列有 T1WI、T2WI、DWI、T2-Flair 四个序列。对于 T1WI 序列扫描及重建参数设置如下：1mm 层厚、0mm

层间距的三维容积扫描方式，数据采集分辨率为 256×256，图像重建分辨率为 512×512，单个体素体积为 $0.5 \times 0.5 \times 1mm^3$。T2WI、DWI、T2-Flair 三个序列则采用 3mm 层厚、0mm 层间距的二维逐层扫描模式。

需要特别说明的是：在扫描时，团队成员采用了贴近人体表面的柔性线圈扫描，以提高图像质量，如图 1-4 所示。

为了配合放射治疗中 CT 模拟定位的图像配准要求，所有图像均采用不打角度，垂直于扫描床的正轴位扫描，如图 1-5 所示。

三、结构标记说明

（一）图像重建层厚对结构边界的影响

在 MRI 图像重建过程，结构边界会因为部分容积效应的影响，在不同层厚的 MR 图像上的显示会略有差异，所有的结构均在层厚 1mm 的横断面图像上进行标记。

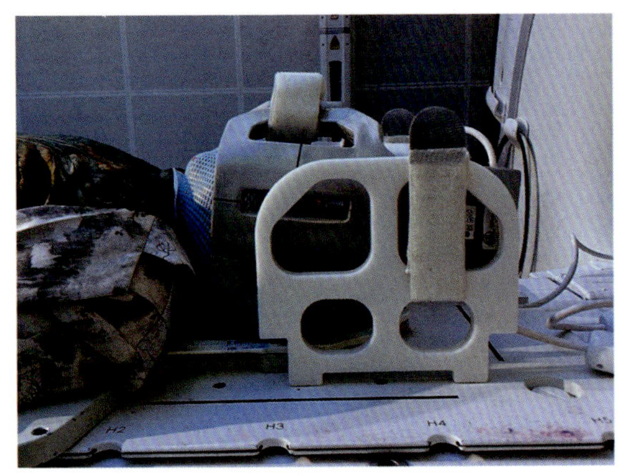

图 1-4　使用柔性线圈进行图像采集示意图

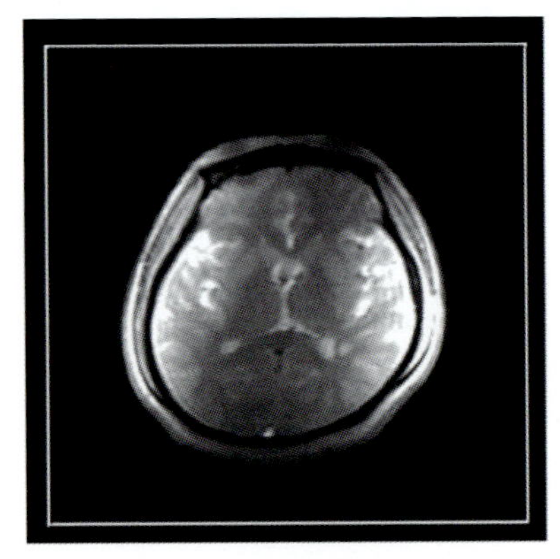

正轴位定位横断面示意图

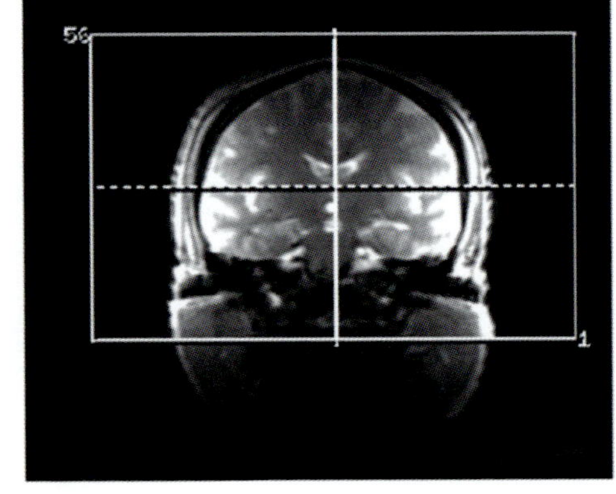

正轴位定位冠状面示意图

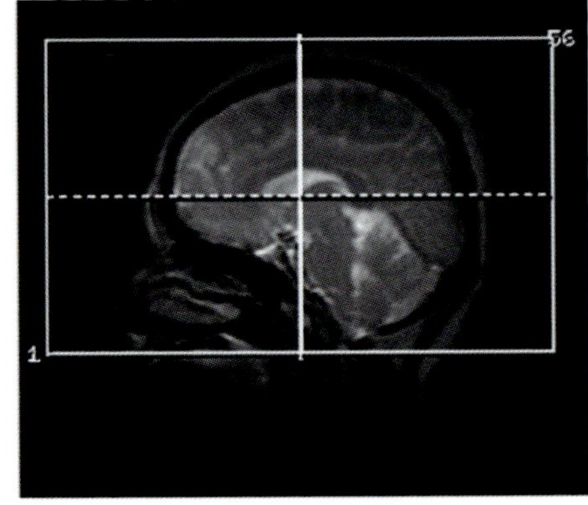

正轴位定位矢状面示意图

图 1- 5　正轴位图像采集示意图（1、56 分别代表图像层数编码）

（二）图像放大对结构标记的影响

标记软件大多是以像素为基本的标记单元，部分结构在标记时，会因为图像放大倍数而出现差异。对于大体积的脑结构，采用图像不放大形式进行标记；对于微小体积的脑结构，一般放大两倍后进行标记。

（三）边界存在争议的结构标记

主要以结构信号强度为依据，参考结构的自然走行及与周围结构的关系确定边界。所有结构标记颜色均用了 20% 的透明度。

（四）不同序列图像之间的差异

在本书结构标记中，因为 T1WI、T2WI、DWI、T2-Flair 序列的成像原理及重建层厚存在差异，因此部分结构的边界显示也会略有差异，在本书主要以 T1WI 为主要的标记载体，其他序列作为参考。

（五）不同方向断面图像的结构说明

1. 横断面图像结构说明　所有图像是自上而下（从颅顶到颅底，图 1-6）。

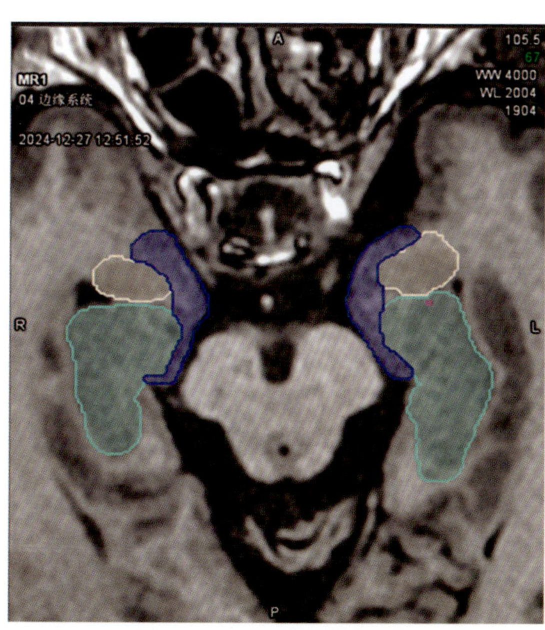

图 1-6　横断面图像结构示意图（105.5 代表图像头脚方向的空间位置，绿色 67 代表层编号，WW 代表窗宽，WL 代表窗位，R 代表右侧，L 代表左侧，A 代表前，P 代表后）

2. 矢状面图像结构说明　见图 1-7。

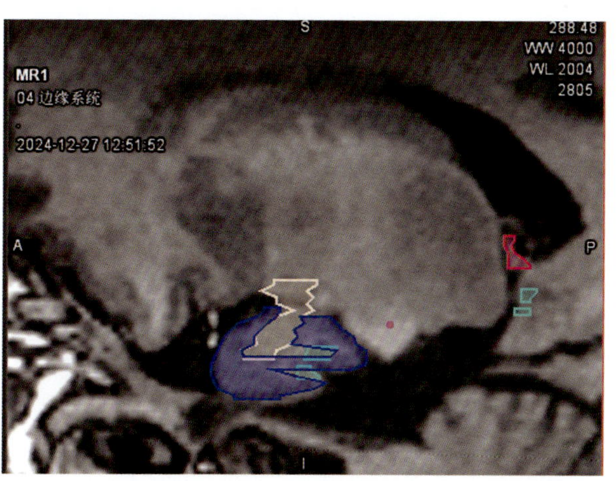

图 1-7　矢状面图像结构示意图（288.48 代表图像左右方向的空间位置，WW 代表窗宽，WL 代表窗位，S 代表头侧，I 代表脚侧，A 代表前，P 代表后）

3. 冠状面图像结构说明　见图 1-8。

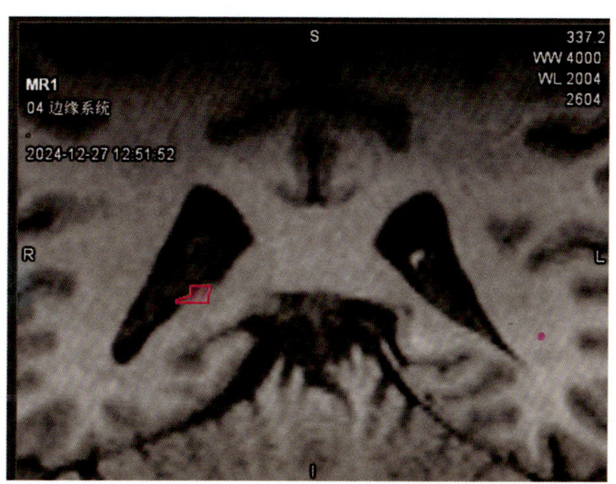

图 1-8　冠状面图像结构示意图（337.2 代表图像前后方向的空间位置，WW 代表窗宽，WL 代表窗位，S 代表头侧，I 代表脚侧，R 代表右侧，L 代表左侧）

第2章 脑组织宏观 MRI 连续解剖

一、概述

脑组织位于颅腔内，成人脑组织重量平均 1400g 左右。一般将脑组织分为 6 部分：端脑、间脑、小脑、中脑、脑桥和延髓，其中中脑、脑桥及延髓构成脑干。

（一）大脑的解剖结构：半球、脑回和沟裂

大脑是脑组织中最大的部分，分为左、右两侧半球。每侧半球包括无数神经组织隆起，称为脑回。脑回与脑回之间通过浅的脑沟分隔，较深的脑沟称为裂。在 CT 或 MRI 断层影像上可以识别的脑沟主要有中央沟，分隔额叶中央前回和顶叶中央后回。中央前回为脑的运动中枢，中央后回为脑的感觉中枢。其他比较重要的脑回包括扣带回、海马旁回及颞上回。识别这些脑回具有非常重要的意义。

大脑的两个主要沟裂为大脑纵裂和外侧裂。大脑纵裂为一条长而深的分隔左右大脑半球的纵沟，内有大脑镰和上矢状窦。外侧裂分隔额叶、顶叶与颞叶，裂内有大脑中动脉的大量血管分支。

（二）脑膜的分层结构

大脑由 3 层脑膜包围。最外层的硬脑膜最强韧，双层的硬脑膜与颅骨骨膜相延续。硬脑膜和颅骨之间有一个潜在腔隙，为硬膜上腔隙。位于两层硬脑膜之间的硬脑膜窦为大脑提供静脉引流。硬脑膜褶皱分隔大脑结构，并提供缓冲和支持，包括大脑镰、小脑幕和小脑镰。

大脑镰分隔左右大脑半球，小脑幕如帐篷一样展开，形成大脑与小脑的间隔。小脑幕上卵圆形开口环绕中脑，形成幕切迹，为脑的幕上和幕下间隙的唯一通道。

中间一层脑膜是薄而透明的蛛网膜，为硬膜下隙的潜在腔隙分隔。最内层的脑膜为软脑膜，富含血管并与脑紧密贴合。蛛网膜下隙将软脑膜与蛛网膜分开，在大脑和脊髓周围循环，为中枢神经系统提供进一步的保护。最内层为软脑膜。

在本章中，主要展示了横断面、矢状面及冠状面的脑组织，其中横断面有脑组织未标记及已经标记的两组图片，读者可以根据图片的渐进变化，追踪和识别相关的解剖结构。由于 MR 柔性线圈覆盖范围的限制，在脑部整体图像中会存在相同窗宽床位下“两头”位置的图像偏黑的现象，我们进行了部分图像亮度调整。另外，由于在颅顶和颅底的脑回、脑沟并非紧靠在一起，会呈现出波浪状或者孤立的结构。在横断面上连续的结构，在矢状面或者冠状面上由于方位等常见原因，会导致部分结构呈现四方或者空腔状态。

二、脑组织 MRI 连续解剖——横断面

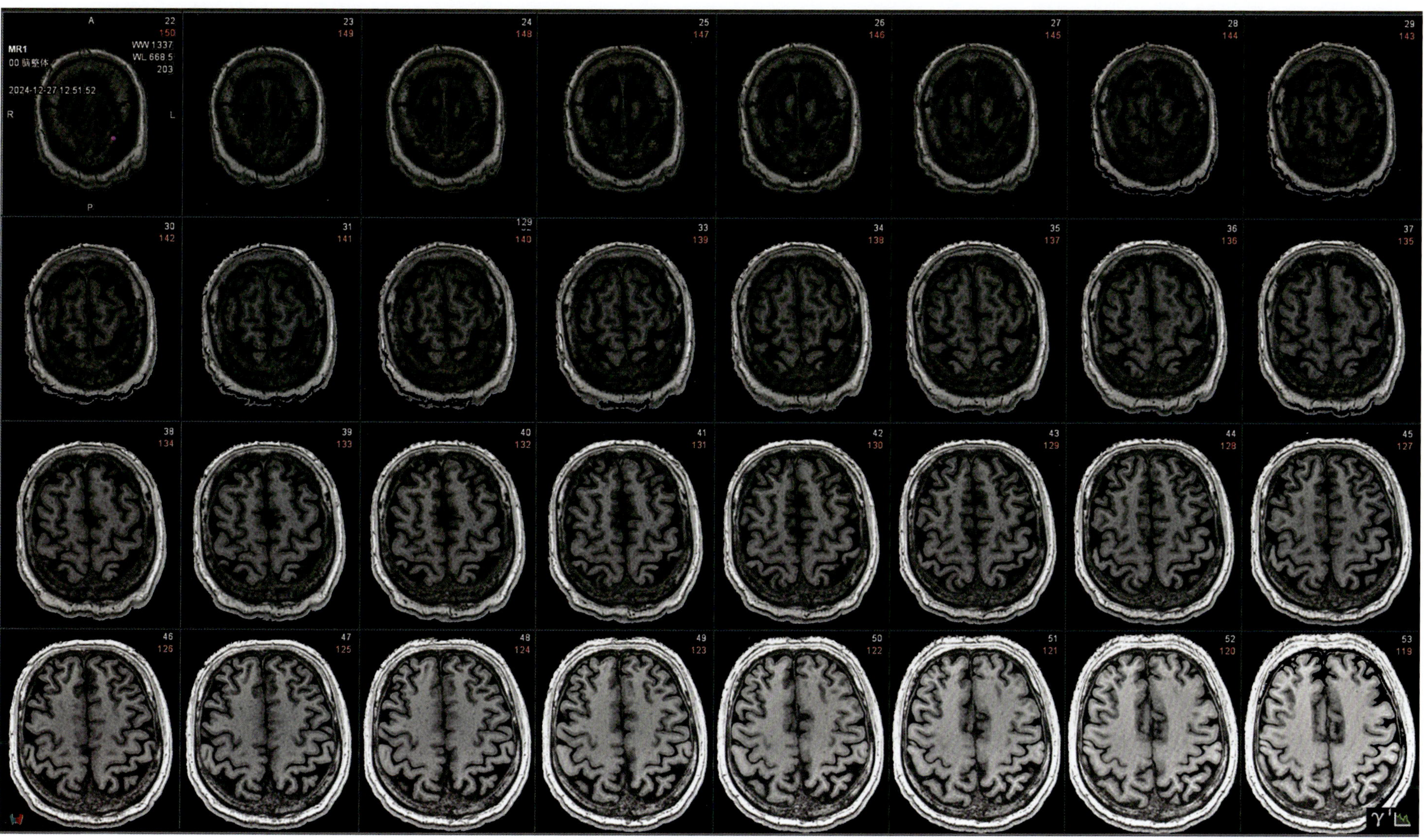

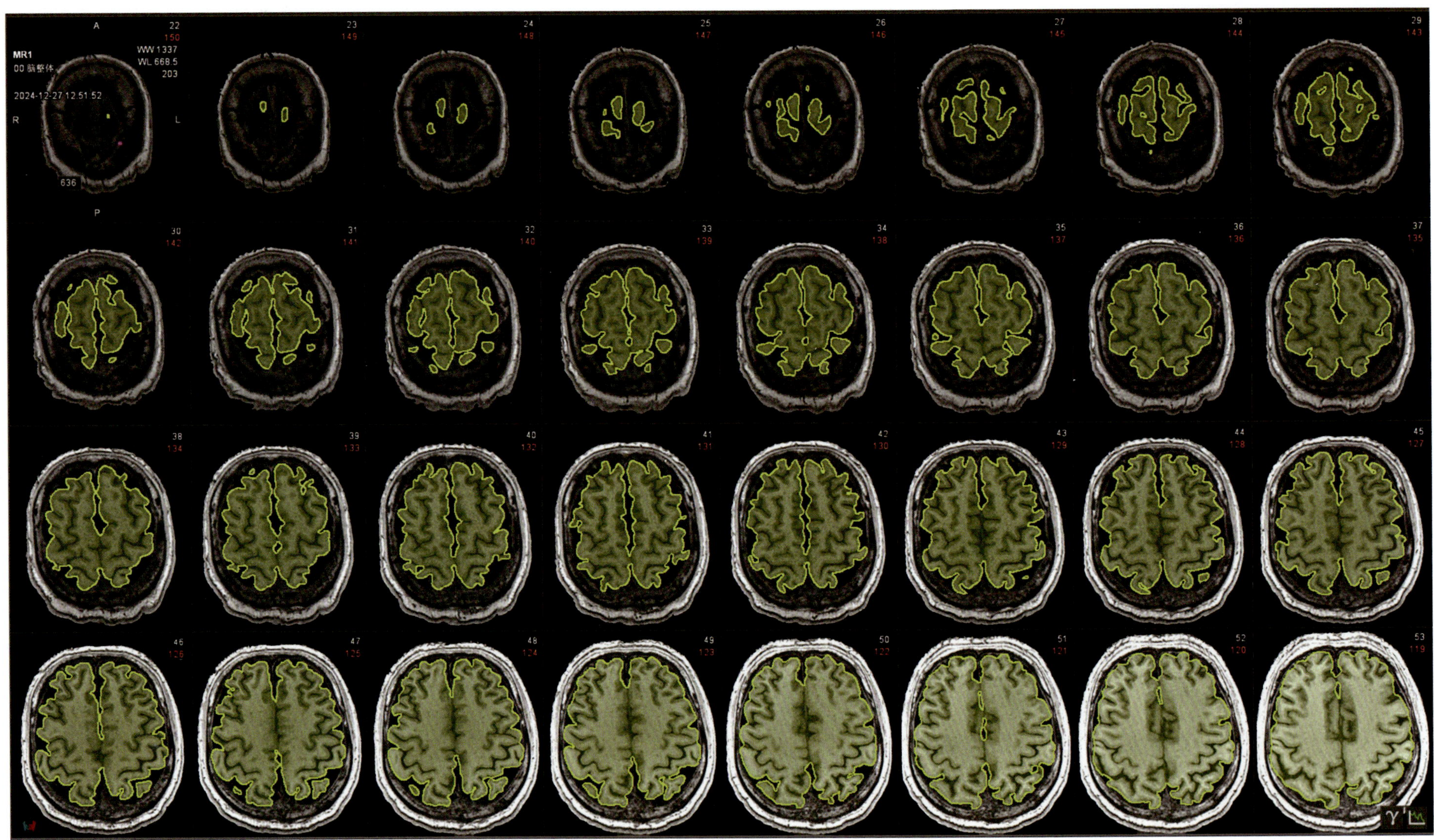

注：脑组织

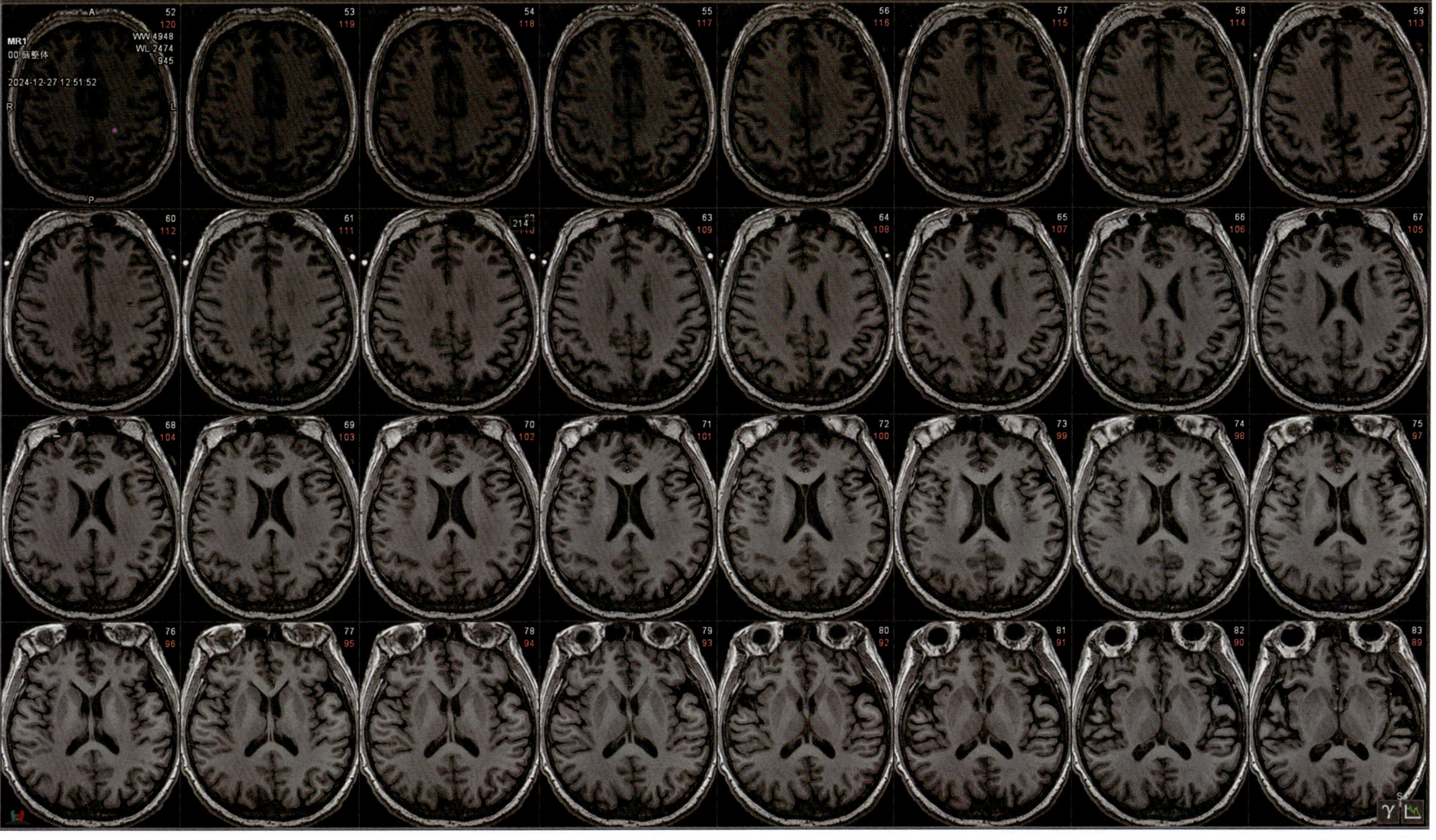
A
52
120
MR1
00脑整体
WW 4948
WL 2474
945
2024-12-27 12:51:52
R
L
P
53
119
54
118
55
117
56
116
57
115
58
114
59
113
60
112
61
111
214
63
109
64
108
65
107
66
106
67
105
68
104
69
103
70
102
71
101
72
100
73
99
74
98
75
97
76
96
77
95
78
94
79
93
80
92
81
91
82
90
83
89

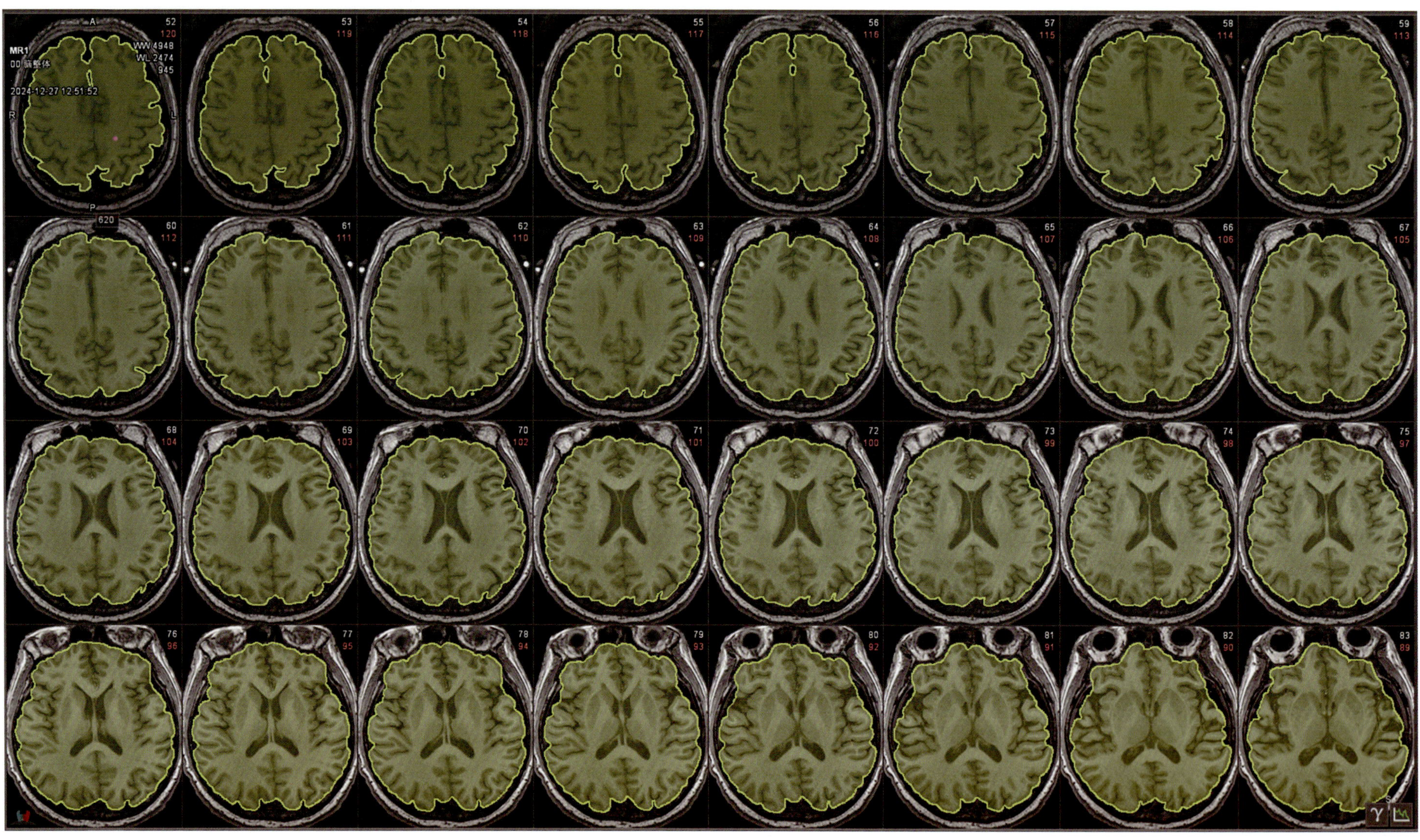

注：■脑组织

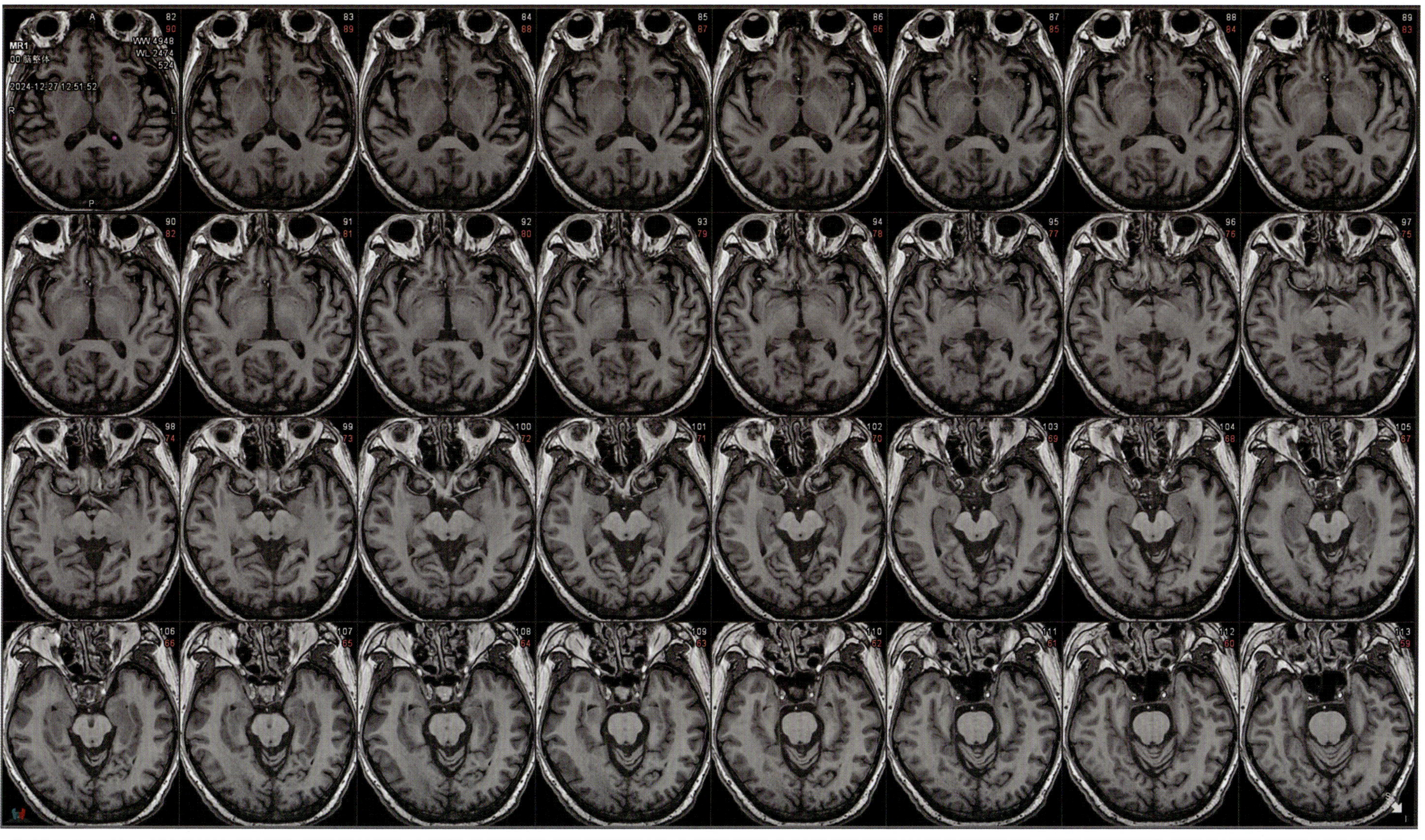

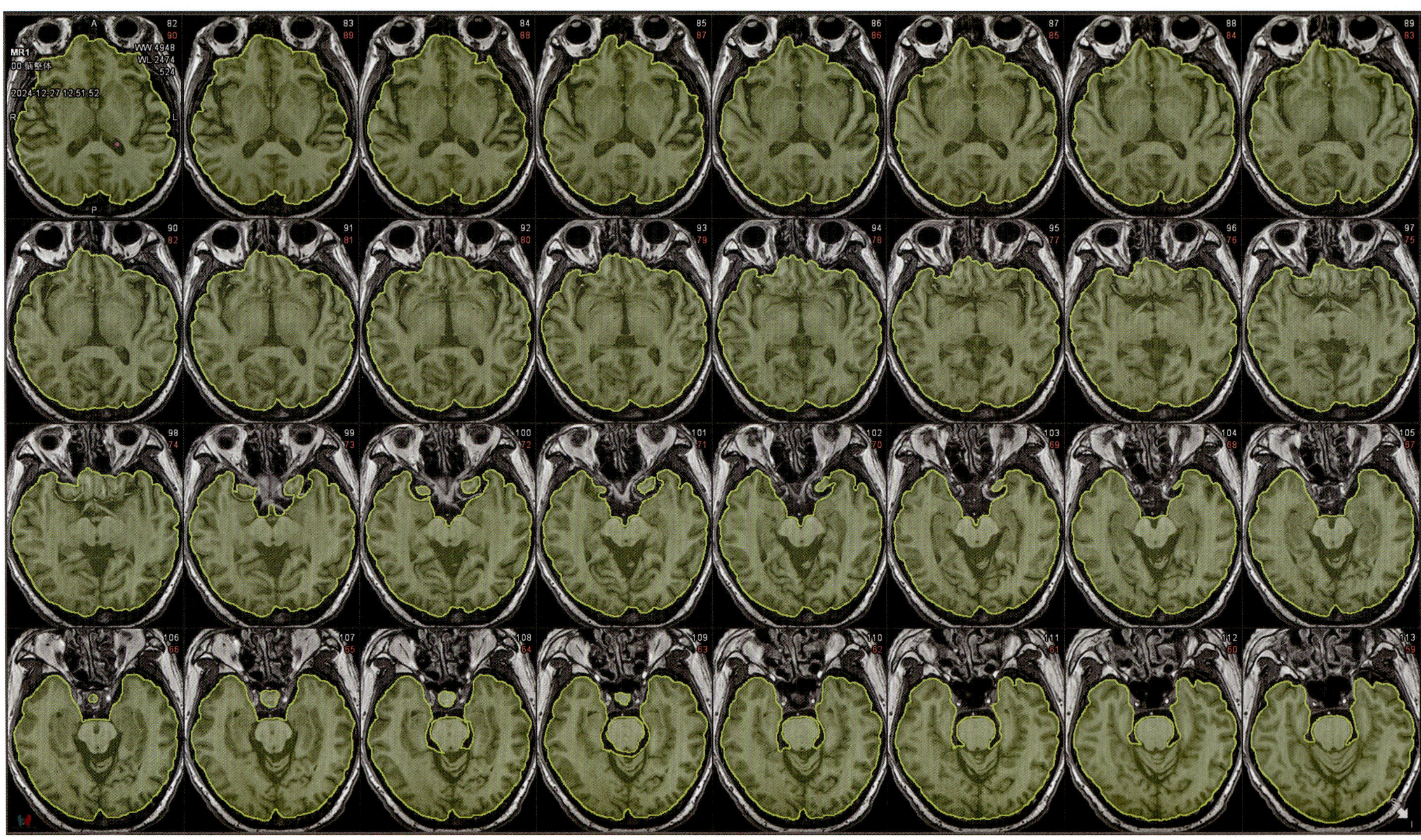

注：■脑组织

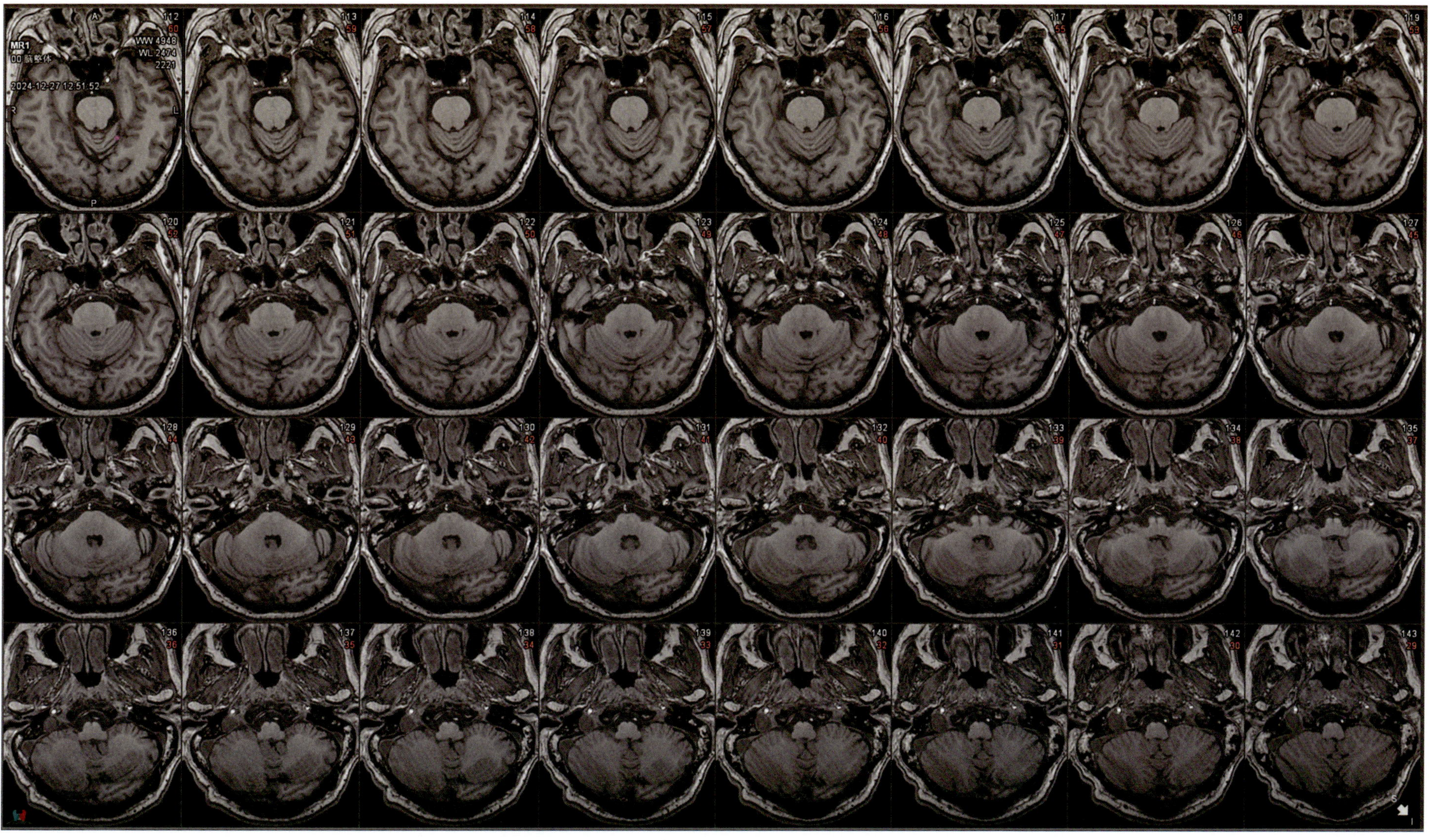

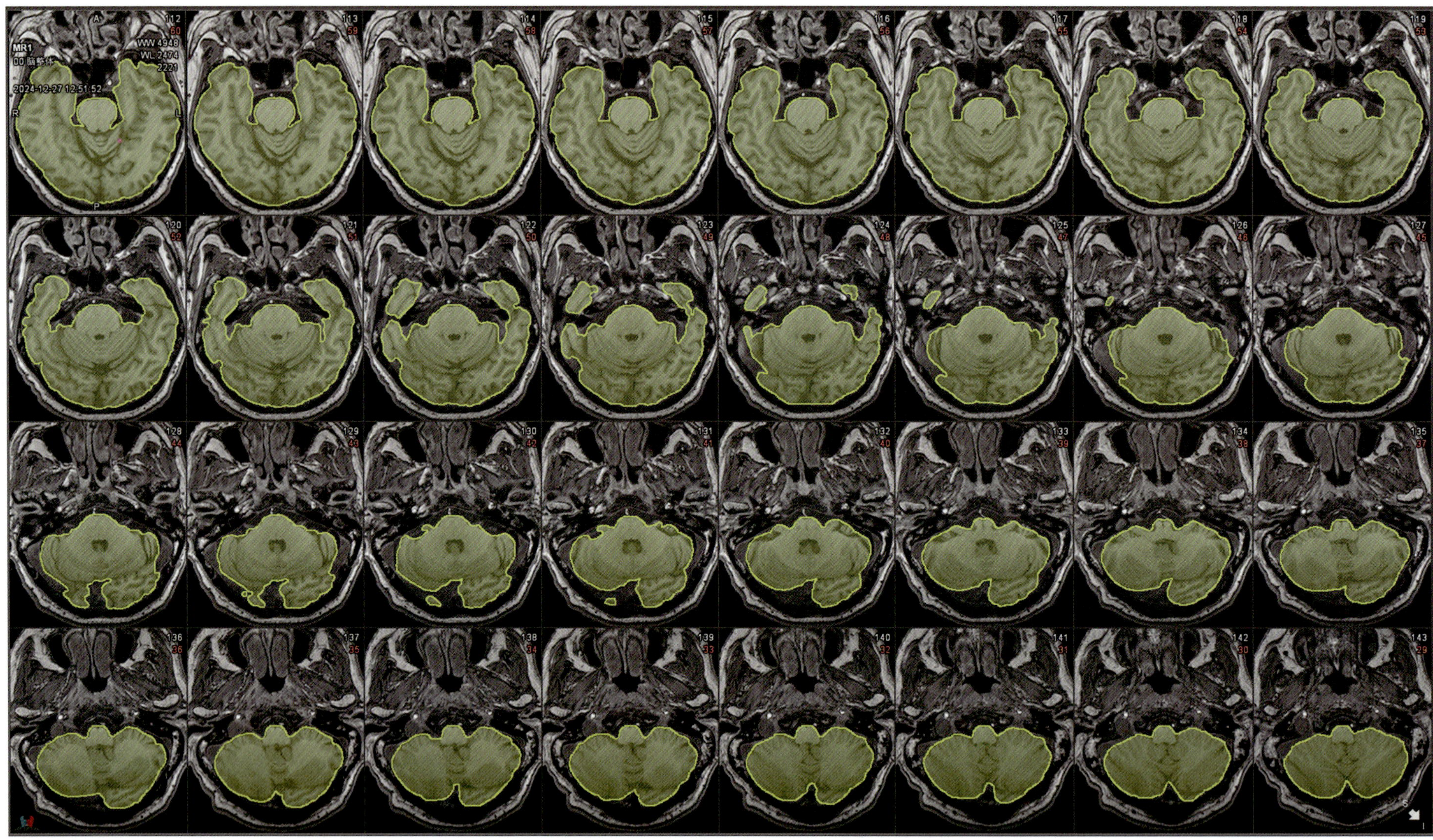

注：脑组织

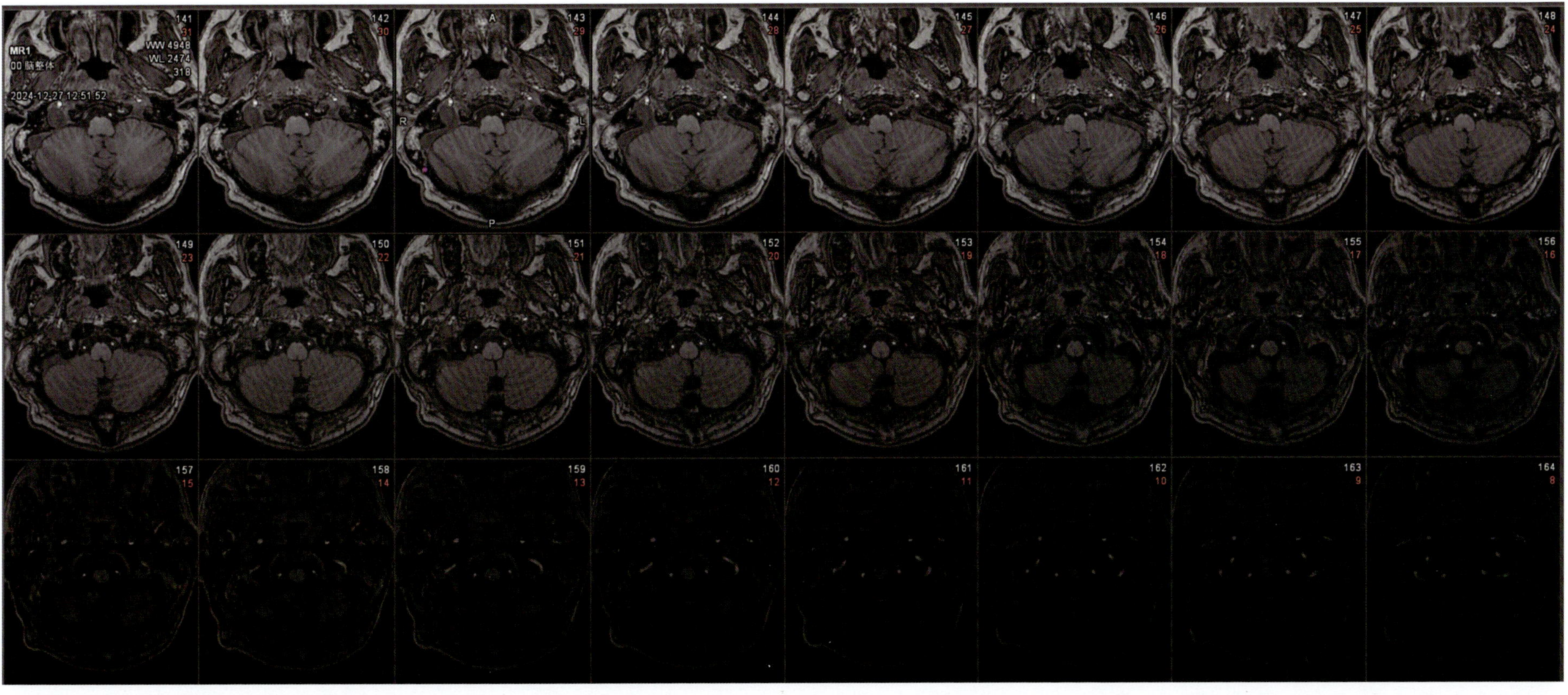
MR1
00 脑整体
WW 4948
WL 2474
318
2024-12-27 12:51:52
A
R
L
P
141 31
142 30
143 29
144 28
145 27
146 26
147 25
148 24
149 23
150 22
151 21
152 20
153 19
154 18
155 17
156 16
157 15
158 14
159 13
160 12
161 11
162 10
163 9
164 8

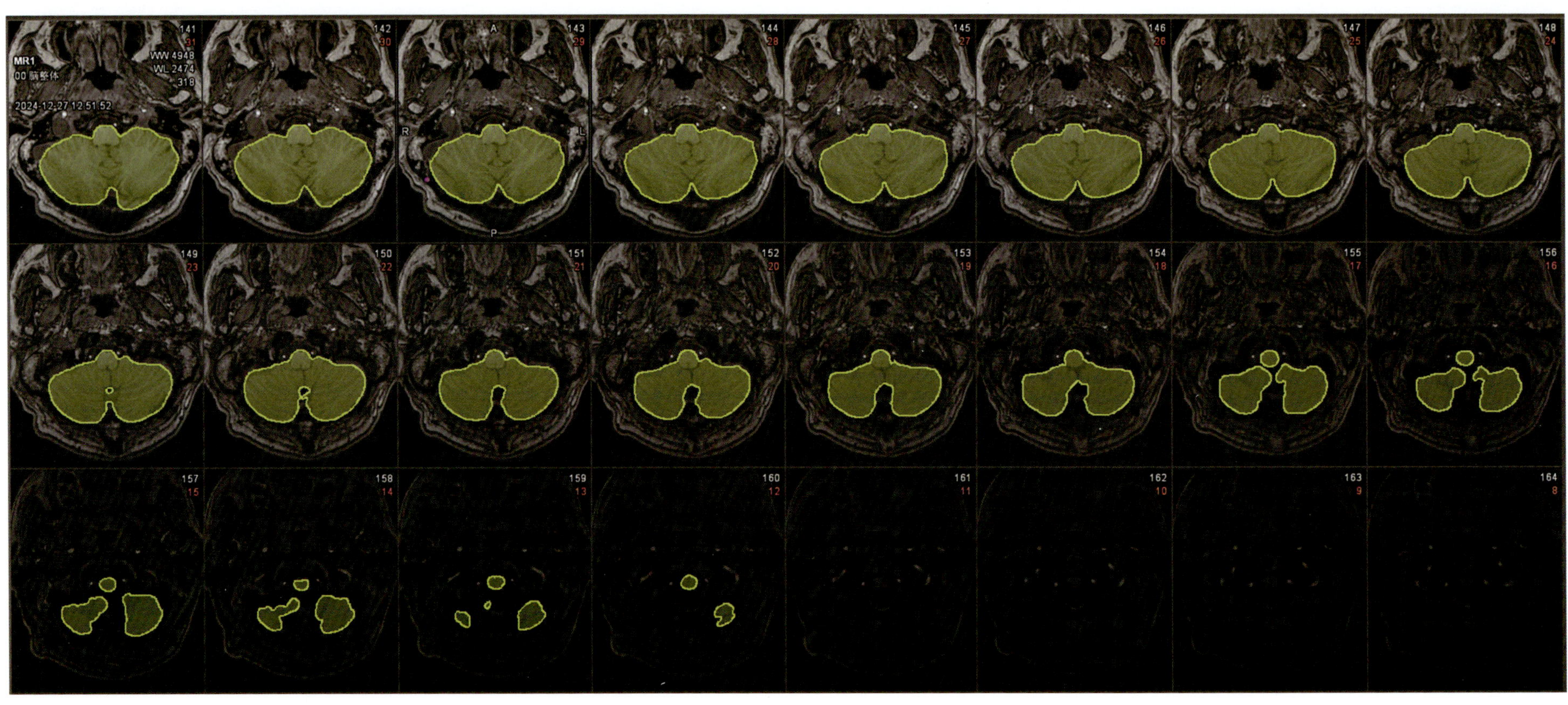

注：脑组织

三、脑组织 MRI 连续解剖——冠状面

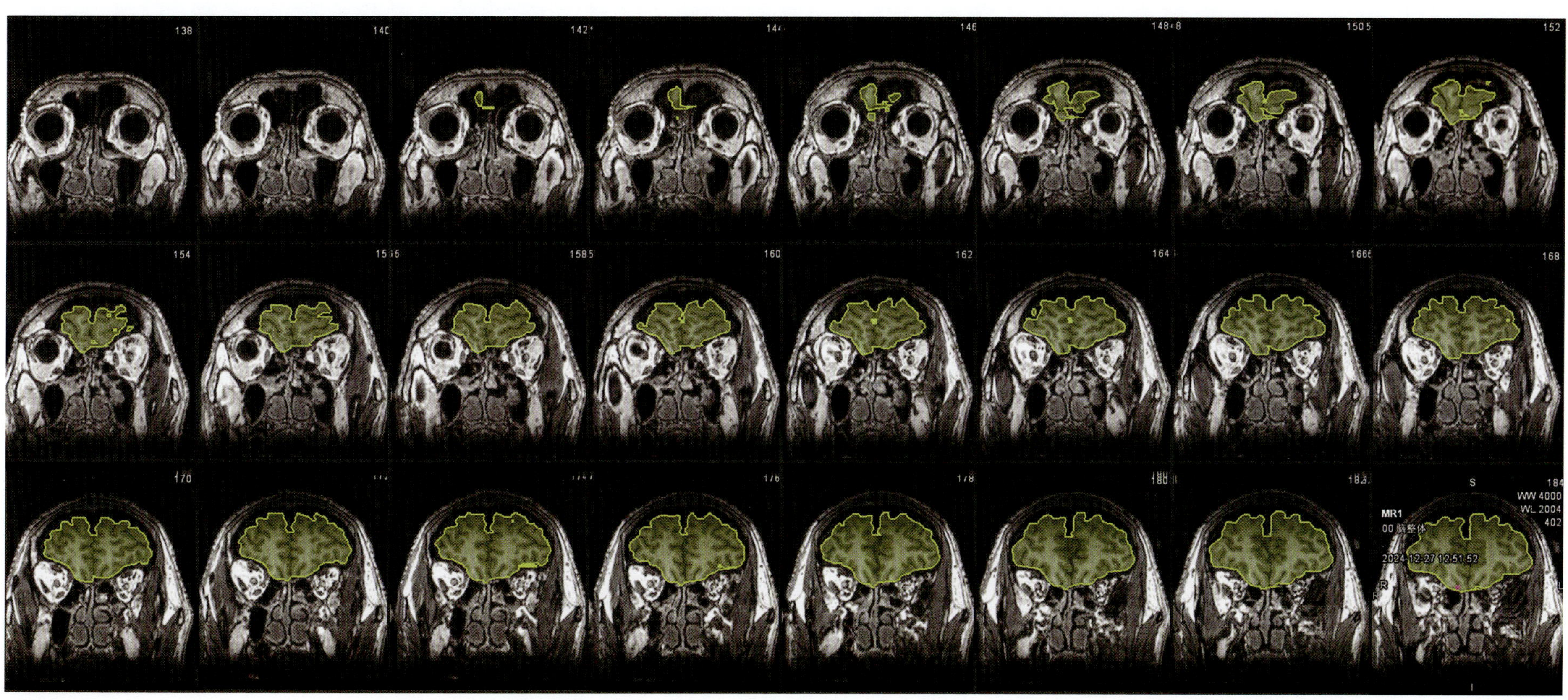

注：■脑组织

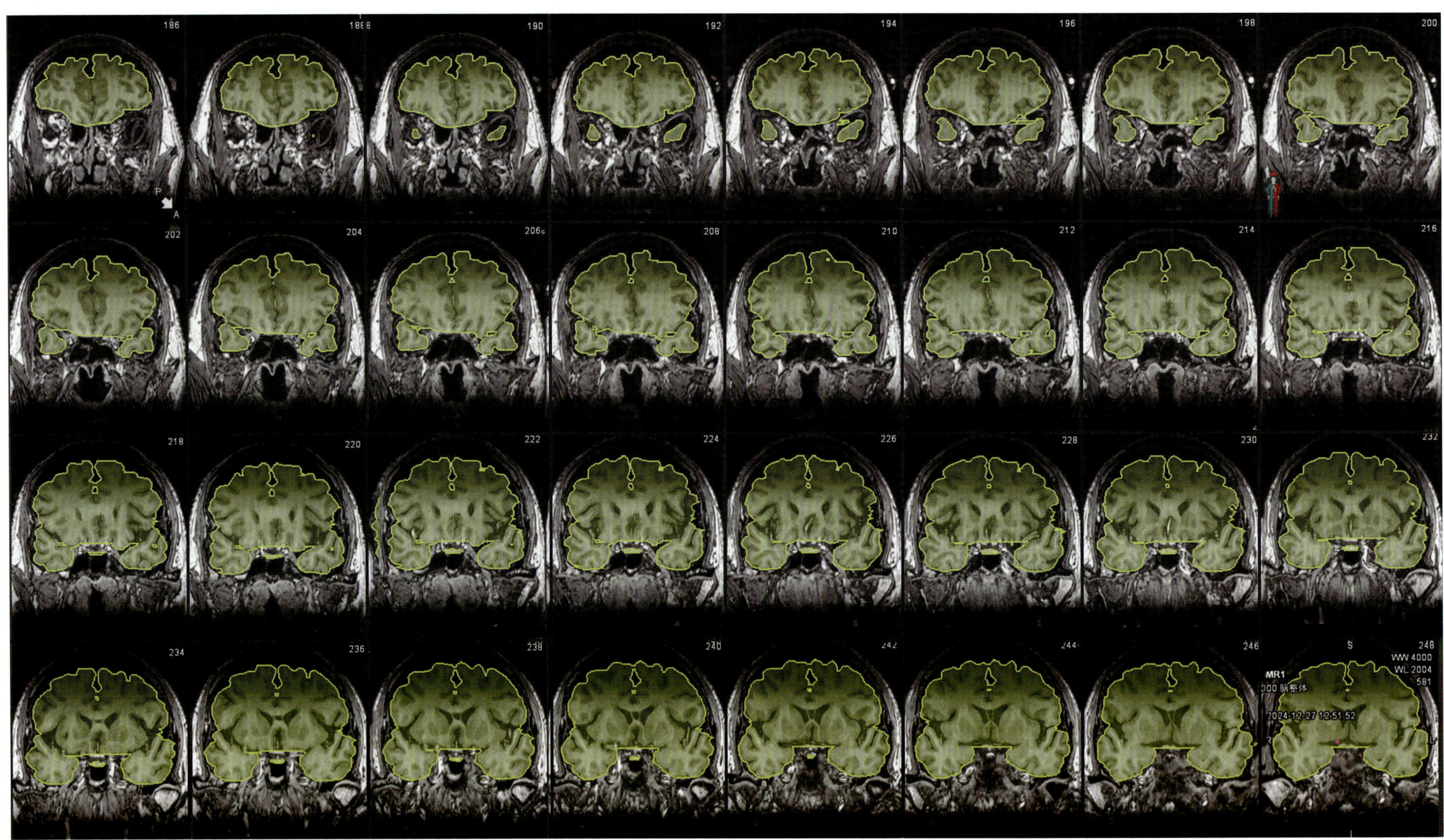

注：■ 脑组织

252
254
256
258
260
262
264
266
268
272
274
276
278
280
284
292
294
296
306
308
310
312
1.28 cm
S
WW 4000
WL 2004
1965
MR1
脑整体
2024-12-27 12:51:52
R
L
P
A

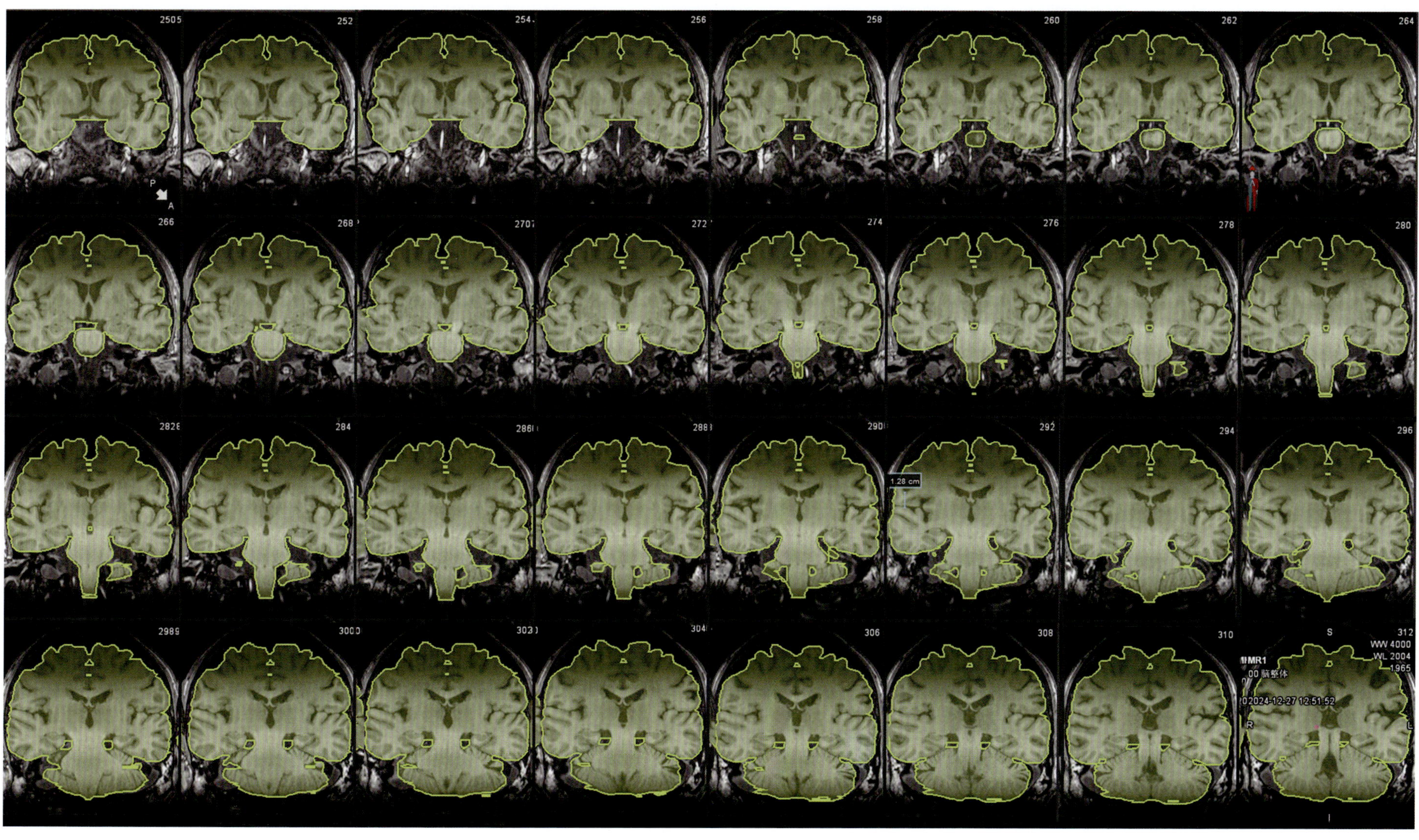

注：■脑组织

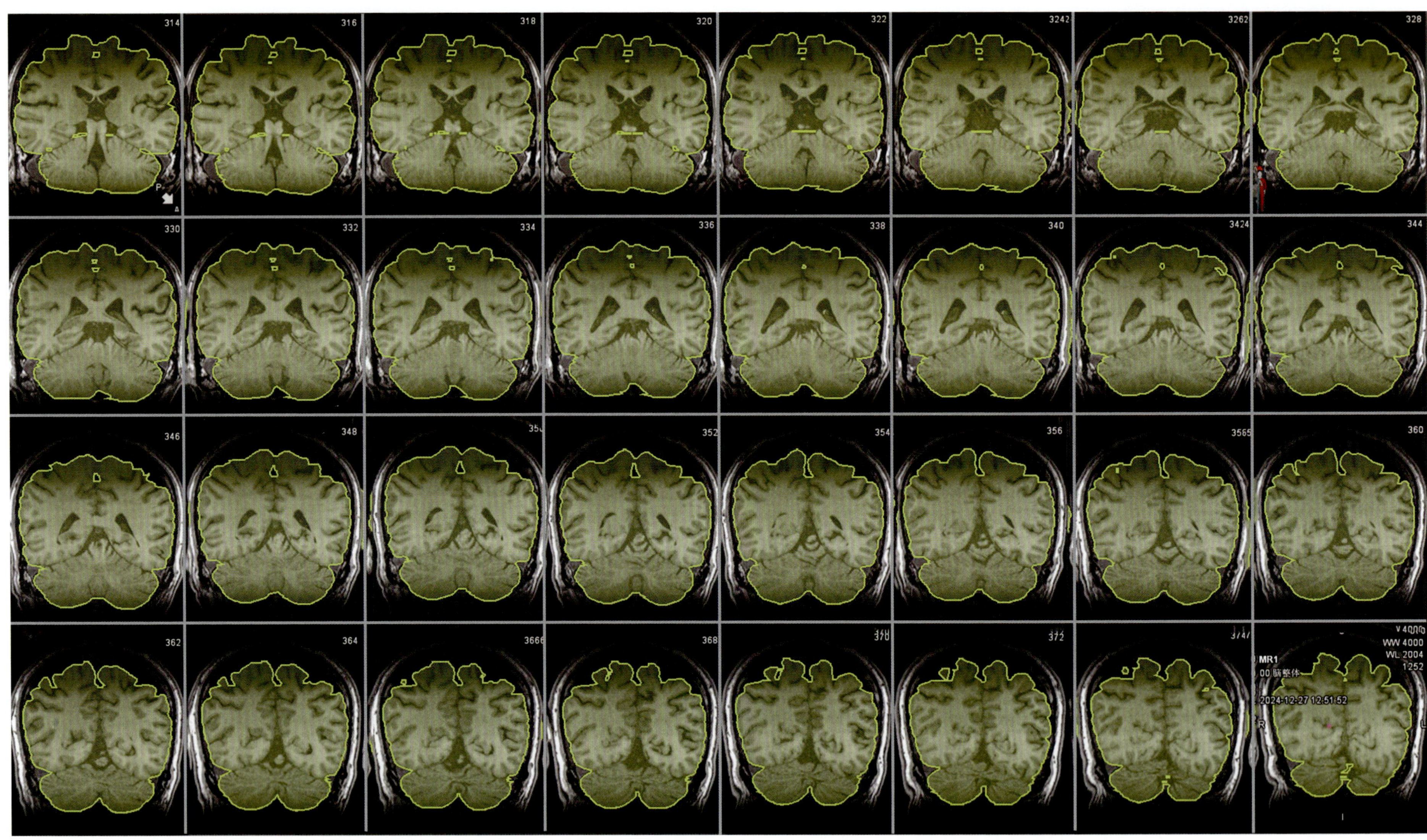

注：脑组织

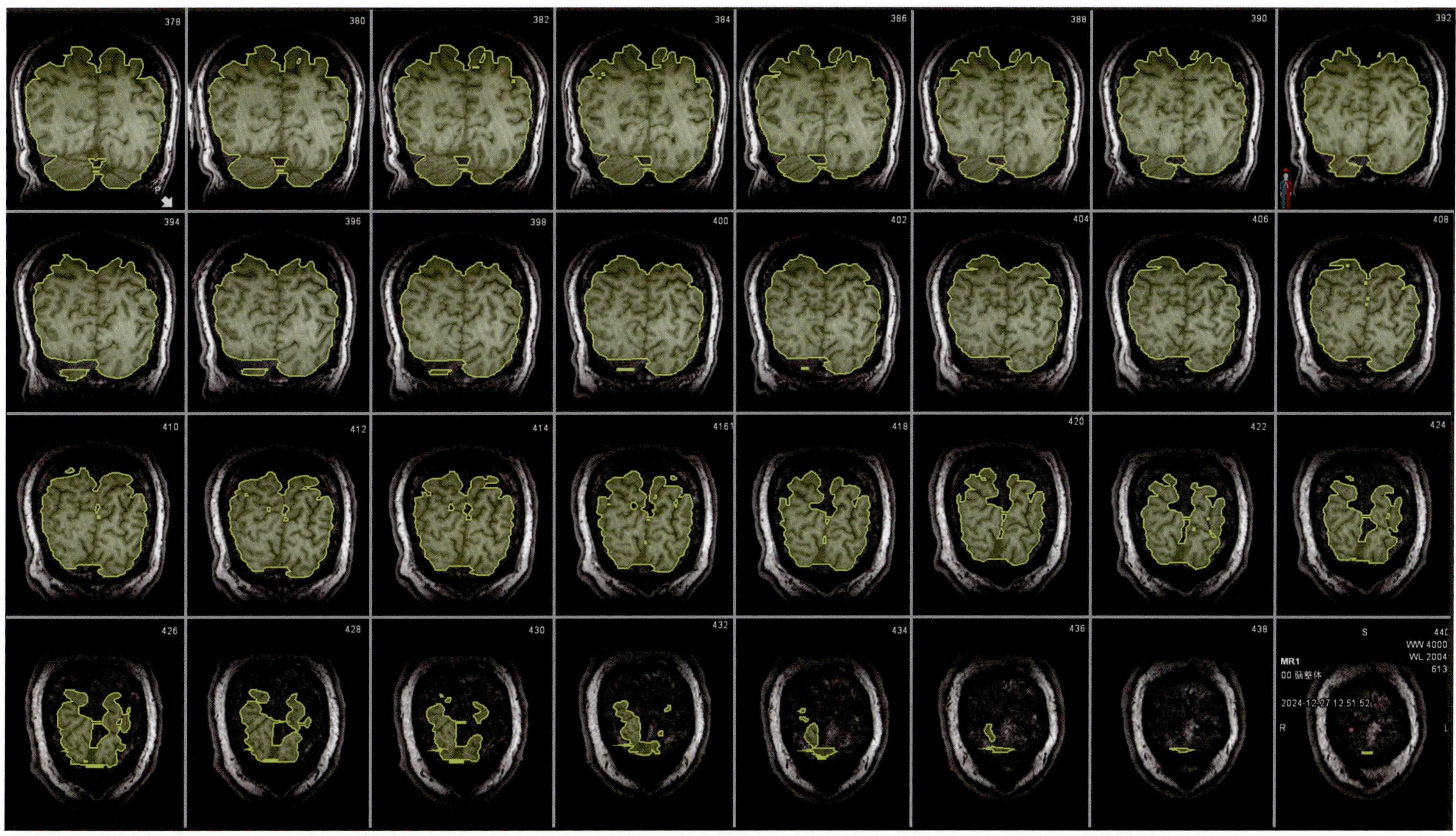

注：■脑组织

四、脑组织 MRI 连续解剖——矢状面

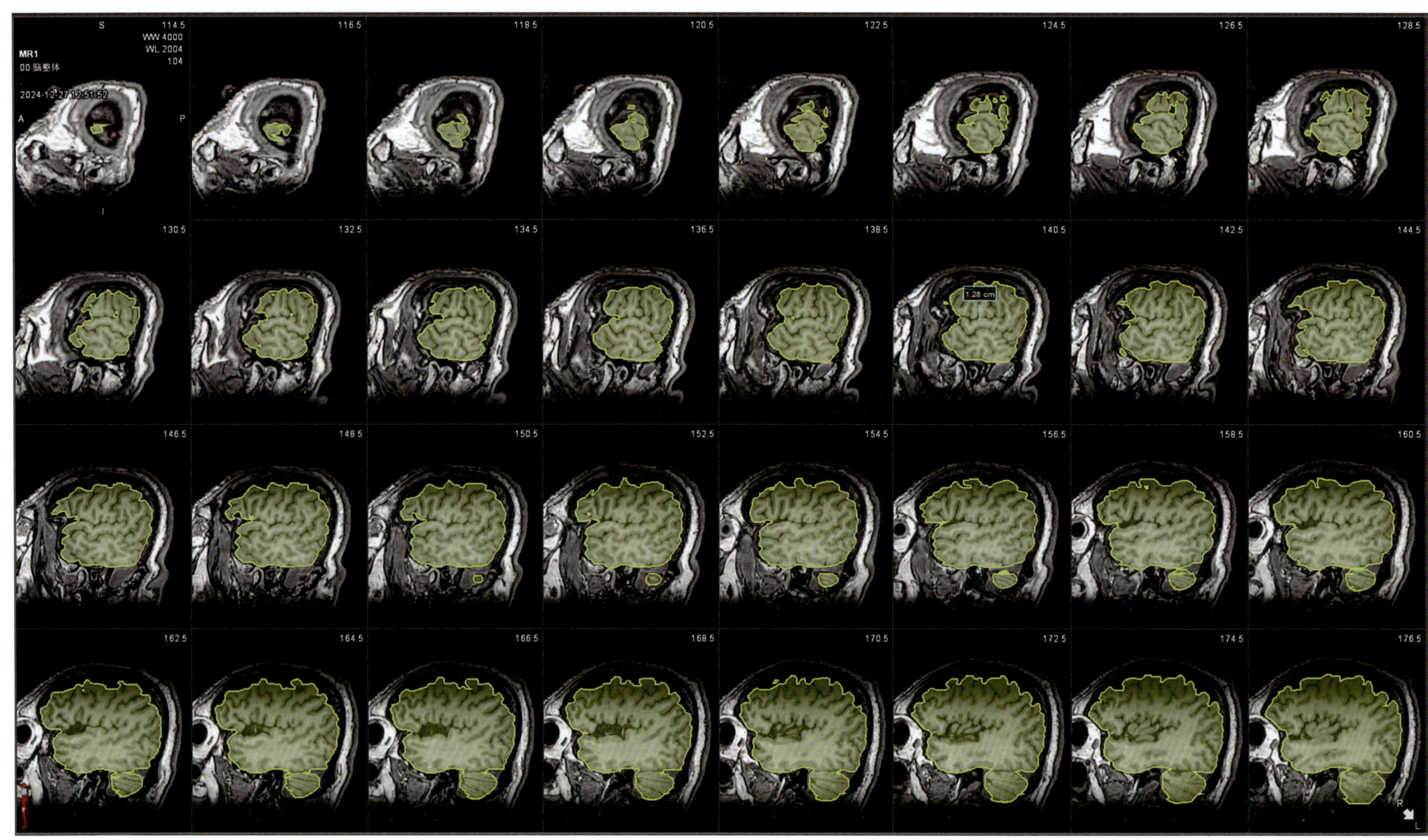

注：脑组织

S
178.5
WW 4000
WL 2004
1950
MR1
00 脑整体
2024-12-27 12:51:52
A
P
I
180.5
182.5
184.5
186.5
188.5
190.5
192.5
194.5
196.5
198.5
200.5
202.5
204.5
206.5
208.5
210.5
212.5
214.5
216.5
218.5
220.5
222.5
224.5
226.5
228.5
230.5
232.5
234.5
236.5
238.5
240.5
R
L

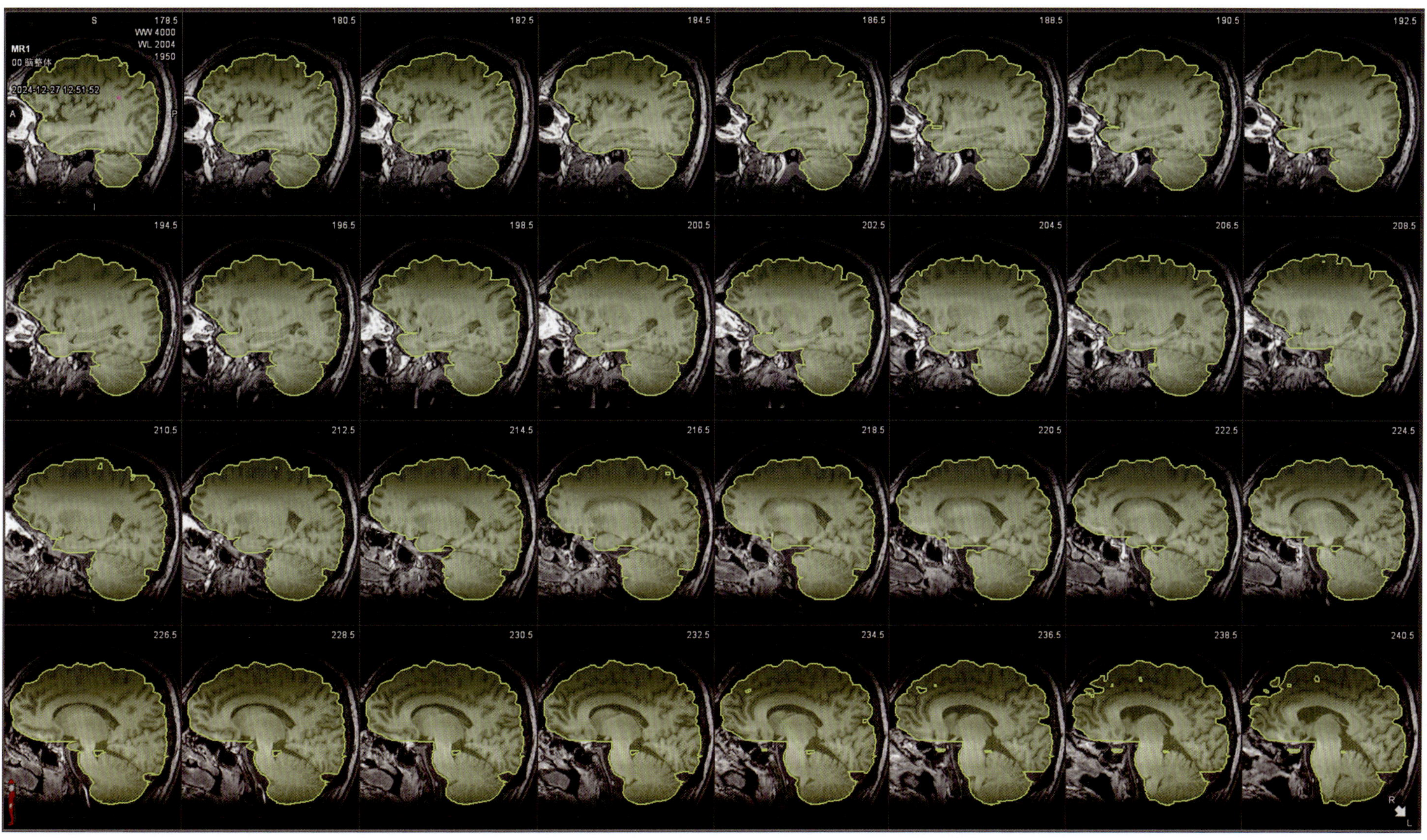

注：脑组织

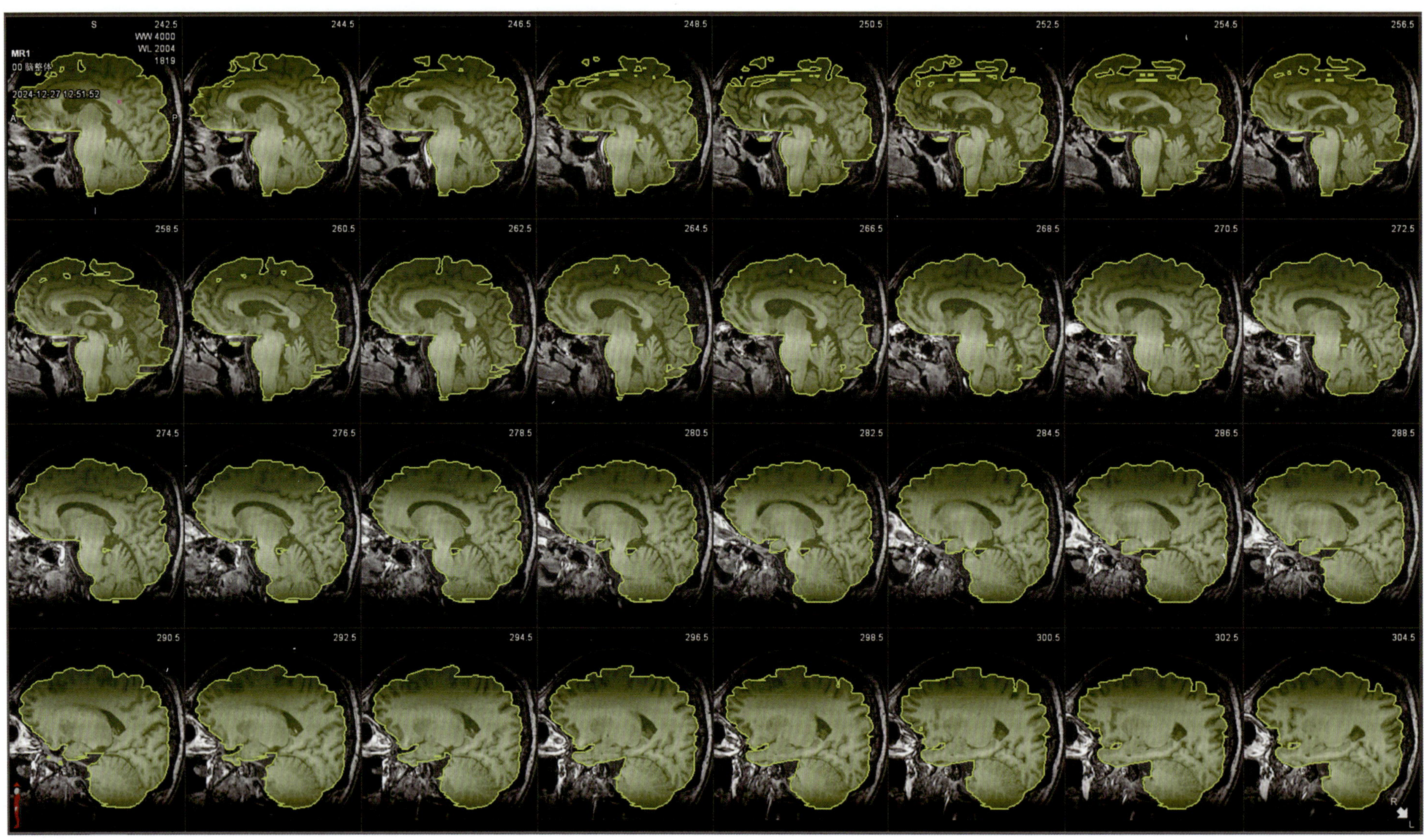

注：脑组织

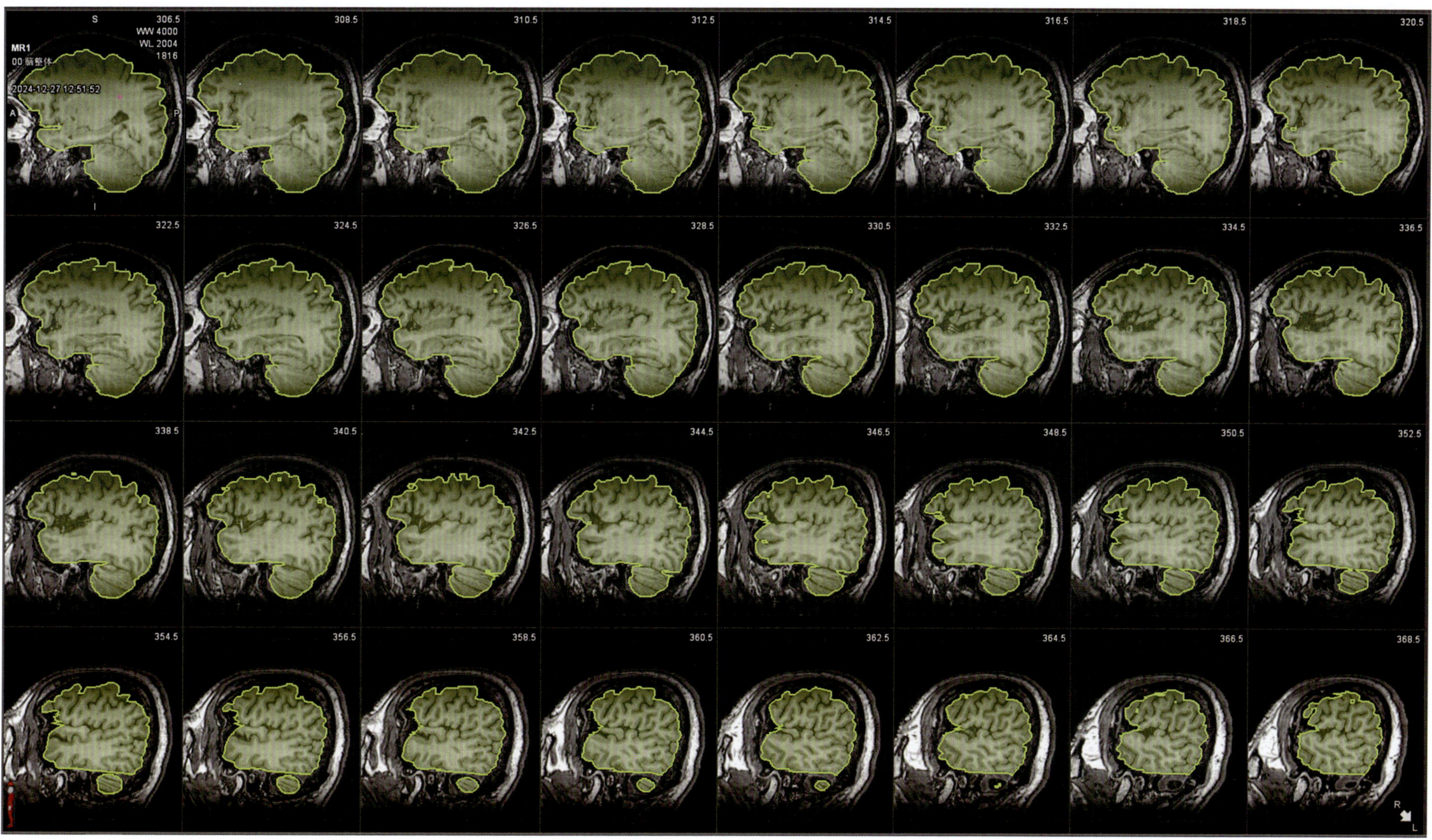

注： 脑组织

S
370.5
WW 4000
WL 2004
1171
MR1
00 脑整体
2024-12-27 12:51:52
A
P
I
372.5
374.5
376.5
378.5
380.5
382.5
384.5
386.5
388.5
390.5
392.5
394.5
396.5
398.5
400.5

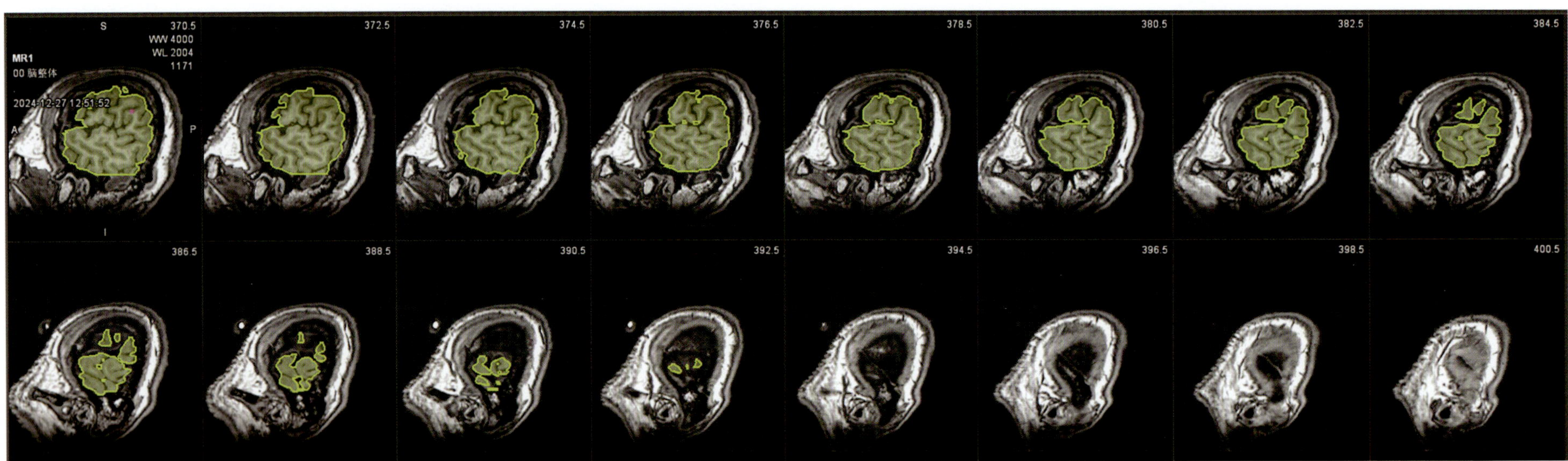

注：脑组织

第3章　常见脑沟MRI连续解剖

一、概述

端脑位于脑组织前端，由左、右大脑半球借胼胝体连接而成，遮盖着间脑和中脑，小脑位于后方。

每个大脑半球分为上外侧面、内侧面和下面。上外侧面隆凸，内侧面平坦，下面以颅骨上缘为依托。大脑半球因外下面凹凸不平，与内侧面之间无明显分界，和上外侧面之间以下缘为界。

大脑半球结构包括：大脑皮质、髓质基底核和脑室。大脑半球表面的灰质层，称大脑皮质；深部的白质又称髓质，蕴藏在白质内的灰质团块为基底核，大脑半球内的腔隙为侧脑室。

大脑半球表面起伏不平，凹陷处为脑沟，沟之间形成长短粗细不一的隆起，为脑回。左、右大脑半球的脑沟和脑回不完全对称，个体之间差异显著。传统系统解剖、局部解剖及断层解剖中大多数只是用线条或者箭头指示不同脑沟的位置和名称。

脑沟作为一个立体结构，有长度、深度、宽度及走行方向等信息，这些信息会随着层面不同而发生显著变化。在不同的断面可以看到脑沟断层结构会与其他图谱有显著差别。

在本图谱中，对脑沟的标记，参考周围的结构，以脑沟所在区域的低信号区域为主要依据（脑沟中的脑脊液在T1WI呈现为低信号）。

外侧沟是大脑半球最深、最明显的沟，位于大脑半球外侧面中部，起自半球下面前穿质，走行向后上方，在额叶眶面和颞极之间转向位于大脑半球外侧面中部，上，分为短的前支、升支和长的后支，由前下方行向后上方，约7cm，向上止于顶叶，与蝶骨小翼后缘方向基本一致。在岛叶中部层面，外侧沟在横断面上会呈现双侧近似对称的拐杖形状，外侧沟的消失层面大体与杏仁体的中部相当。

中央沟是大脑半球最明显的沟之一，起自半球上缘中点稍后方，向前下斜行于半球背外侧面约8～10cm，止于外侧沟的稍上方与大脑半球上缘形成约72°的夹角。中央沟处在影像中可表现为类似希腊字母Ω的形状（“Ω征”），该特征可用来辨别中央沟及其前方司运动的中央前回及后方司感觉的中央后回。“Ω征”在影像学中同时也是额叶和顶叶的分界标志性结构。在横断面的序号119–125图片中，可以清晰地看到“Ω征”，如白色及红色箭头所示。

中央沟的横断面定位可以从颅顶背部开始，向前看到的第一条深沟一般为中央沟，往下走结合“Ω征”即可准确确定中央沟的位置，同样中央沟长度、深度、宽度及走行方向在不同层面会随着中央前回及中央后回的变化，在矢状面及冠状面上的表现会更加显著。

顶枕沟位于半球内侧面的后部，从前下方行向后上方，并绕半球上缘转向上外侧面。顶枕沟呈“由后上向前下”的斜行走行，与中央后沟共同构成顶叶后界的标志；在矢状位影像中，顶枕沟常与距状沟交汇，形成“Y”形结构。

在靠近矢状面的正中层面影像可以清晰看到顶枕沟的走行，但是在横断面及冠状面上确定顶枕沟的位置具有一定难度，需要借助矢状面的定位指示确定起始位置，或者在穹隆合并处的上下层面找到上矢状窦两侧斜向外前侧的不对称深沟，然后逐层勾画。

距状沟位于大脑半球内侧面的后部，起自枕极附近，向前上方呈弓形延伸至胼胝体压部下方，并与顶枕沟相接。距状沟可分为前、后两部分，前部较深且恒定，后部逐渐变浅。距状沟两岸（包括楔回和舌回）的皮质区域为初级视觉中枢（V1 区），负责处理视觉信号的初级分析与整合。

距状沟因位置恒定，是脑部影像学（如磁共振矢状面扫描）的重要定位标志，常用于视觉功能区病变的精准定位。

二、常见脑沟 MRI 连续解剖——横断面

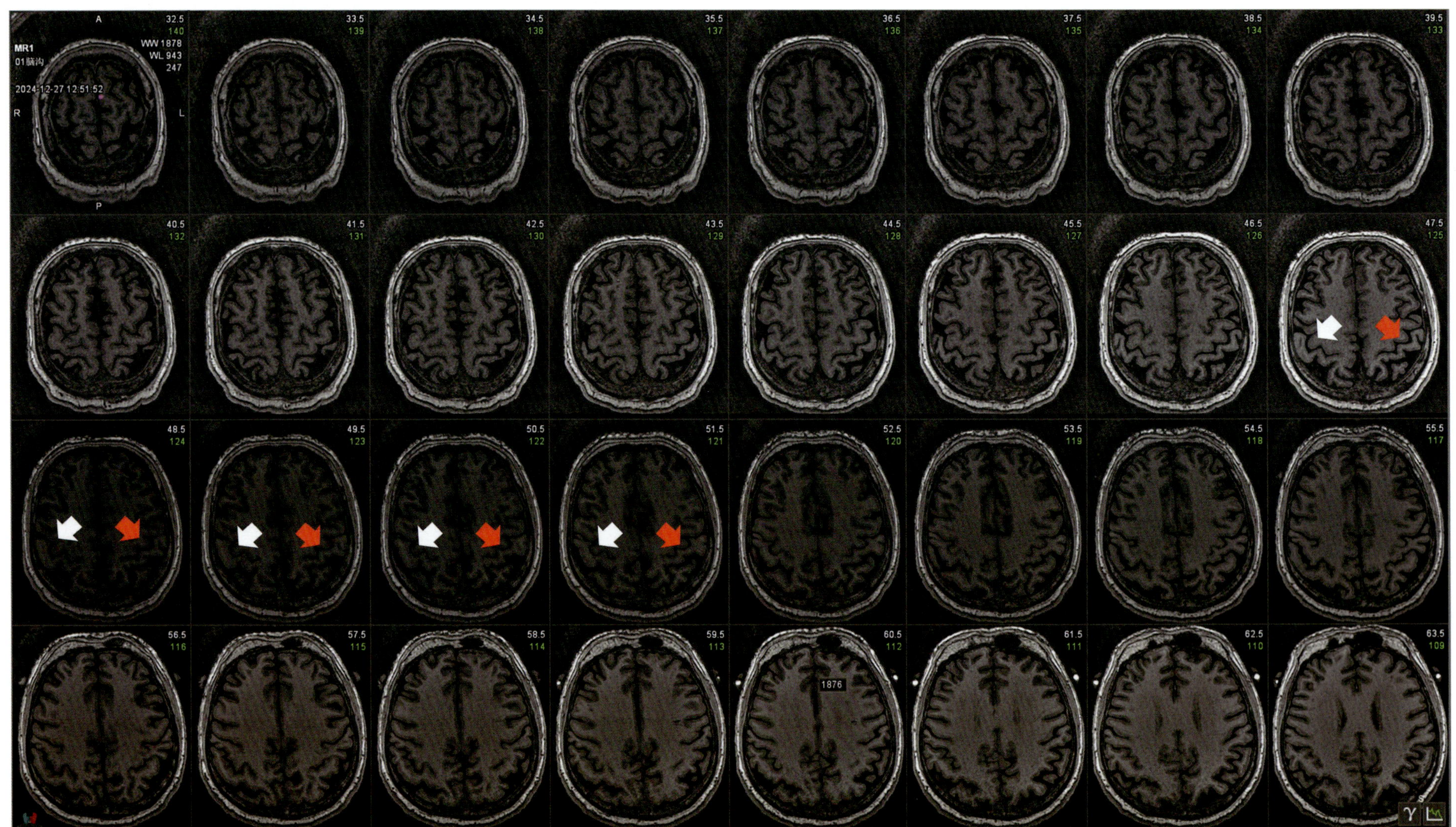

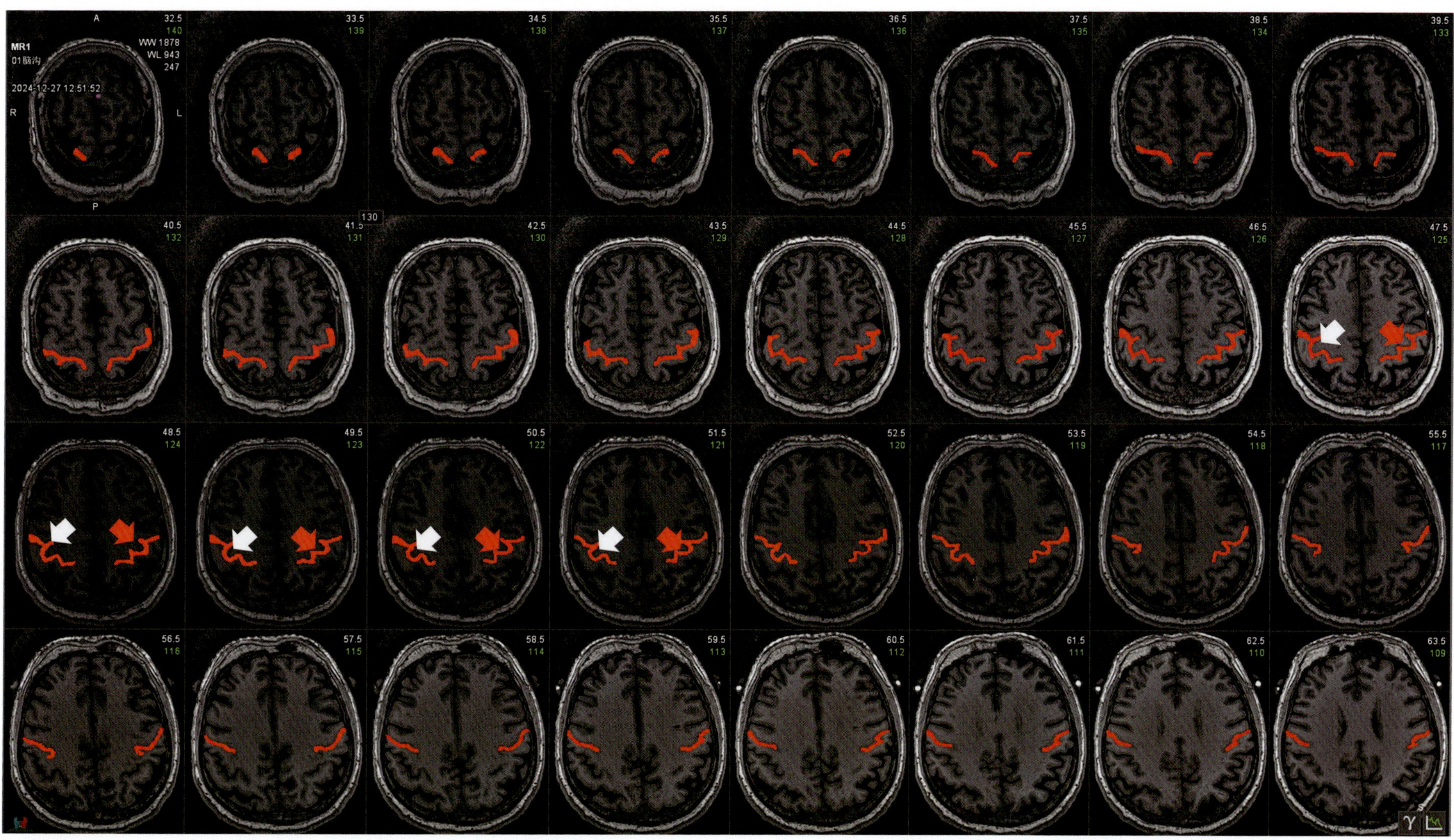

注：中央沟

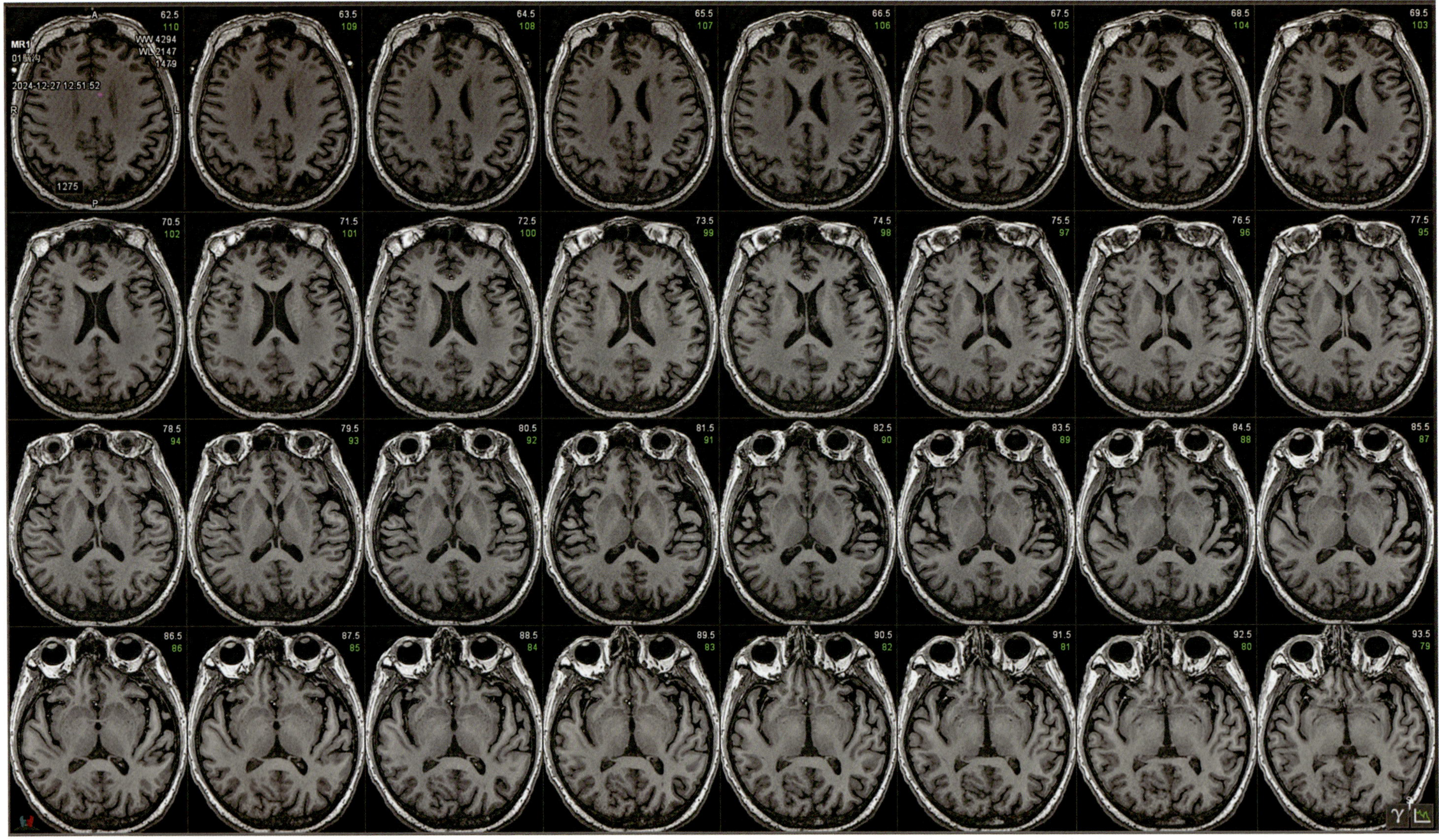

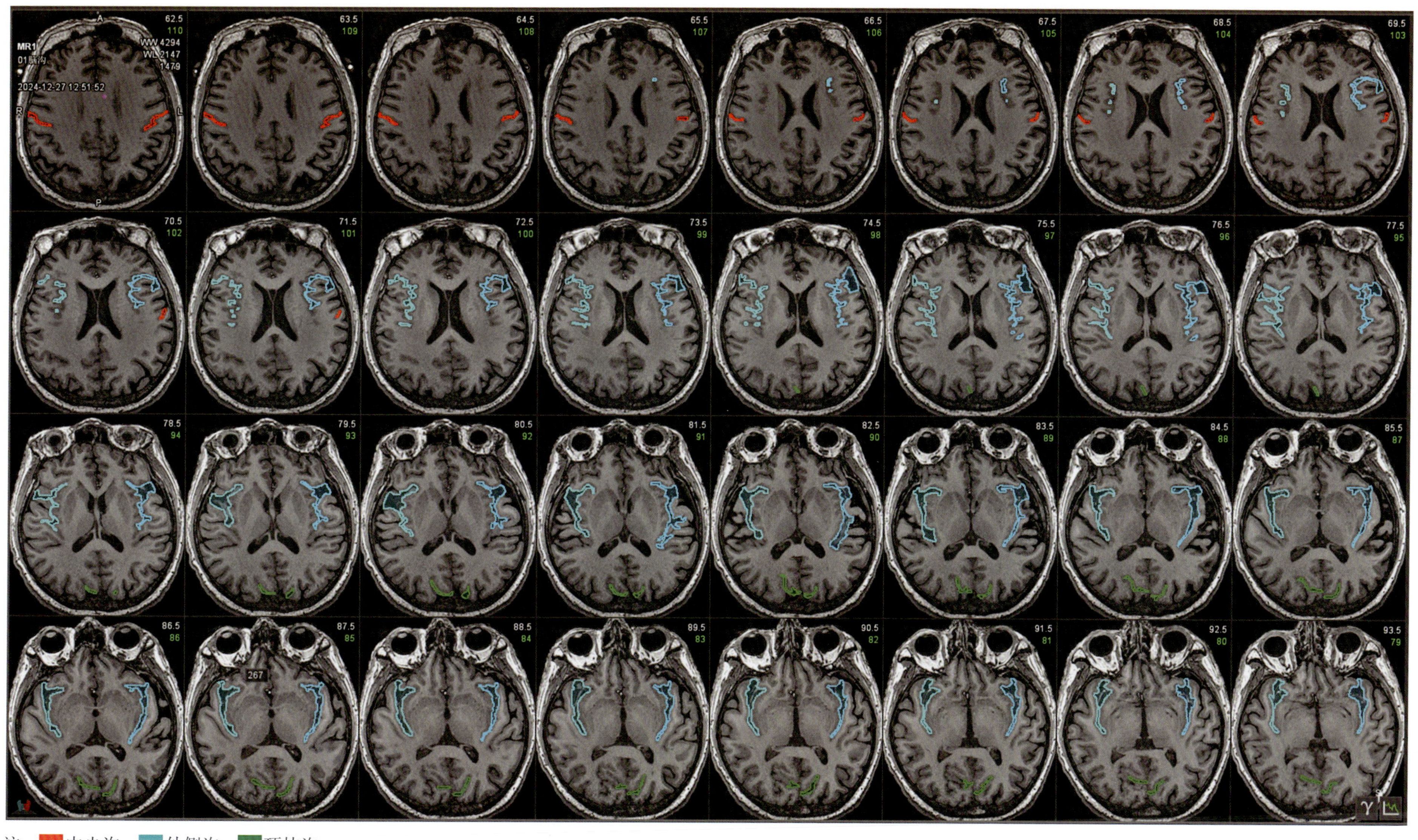

注：中央沟；外侧沟；顶枕沟

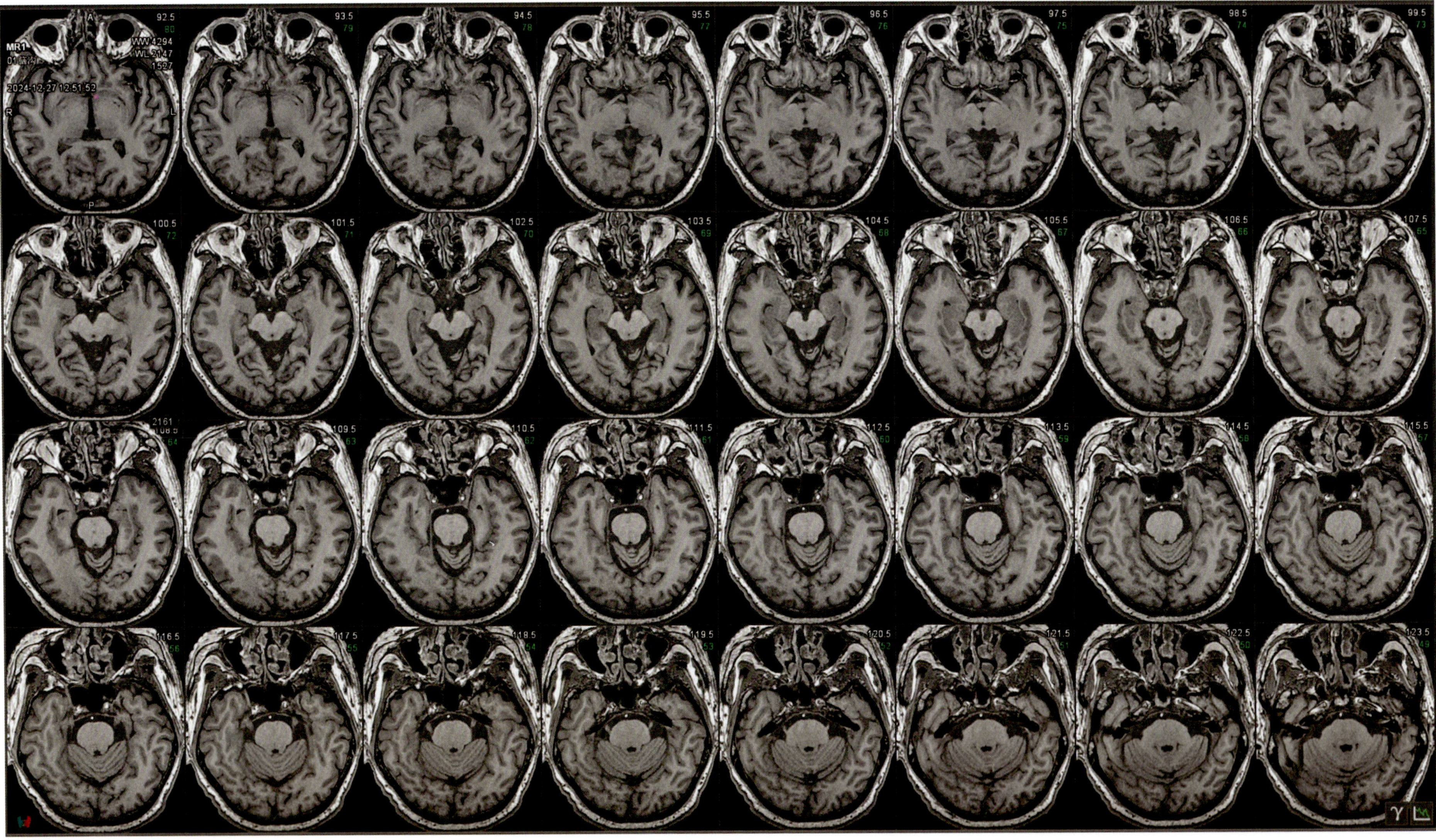

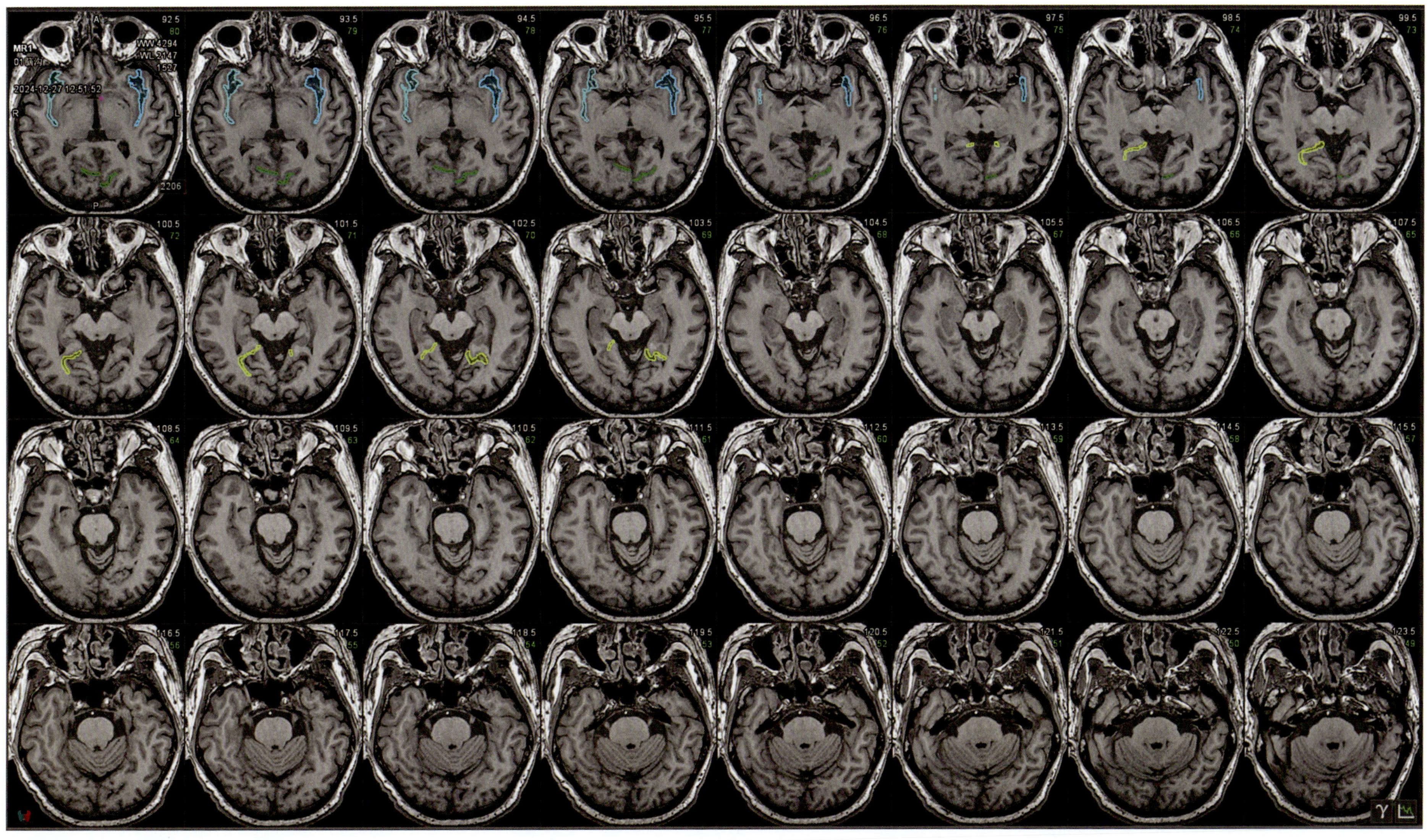

注：外侧沟；顶枕沟；距状沟

三、常见脑沟 MRI 连续解剖——冠状面

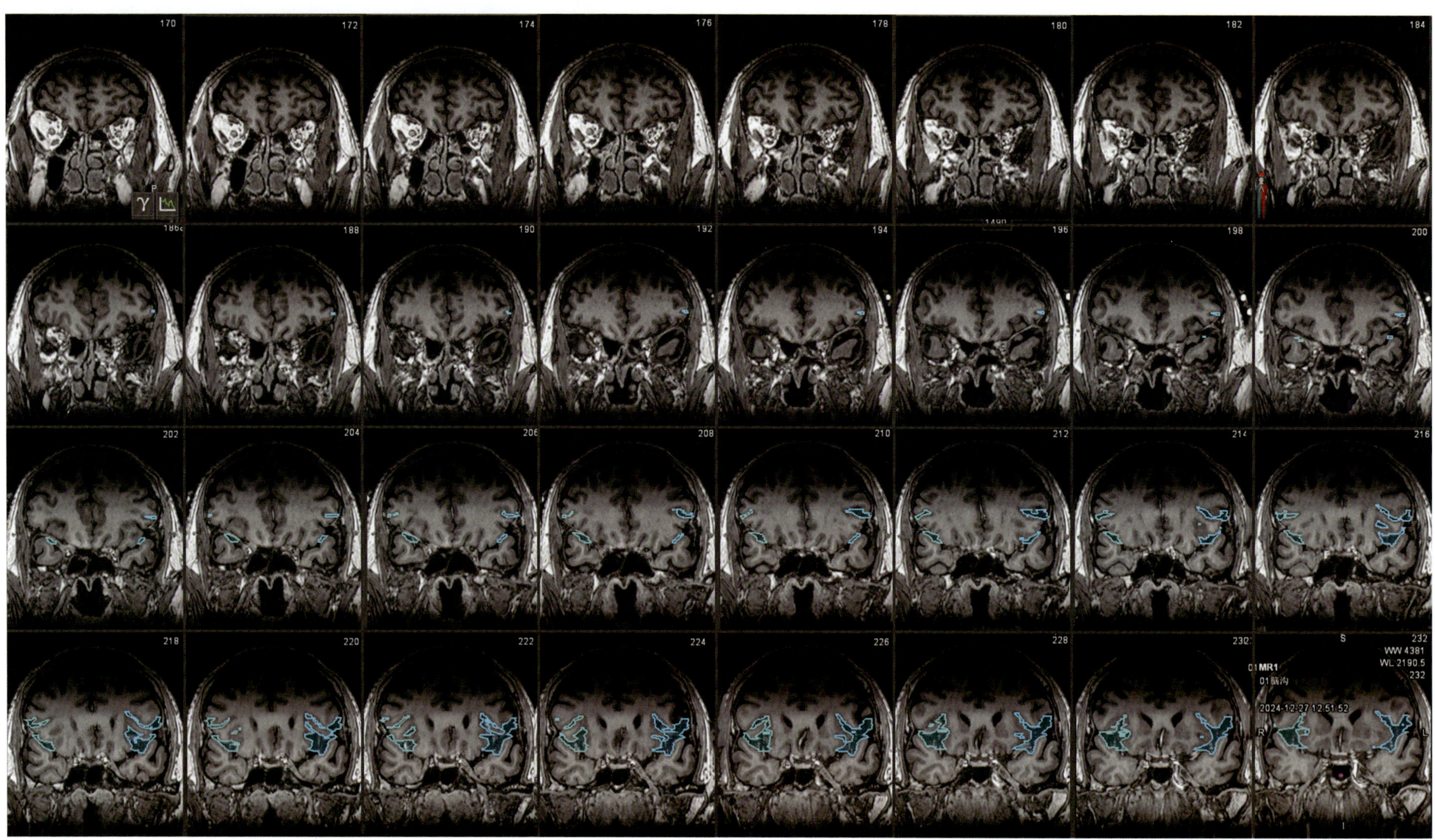

注：■外侧沟

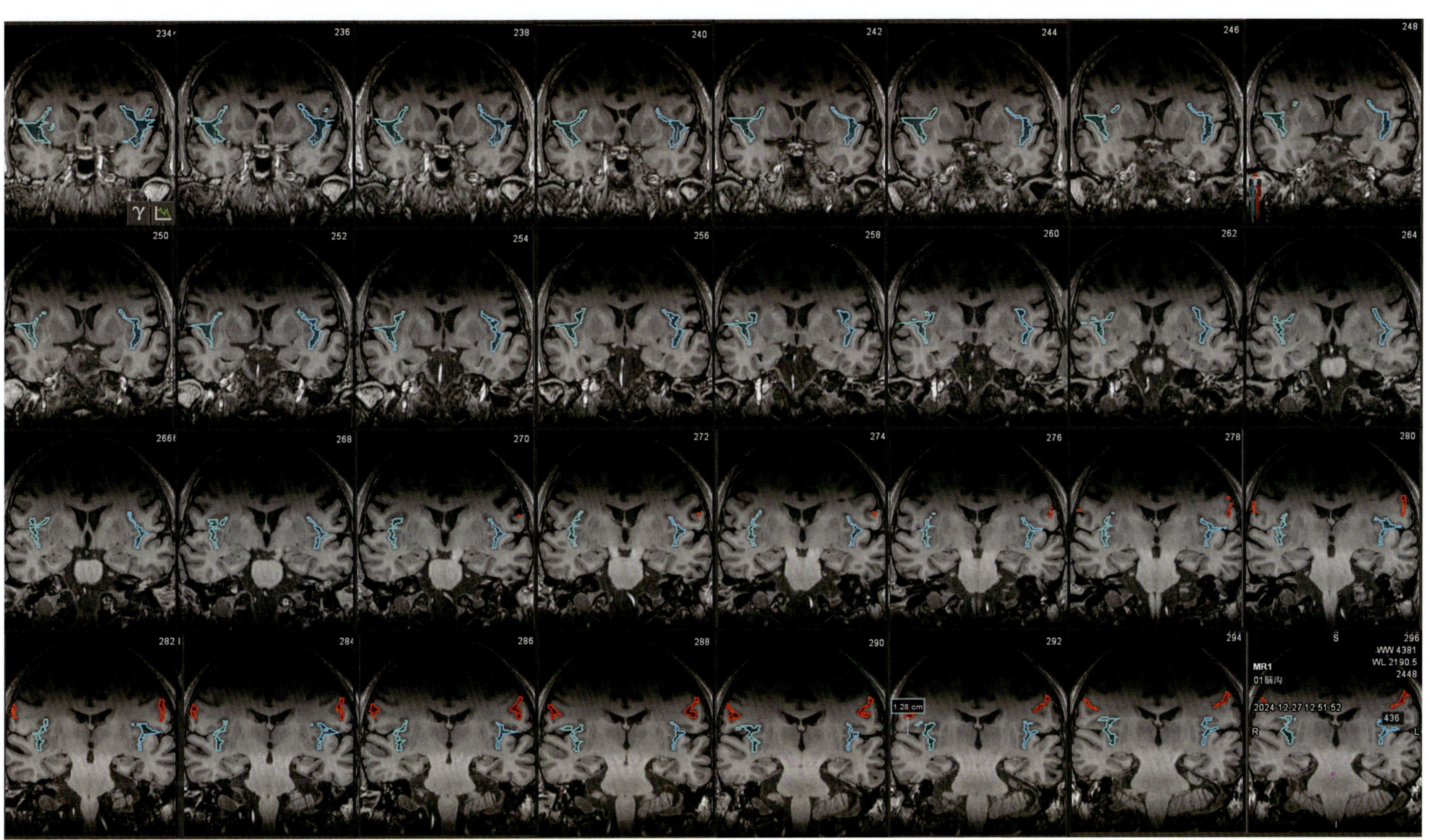

注：外侧沟；中央沟

298
300
302
304
306
308
310
312
314
316
318
320
322
324
326
328
330
332
334
336
338
340
342
344
346
348
350
352
354
356
358
360
S
WW 4381
WL 2190.5
MR1
01脑沟
2024-12-27 12:51:52
R
L

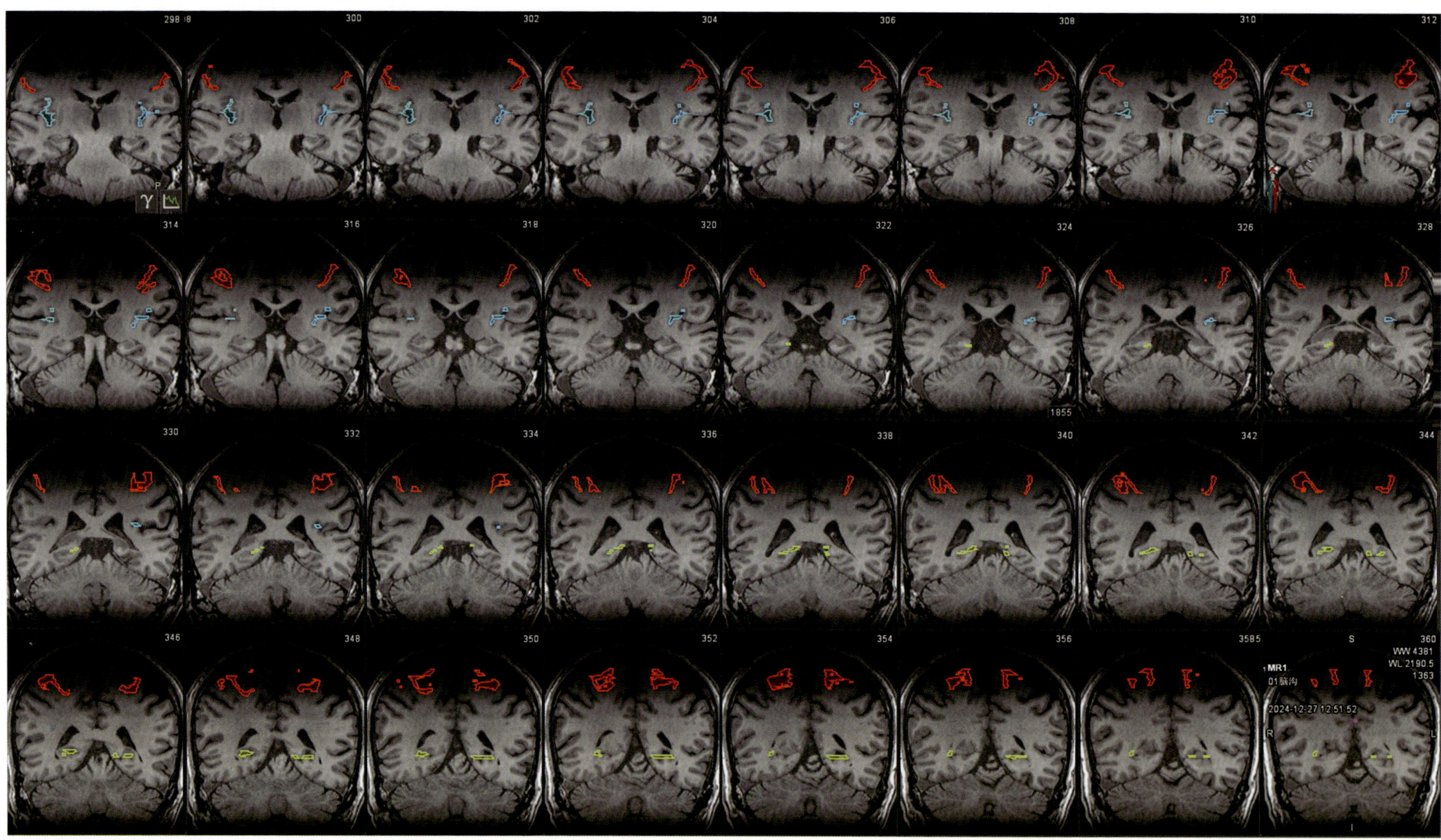

注：中央沟；外侧沟；距状沟

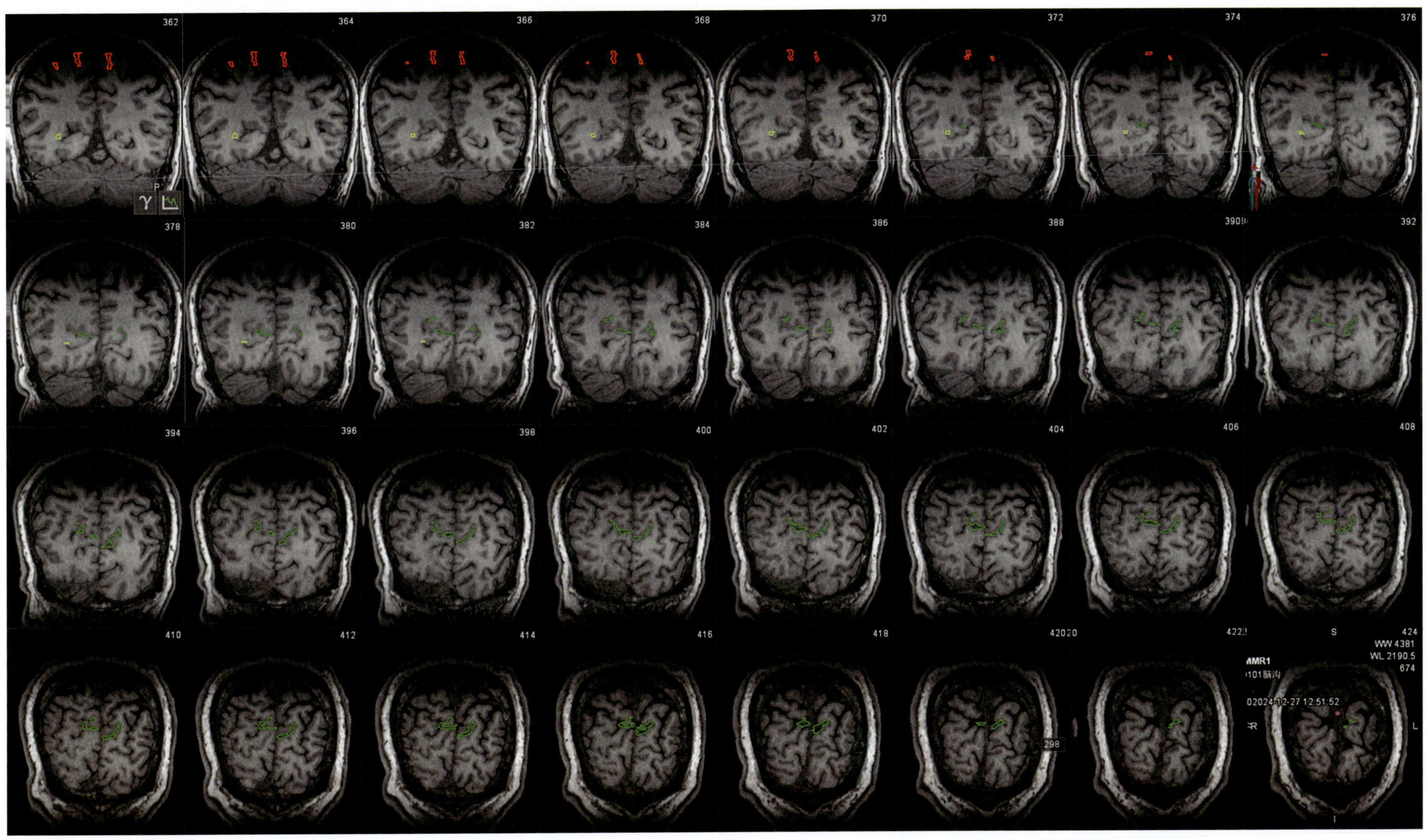

注：中央沟；顶枕沟

四、常见脑沟 MRI 连续解剖——矢状面

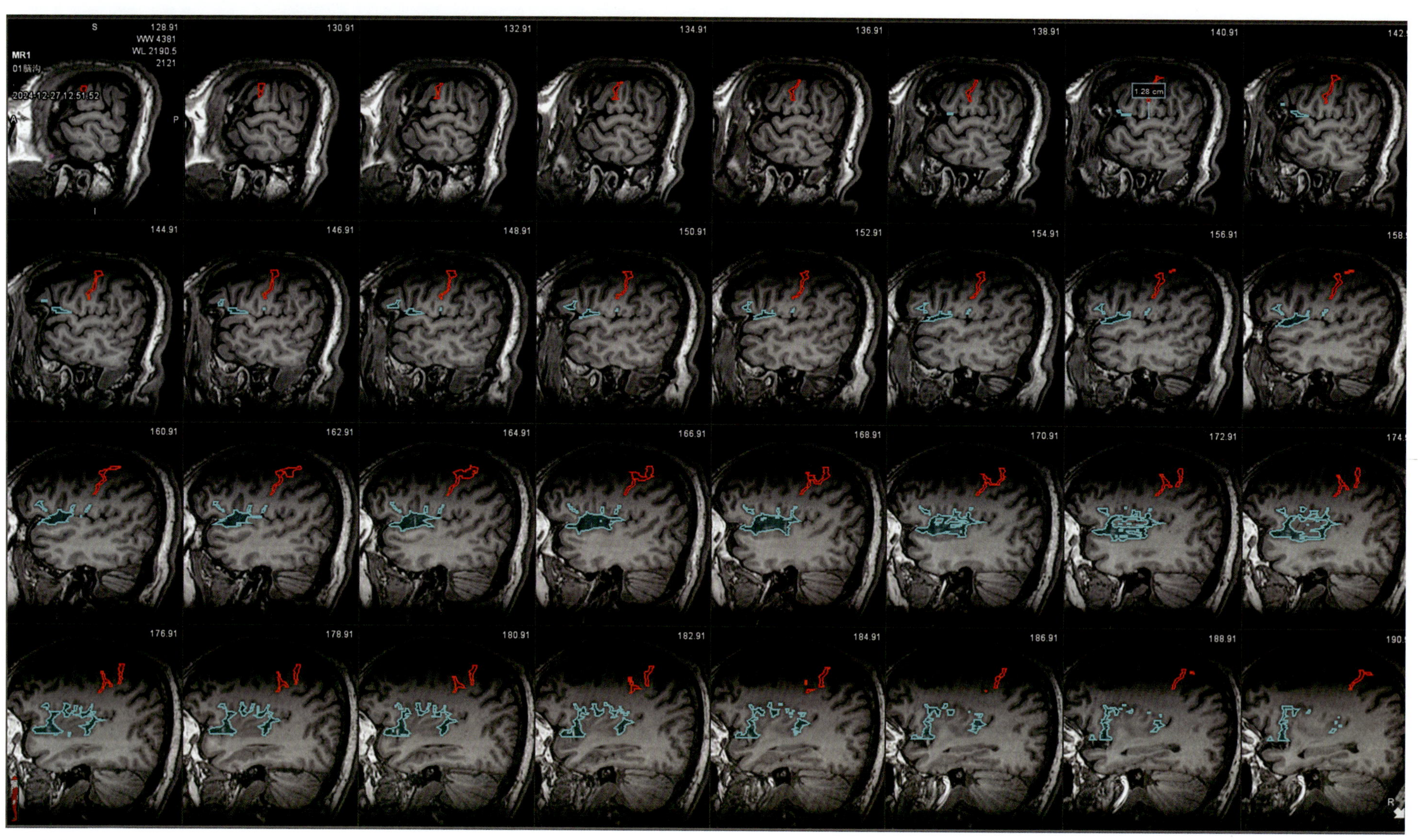

注：中央沟；外侧沟

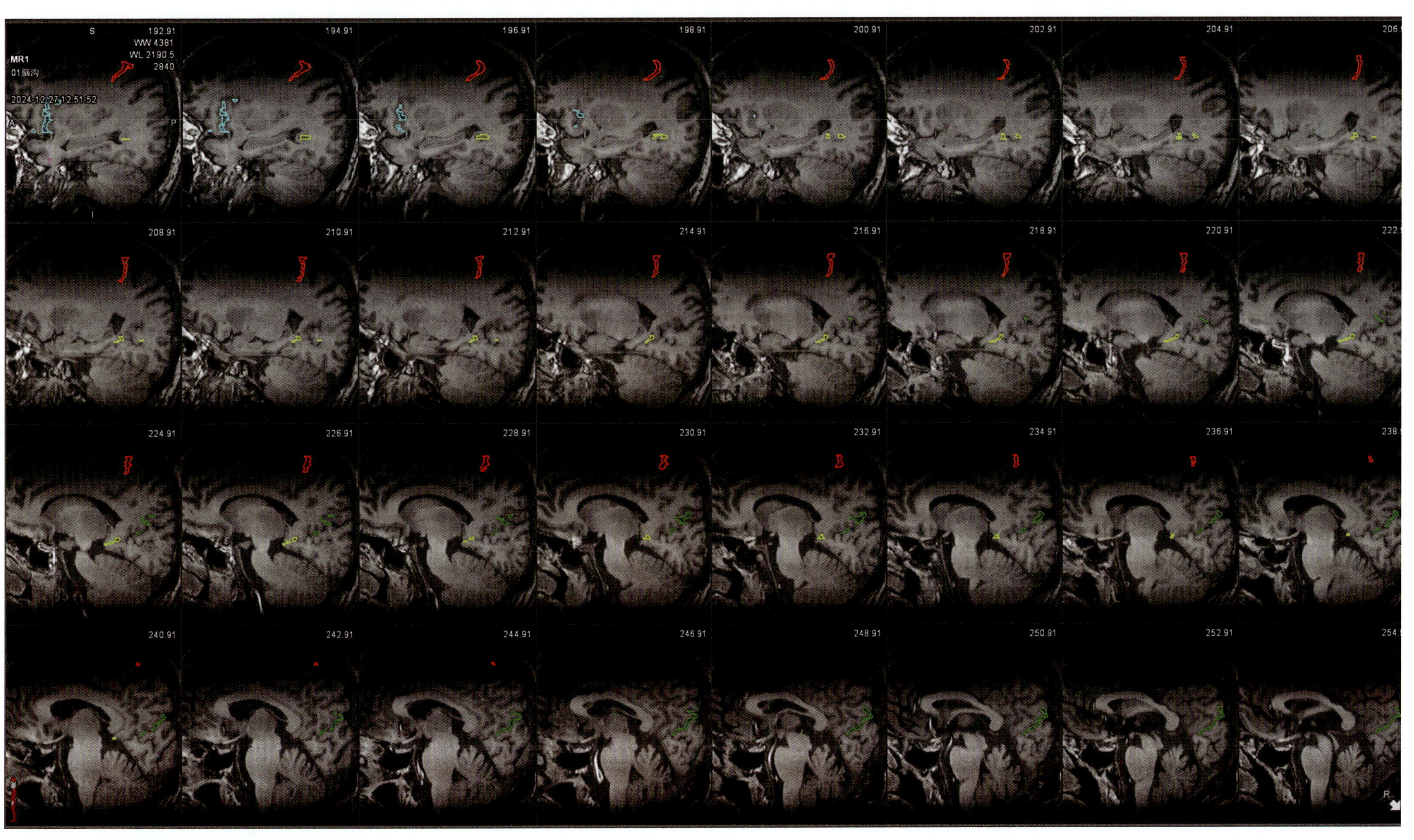

注：中央沟；外侧沟；顶枕沟；距状沟

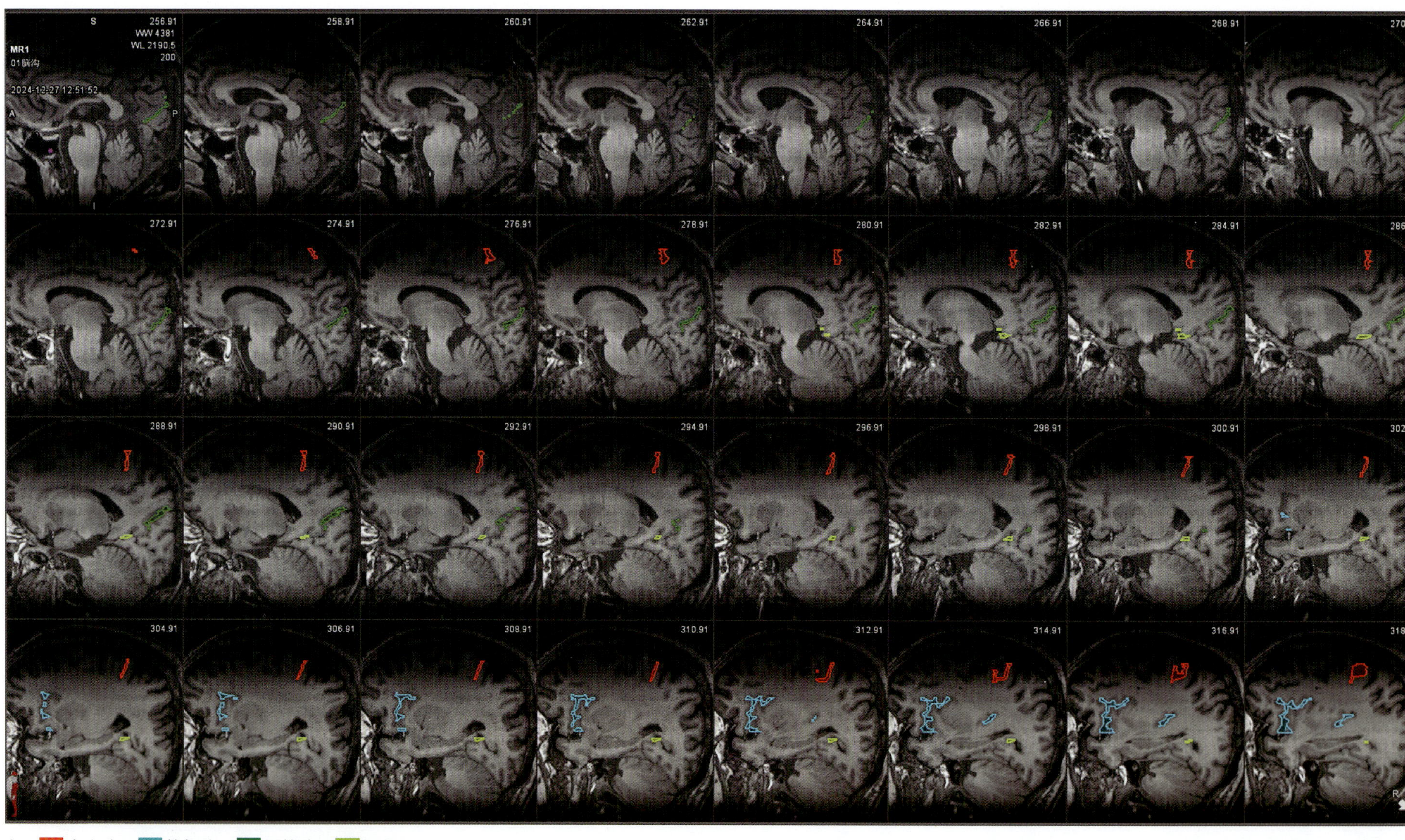

注：中央沟；外侧沟；顶枕沟；距状沟

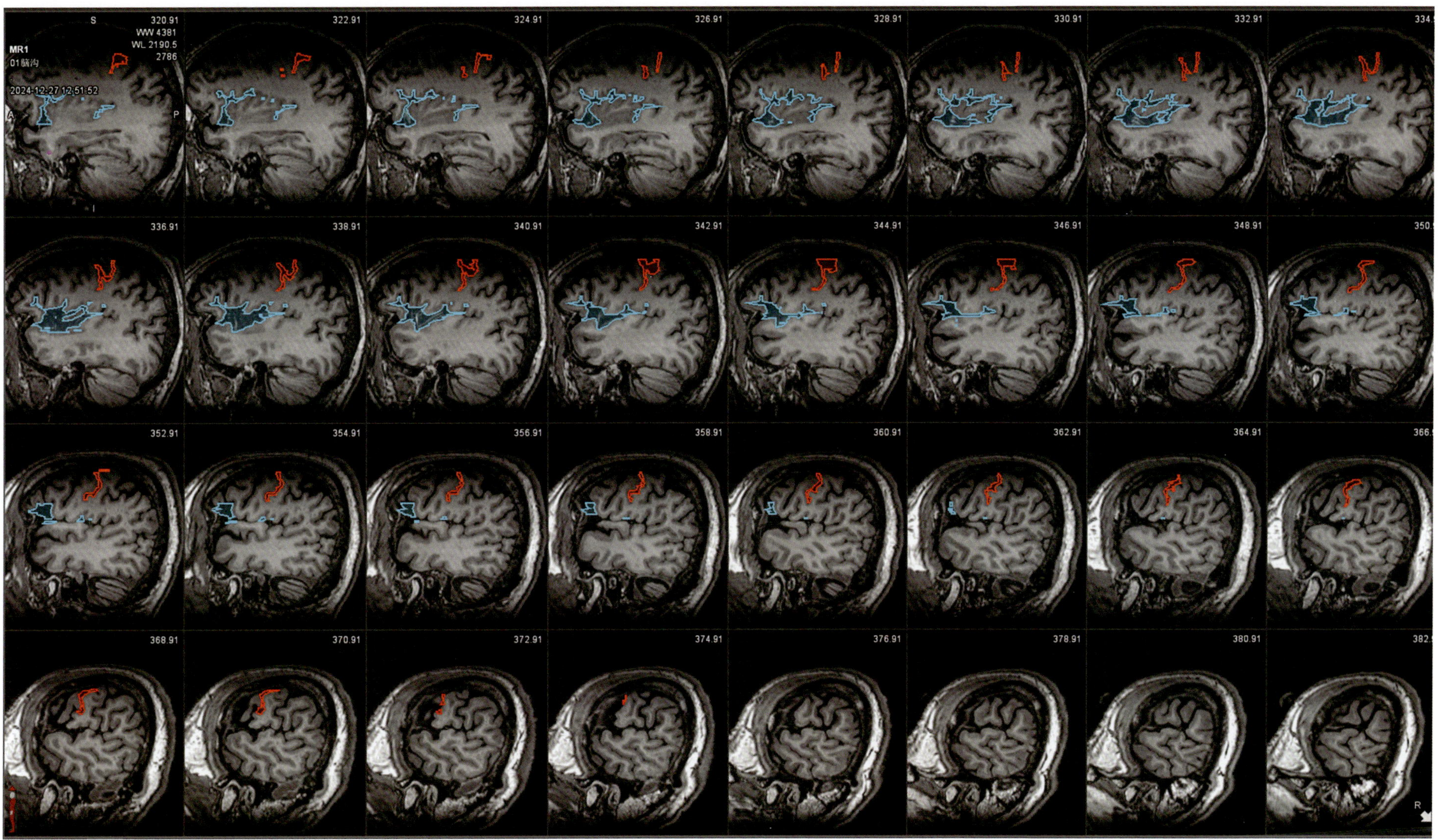

注：■ 中央沟；■ 外侧沟

第4章 脑叶 MRI 连续解剖

一、概述

大脑分叶是为了叙述方便而人为区分的，每个脑叶的范围与同名的颅骨范围并不完全一致。脑回和脑沟的位置和排列基本上恒定，但范围及微细结构上却存在显著差异，这种差异存在于不同个体以及同一个体的两侧半球之间。

在大体解剖的描述中，对脑叶范围的判断一般简化为：中央沟前方和外侧沟上方的部分是额叶，即从额极（额叶的前端）至中央沟之间；中央沟后方和外侧沟上方的部分为顶叶；外侧沟下方为颞叶，颞叶的前端为颞极；顶枕沟以后较小的部分为枕叶，枕叶的后端为枕极。在外侧沟深面，被额叶、顶叶、颞叶掩盖的岛状皮质称为岛叶。

事实上，和脑沟一样，每一个脑叶也有各自的形状、走行和体积，并且部分脑组织会跨越两个脑叶，要给几个脑叶设定一个非常确切的硬边界线，不符合科学、严谨、客观的思维。在本章脑叶标记中，我们主要参考系统解剖的描述及前一章确定的脑沟，结合不同结构的走行，根据脑结构上下层面的渐进变化进行最终确定。

（一）额叶

额叶上界为端脑的上内侧缘，下界为外侧沟，后界为中央沟。在额叶上有与中央沟平行的中央前沟，二者之间的部分称中央前回。前界为中央前沟，其上与内侧面中央旁小叶前部相连，其皮质是许多粗大的皮质核束和皮质脊髓束的起点。

自中央前沟水平向前延伸出两条沟，分别是额上沟和额下沟。额上沟自中央前沟的中点弯向前方；额下沟位置较低，与其平行，额上沟以上的部分为额上回，此回较宽大，包括大脑半球内侧面扣带沟以上的一部分；额上、下沟之间的部分为额中回，通常还有一条不完整的沟分隔额中回，额下沟和外侧沟之间的部分为额下回，形成大脑外侧沟的上壁。

在额叶标记中，前界、后界及外侧界的确定非常简单，但是要确定内侧界及下界相对困难。在内侧界的确定上，我们首先标记了胼胝体的走行，然后根据内囊走行确定了半卵圆中心及放射冠的大体外界，在此基础上确定额叶的内界。在确定下界的时候可以看到在外侧沟的中间位置，额叶下部的脑回在横断面自上而下逐渐变小，而颞叶上部的脑回则是自上而下逐渐变大，基于这个方法可以看到额叶和颞叶的分界线呈现为不连续的波浪状。

（二）颞叶

颞叶位于外侧沟下方，后界为顶枕沟至枕前切迹的连线，主要的沟、回大多前后纵向走行，颞横回沟自颞极开始，斜向后上与外侧沟大致平行，止于顶叶，二者之间的部分称颞上回。自颞上回转入外侧沟下壁，有两个短而横行的脑回，称为颞横回。颞下沟与颞上沟大致平行，二者之间的部分称颞中回。颞下沟以下的部分称颞下回。

颞叶的前、内侧界有外侧沟作为参考，外界靠近颞骨，这三个边界相对容易确定。颞叶后、外界与顶叶、枕叶前界之间在上外侧面并没有明显的大脑沟或回作为分界，顶枕沟至枕前切迹（在枕叶后端前方约 4cm 处）的连线以后为枕叶。

枕前切迹是一个解剖区域的描述，没有非常明确的特征性标志。我们在测量了枕前切迹大体位置后，参考侧脑室后角向外与最近且最深的脑沟之间的连线作为颞叶与枕叶的分割线。颞叶内界需要包含侧脑室下角、边缘系统（尤其是海马整体）等相关结构。在颞叶的下方，由于颅骨表面并不平整，存在起伏变化而导致部分颞叶呈现为孤立的结构，综合脑回的信号强度、形状及走行可以确定其属于颞叶的一部分。

（三）枕叶

枕叶位于顶枕沟至枕前切迹连线的后方，枕叶上外侧面有许多不恒定的沟和回。确定了颞叶内后界及顶枕沟位置，从顶枕沟的上端往内下方即可确定枕叶。在小脑幕后上方，顶枕沟内下方、胼胝体后方的区域即为枕叶区域。

（四）岛叶

岛叶深居外侧沟底，而周围皮质发育迅速，被额叶、顶叶、颞叶形成的岛盖所遮掩。岛叶大致呈三角形，周围有岛环状沟覆盖岛叶，岛叶表面有几个长短不等的脑回，其深部为屏状核和壳核。岛叶在横断面上呈现两侧基本对称的“八”字形结构，随着外侧沟自上而下的消失，岛叶也消失。岛叶的后下部分由于外侧沟的部分消失，无法与颞叶分开，会出现部分岛叶在颞叶内部的现象。

（五）顶叶

顶叶的前界为中央沟，后界为顶枕沟至枕前切迹的连线，下界的一部分由外侧沟后段构成。顶叶中与中央沟平行的是中央后沟，二者之间为中央后回。中央后回的后界有中央后沟，前界为中央沟，其上端与内侧面的中央旁小叶后部相连。

在中央后沟中点后方有一与半球上缘几乎平行的、向后下横过顶叶的顶内沟，呈间断地自顶内沟前向后走行。此沟将顶叶分为上、下两部，上部称顶上小叶，下部称顶下小叶。顶上小叶位于上内侧缘与顶内沟顶上叶之间，顶下小叶位居顶内沟下方。

中央后沟下部后方的顶下小叶由前向后分为三部分：前部为缘上回，呈弓形围绕外侧沟的末端，向前与中央后回下部相连；中部为角回，呈弓状跨越颞上沟末端，向后下与颞中回相连；后部形成颞枕弓，弧形跨过颞下沟末端进入枕叶的上部。这些脑回在连续断层影像自上而下会有形态上由小变大、由大变小的变化，形成一个交叉式的表现。这些是判断脑叶边界及过渡区域的主要依据。因为中央前回及中央后回是脑组织中非常重要的解剖结构标记，本书单独展现了中央前回、中央后回及中央沟的位置、形态及走行。

二、脑叶 MRI 连续解剖——横断面

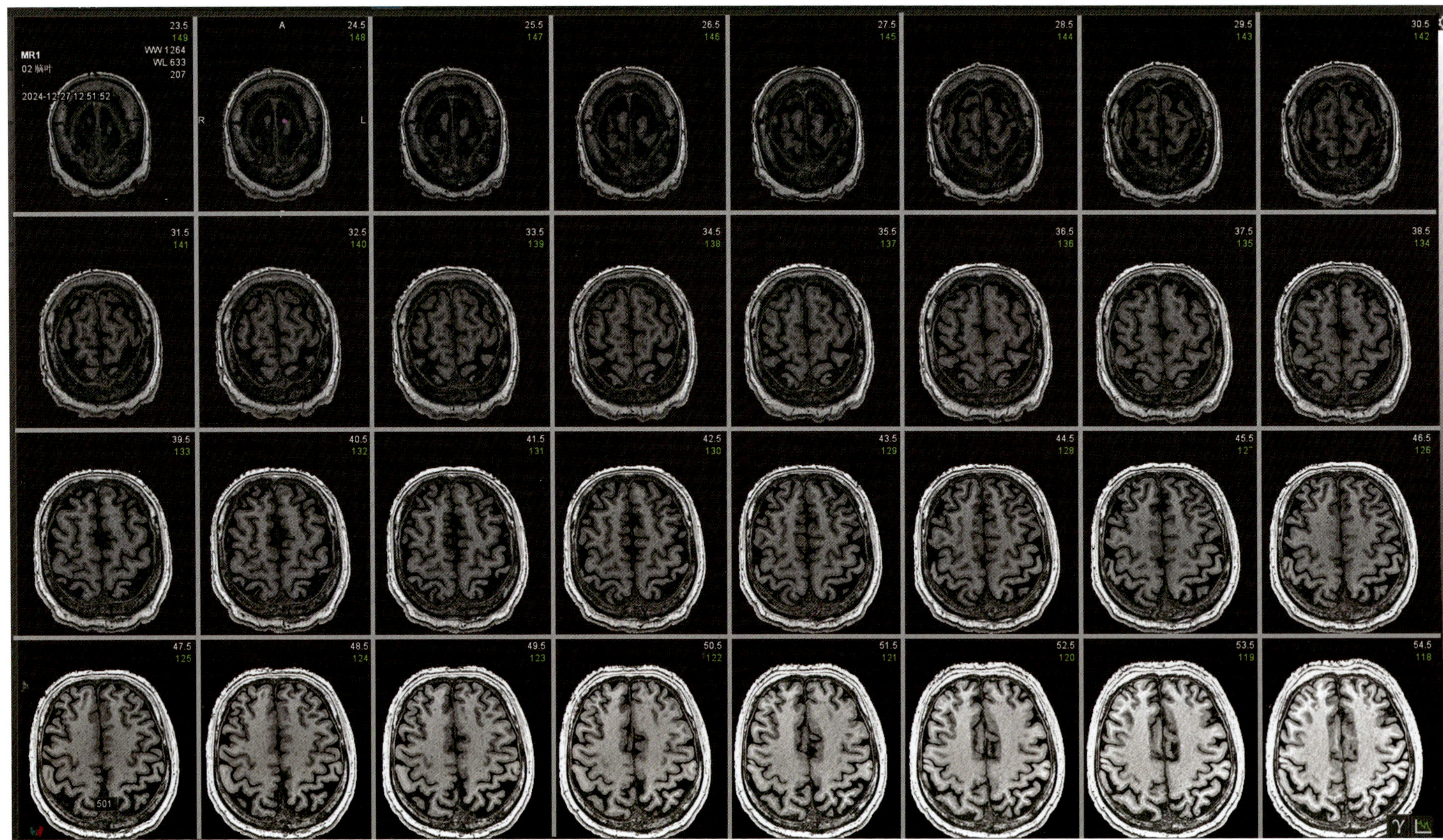

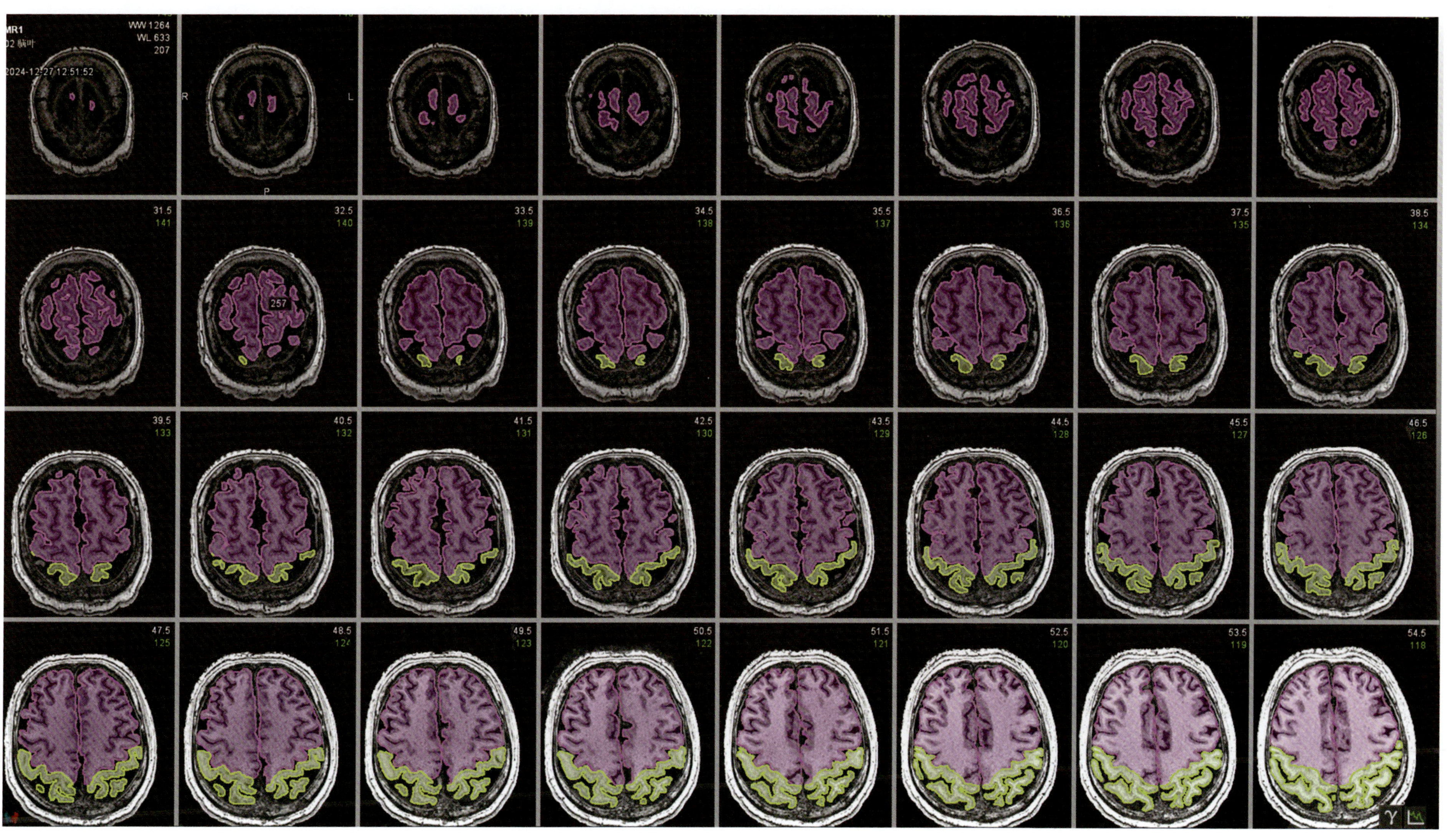

注：额叶；顶叶

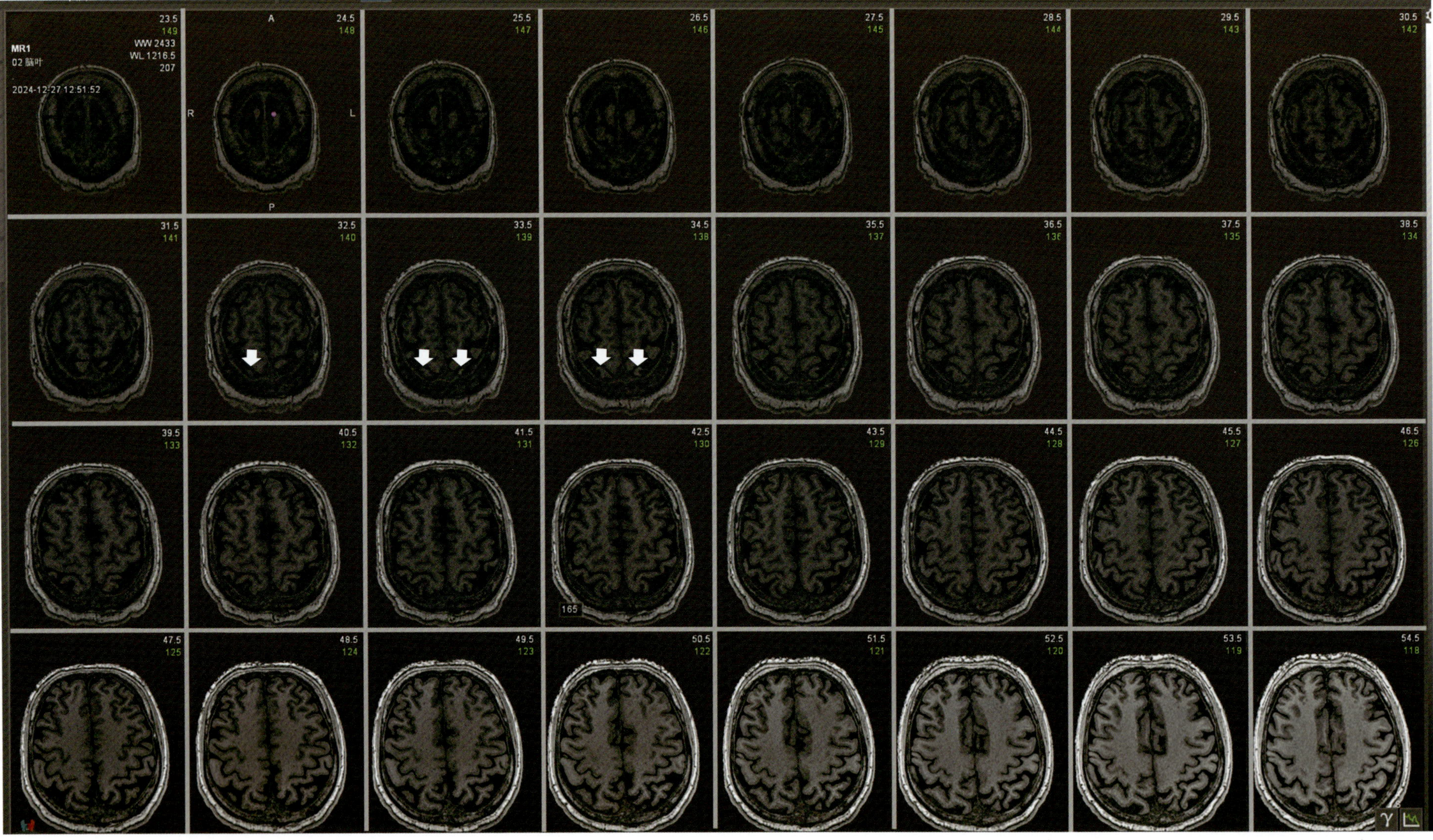

MR1
02 脑叶
WW 2433
WL 1216.5
207
2024-12-27 12:51:52
A
R
L
P
309
23.5 149
24.5 148
25.5 147
26.5 146
27.5 145
28.5 144
29.5 143
30.5 142
31.5 141
32.5 140
33.5 139
34.5 138
35.5 137
36.5 136
37.5 135
38.5 134
39.5 133
40.5 132
41.5 131
42.5 130
43.5 129
44.5 128
45.5 127
46.5 126
47.5 125
48.5 124
49.5 123
50.5 122
51.5 121
52.5 120
53.5 119
54.5 118

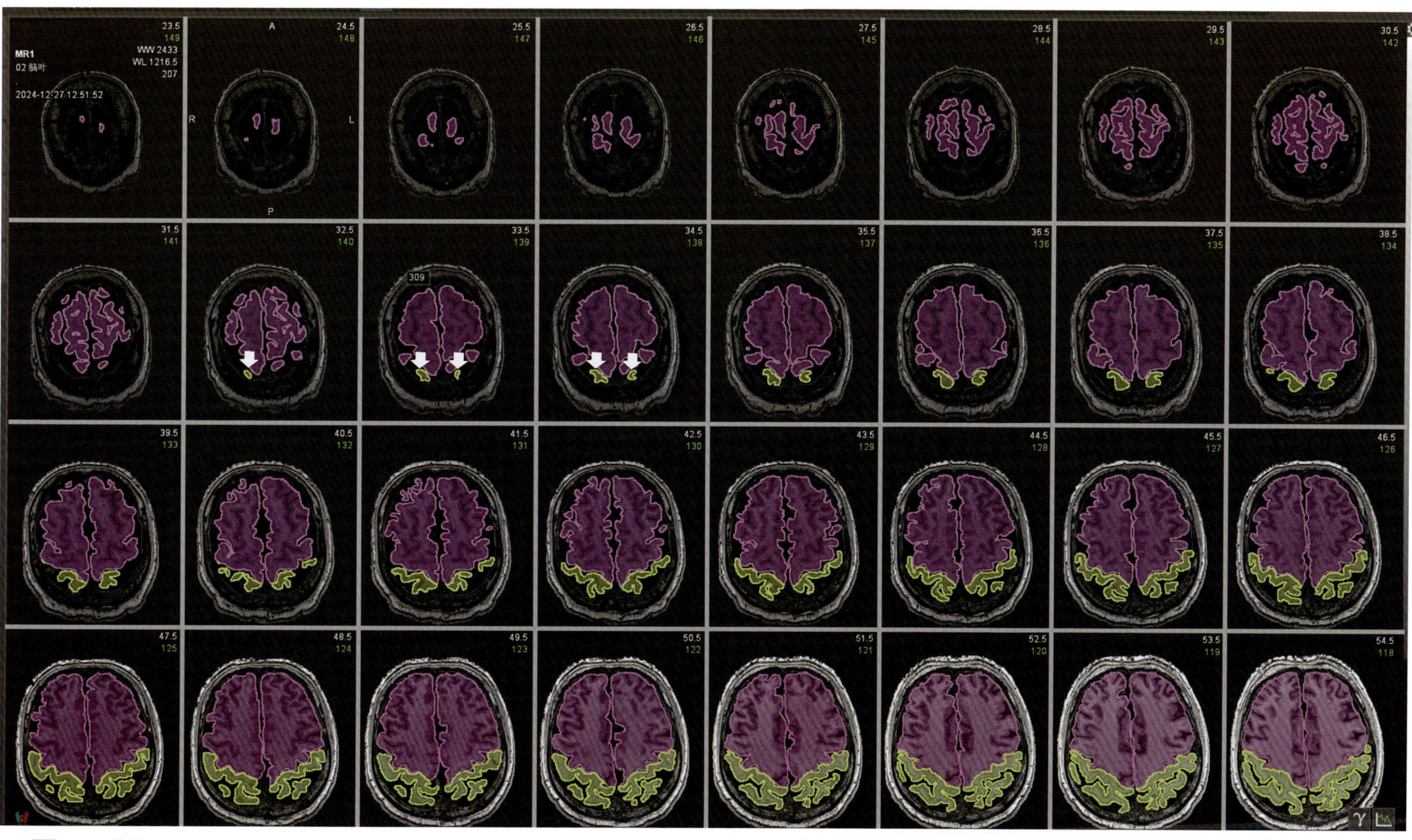

注：额叶；顶叶

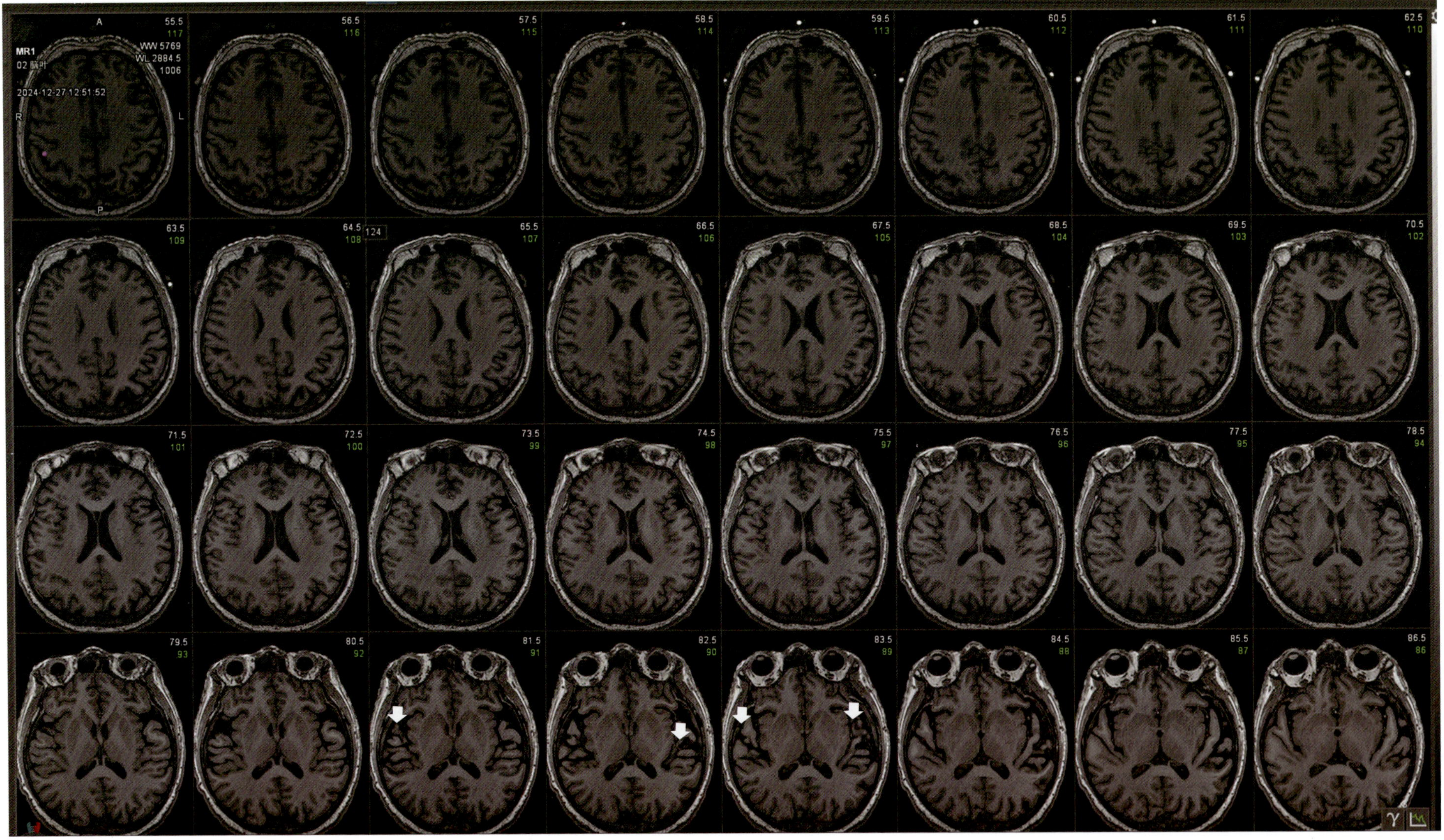
A
55.5
117
MR1
WW 5769
WL 2884.5
1006
2024-12-27 12:51:52
R
L
P
56.5
116
57.5
115
58.5
114
59.5
113
60.5
112
61.5
111
62.5
110
63.5
109
64.5
108
124
65.5
107
66.5
106
67.5
105
68.5
104
69.5
103
70.5
102
71.5
101
72.5
100
73.5
99
74.5
98
75.5
97
76.5
96
77.5
95
78.5
94
79.5
93
80.5
92
81.5
91
82.5
90
83.5
89
84.5
88
85.5
87
86.5
86

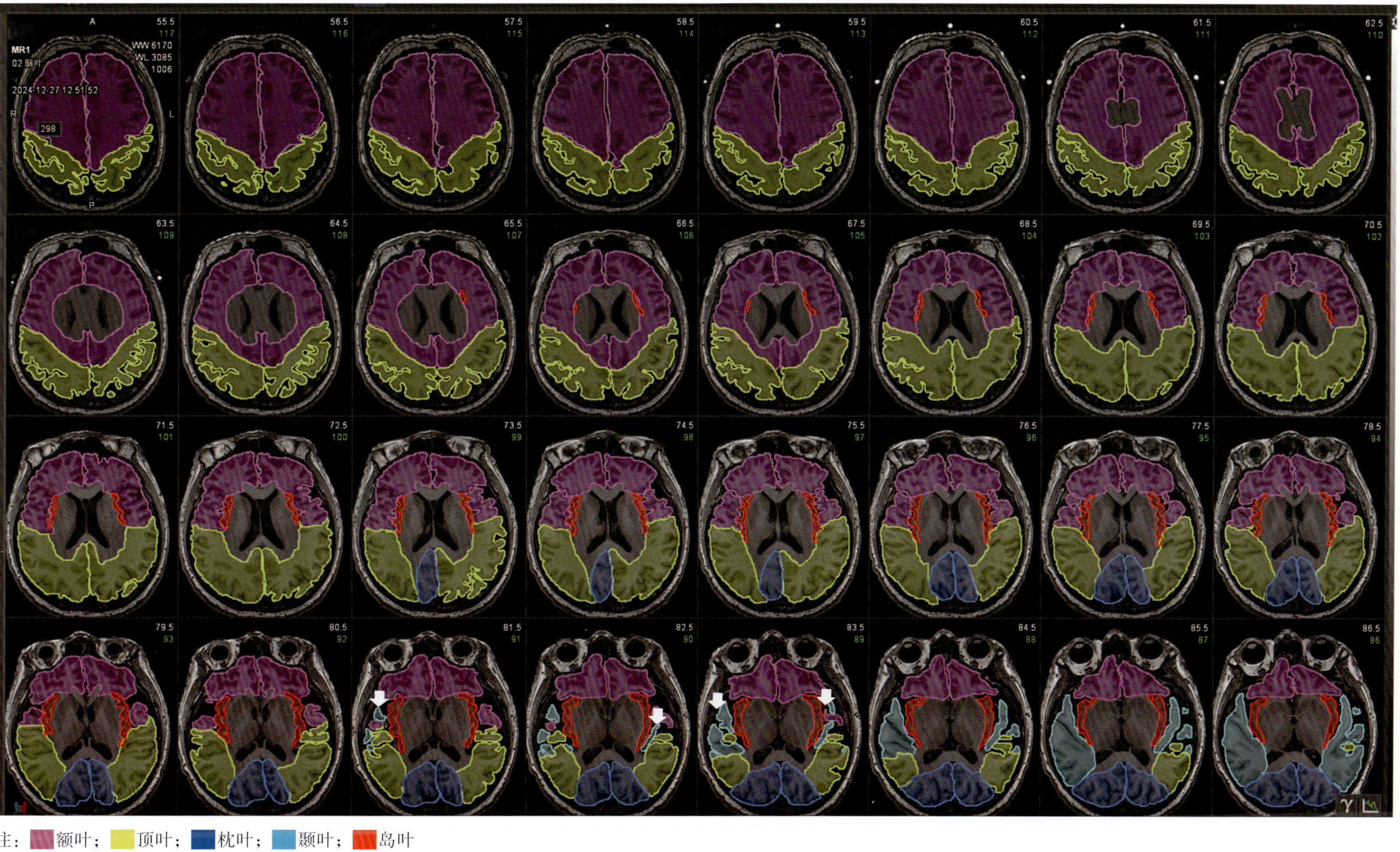

注：额叶；顶叶；枕叶；颞叶；岛叶

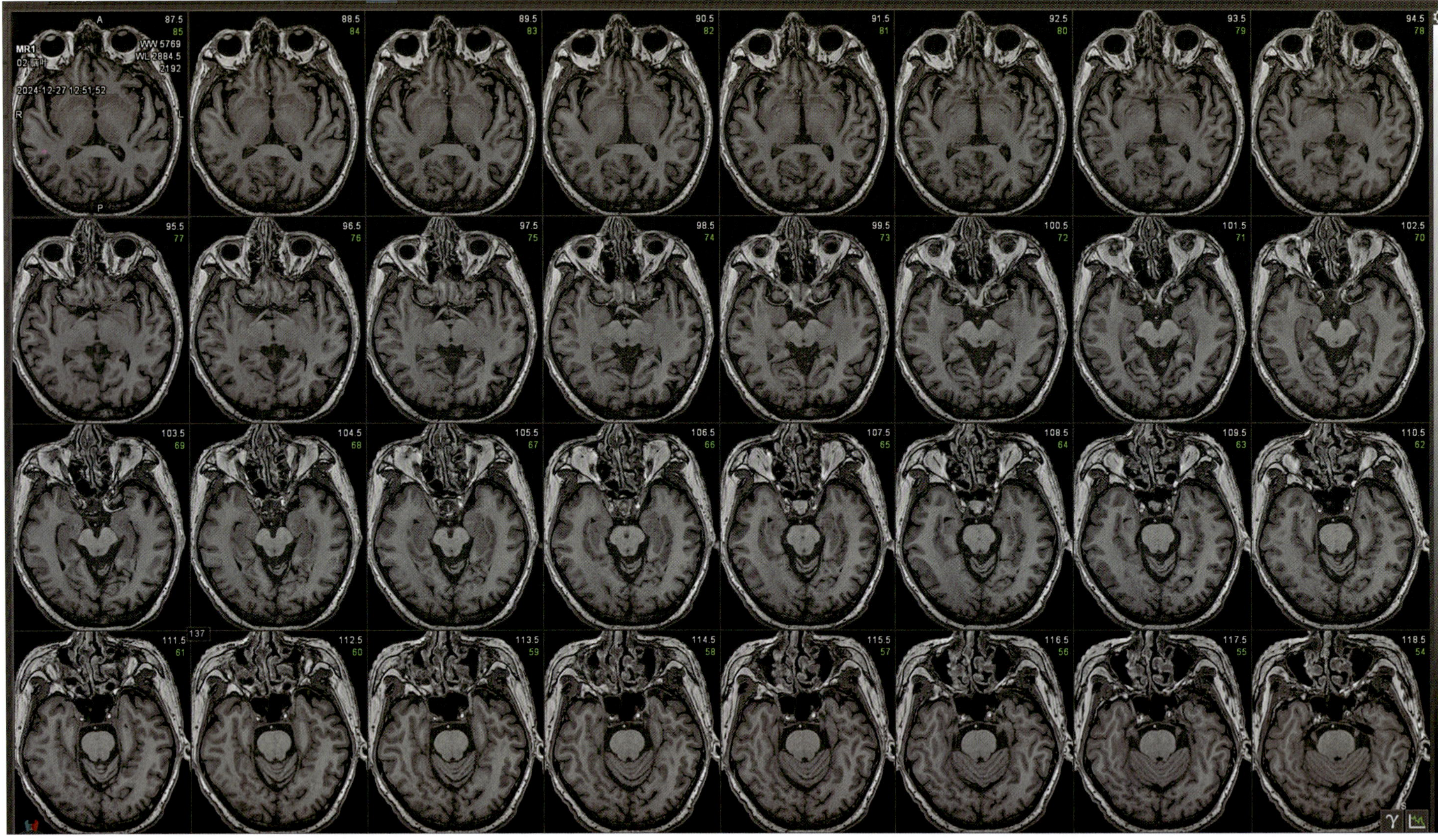
A
87.5
85
MR1
WW 5769
WL 2884.5
2192
2024-12-27 12:51:52
R
L
P
88.5
84
89.5
83
90.5
82
91.5
81
92.5
80
93.5
79
94.5
78
95.5
77
96.5
76
97.5
75
98.5
74
99.5
73
100.5
72
101.5
71
102.5
70
103.5
69
104.5
68
105.5
67
106.5
66
107.5
65
108.5
64
109.5
63
110.5
62
111.5
61
137
112.5
60
113.5
59
114.5
58
115.5
57
116.5
56
117.5
55
118.5
54

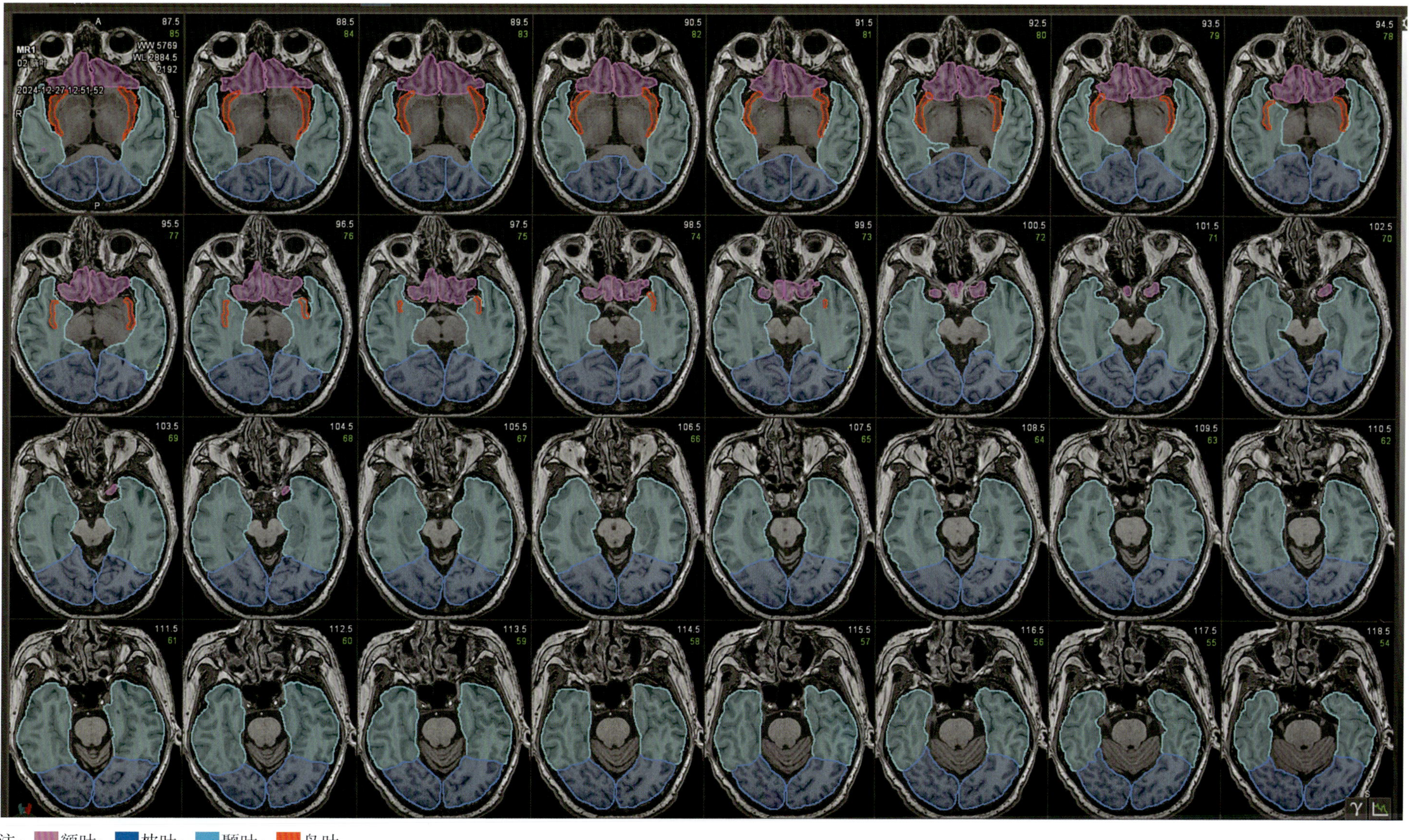

注：额叶；枕叶；颞叶；岛叶

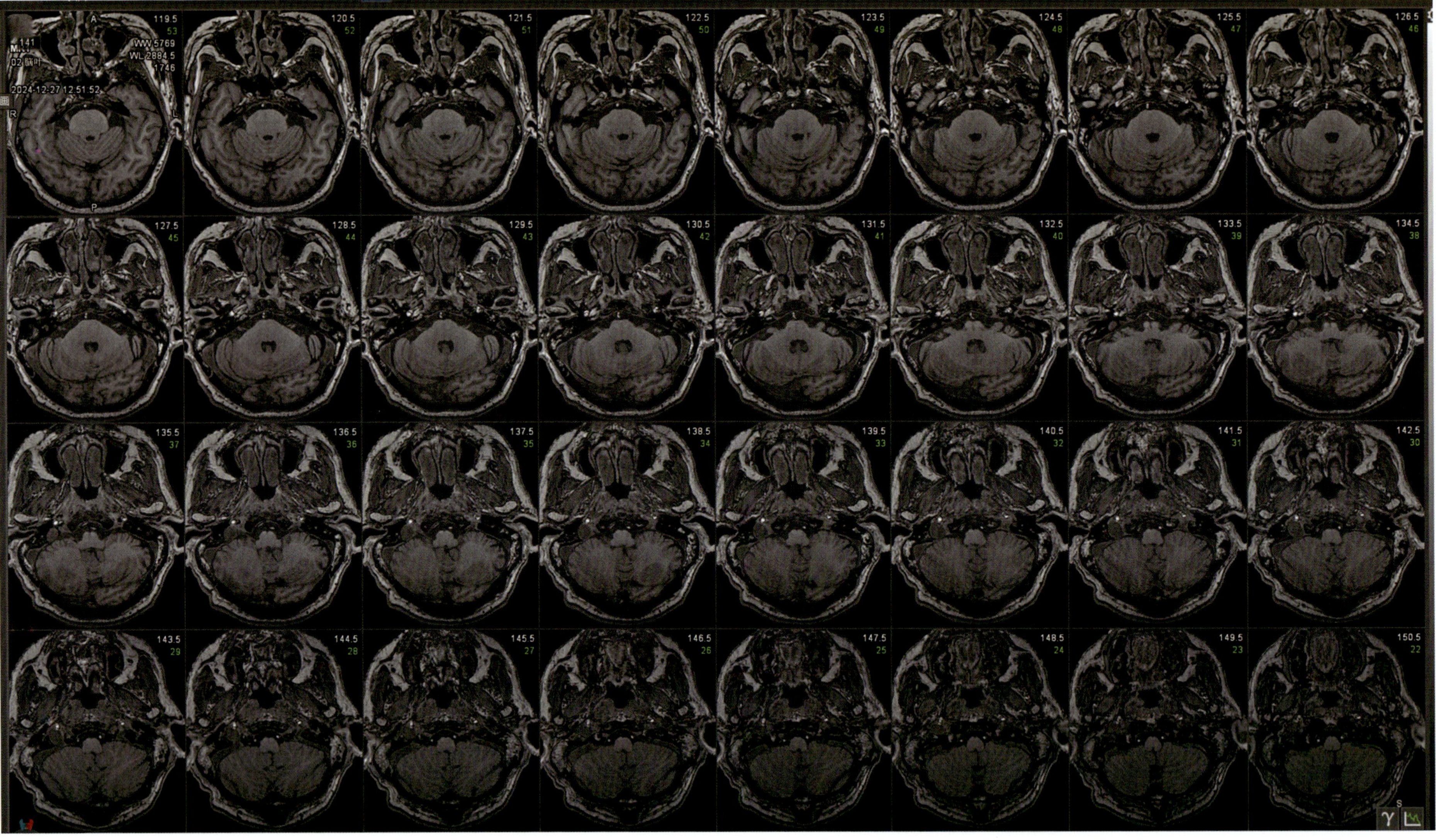

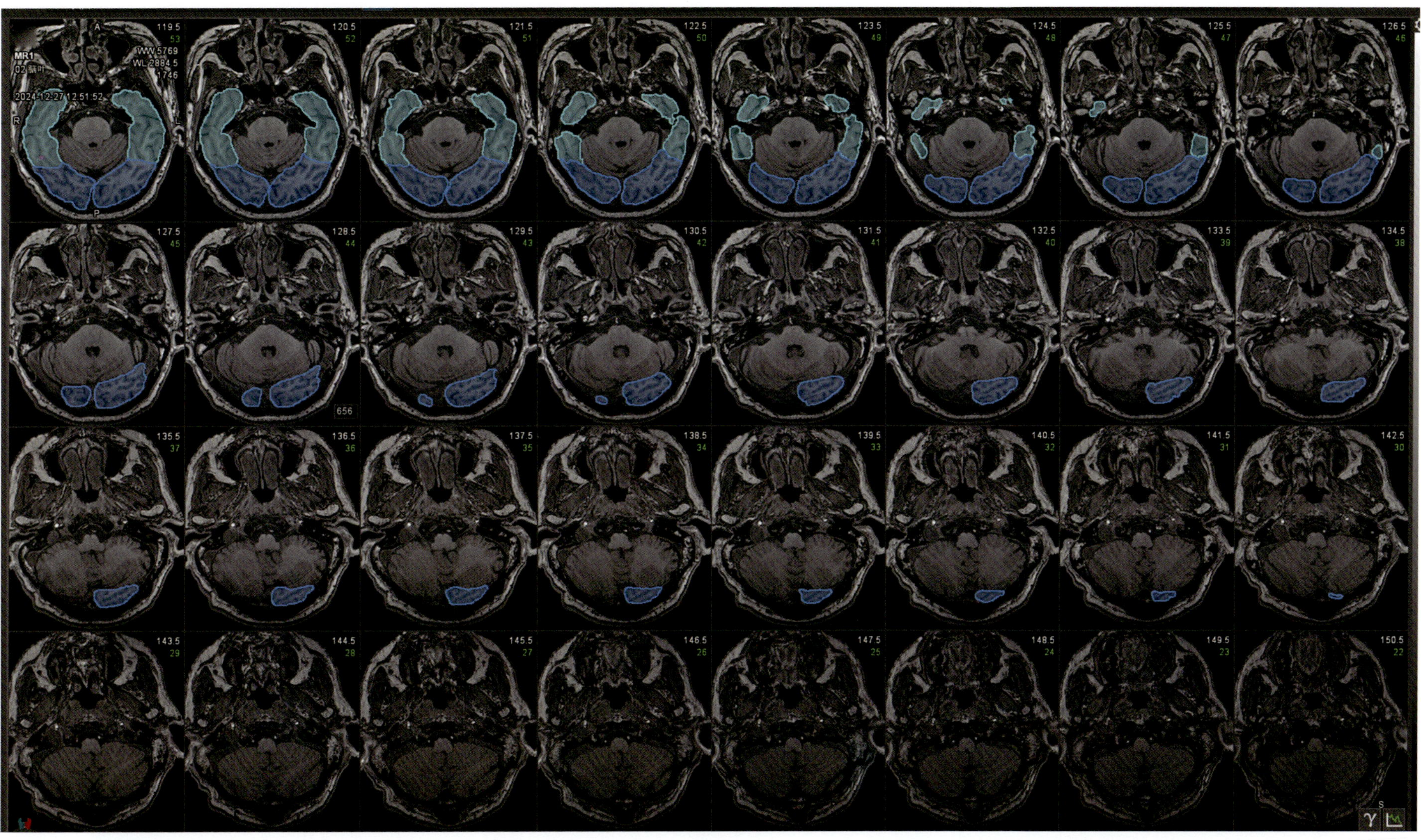

注：■枕叶；■颞叶

三、脑叶 MRI 连续解剖——冠状面

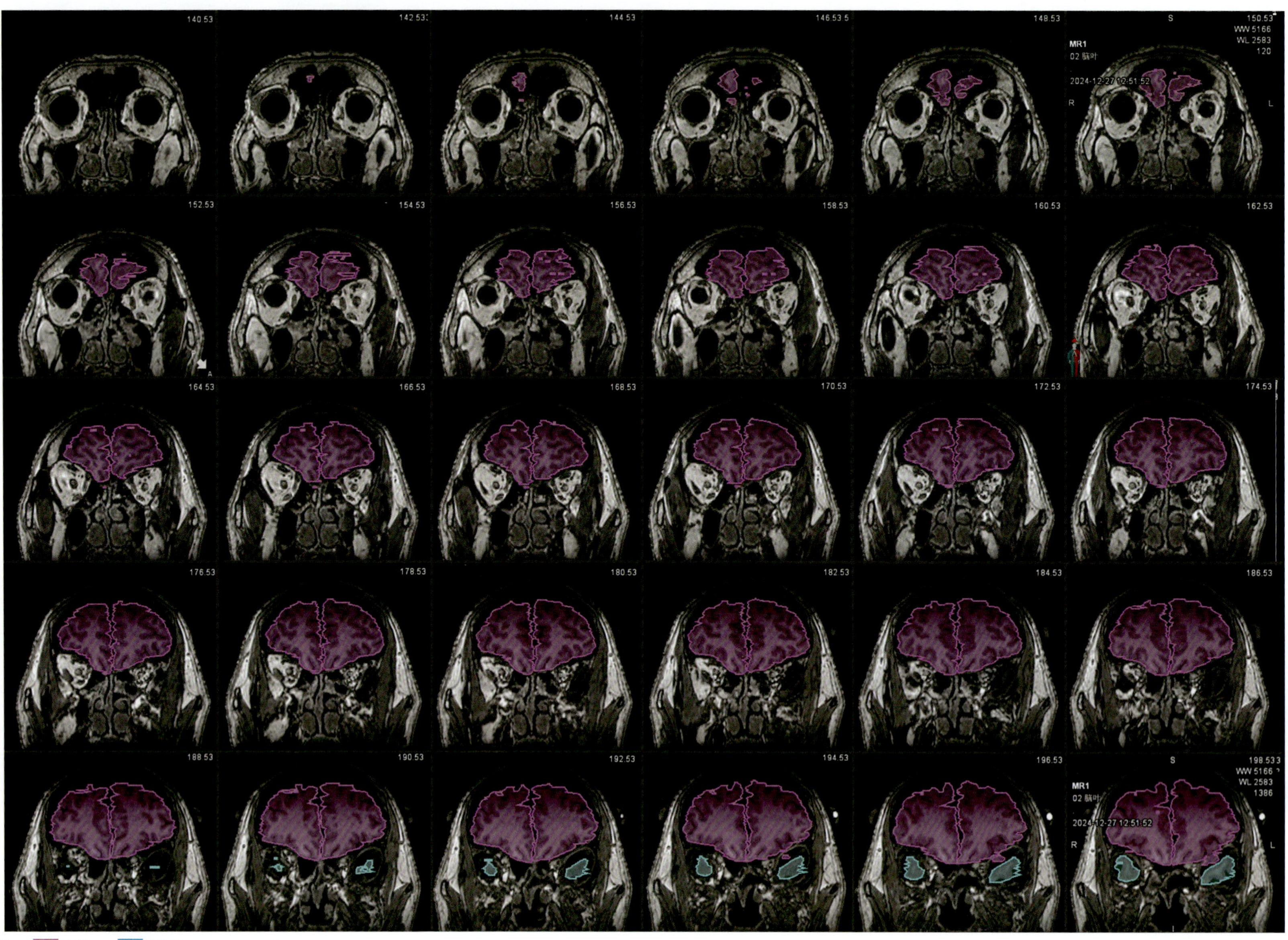

注：额叶；颞叶

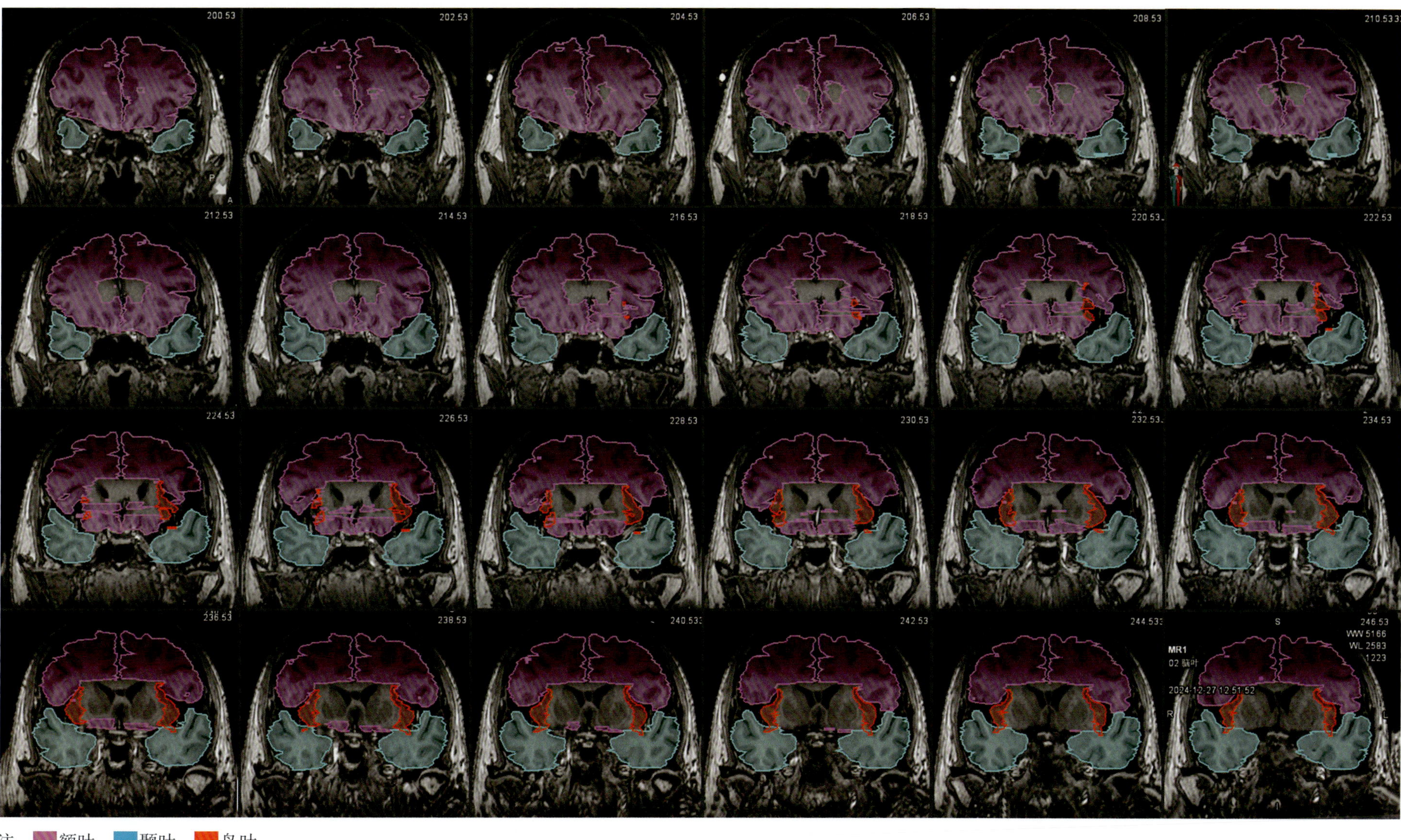

注：额叶；颞叶；岛叶

296.53
298.53
300.53
302.53
304.53
306.53
308.53
310.53
312.53
314.53
316.53
318.53
320.53
322.53
324.53
326.53
328.53
330.53
332.53
334.53
336.53
338.53
340.53
342.53
S
WW 5166
WL 2583
MR1
R
L

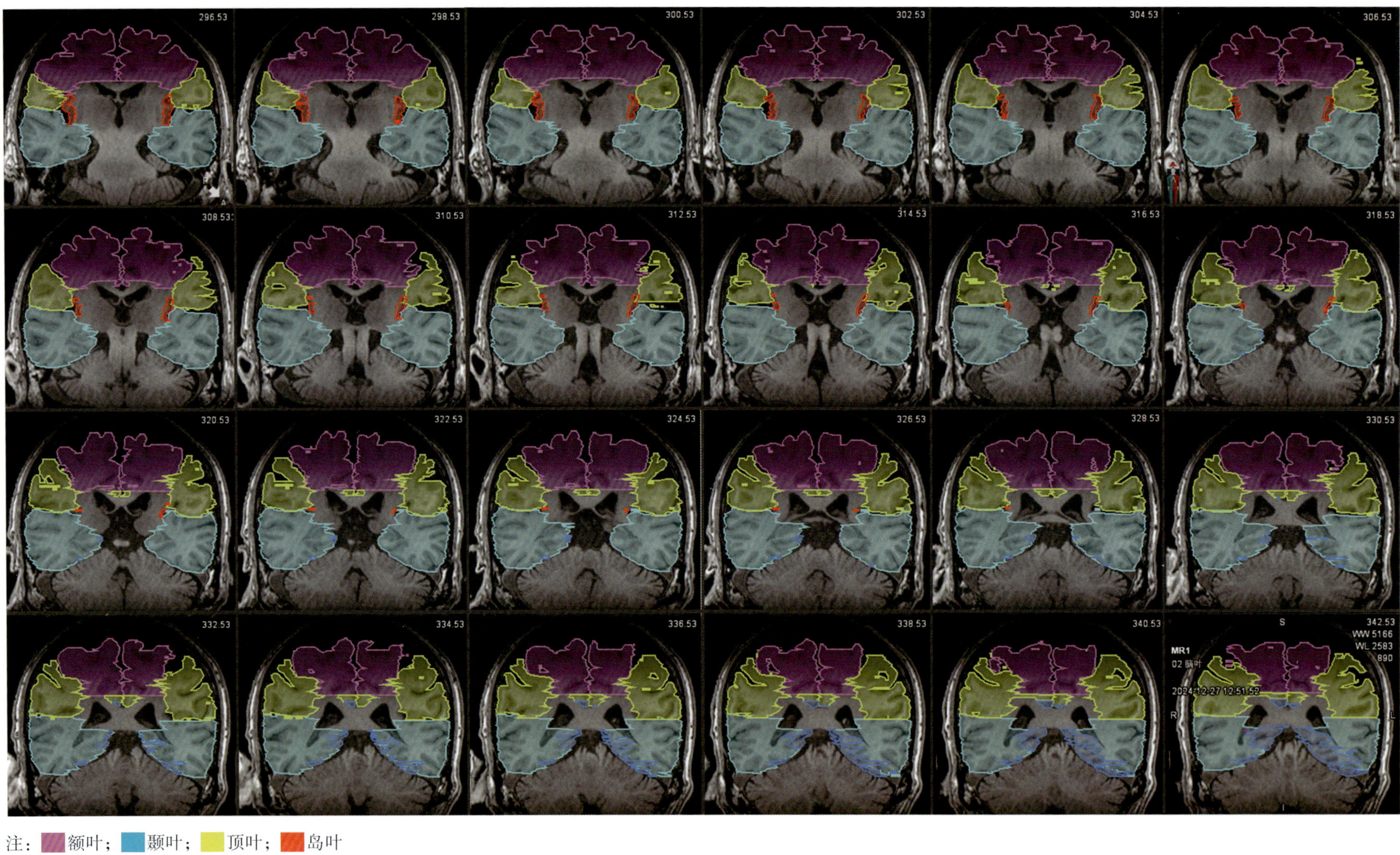

注：额叶；颞叶；顶叶；岛叶

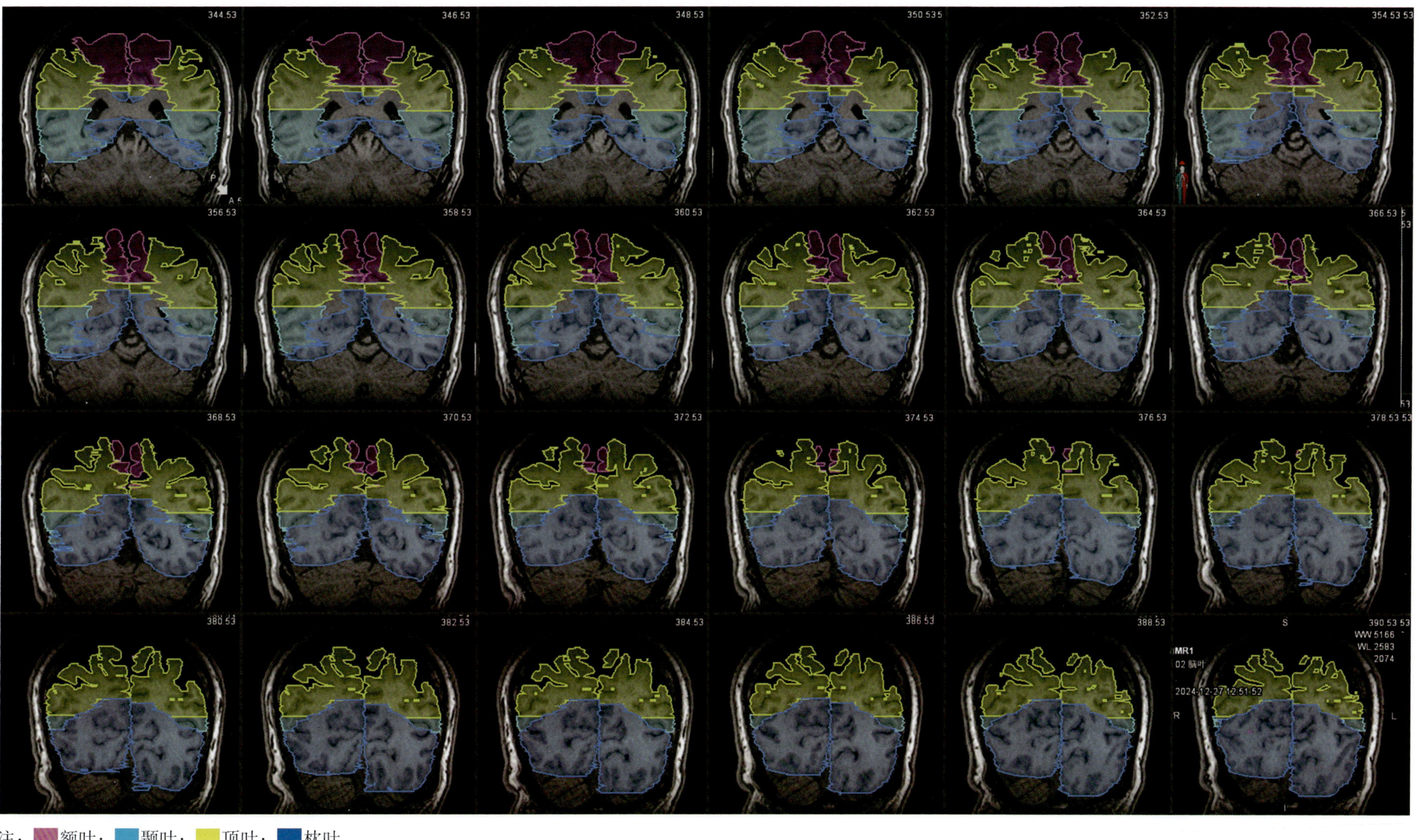

注：额叶；颞叶；顶叶；枕叶

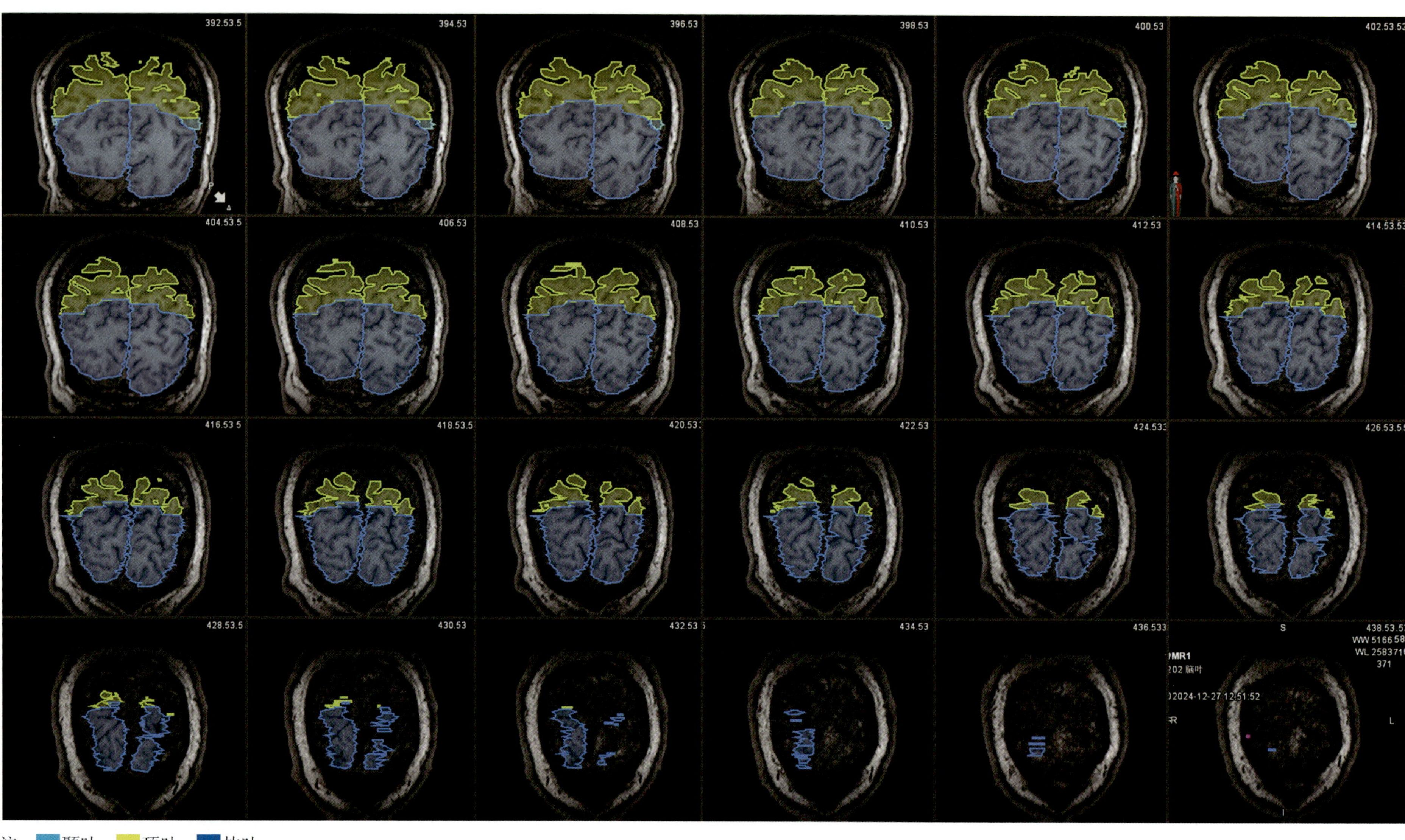

注：颞叶；顶叶；枕叶

四、脑叶 MRI 连续解剖——矢状面

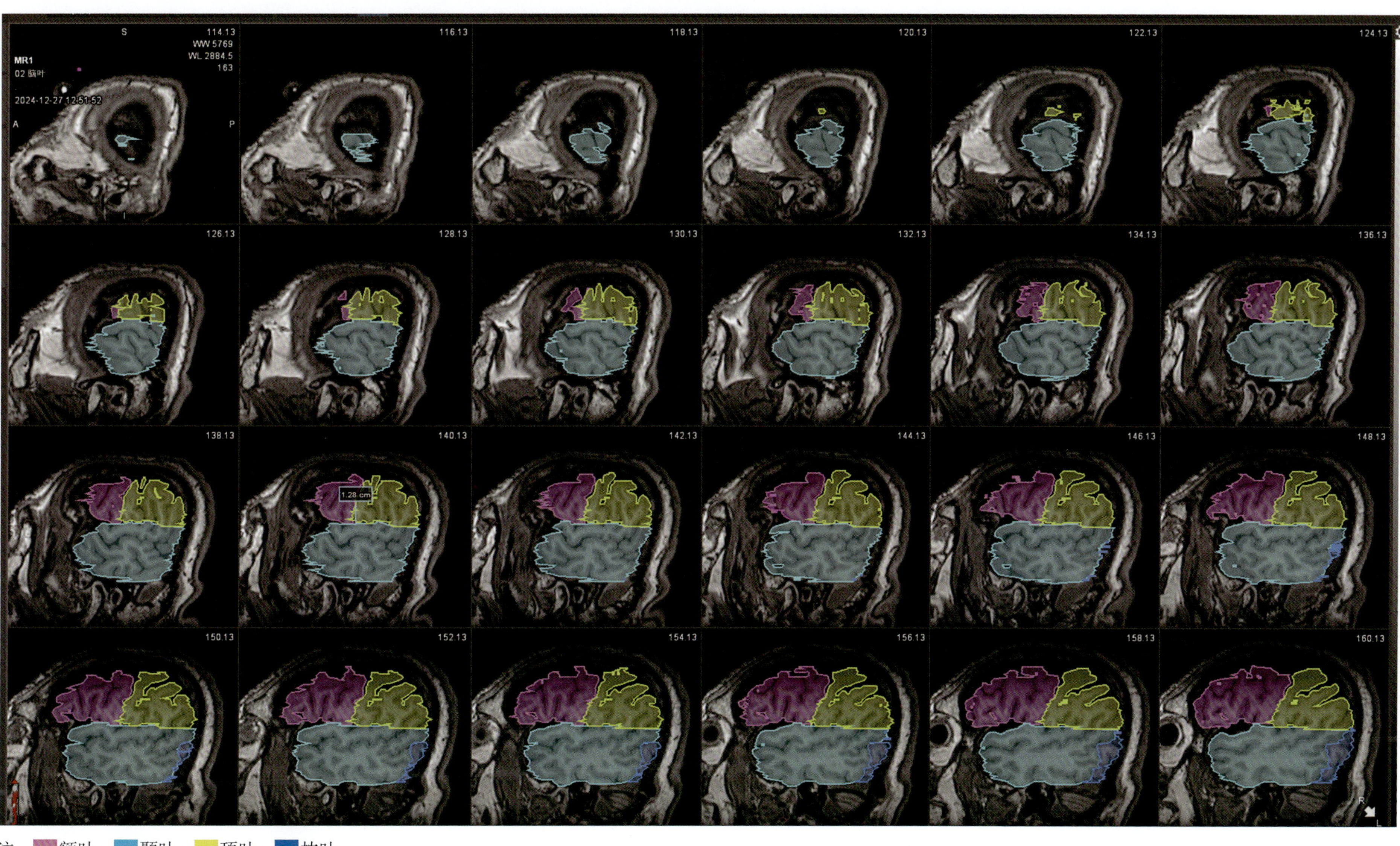

注：额叶；颞叶；顶叶；枕叶

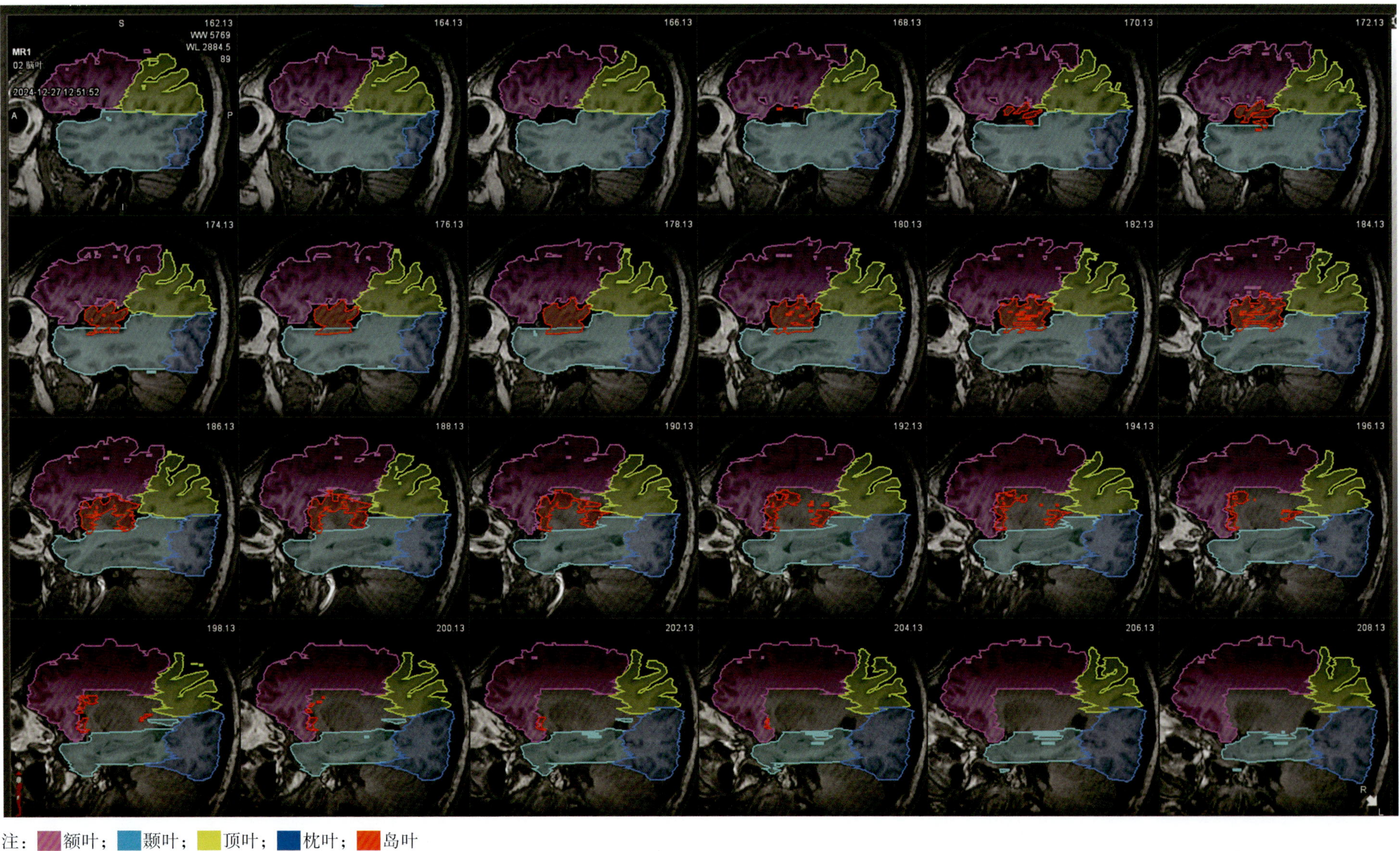

注：额叶；颞叶；顶叶；枕叶；岛叶

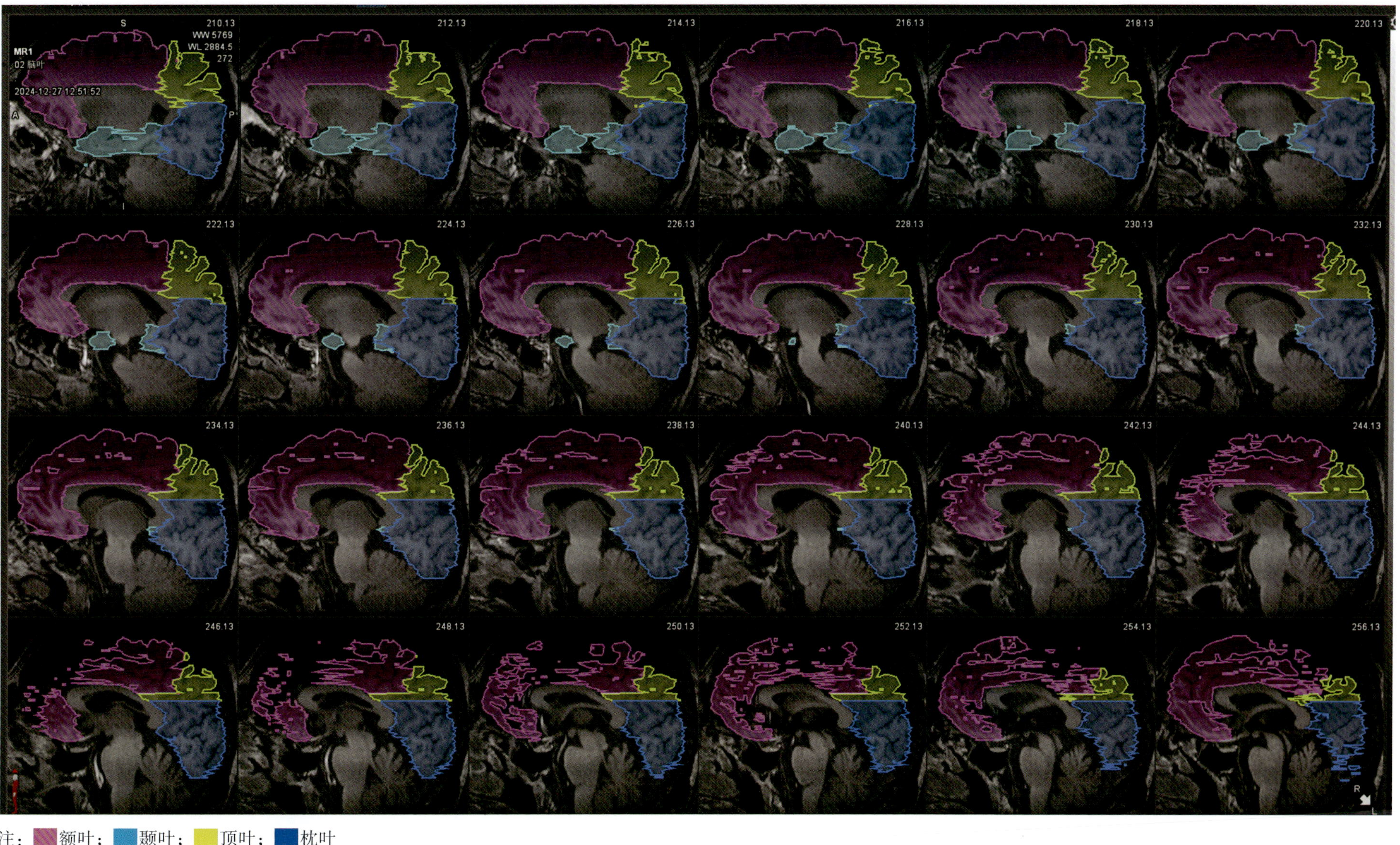

注：额叶；颞叶；顶叶；枕叶

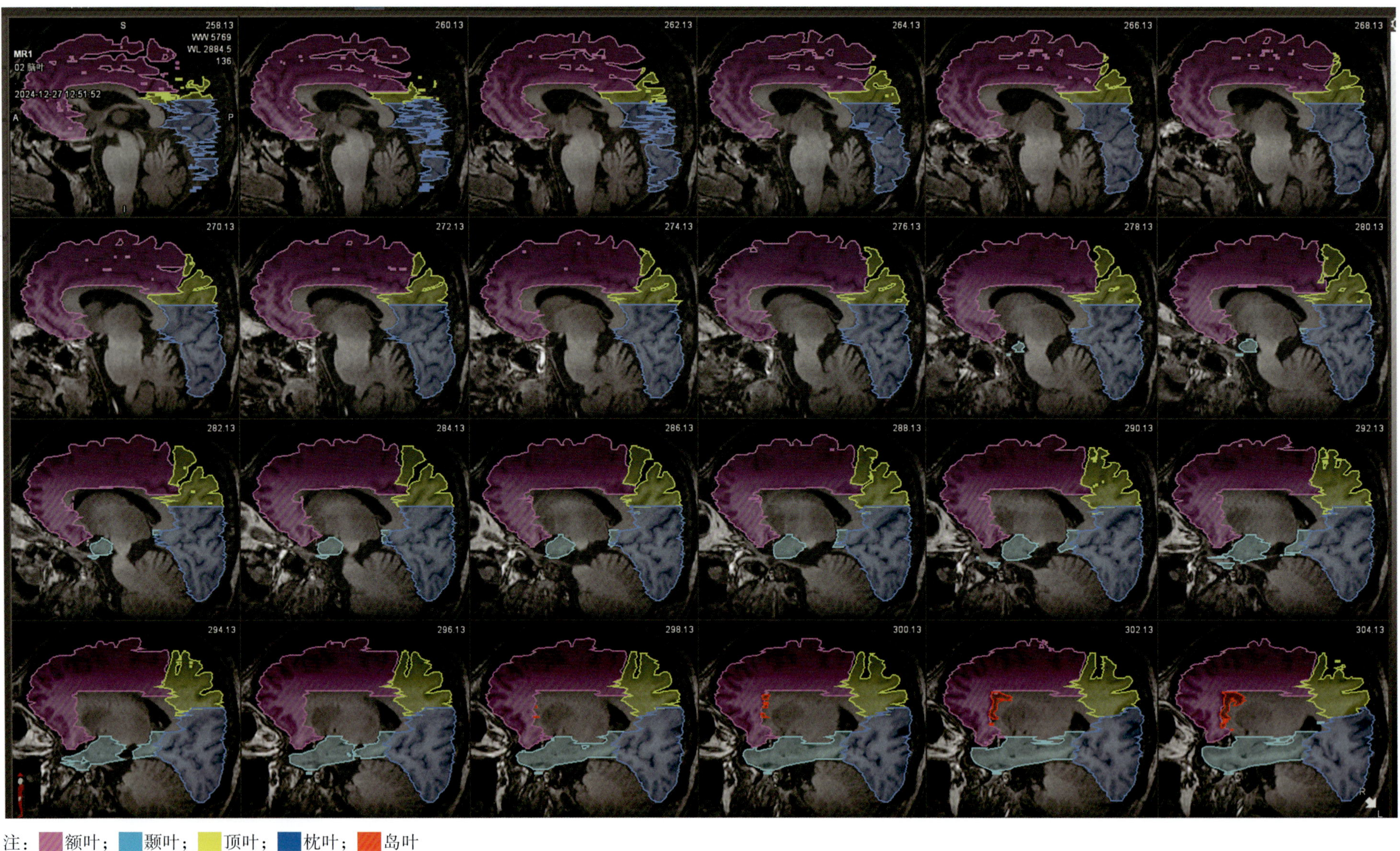

注：额叶；颞叶；顶叶；枕叶；岛叶

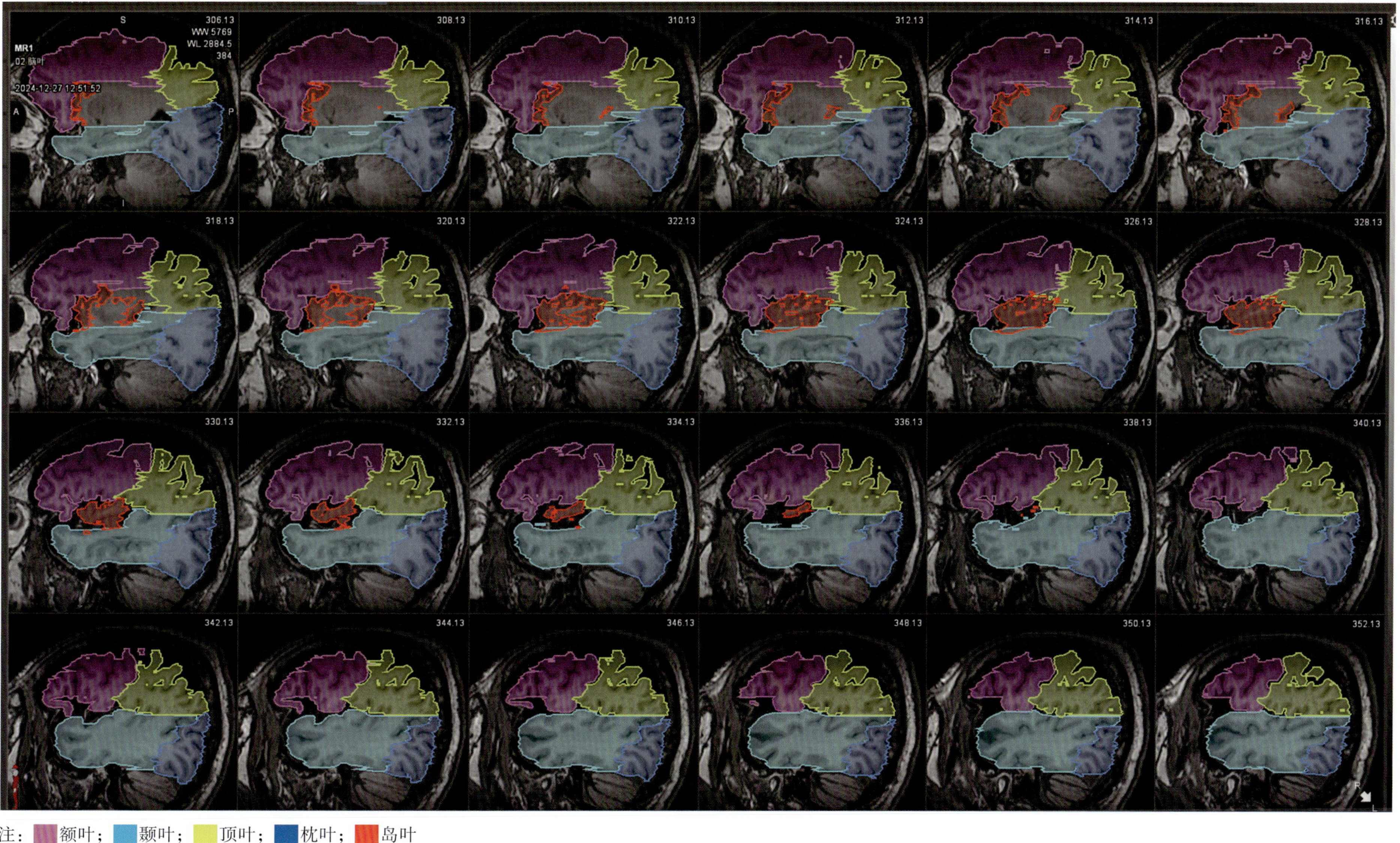

注：额叶；颞叶；顶叶；枕叶；岛叶

S
354.13
WW 5769
WL 2884.5
98
MR1
02 脑叶
2024-12-27 12:51:52
A
P
356.13
358.13
360.13
362.13
364.13
366.13
368.13
370.13
372.13
374.13
376.13
378.13
380.13
382.13
384.13
386.13
388.13
390.13
392.13
394.13
396.13
398.13
400.13
R

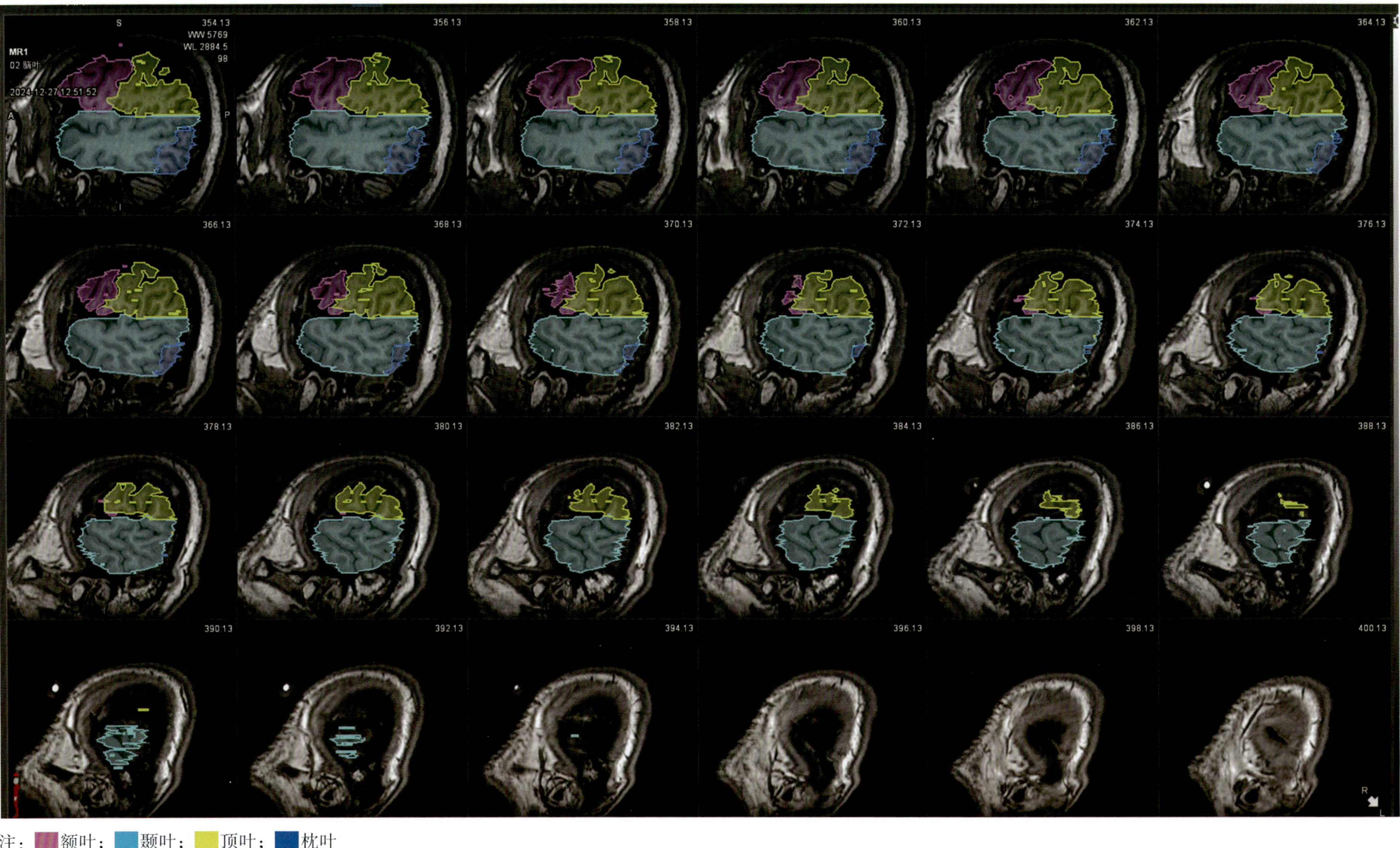

注：额叶；颞叶；顶叶；枕叶

第5章 基底节区及邻近结构 MRI 连续解剖

一、概述

基底核（节）是一系列皮质下灰质的总称，包括尾状核、豆状核和屏状核。尾状核和豆状核是基底核中最大的两个核团，二者为丘脑和同侧大脑皮质间的中继站，其前端互相连接，共同组成基底节。

豆状核位于岛叶、尾状核和丘脑之间。豆状核在轴位上为三角形的结构，由内侧的苍白球和外侧的壳核组成。其外侧条带状的灰质为屏状核，将豆状核与岛叶之间的白质分为外囊和最外囊。

尾状核位于丘脑背外侧，平行于侧脑室，由前向后弯曲的圆柱体，呈C形围绕豆状核和背侧丘脑，包括头、体、尾3个部分，分别延伸于侧脑室前角、中央部和下角。尾状核头位于侧脑室前角的外侧，近似倒“八”字形，尾部终于颞叶的杏仁体。尾状核体借终纹和终静脉与背侧丘脑分隔开来，这也是自上而下首先看到尾状核的部分；越过丘脑后端的外侧时，变得很细，称尾状核尾。尾状核尾伸入颞叶，组成侧脑室下角的上壁。

在尾状核头下方的确定时，需要与伏隔核的上端进行鉴别。尾状核头从上而下呈现先变小、接着变大、然后又变小的变化趋势。如果此时尾状核头又有变大的趋势，则可以确定为伏隔核的上部，部分人的伏隔核与尾状核头会有明显的界限。

伏隔核位于基底前脑区域，处于基底核与边缘系统的交界处。尾状核头部及壳核的前下方，腹侧紧邻苍白球和嗅结节。其冠状面形态呈尖端向内的水滴形，两侧长轴呈“八”字形排列，在内囊前肢腹侧延伸。

基底节区有3个大的白质纤维束，即内囊、外囊、最外囊，分隔基底核并传导全脑的电冲动。内囊为一个“V”字形的纤维束，位于背侧丘脑、尾状核与豆状核之间。内囊前肢位于尾状核与豆状核之间，内囊前肢的形态由内而外逐渐变细，部分区域存在边界不清的现象（混有灰质信号），主要因为在内囊前肢的白质纤维中会有尾豆灰质桥的灰质纤维混入，内囊膝位于豆状核内侧角的尖端，内囊后肢位于背侧丘脑和豆状核之间。外囊为薄层白质板，分隔屏状核与豆状核。位于岛叶皮质与屏状核之间薄层的白质板，称为最外囊。

屏状核：位于岛叶皮质与豆状核之间，功能未明。

由于最外囊过于纤细，用现有工具进行标记会与周围结构出现重叠现象。为了避免引起读者误解，在本书中没有进行标记。从图像中可以看出屏状核与岛叶之间纤细且在有些层面不连续的白质纤维即为最外囊。

内囊沿侧脑室外侧上升的部分被称为放射冠轴位，高于侧脑室水平的部位则被称为半卵圆中心。

第三脑室位于两侧背侧丘脑之间，其后方为缰三角、缰连合、松果体和大脑大静脉池。脑叶、脑沟与脑回大致同上一断层，在颞叶，可见皱叠的海马皮质被海马旁回所掩盖。

由于基底节区域的灰质核团与白质的脑纤维在MRI的T1WI影像信号强度差异非常显著，识别这些结构难度不大，但是需要注意不同结构在不同层面形态、走行的变化。

二、基底节区及邻近结构 MRI 连续解剖——横断面

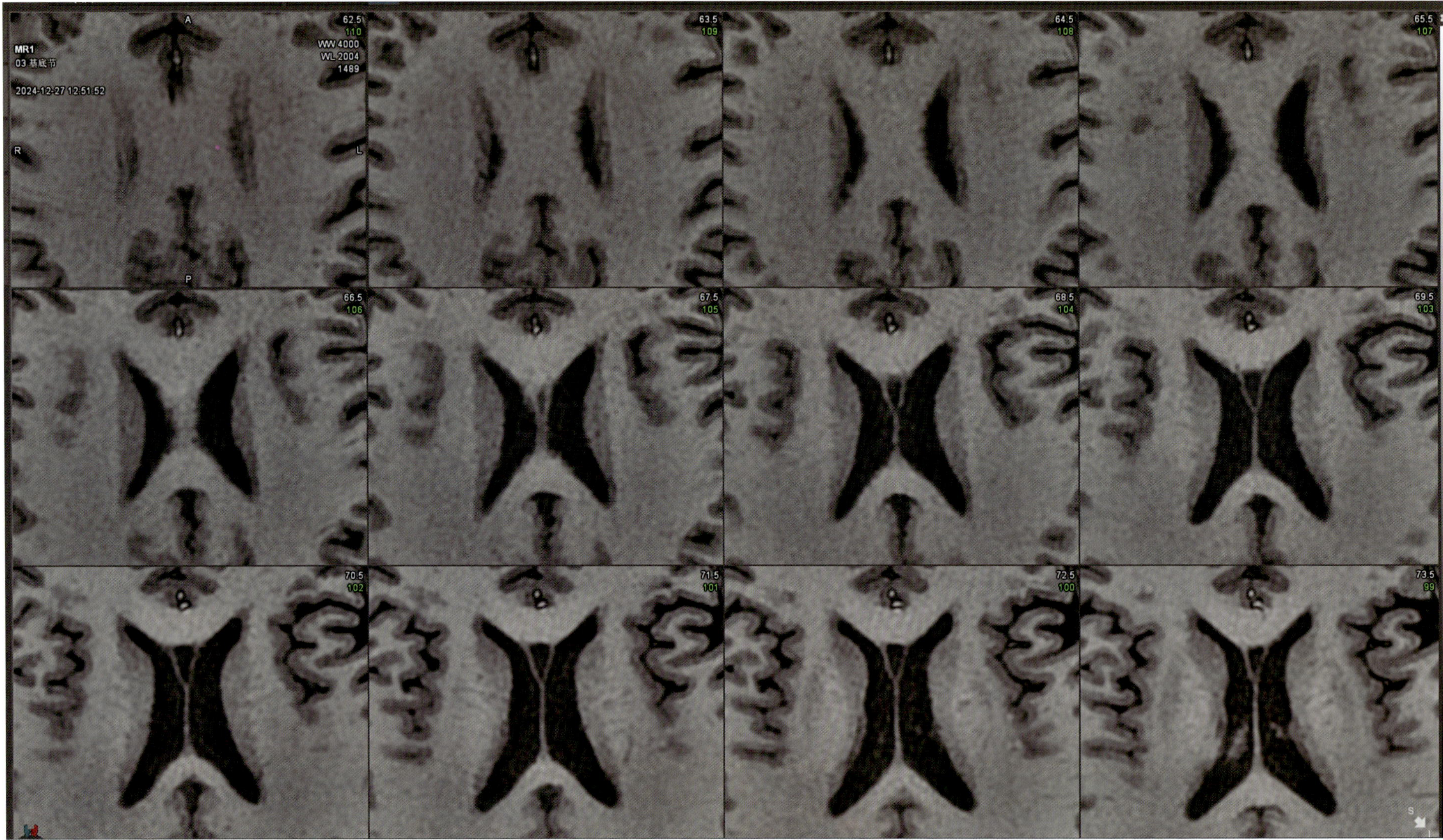

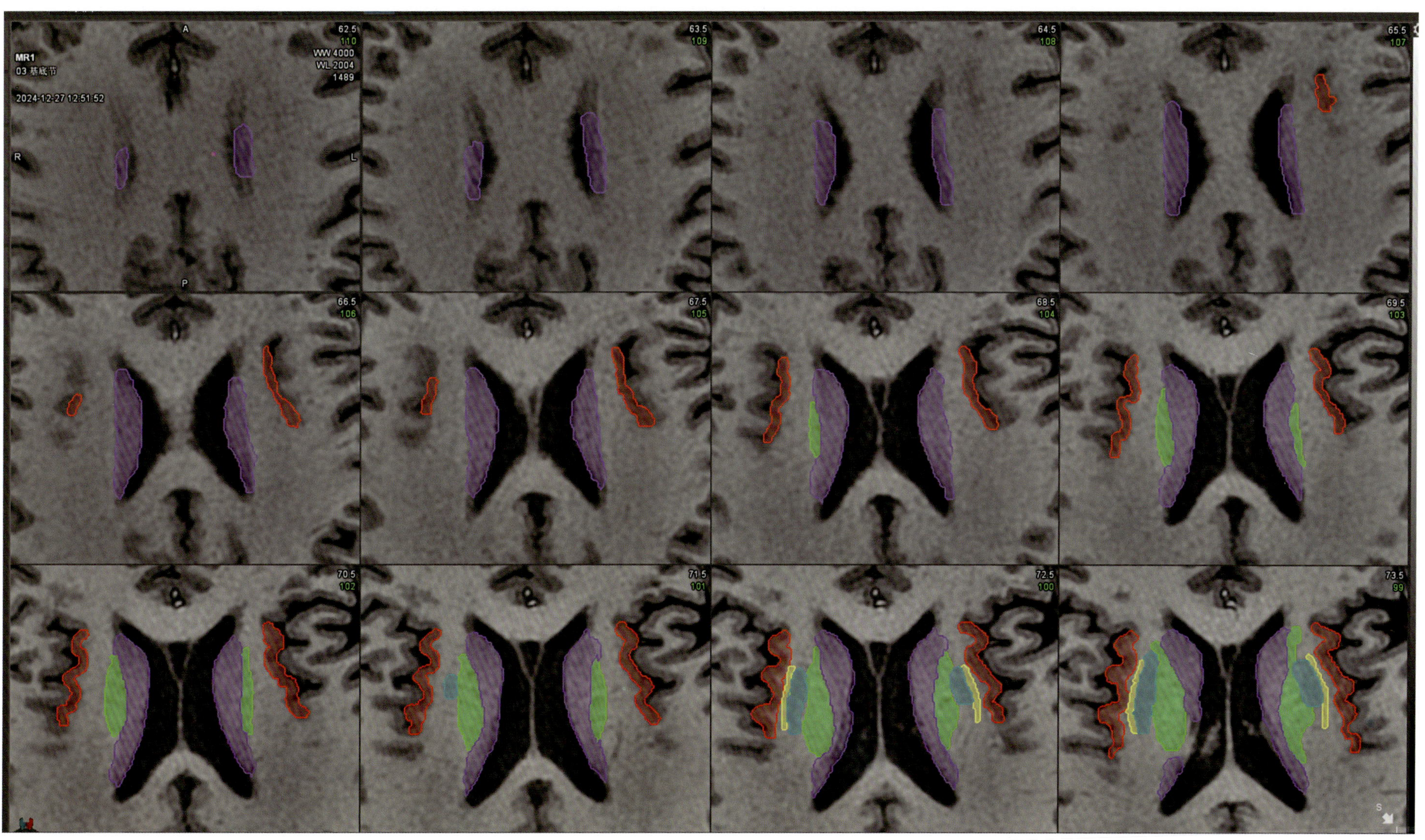

注：尾状核；岛叶；内囊；豆状核；外囊

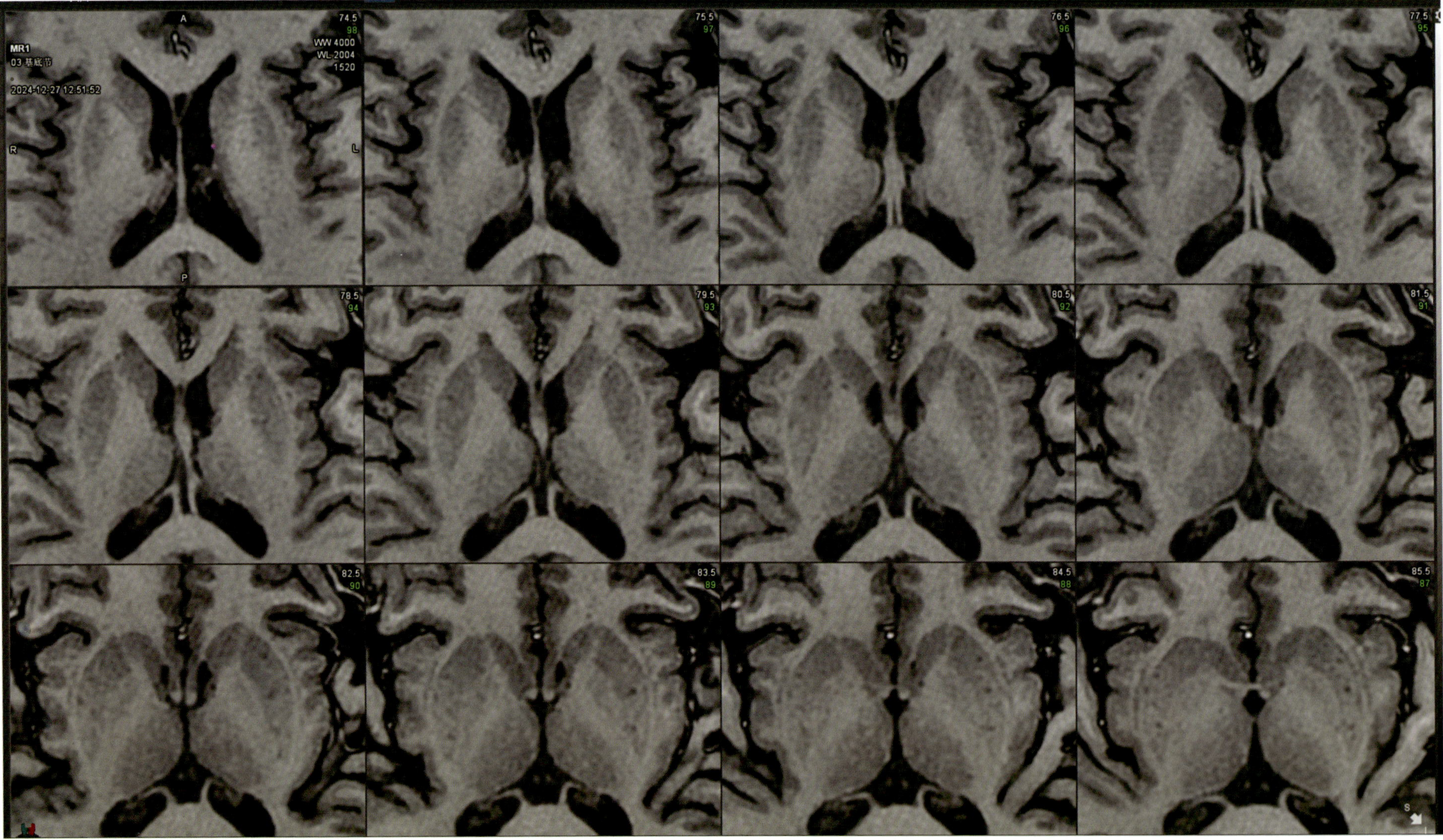
MR1
03 基底节
2024-12-27 12:51:52
WW 4000
WL 2004
1520
A
P
R
L
74.5
98
75.5
97
76.5
96
77.5
95
78.5
94
79.5
93
80.5
92
81.5
91
82.5
90
83.5
89
84.5
88
85.5
87
S

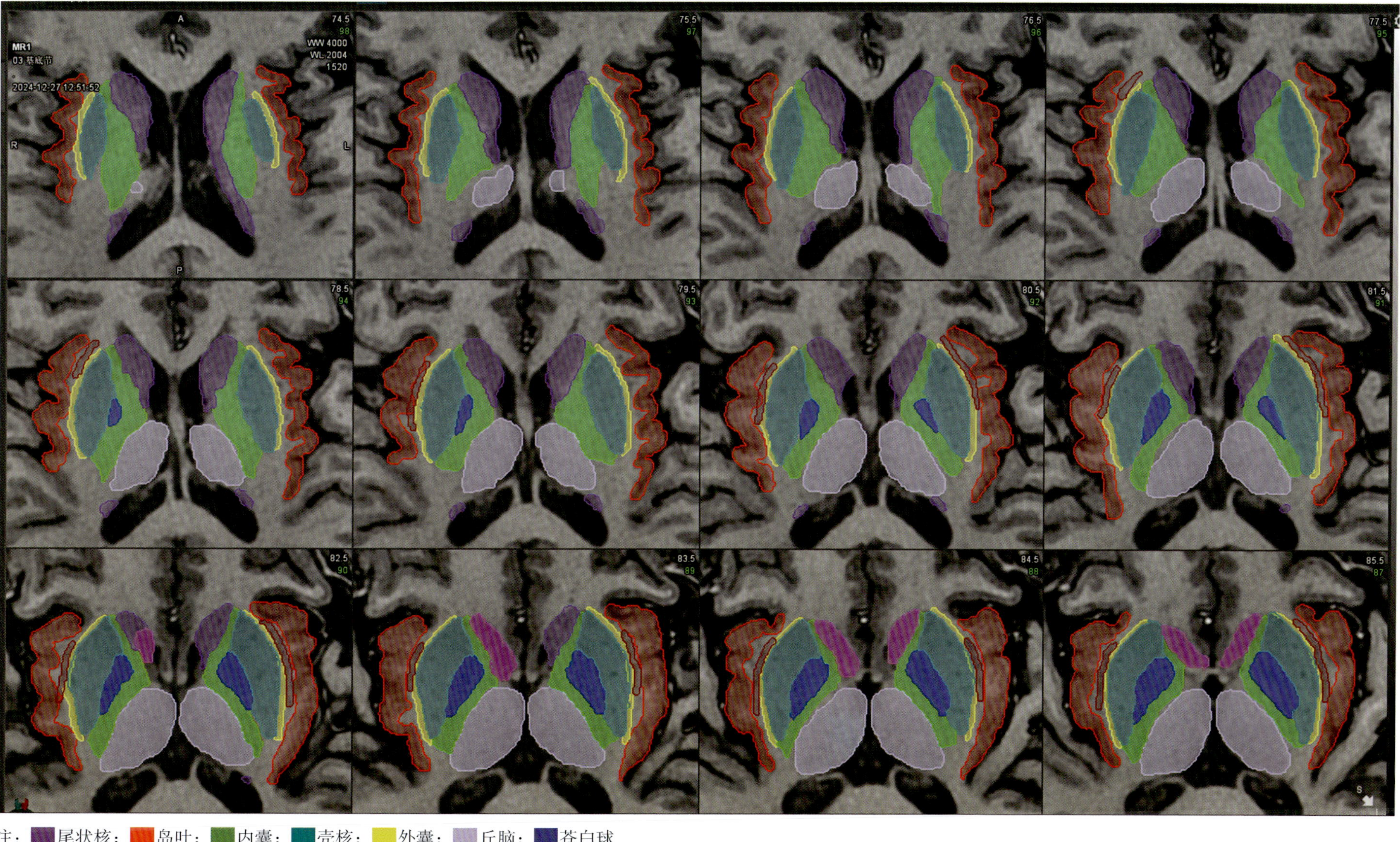

注：尾状核；岛叶；内囊；壳核；外囊；丘脑；苍白球

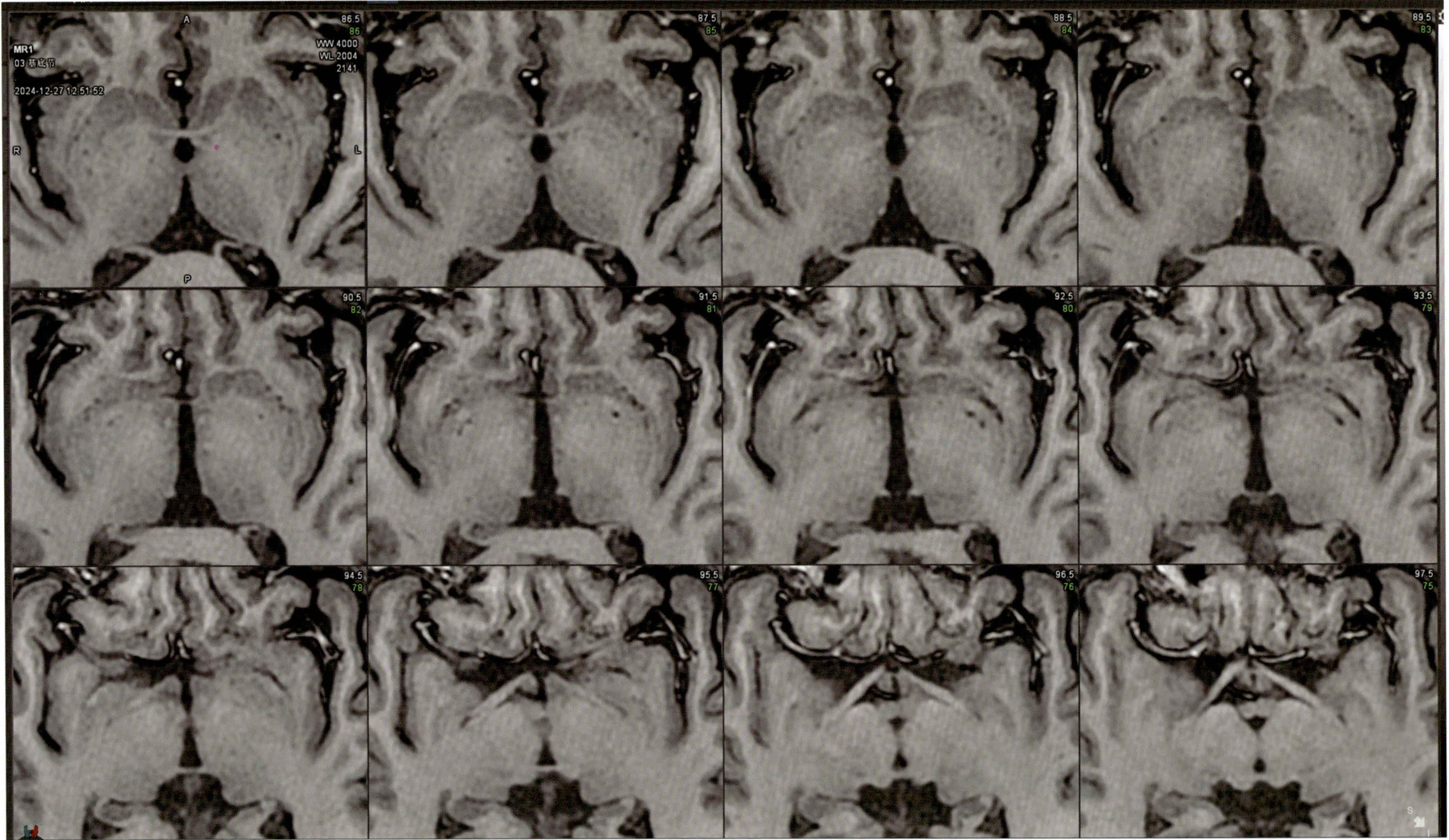

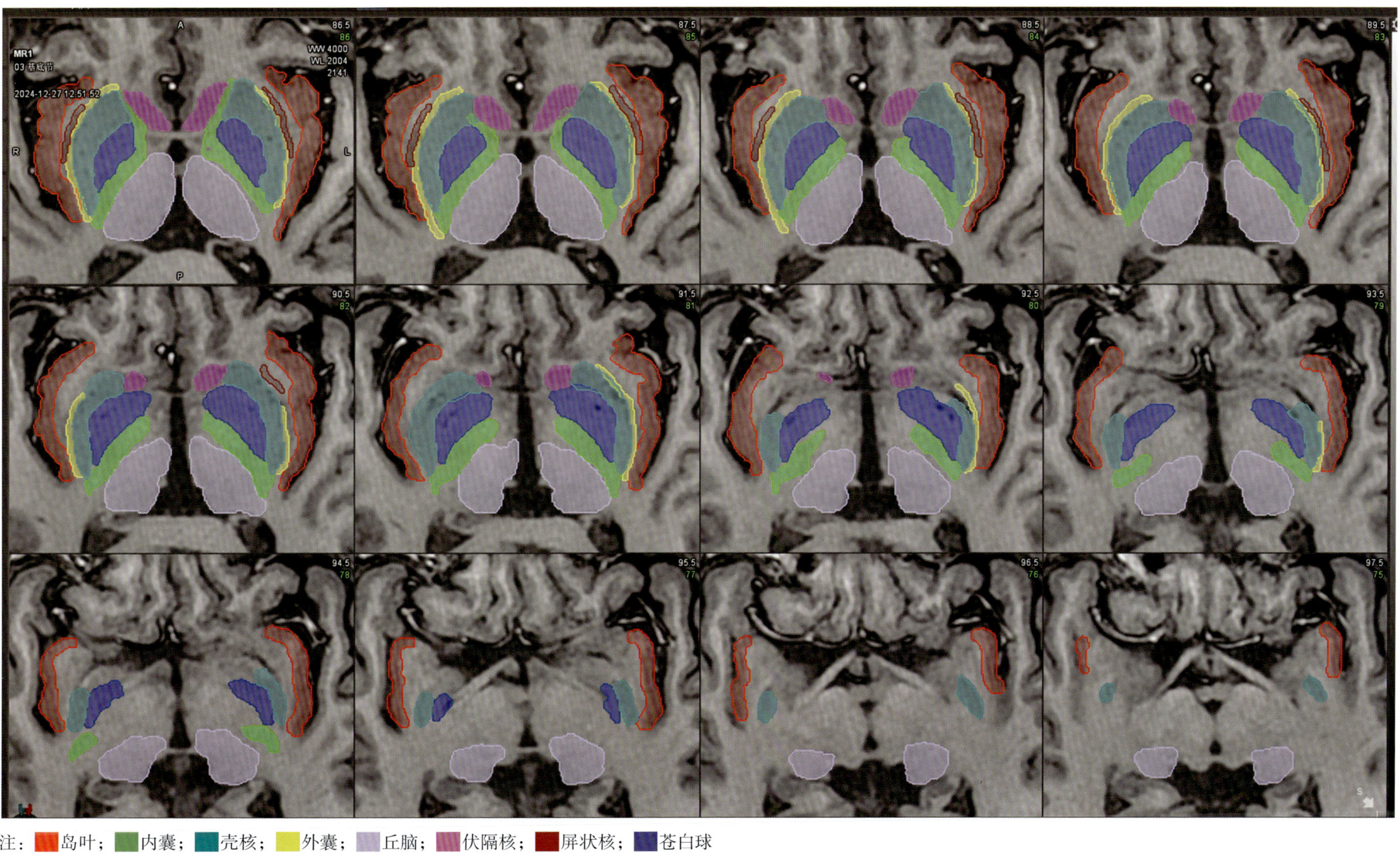

注：岛叶；内囊；壳核；外囊；丘脑；伏隔核；屏状核；苍白球

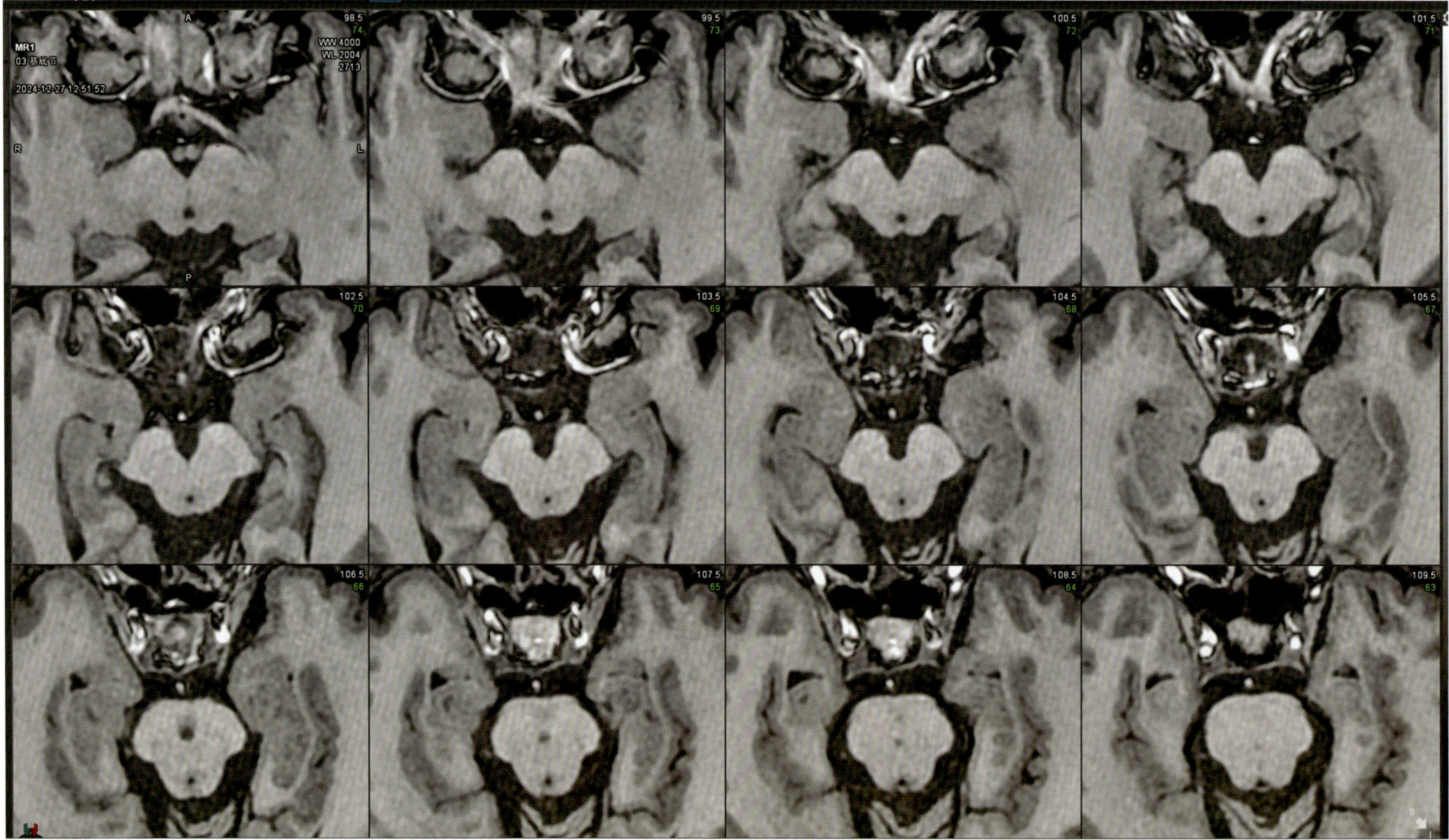
MR1
03 基底节
2024-12-27 12:51:52
A
98.5
74
WW 4000
WL 2004
2713
R
L
P
99.5
73
100.5
72
101.5
71
102.5
70
103.5
69
104.5
68
105.5
67
106.5
66
107.5
65
108.5
64
109.5
63

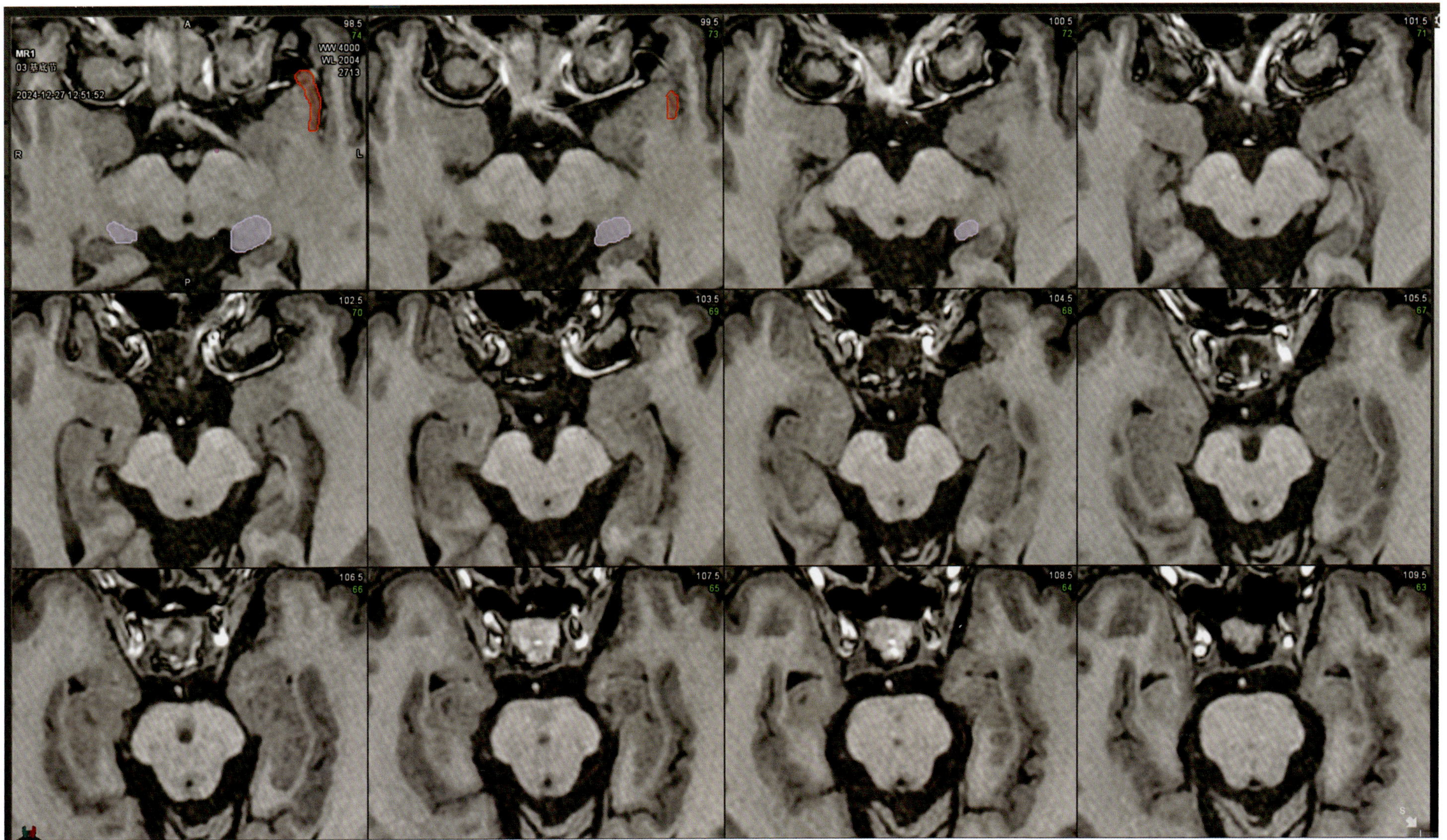

注：■岛叶；■丘脑

三、基底节区及邻近结构 MRI 连续解剖——冠状面

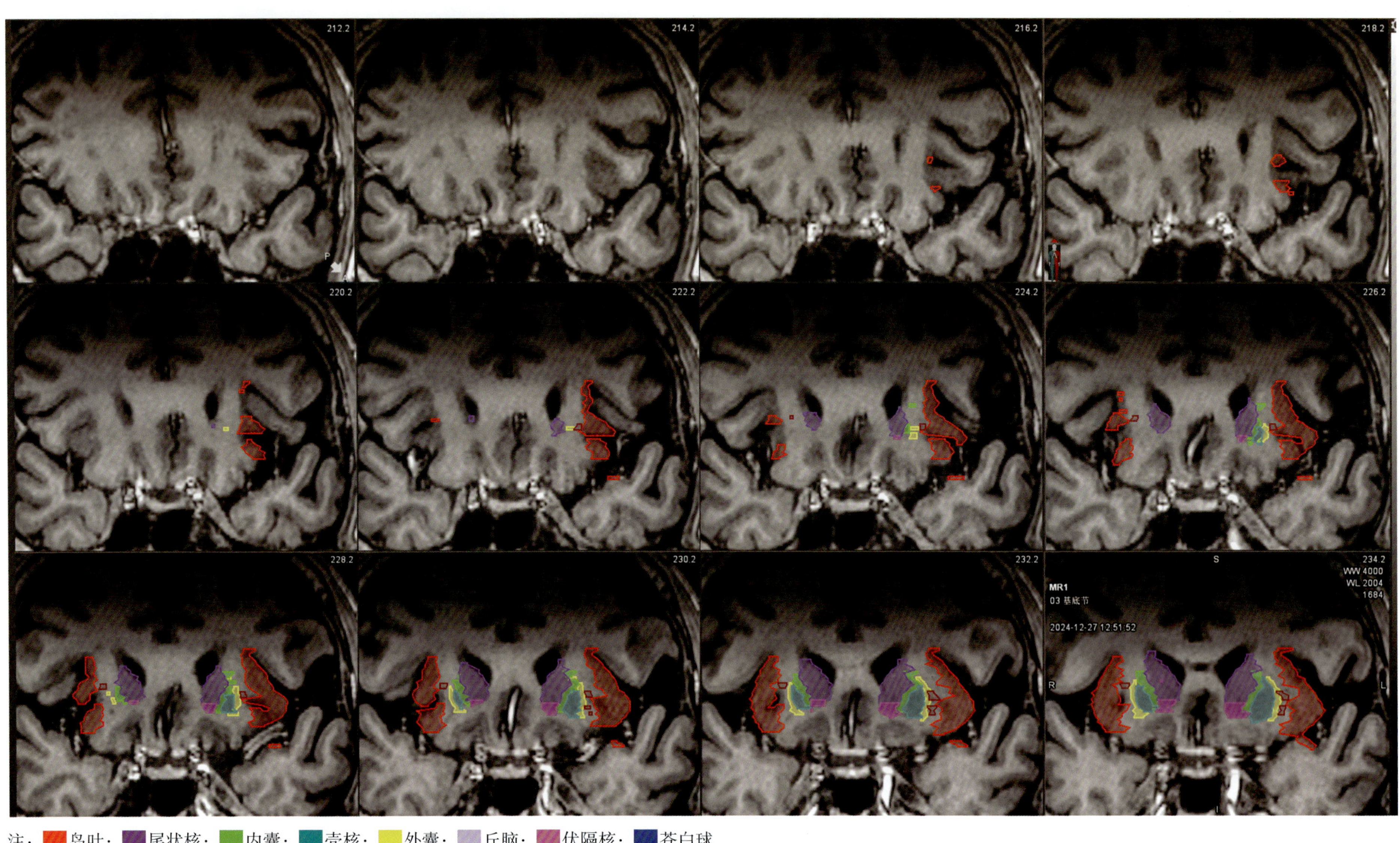

注：岛叶；尾状核；内囊；壳核；外囊；丘脑；伏隔核；苍白球

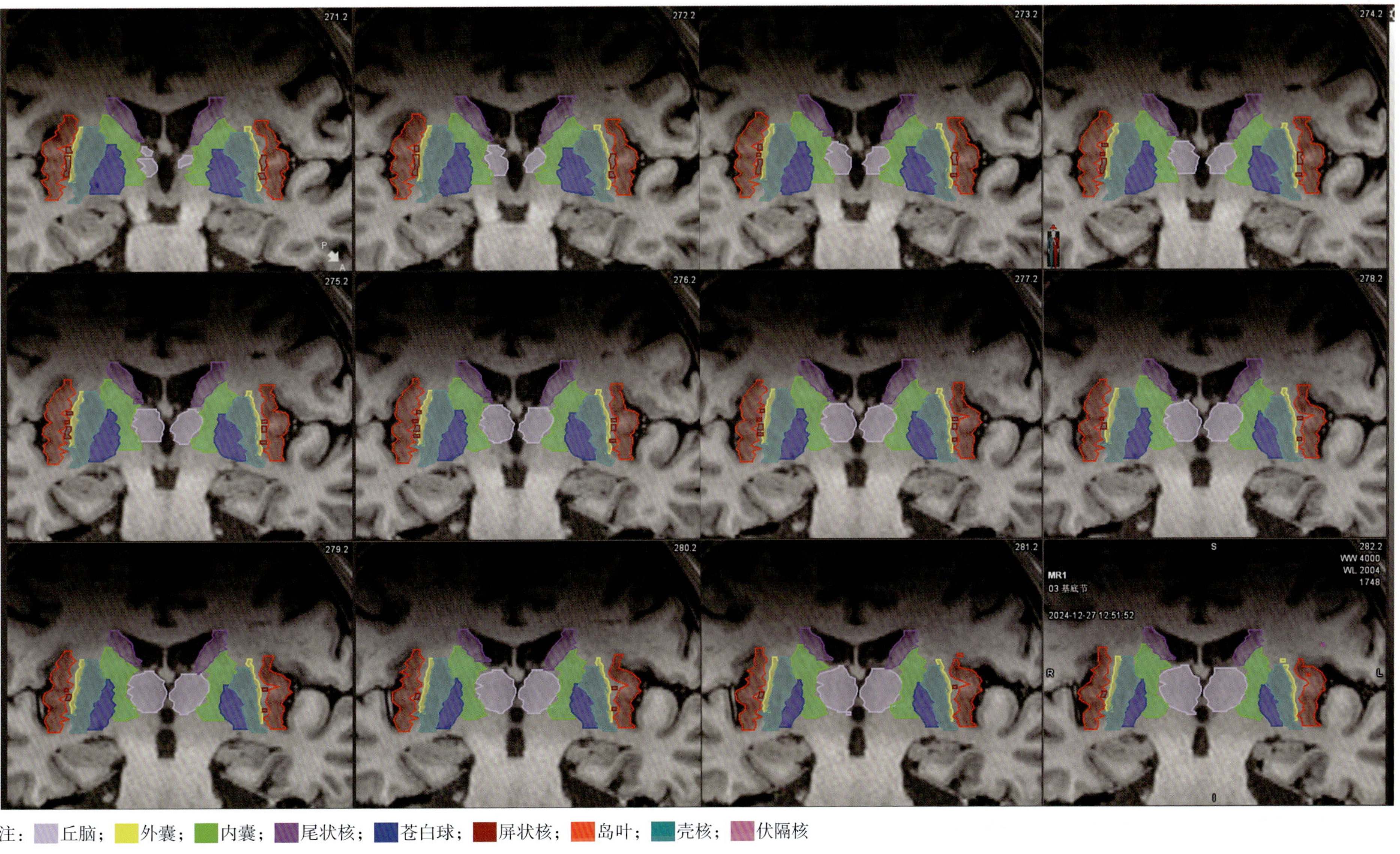

注：丘脑；外囊；内囊；尾状核；苍白球；屏状核；岛叶；壳核；伏隔核

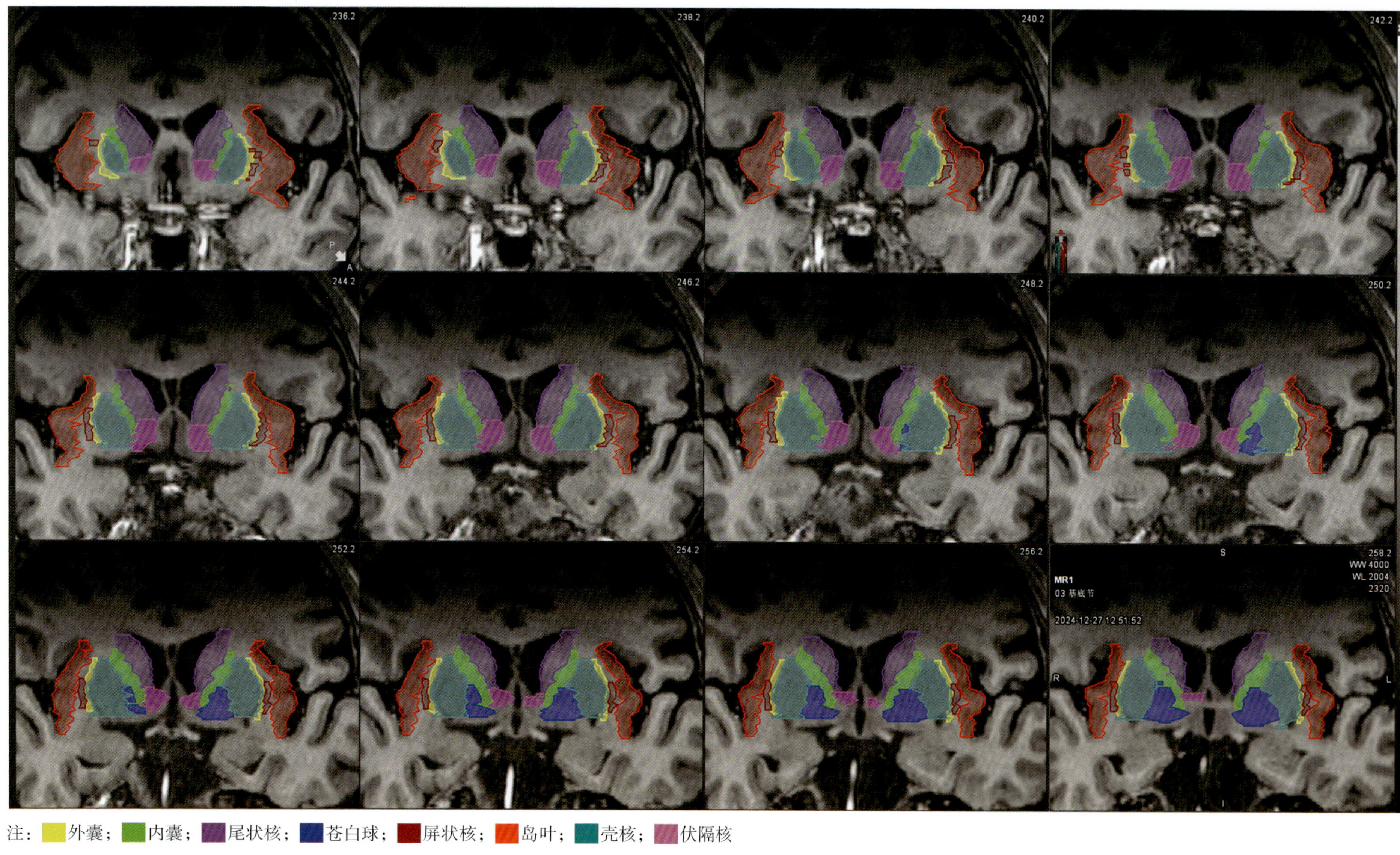

注：外囊；内囊；尾状核；苍白球；屏状核；岛叶；壳核；伏隔核

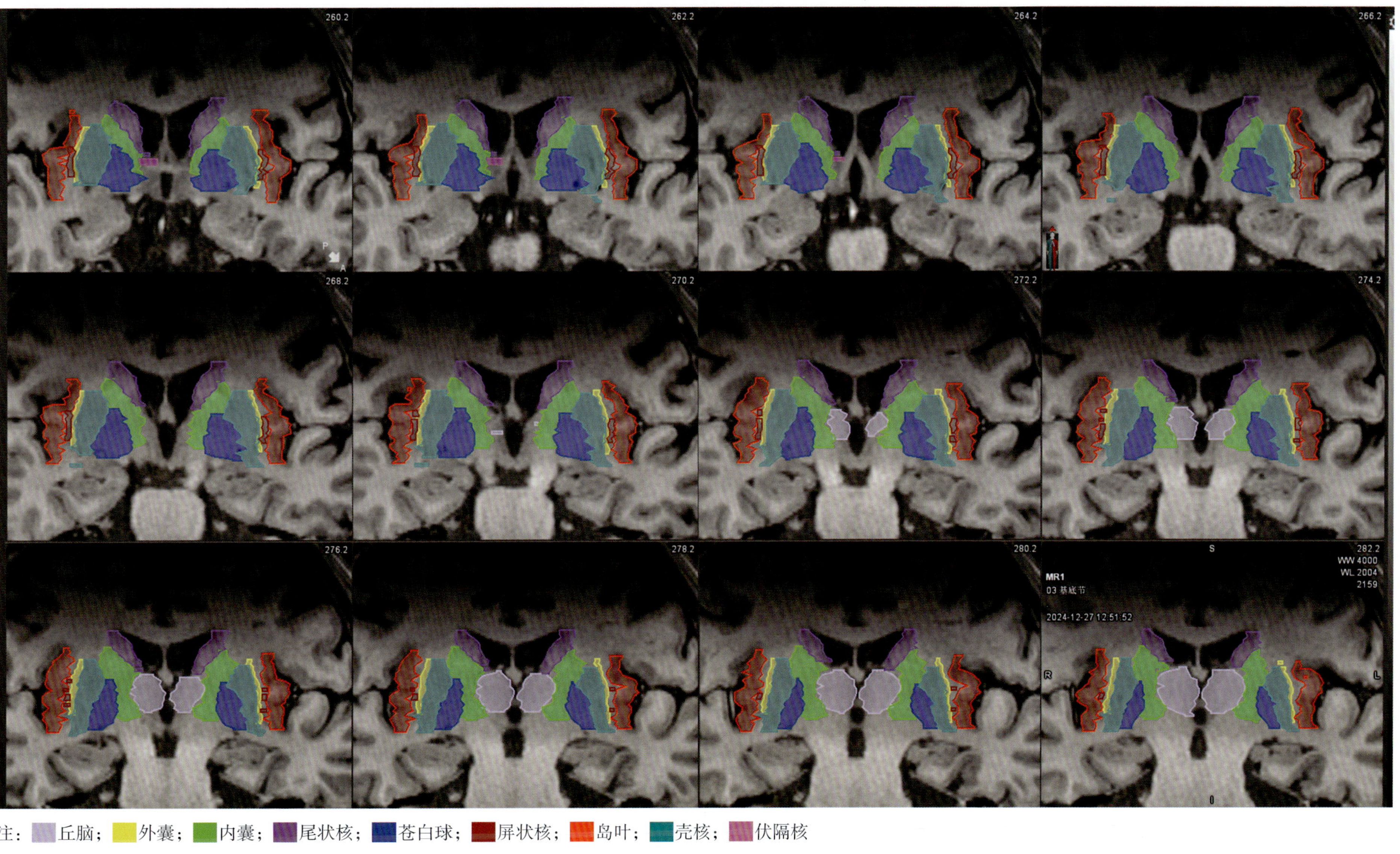

注：丘脑；外囊；内囊；尾状核；苍白球；屏状核；岛叶；壳核；伏隔核

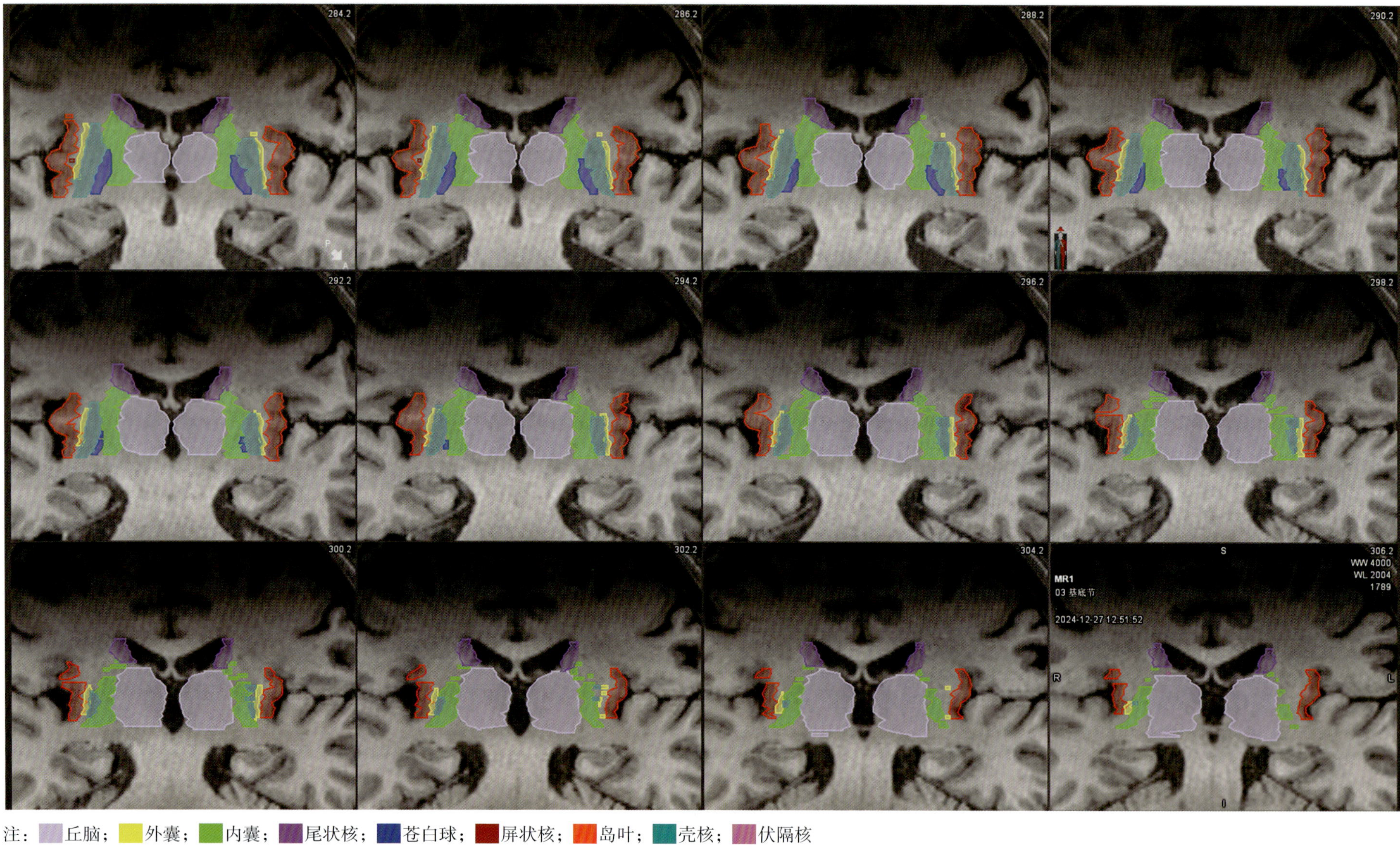

注：丘脑；外囊；内囊；尾状核；苍白球；屏状核；岛叶；壳核；伏隔核

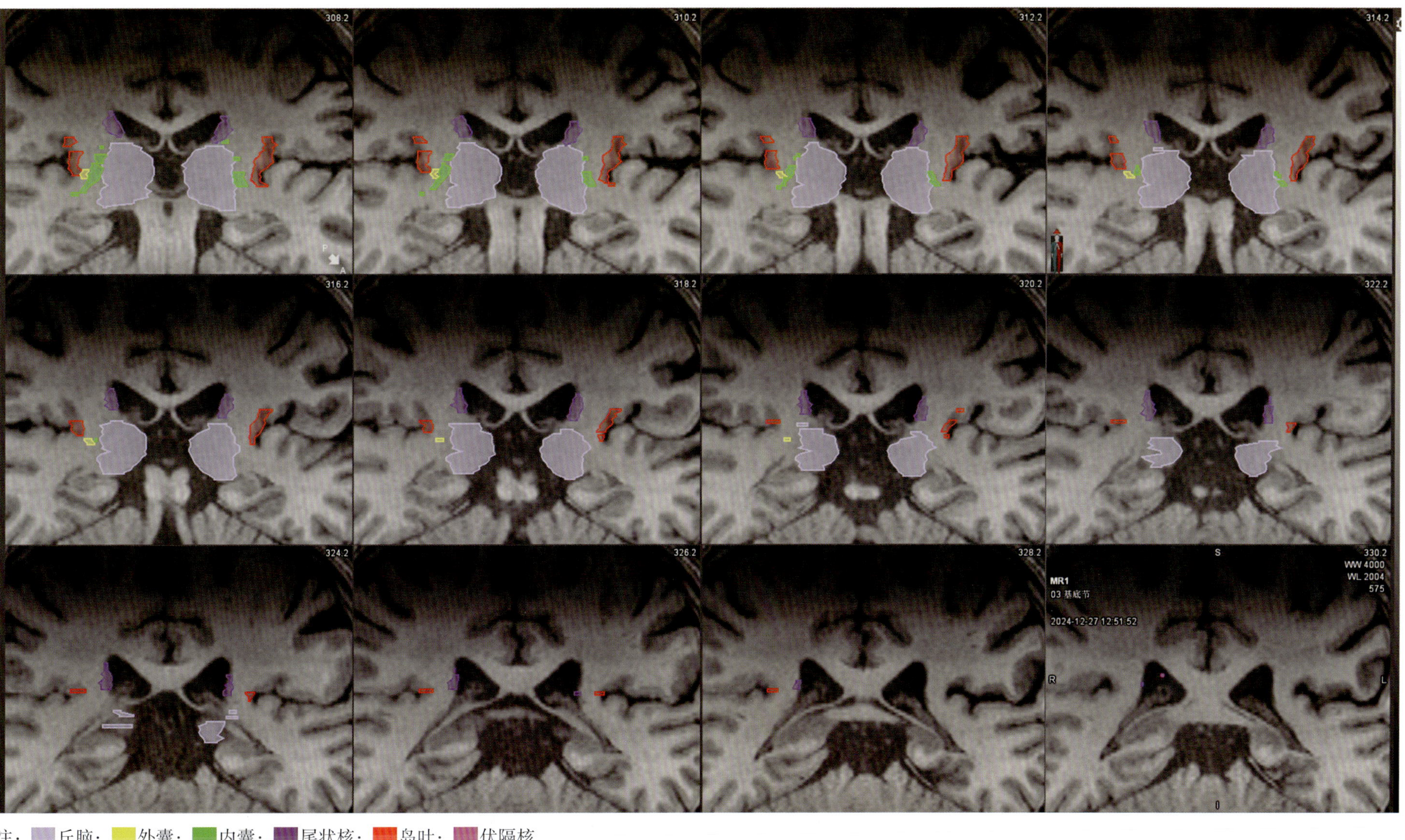

注：丘脑；外囊；内囊；尾状核；岛叶；伏隔核

四、基底节区及邻近结构 MRI 连续解剖——矢状面

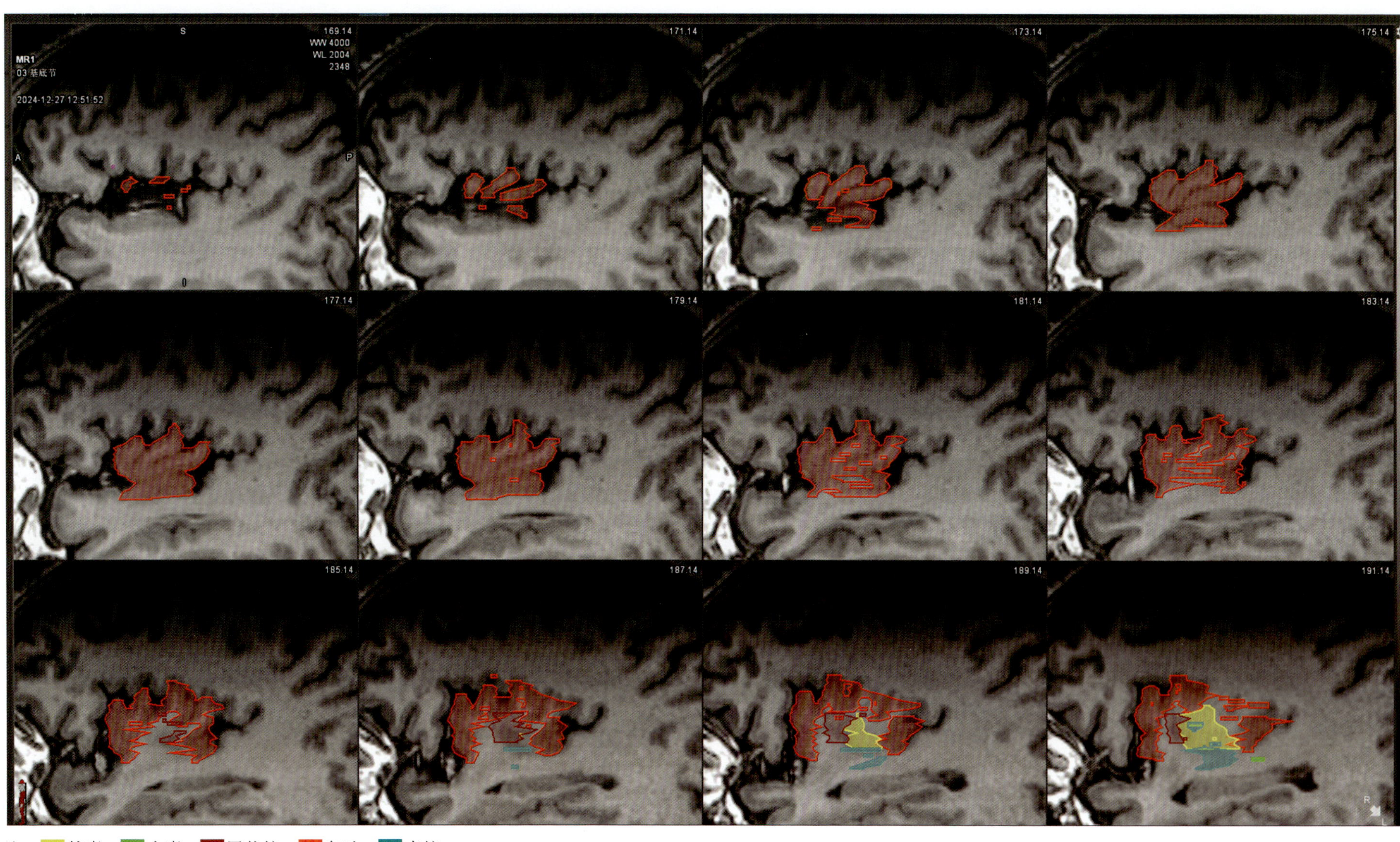

注：外囊；内囊；屏状核；岛叶；壳核

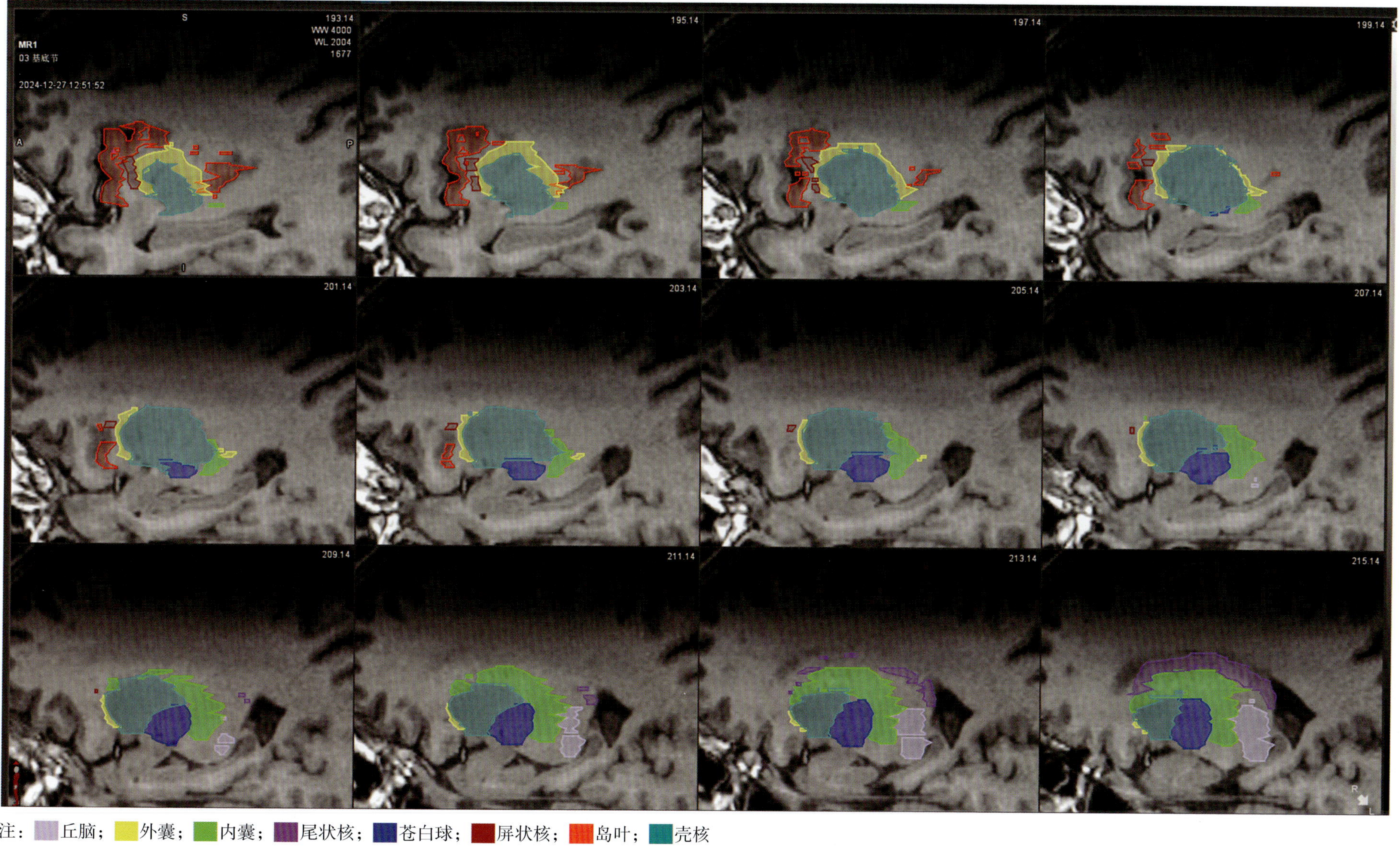

注：丘脑；外囊；内囊；尾状核；苍白球；屏状核；岛叶；壳核

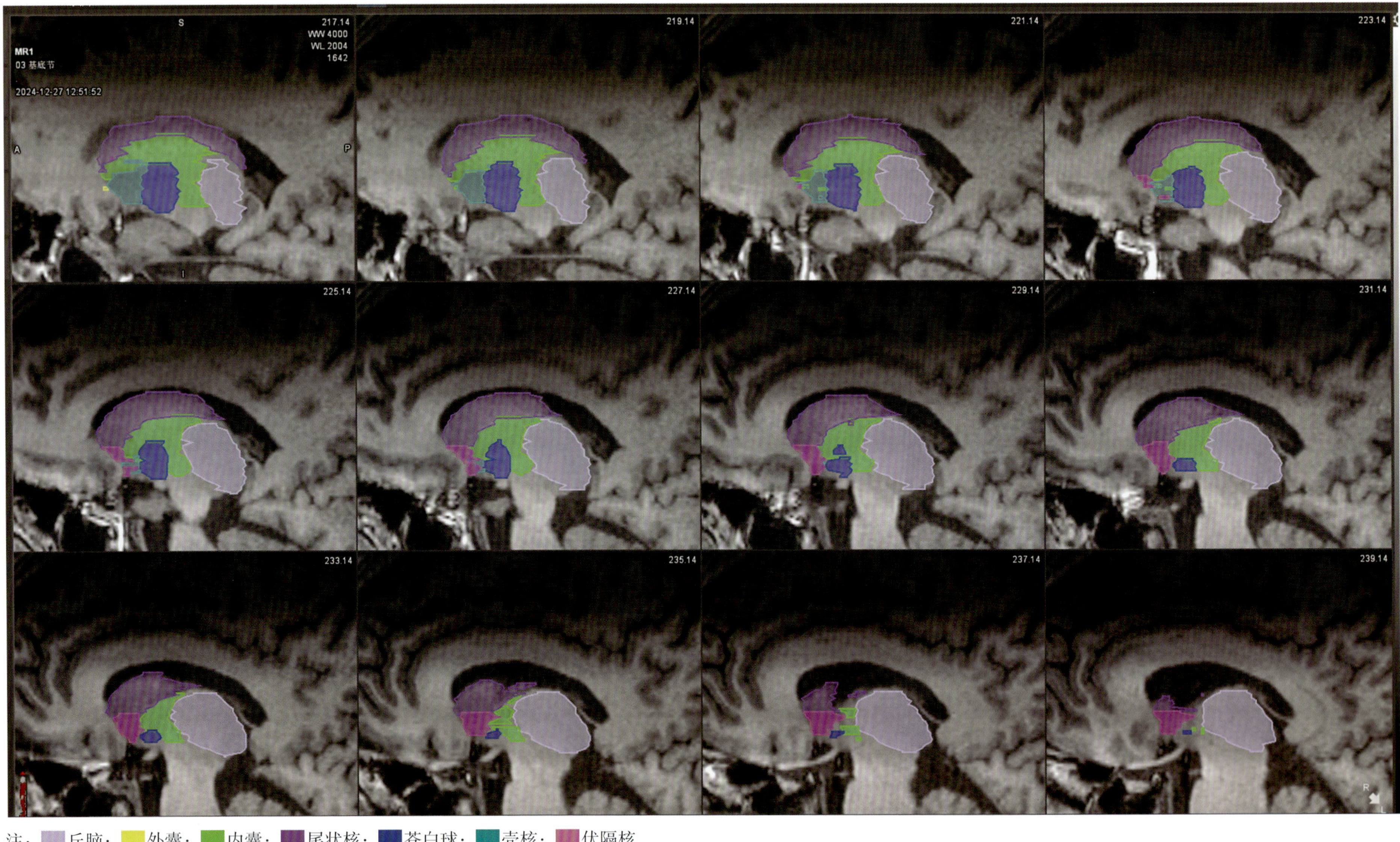

注：丘脑；外囊；内囊；尾状核；苍白球；壳核；伏隔核

241.14
WW 4000
WL 2004
1942
MR1
03 基底节
2024-12-27 12:51:52
S
A
P
243.14
245.14
247.14
249.14
251.14
253.14
255.14
257.14
259.14
261.14
263.14

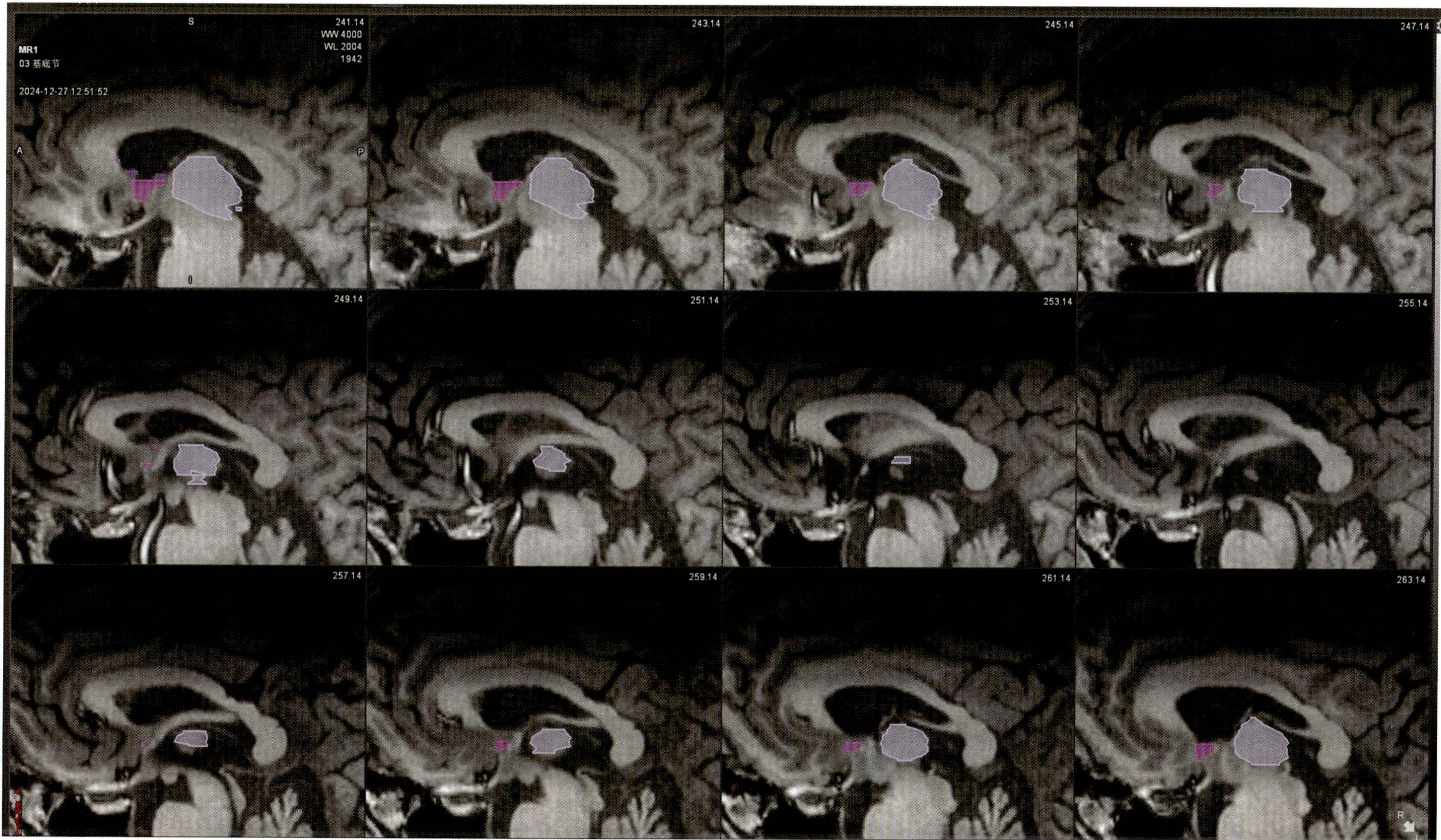

注：丘脑；伏隔核

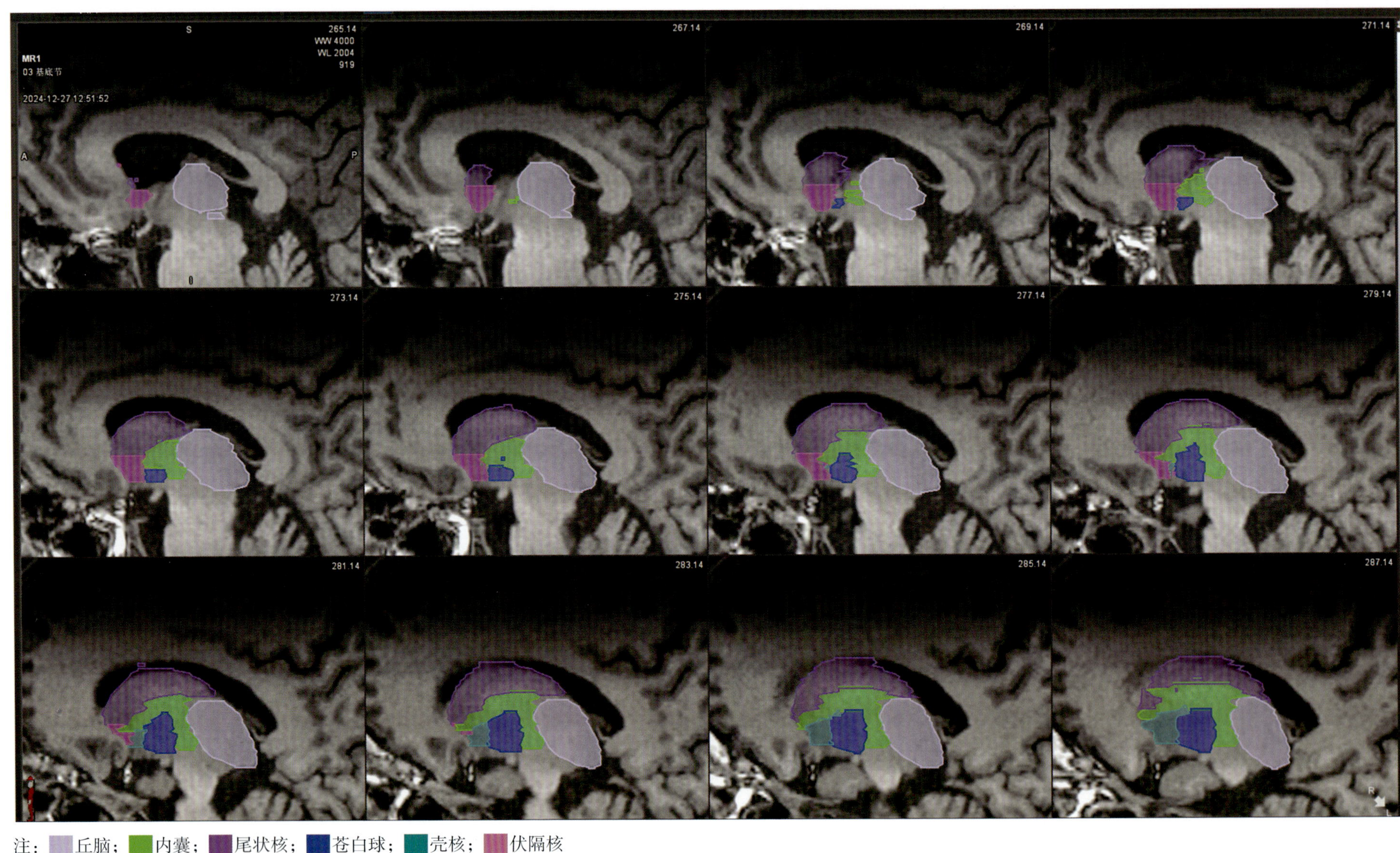

注：丘脑；内囊；尾状核；苍白球；壳核；伏隔核

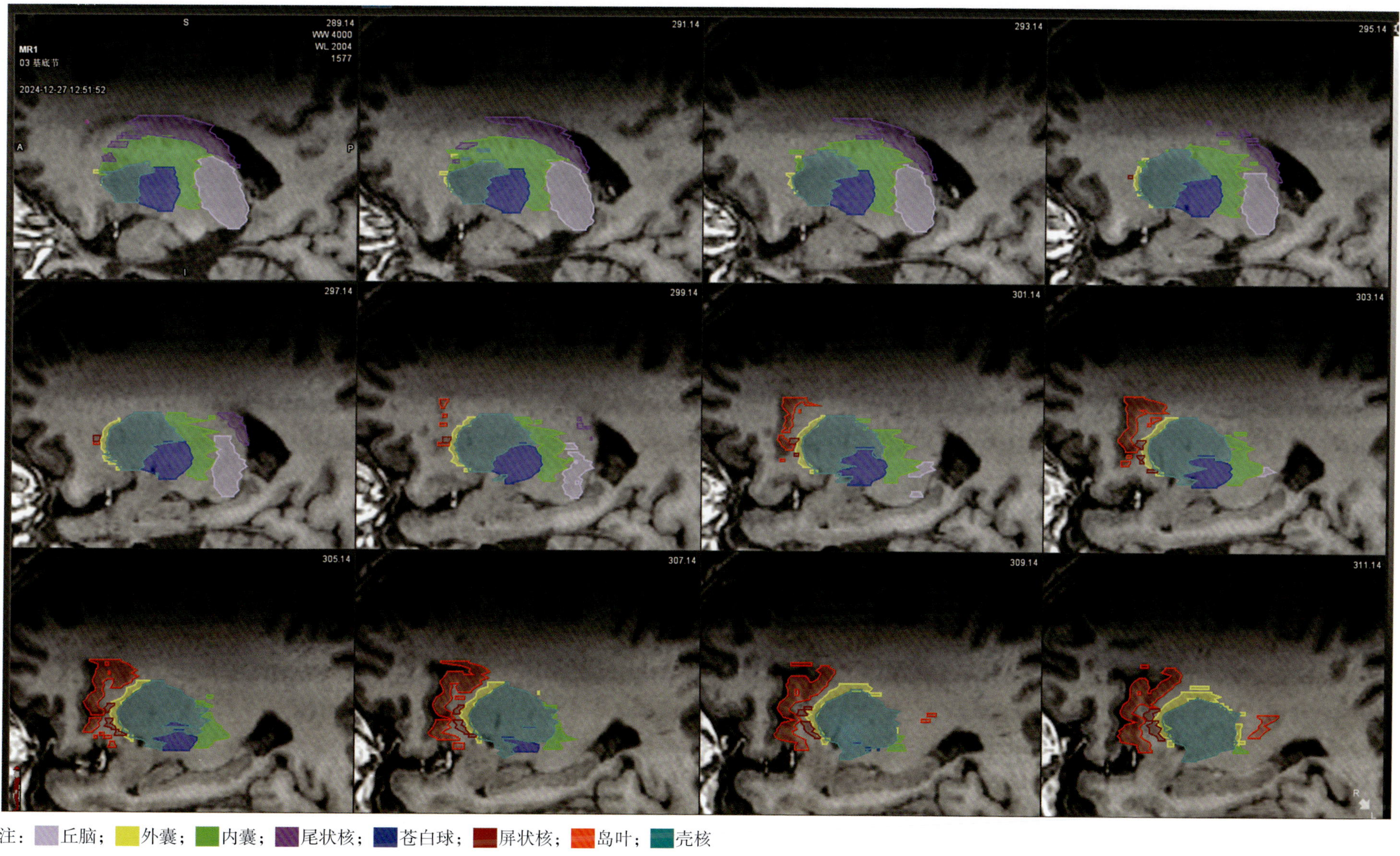

注：丘脑；外囊；内囊；尾状核；苍白球；屏状核；岛叶；壳核

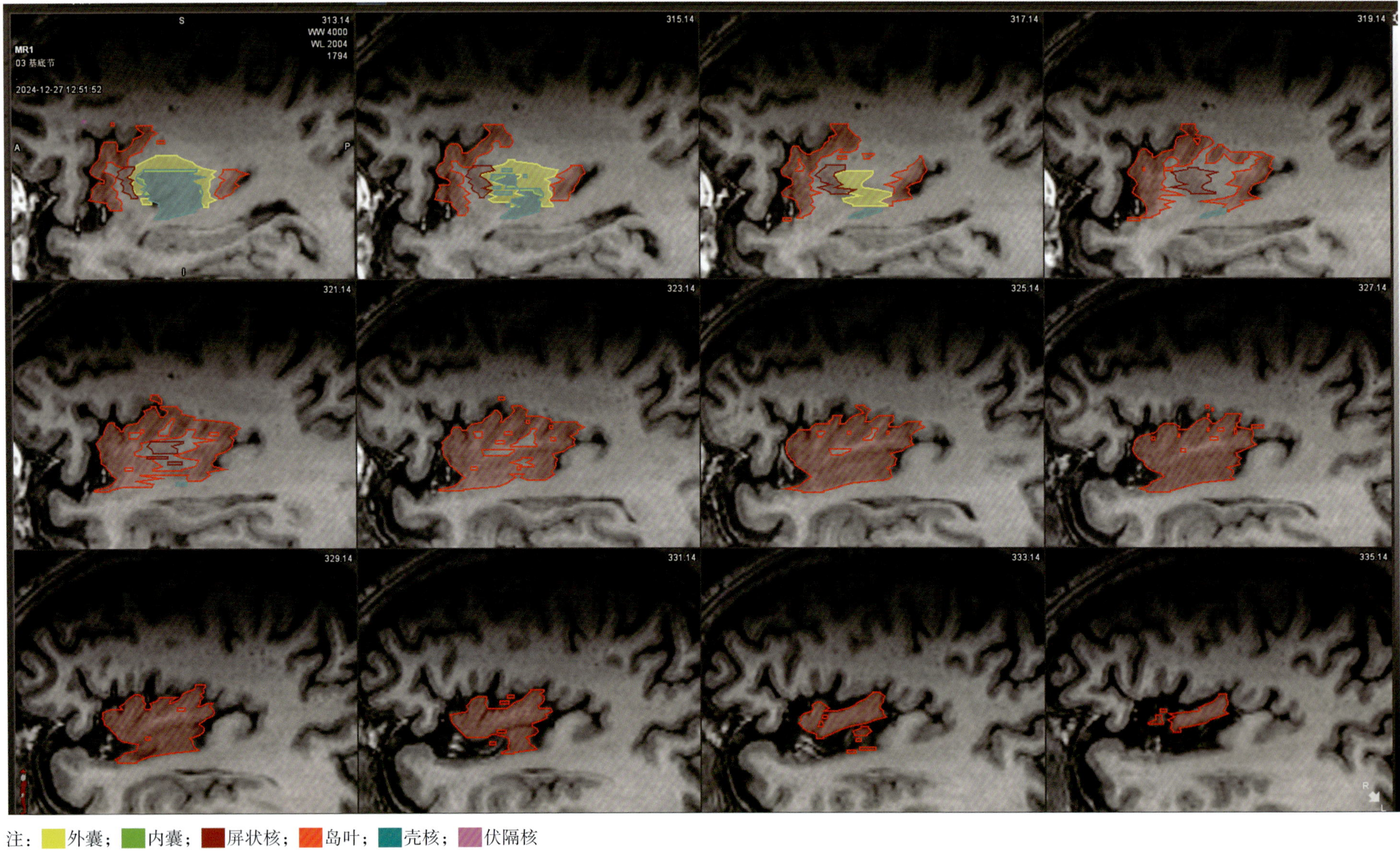

注：外囊；内囊；屏状核；岛叶；壳核；伏隔核

S
336.49
WW 4000
WL 2004
1888
MR1
03 基底节
2024-12-27 12:51:52
A
P
338.49
340.49
342.49
344.49
346.49
348.49
350.49
352.49
354.49
356.49
358.49
R

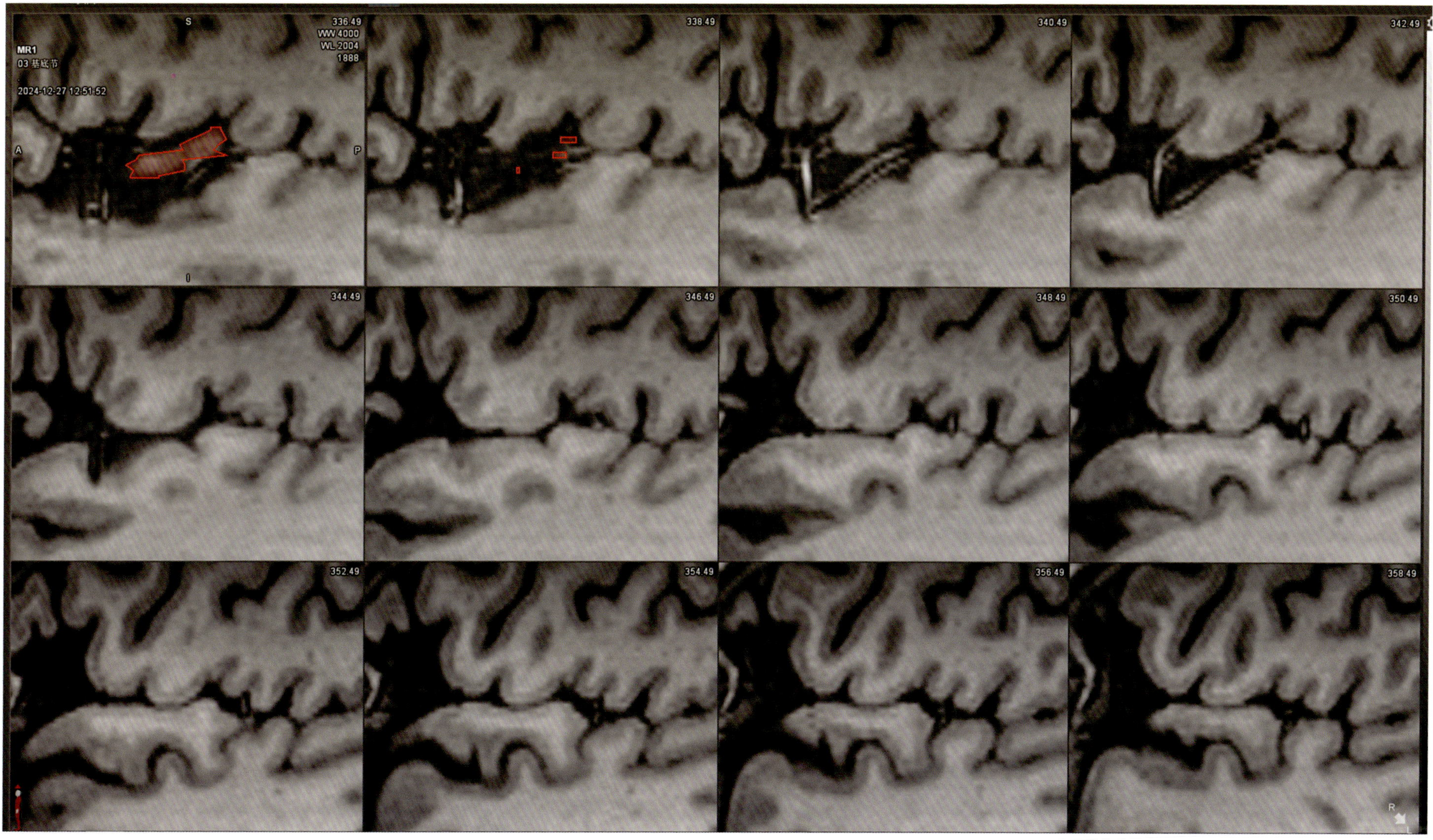

注：岛叶

第 6 章 间脑及邻近结构 MRI 连续解剖

一、概述

间脑位于中脑和端脑之间。除腹侧部的视交叉、视束、灰结节、漏斗、垂体和乳头体露于脑底外，间脑的其他部分被大脑半球所覆盖。间脑可分为背侧丘脑、后丘脑、上丘脑、底丘脑和下丘脑 5 个部分。其体积不到中枢神经系统的 2%，结构和功能非常复杂，仅次于端脑。

（一）背侧丘脑

背侧丘脑又称丘脑，是间脑中最大的部分，为两个卵圆形的灰质团块，借丘脑间黏合（或称中间块，约 20% 人群缺如）连接，前端窄小向前上。背侧丘脑（即丘脑）通过大量纤维束与绝大部分脑区及脊髓相互联系。丘脑构成第三脑室侧壁的一部分，并通过第三脑室中部的丘脑间黏合左、右相连。

在背侧丘脑内部有一垂直的 Y 形白质板称内髓板，将背侧丘脑大致分隔为 3 个核群：内髓板前方的前核群以及分别位于内髓板内侧的内侧核群和外侧的外侧核群。外侧核群分为背、腹两层，这两层核团之间无明显界限。在本图谱标记时，因为没有明显界限，这些核群以大体空间排布作为主要依据。

背层核群由前向后分为背外侧核、后外侧核和丘脑枕；腹层核群由前向后分为腹前核、腹外侧核（又称腹中间核）和腹后核，腹后核又分为腹后外侧核和腹后内侧核。在内髓板内有若干板内核，第三脑室侧壁的薄层灰质和丘脑间黏合内的核团称中央中核；外侧核群与内囊之间的薄层灰质称丘脑网状核。

（二）下丘脑

下丘脑位于背侧丘脑前下方、视交叉后方，由一群小的关键核团组成，并构成第三脑室的底部。下丘脑包括视交叉、乳头体及漏斗。下丘脑与丘脑借下丘脑沟分界。下丘脑构成第三脑室侧壁的下半和底壁，前端达室间孔，后端与中脑被盖相续。下丘脑内神经核有诸多功能，其中一个最重要的功能是向垂体传递神经系统的信号，在功能上与垂体有密切联系，可以通过分泌神经激素调节垂体前、后叶的活动，刺激或抑制垂体激素的释放。

间脑中间的矢状狭窄间隙为第三脑室，后者顶部为脉络组织；底为视交叉、灰结节、漏斗和乳头体；前界为终板；后经中脑导水管通第四脑室；两侧为背侧丘脑和下丘脑。第三脑室侧壁有一自室间孔走向中脑导水管上端的浅沟，称下丘脑沟，是背侧丘脑和下丘脑的分界线。

在脑底面，终板和视交叉位于下丘脑最前部，视交叉向后延伸为视束，视交叉后方微小隆起的薄层灰质为灰结节，灰结节向前下移行为漏斗和垂体。灰结节后方的一对圆形隆起称乳头体。

在纵向上自内向外将可将每侧下丘脑分为室周带、内侧带和外侧带 3 个带。室周带是第三脑室室管膜深面的薄层灰质，穹隆柱和乳头丘脑束位于内侧带和外侧带之间。

灰结节位于中线视交叉的后方，乳头体居其后方，紧靠中线，后界为乳头体的后大脑脚的前方，呈成对的小圆形结构，恰在基底动脉后方。

垂体是一个内分泌腺，通过漏斗与下丘脑相连。漏斗是位于视交叉与乳头体之间的细柄。垂体位于脑底部的蝶鞍内。垂体有时被称为主腺，因为其可以通过分泌 6 种主要激素来调节许多其他腺体的功能。垂体分为垂体前叶（腺垂体）和垂体后叶（神经垂体）两部分。

（三）后丘脑

后丘脑位于丘脑枕后下方，包括内侧膝状体和外侧膝状体，属特异性感觉中继核。内、外侧膝状体在 MRI 的 T1WI 图像上为低信号，边界相对清晰。本书只是对二者进行标记，没有对后丘脑整体进行标记。

内侧膝状体是听觉通路在后丘脑的中继站，接受下丘的听觉纤维，这些纤维通过下丘臂传导到内侧膝状体，经中继后发出纤维组成听辐射，投射至颞叶的听觉中枢。

外侧膝状体是视觉通路在后丘脑的中继站，接受视束的传入纤维，中继后发出纤维组成视辐射，投射至枕叶的视觉中枢。

（四）上丘脑

上丘脑位于第三脑室顶部的周围，是背侧丘脑与中脑顶盖前区相移行的部分，包括松果体、缰三角、缰连合、丘脑髓纹和后连合。

松果体位于中脑顶部、第三脑室后方、胼胝体下方，属于内分泌腺，可分泌褪黑素，有助于昼夜循环及生殖功能的调节。16 岁后松果体逐渐钙化，在 CT 扫描和颅侧位 X 线成像时可以发现这个高密度的结构。

缰核是边缘系统与中脑之间的中继核，曾特指“松果体柄”，而现在更多代表其附近位于背侧丘脑和尾侧丘脑的神经元。髓纹也有纤维分布至中脑导水管周围灰质及其他丘脑核团。

丘脑髓纹是位于丘脑背侧面和内侧交界处的一束纵行纤维，髓纹纤维来自隔核、视前区、苍白球等处，它向后进入缰三角，止于缰三角内的缰核，缰核发出纤维，经后屈束止于中脑脚间核。

方隆凸称丘脑前结节，后端膨大称丘脑枕，背面的外侧缘与端脑尾状核之间隔有终纹。

后连合位于中脑导水管上端的背侧，是跨越中线的横行神经纤维束。其上方为缰连合，后上方与松果体相邻，属于上丘脑的重要组成部分。

（五）底丘脑

底丘脑是间脑与中脑之间的移行区，其背侧界是背侧丘脑，内侧和嘴侧界是下丘脑，腹侧和外侧界分别是中脑的大脑脚和内囊，尾侧与中脑被盖接续。底丘脑内含底丘脑核以及黑质、红核的顶端，与纹状体、黑质、红核等有密切的纤维联系，属锥体外系的重要结构。

二、间脑及邻近结构 MRI 连续解剖——横断面

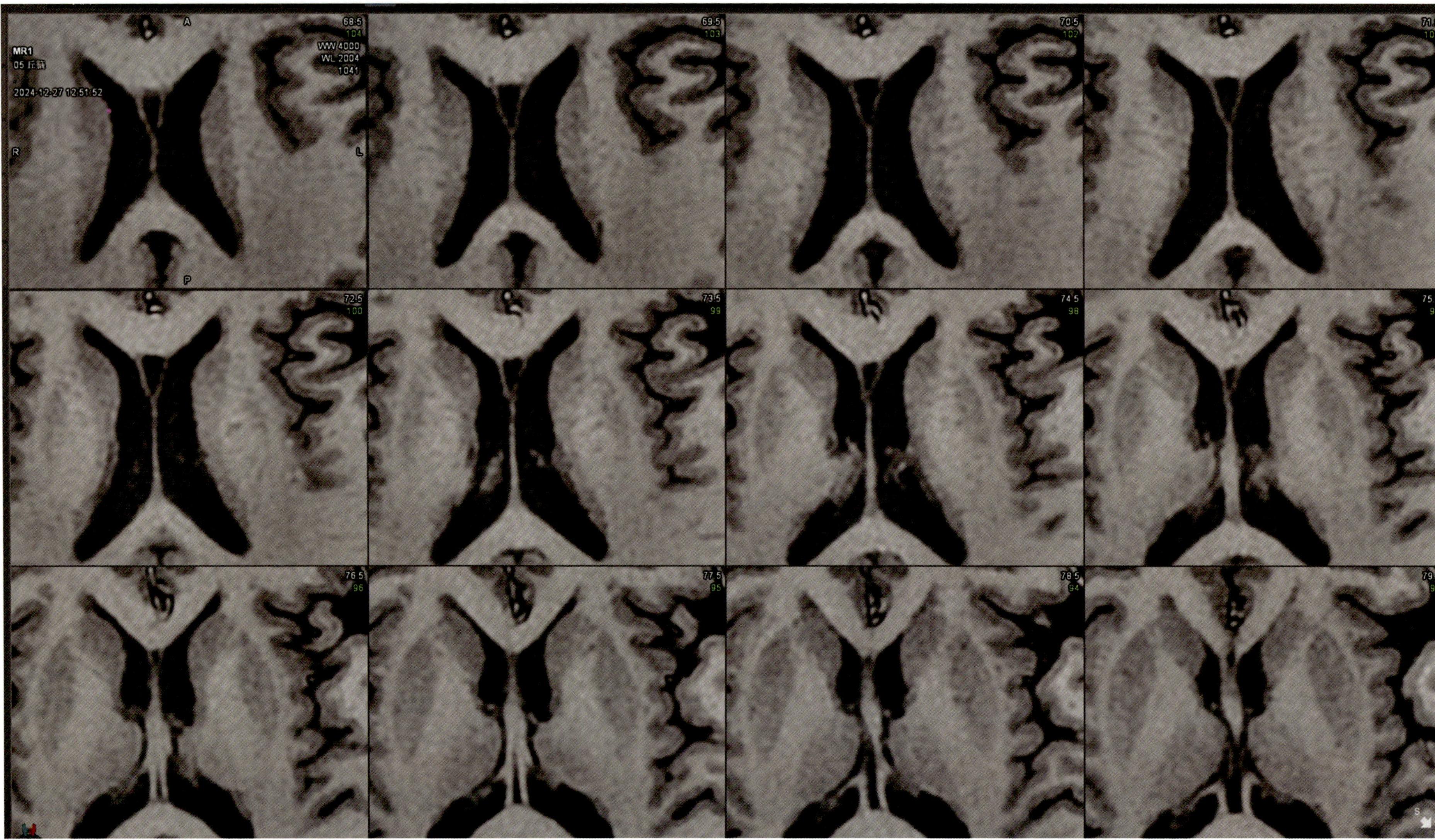

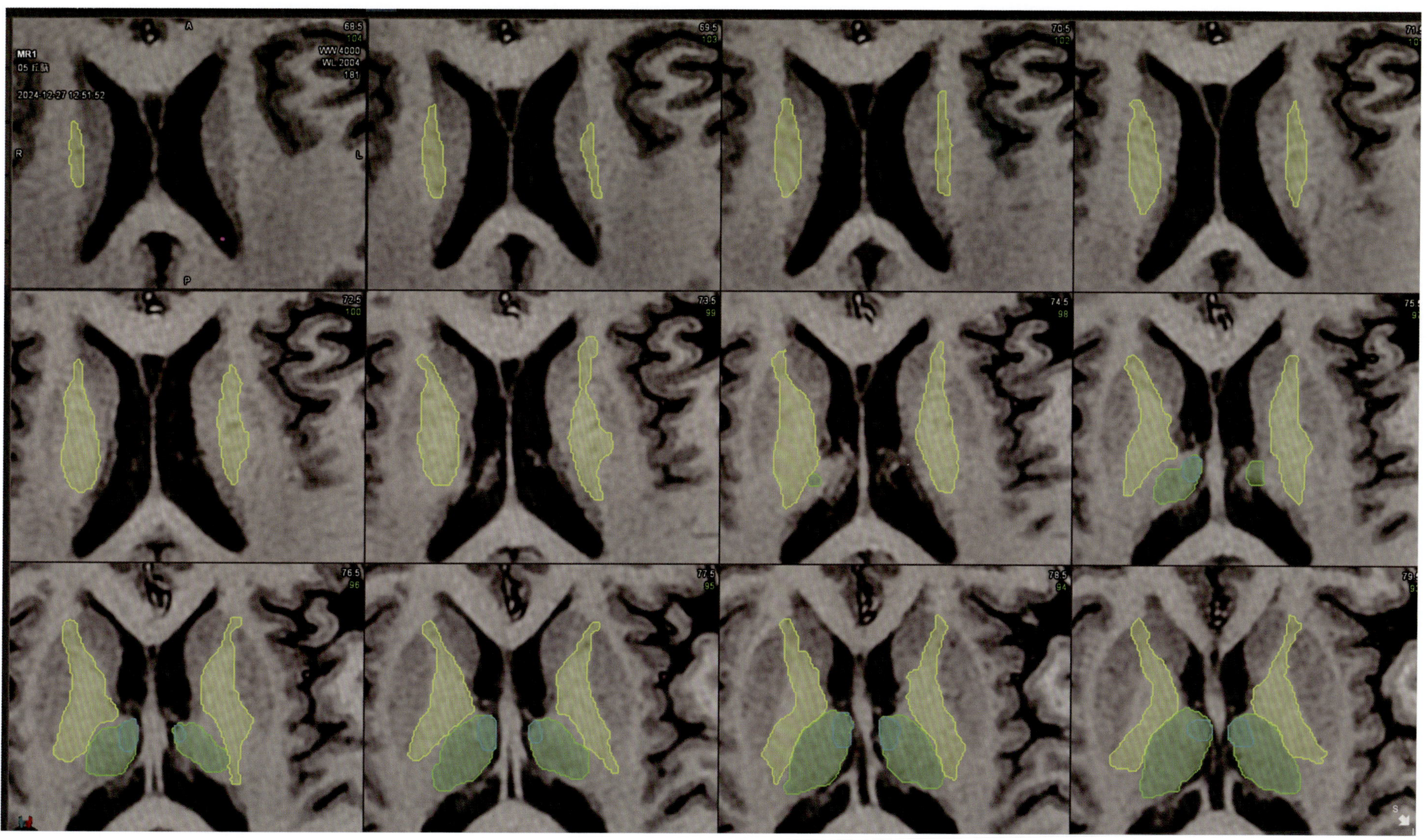

注：■丘脑；■丘脑前结节；■内囊

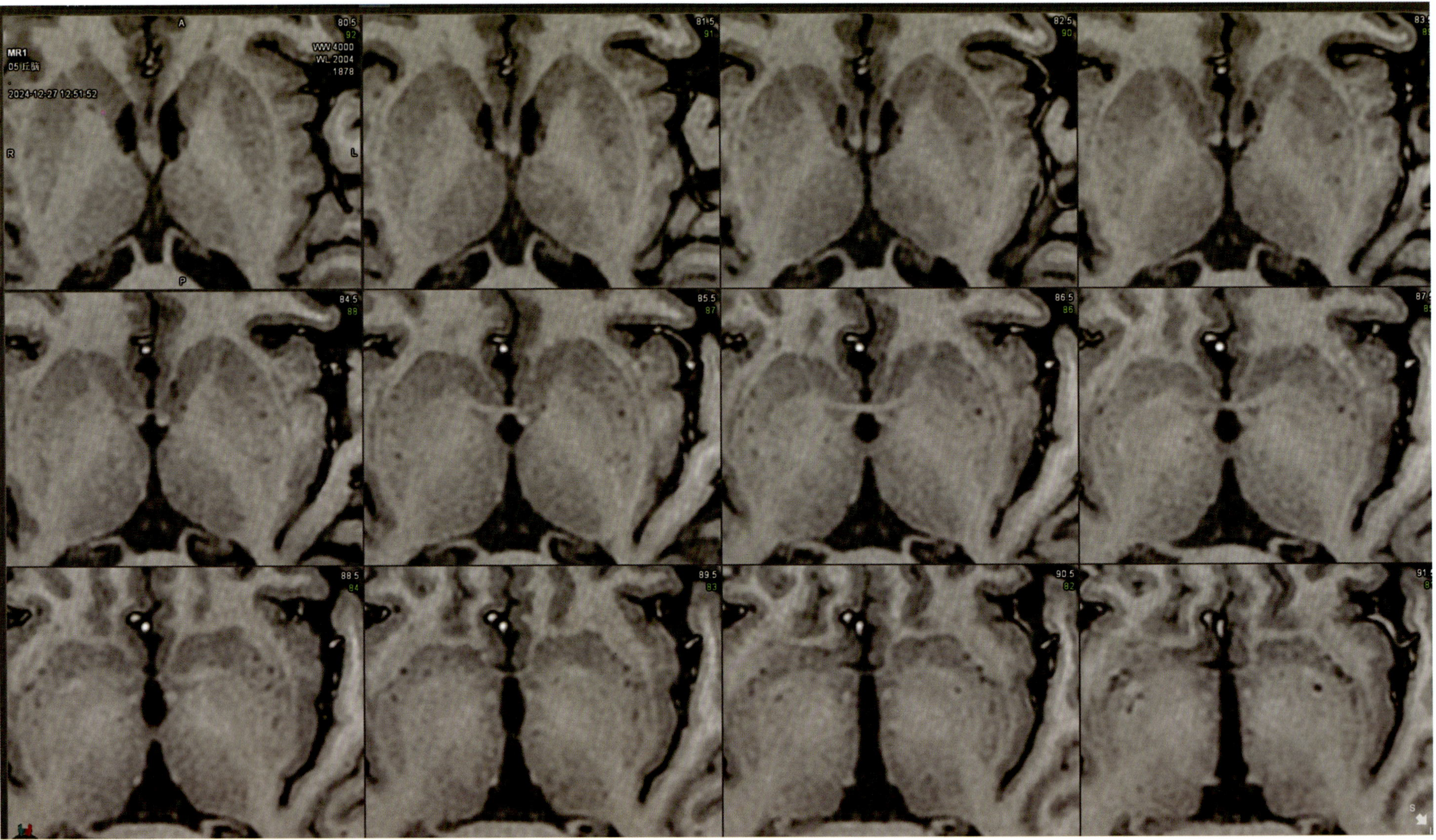
A
80.5
92
MR1
WW 4000
05 丘脑
WL 2004
1878
2024-12-27 12:51:52
R
L
P
81.5
91
82.5
90
84.5
88
85.5
87
86.5
86
88.5
84
89.5
83
90.5
82

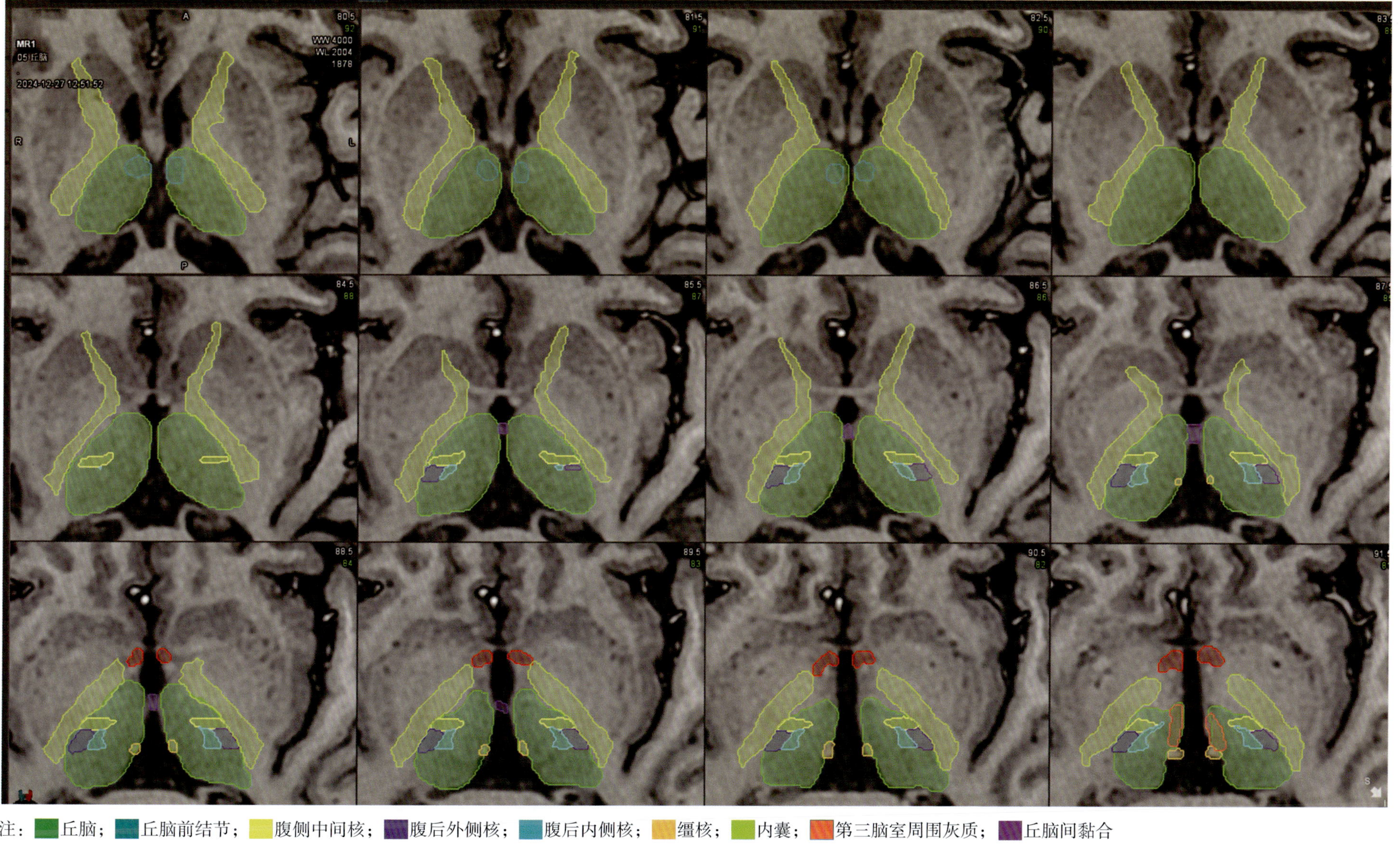

注：丘脑；丘脑前结节；腹侧中间核；腹后外侧核；腹后内侧核；缰核；内囊；第三脑室周围灰质；丘脑间黏合

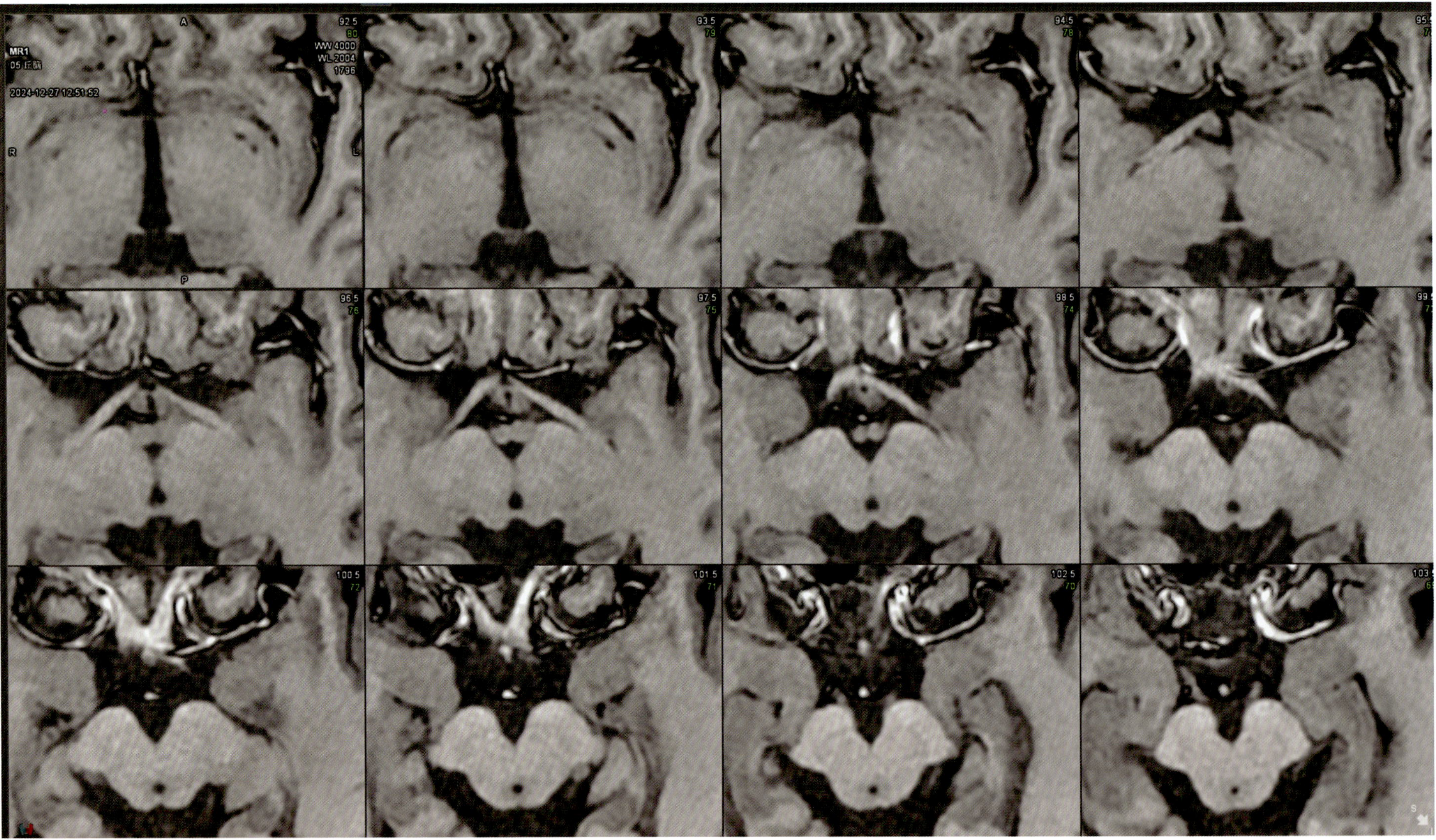
MR1
05 丘脑
2024-12-27 12:51:52
WW 4000
WL 2004
1796
A
R
L
P
92.5
80
93.5
79
94.5
78
96.5
76
97.5
75
98.5
74
100.5
72
101.5
71
102.5
70

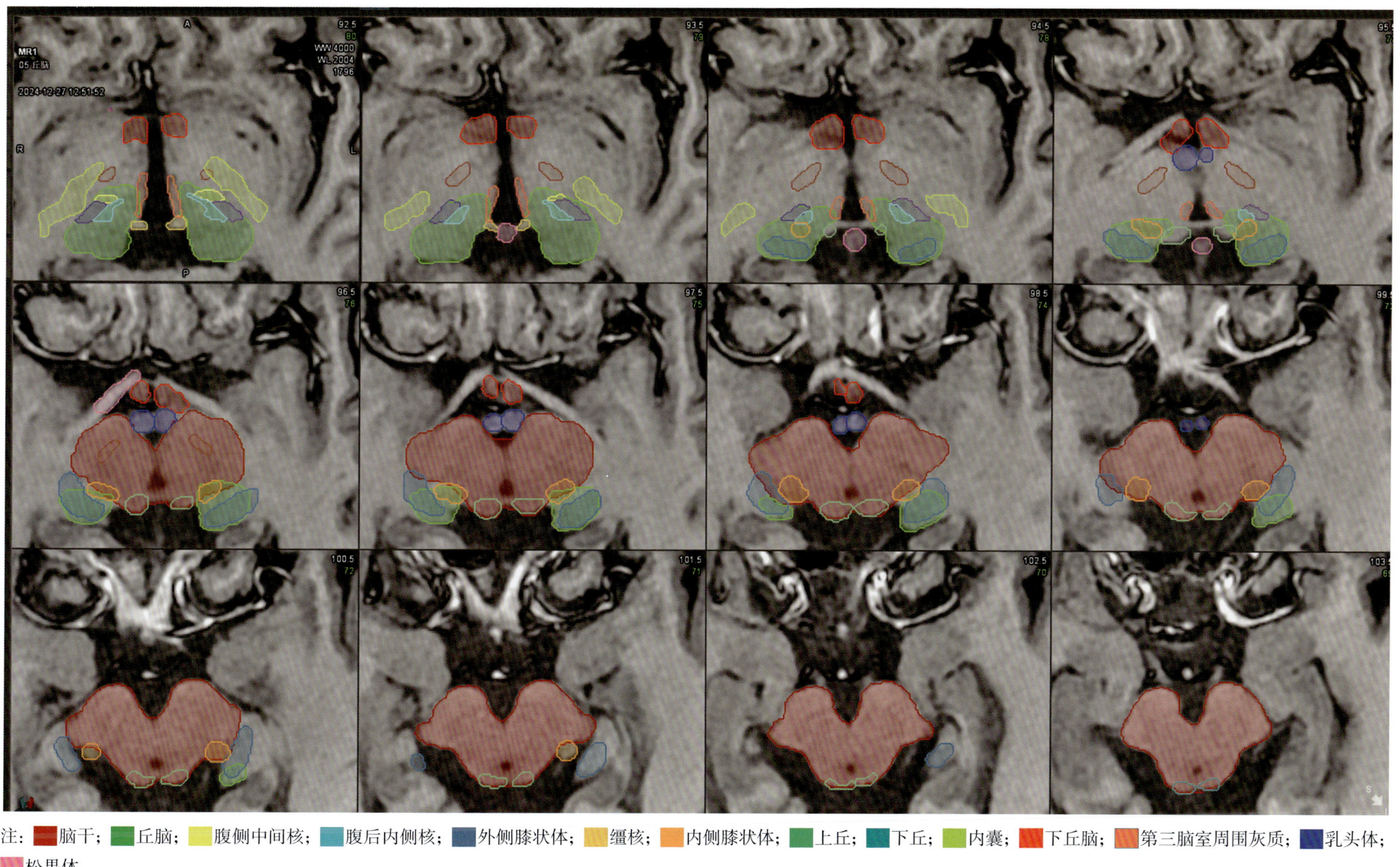

注：■脑干；■丘脑；■腹侧中间核；■腹后内侧核；■外侧膝状体；■缰核；■内侧膝状体；■上丘；■下丘；■内囊；■下丘脑；■第三脑室周围灰质；■乳头体；■松果体

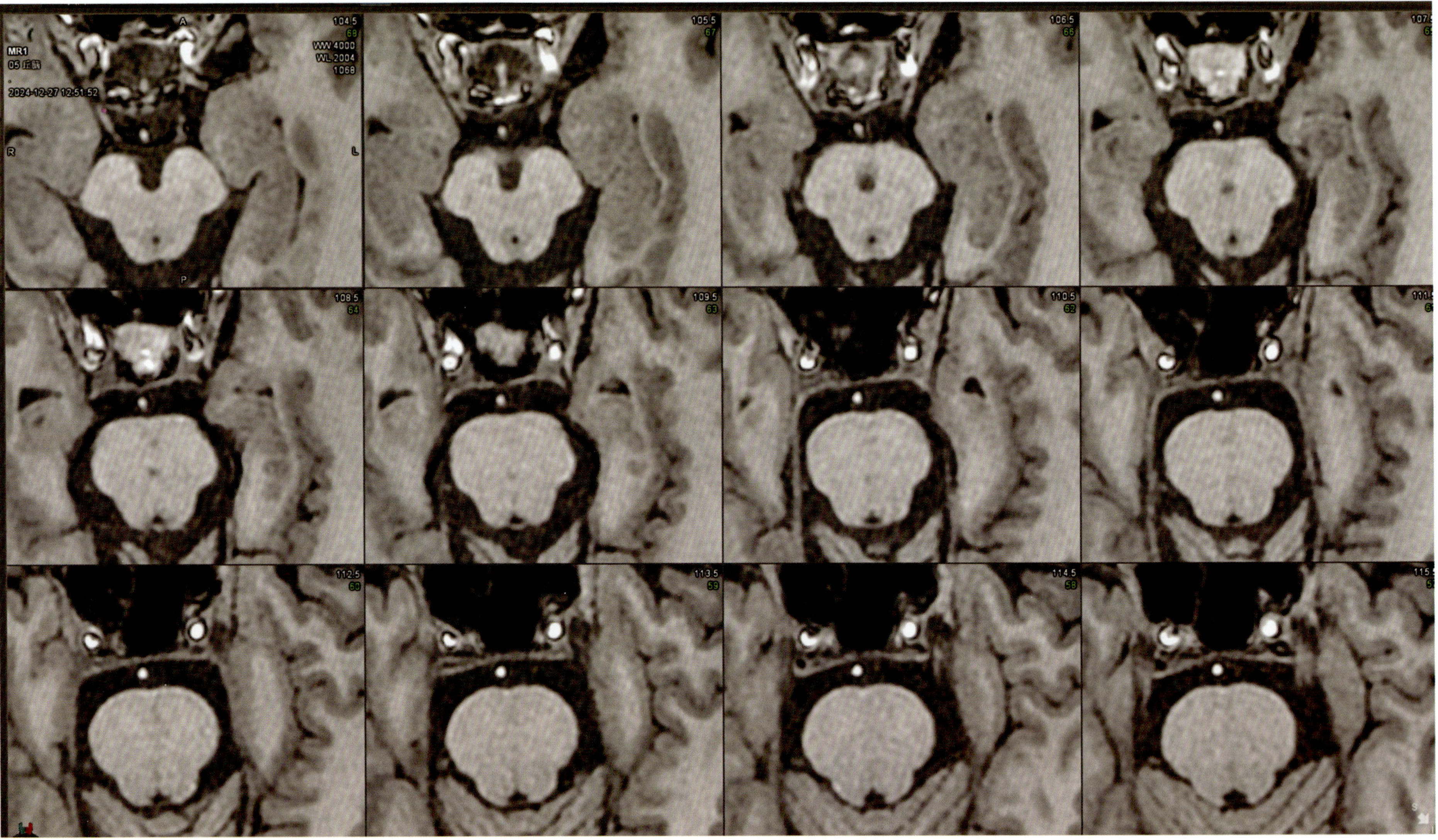

MR1
2024-12-27 12:51:52
A
R
L
P
104.5
68
WW 4000
WL 2004
1068
105.5
106.5
108.5
109.5
110.5
112.5
113.5
114.5

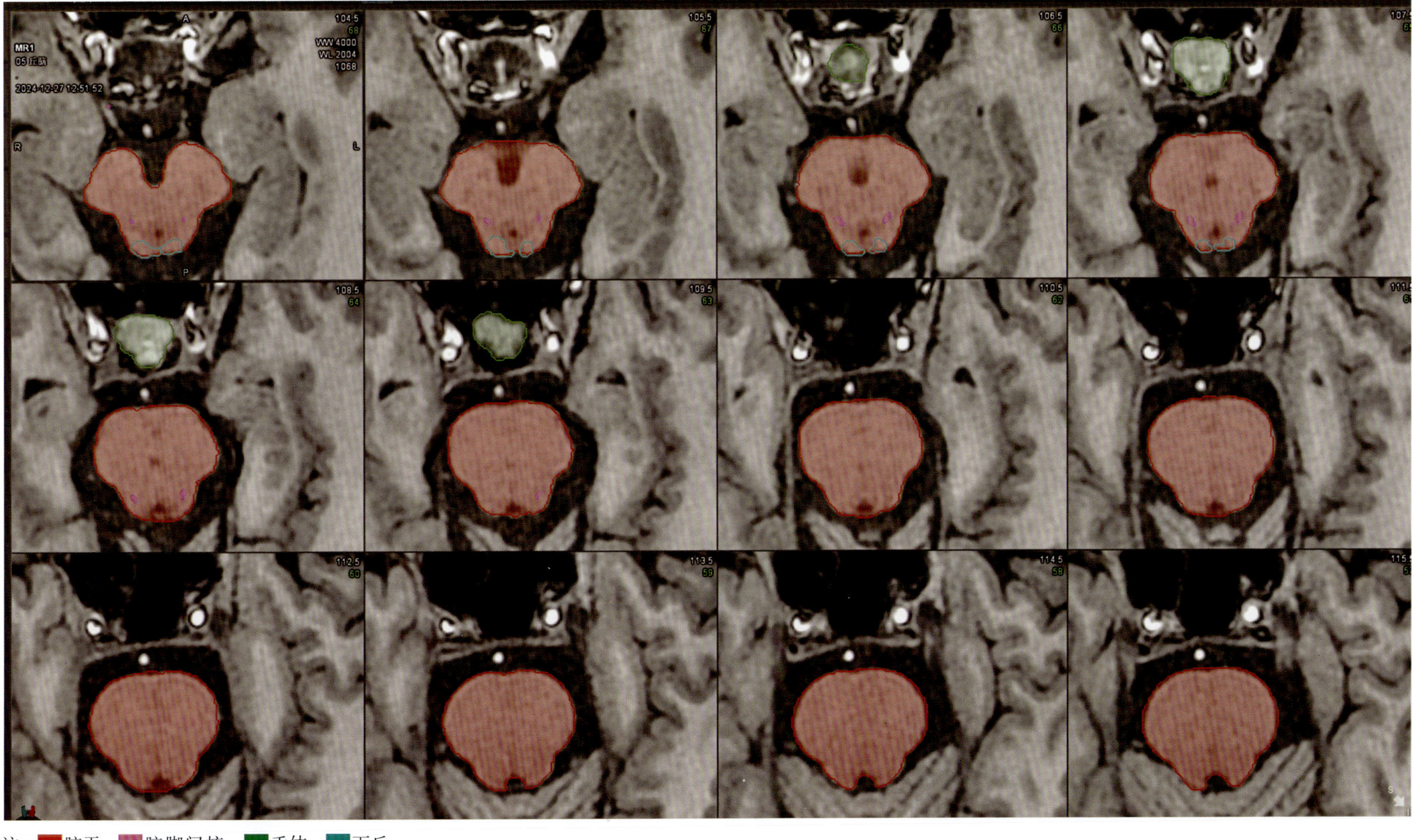

注：■脑干；■脑脚间核；■垂体；■下丘

三、间脑及邻近结构 MRI 连续解剖——冠状面

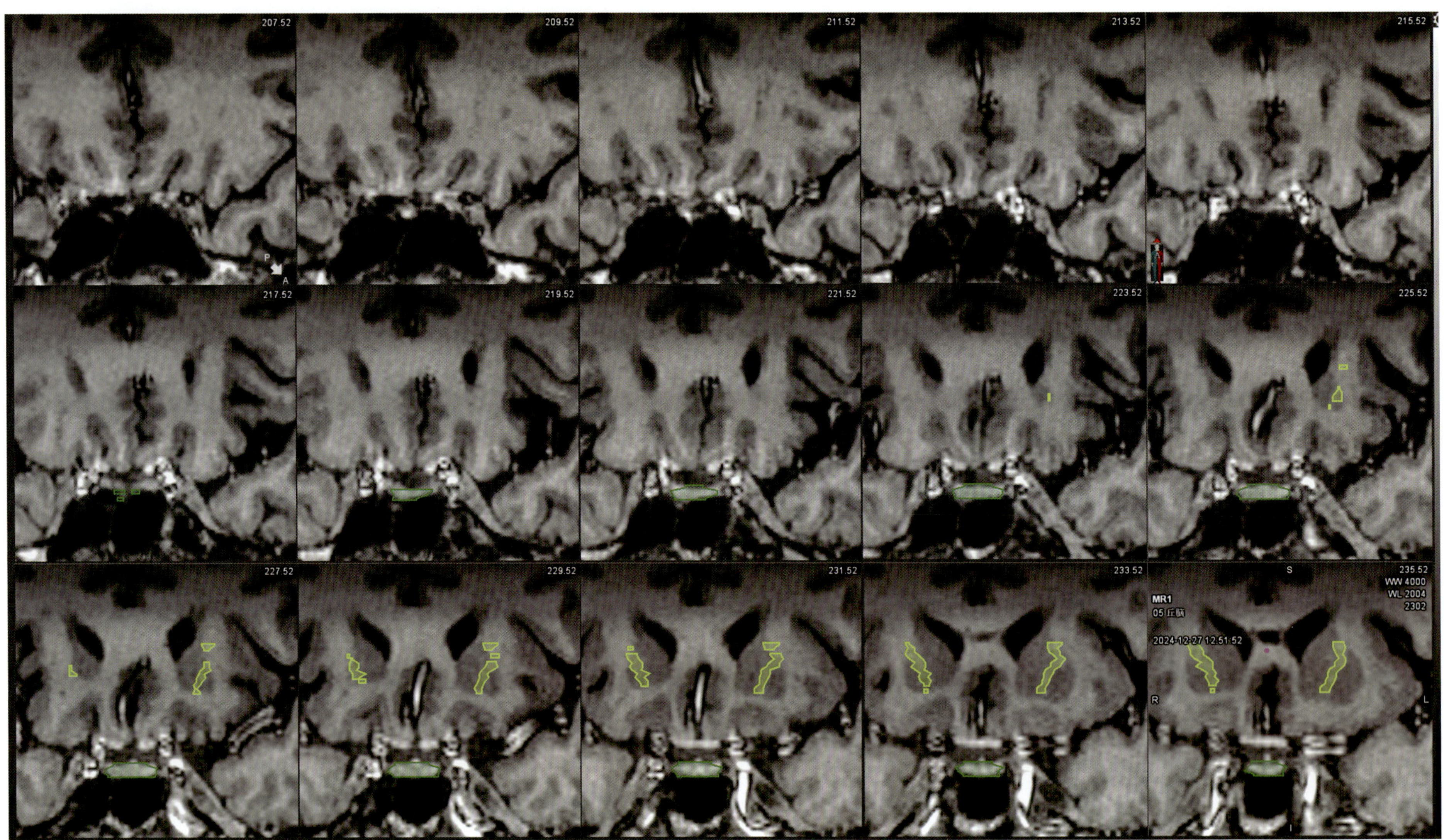

注：内囊；垂体

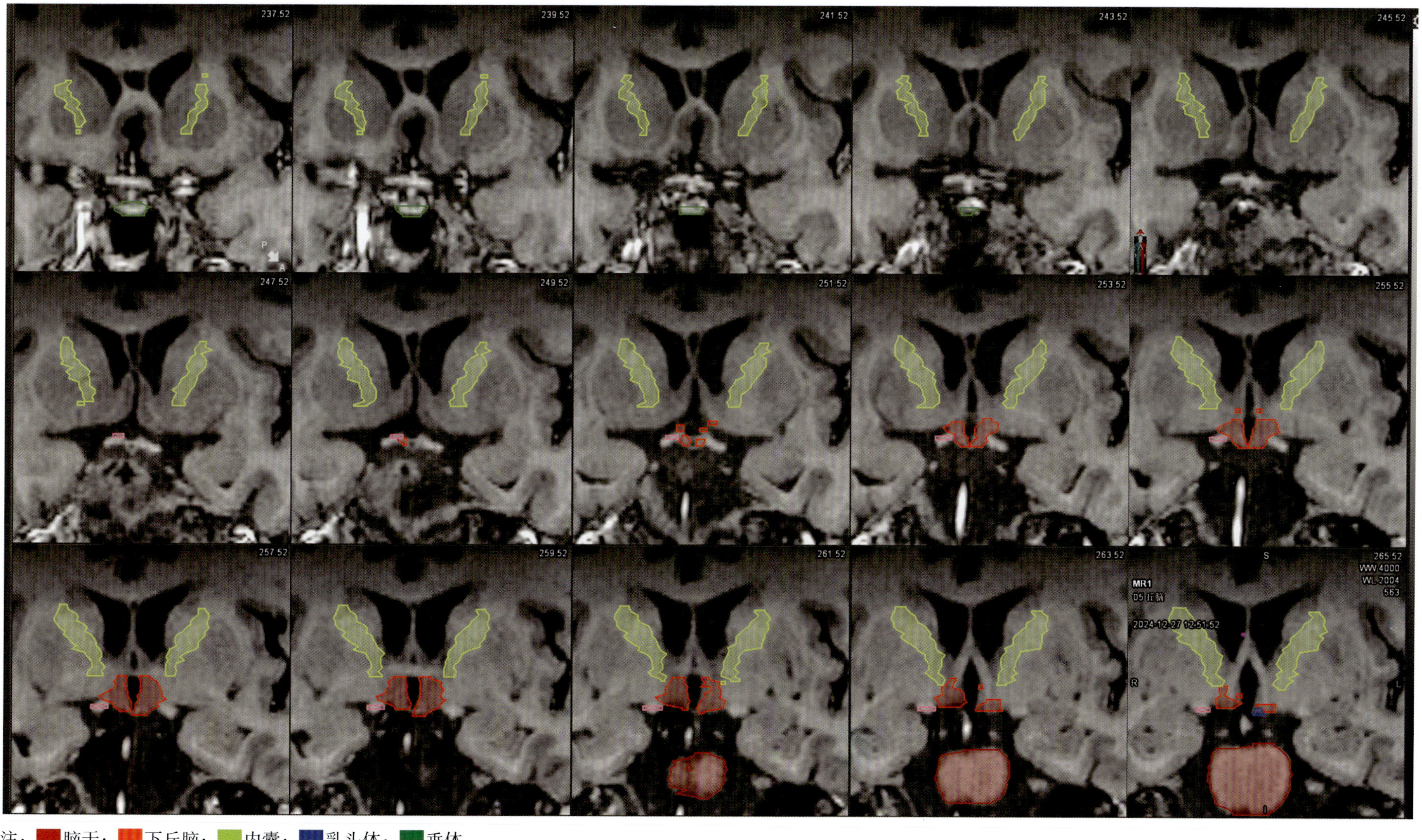

注：脑干；下丘脑；内囊；乳头体；垂体

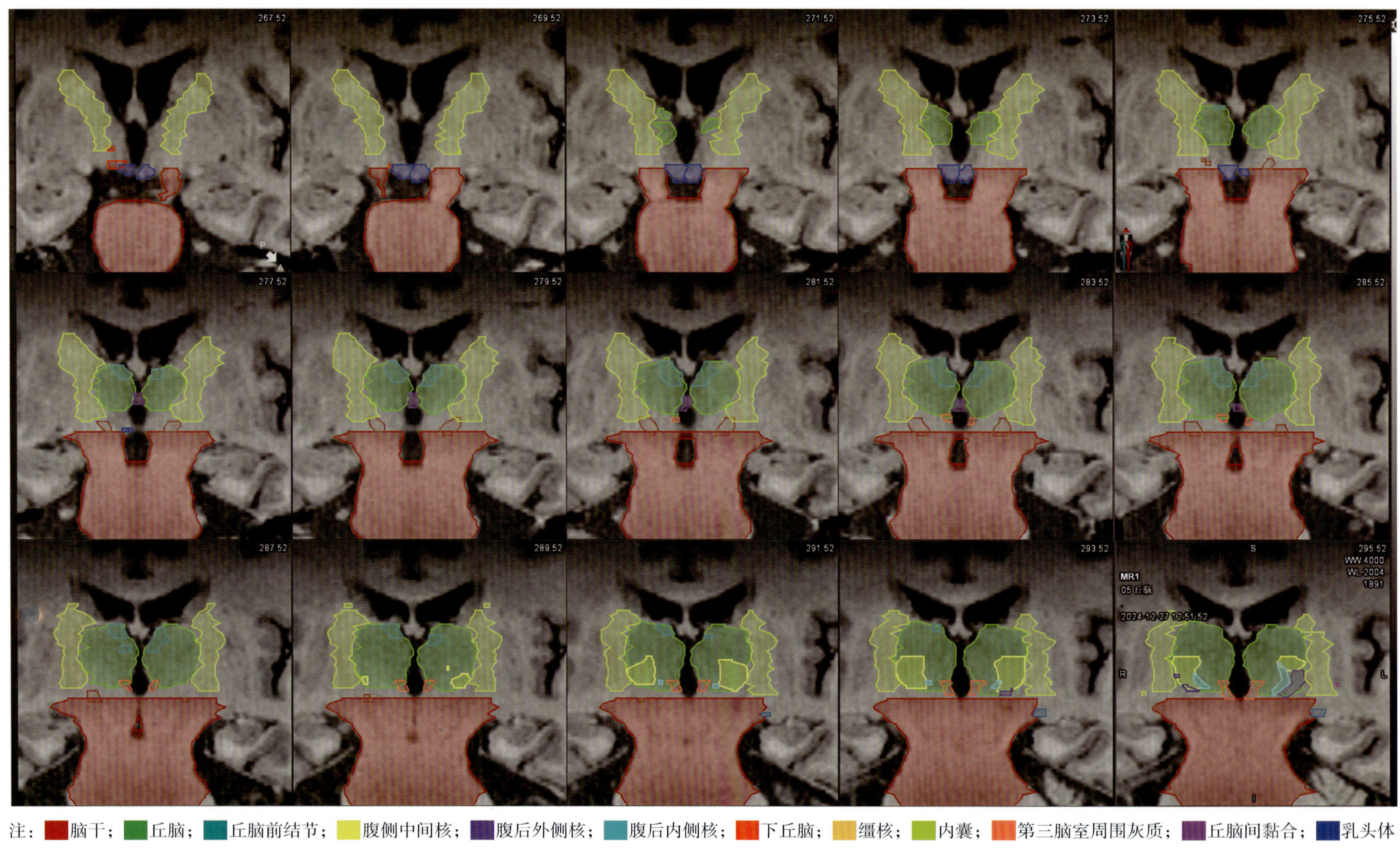

注：脑干；丘脑；丘脑前结节；腹侧中间核；腹后外侧核；腹后内侧核；下丘脑；缰核；内囊；第三脑室周围灰质；丘脑间黏合；乳头体

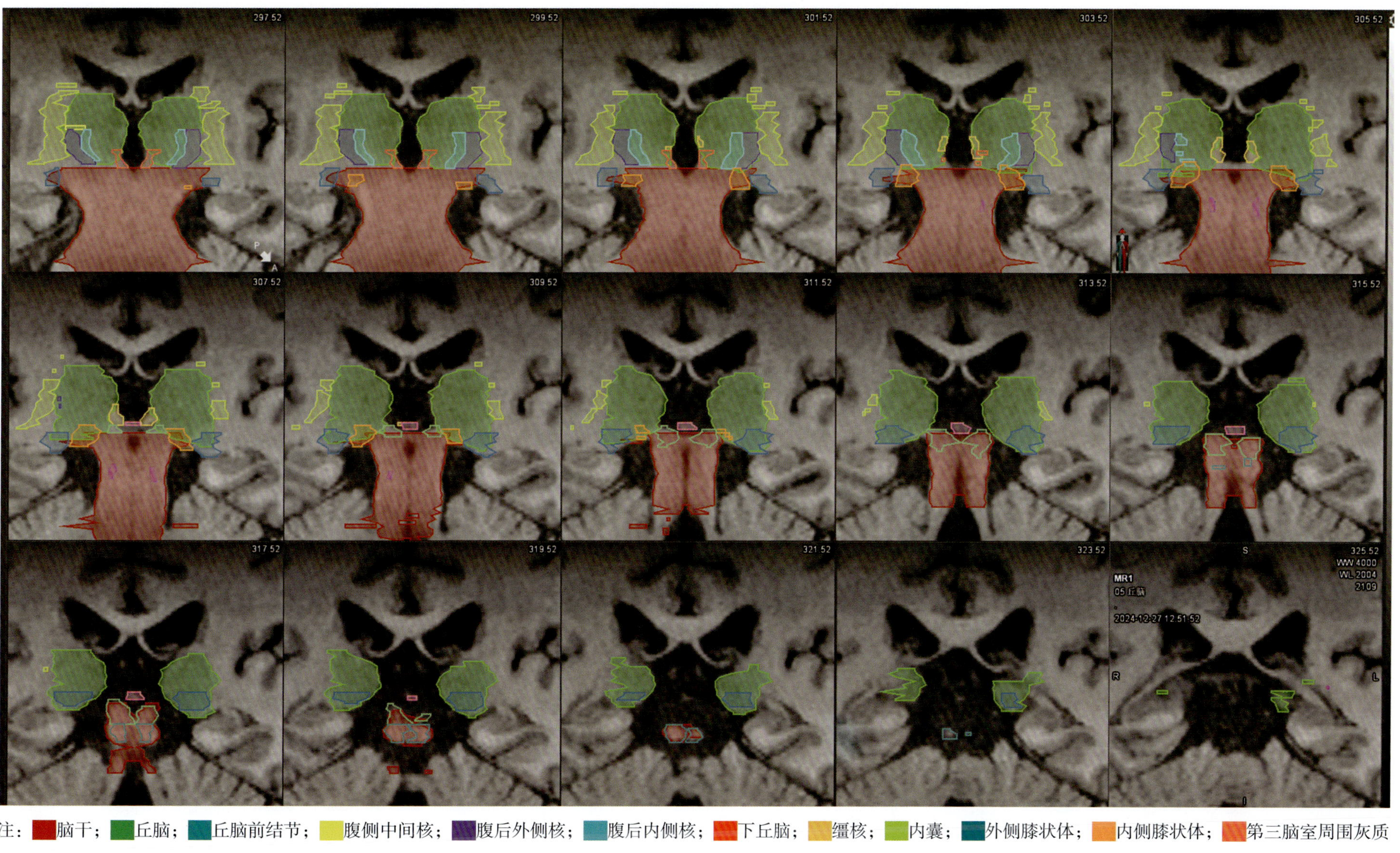

注：脑干；丘脑；丘脑前结节；腹侧中间核；腹后外侧核；腹后内侧核；下丘脑；缰核；内囊；外侧膝状体；内侧膝状体；第三脑室周围灰质

四、间脑及邻近结构 MRI 连续解剖——矢状面

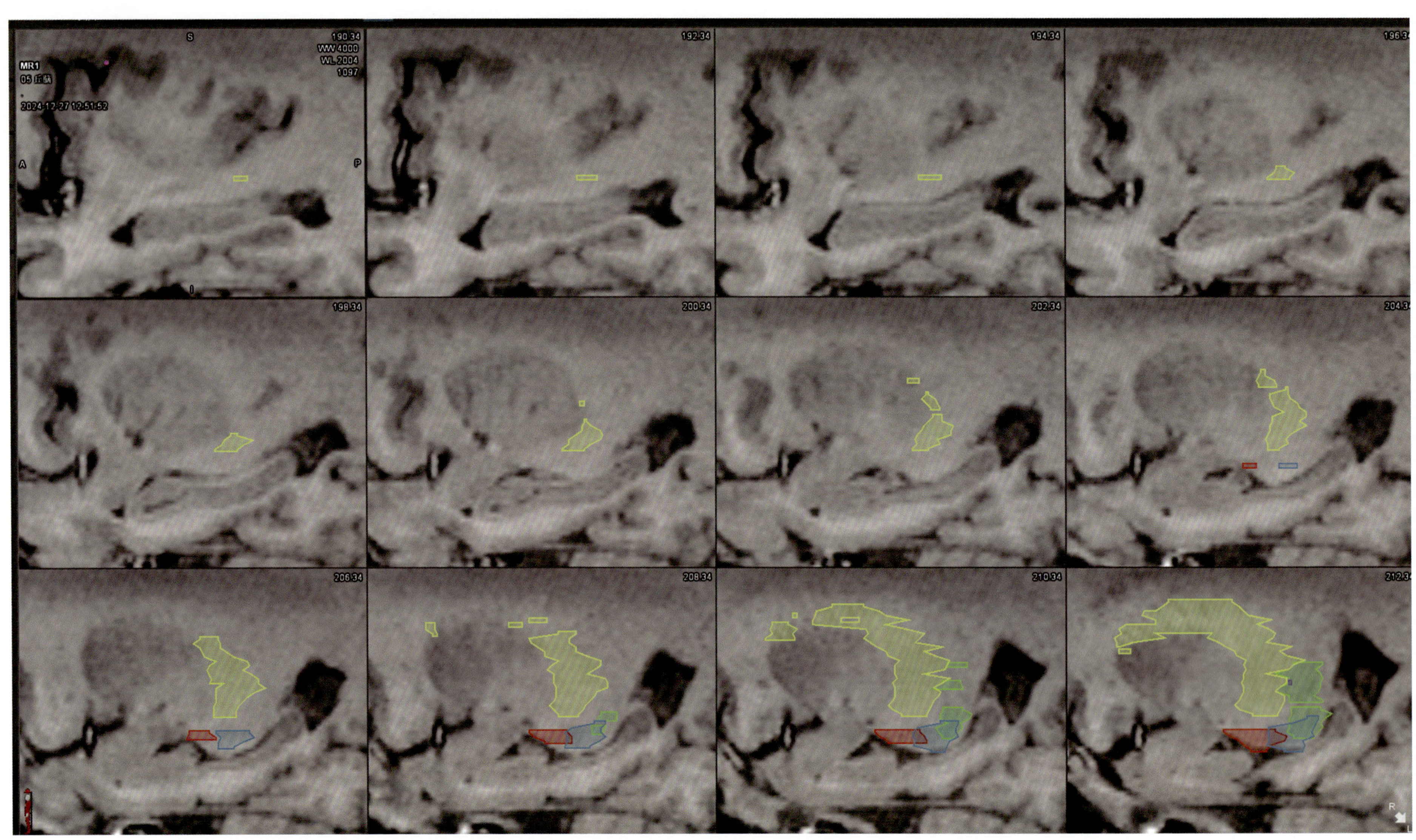

注：■脑干；■丘脑；■内囊；■外侧膝状体

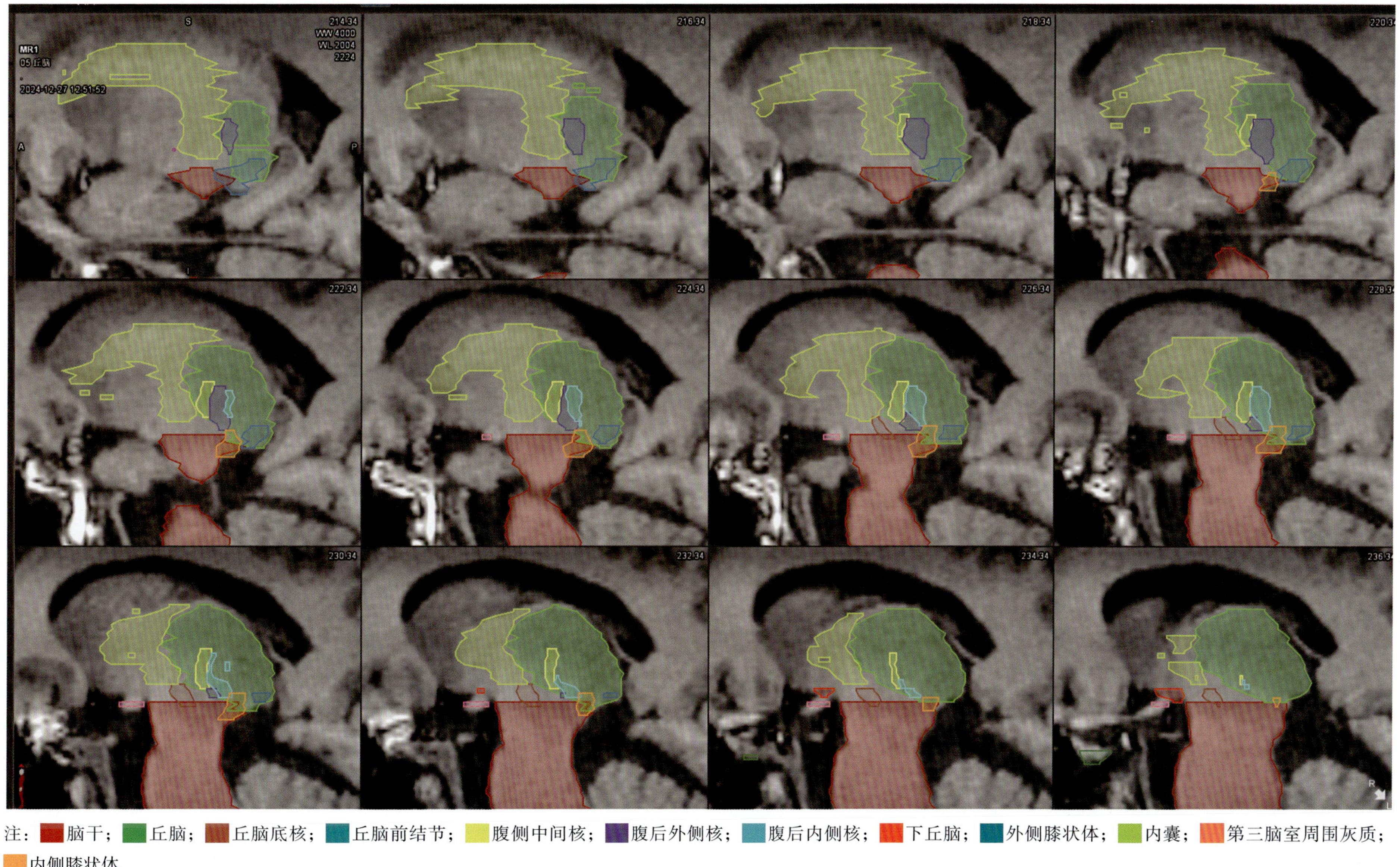

注：脑干；丘脑；丘脑底核；丘脑前结节；腹侧中间核；腹后外侧核；腹后内侧核；下丘脑；外侧膝状体；内囊；第三脑室周围灰质；内侧膝状体

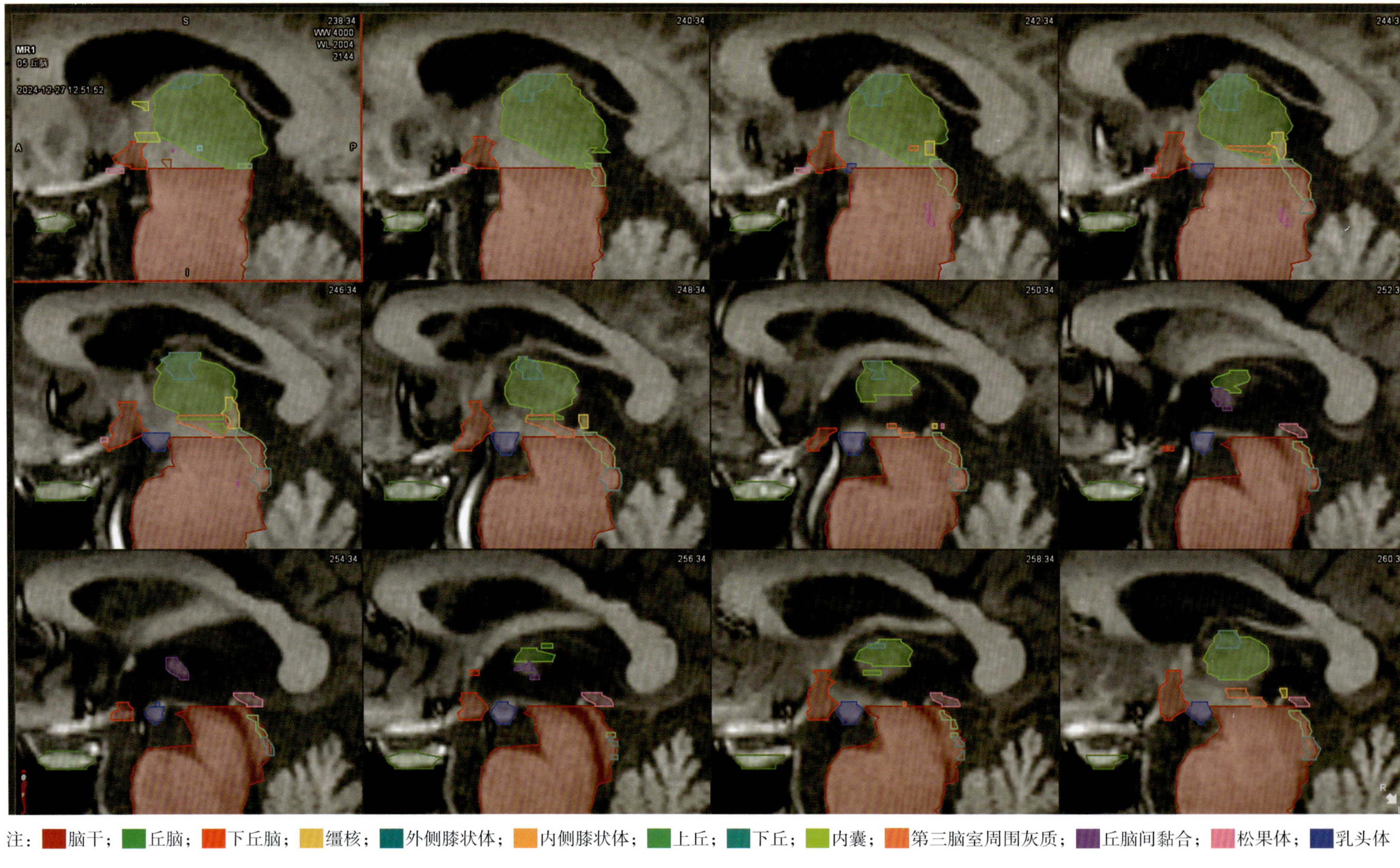

注：脑干；丘脑；下丘脑；缰核；外侧膝状体；内侧膝状体；上丘；下丘；内囊；第三脑室周围灰质；丘脑间黏合；松果体；乳头体

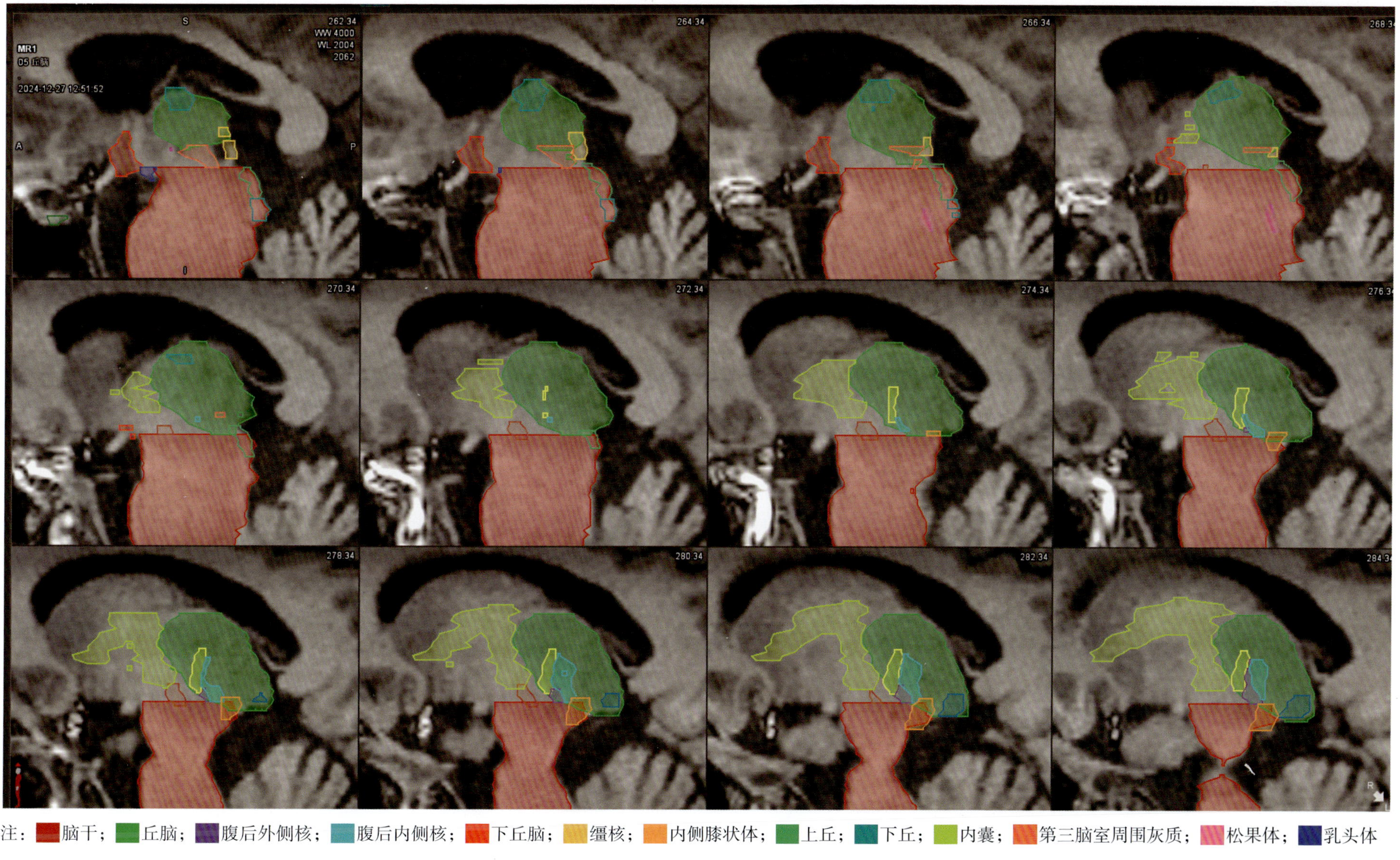

注：脑干；丘脑；腹后外侧核；腹后内侧核；下丘脑；缰核；内侧膝状体；上丘；下丘；内囊；第三脑室周围灰质；松果体；乳头体

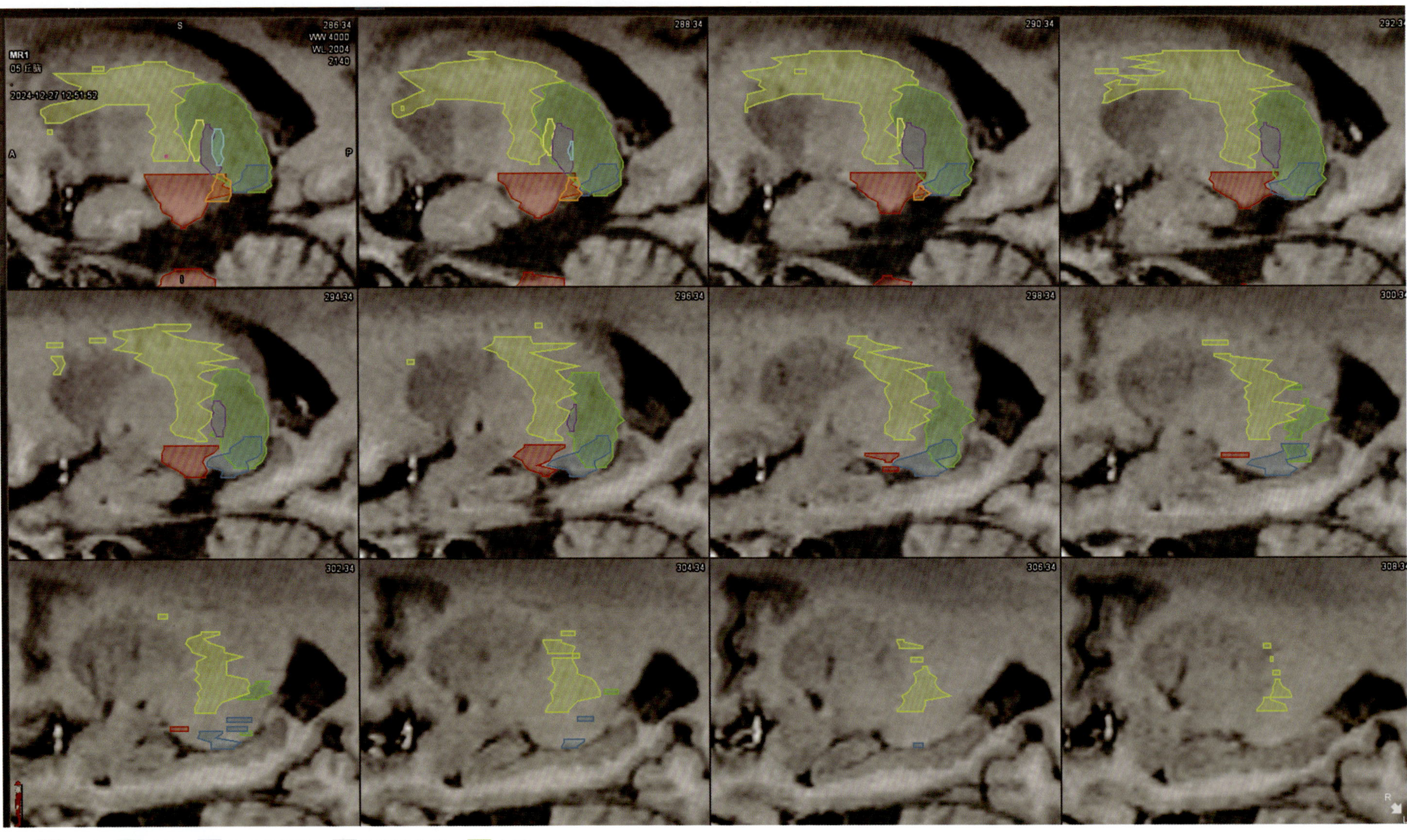

注：■脑干；■丘脑；■腹后外侧核；■外侧膝状体；■内囊

第7章 边缘系统及邻近结构 MRI 连续解剖

一、概述

全脑放疗在脑转移瘤治疗中发挥了不可替代的作用，然而全脑放疗后的认知功能下降严重影响了患者的生活质量。认知功能障碍的发生与海马损伤的关系密切，目前对海马损伤的预测及海马保护的剂量限值尚无一个统一的标准，其中一个主要的因素是海马勾画的不一致性。带海马保护的全脑放疗是脑转移瘤治疗的一种常规技术，了解和熟悉海马及周边结构的关系对提高海马勾画精度及可重复性具有重要意义。

边缘系统为位于颞叶内侧面或与其相邻的相互联系的脑结构及纤维束总称，包括延伸到中脑、基底核和大脑半球深方其他区域的联系通路。边缘系统的结构包括海马、杏仁体、嗅束、穹隆、扣带回、乳头体。

海马旁回为颞叶内侧缘向内卷曲的结构。海马旁回内有海马和杏仁体，二者是与记忆和情绪功能相关的重要结构。海马在短期记忆向长期记忆转化中具有重要作用。

海马占据颞角底面的内侧部，分为头部、体部和尾部 3 个部分。海马头部是海马三个部分中最大的部分，位于前面，且是唯一与脉络丛游离的部分。

海马头部的整体外形类似猫爪（波浪状），有 3 或 4 个海马趾。海马头部位于钩突后段的上部。向上，海马头部与杏仁体的后下部相邻，杏仁体从颞角顶的最前方突向脑室腔。从断面上来看海马头与杏仁体之间会有侧脑室下角分隔，二者分辨相对较容易。

钩回（海马钩回）位于颞叶内侧，属于海马回前端的钩状部分，靠近侧副裂与海马裂交界区。在横断面上，钩回位于海马头的内前方，部分区域与海马分界不清，但是自下而上通过追踪海马头部覆盖的白质向外延伸可以看到钩回与海马头的分界线；如果这层白质显示不清，可以以侧脑室下角后缘向内延伸形成的虚拟线分割钩回与海马头。钩回具有一定的厚度，不好判断时可以参考紧邻层面的钩回厚度，确定钩回后、外侧的边界。

向前，海马头部与颞角的钩隐窝相邻，钩隐窝是颞角的一部分，它位于颞角前壁和海马头部之间，实际上是侧副隆起的延续。海马的脑室表面覆盖的白质沿着海马内侧缘增厚从而形成伞，即所谓的海马槽伞，是穹隆的起始部，在横断面上可以呈现为开口斜向外的倒“Y”字形，向后走行成为穹隆脚，是判断海马尾的主要标志，在横断面上标记海马尾的时候，在末端要注意与扣带回的关系，如果二者分不清，会出现海马自下而上逐渐变小，又突然变大的异常现象。

穹隆脚围绕着丘脑枕的后面，朝着胼胝体压部下表面的方向弯向内上。穹隆纤维自海马内侧弓形上行至胼胝体下方，中线两侧合并为穹隆体，前部分离成双侧穹隆柱。脉络丛、伞及脉络膜裂的出现标志着海马部的开始。

杏仁体为一杏仁形灰质团块，在侧脑室下角前端的上方，海马旁回钩的深面，海马头的前部，与尾状核的末端相连，为边缘系统的皮质下中枢，其传入纤维来自嗅脑、间脑和新皮质等。传出纤维至间脑、额叶皮质下丘脑和脑干等。杏仁体在矢状面和冠状面上形似杏仁状，而横断面上有时呈现为圆形。在杏仁体的顶部因为与钩回的分界线不明显，比较靠近脑组织的表面。

最易识别的白纤维束为穹隆。穹隆是位于胼胝体下方的弓形结构，并构成透明隔的下缘。穹隆可以特异性地整合海马与其他脑功能区的信息。

扣带回位于两侧半球内侧缘，胼胝体上方，此区被认为是脑内的情绪调控中枢。扣带回位于大脑半球内侧面胼胝体旁。扣带回通常被视为边缘系统的一部分，具有控制情绪、学习和记忆的功能。扣带回跨越额叶、顶叶、枕叶，分区主要基于解剖标志与功能特征，可分为前扣带回、中扣带回和后扣带回三部分，并进一步细化为亚区。

乳头体为下丘脑后部底面上的两个圆形结构，与记忆及动机有关；通过穹隆接受来自海马的信息传入，并发出纤维止于丘脑前部及中脑导水管周围灰质。

勾画海马建议从侧脑室下角处开始，侧脑室下角内的脑脊液在 MRI 的 T1WI 图像为低信号，其后内方的细条状高信号为海马槽的起始部，海马槽后方的灰质团块则为海马头下部分，然后自下而上在侧脑室内侧依次寻找海马槽，海马槽会包绕着海马体体部，对于厚层扫描的磁共振需要海马结构在上下层面之间的过渡，以及部分容积效应对海马信号强度的影响。在未强化的 MRI 的 T1WI 图像上确定海马侧脑室面的时候，一定要沿着白质的海马槽确定边界，以减少侧脑室脉络丛对海马结构的边界的影响。

二、边缘系统及邻近结构 MRI 连续解剖——横断面

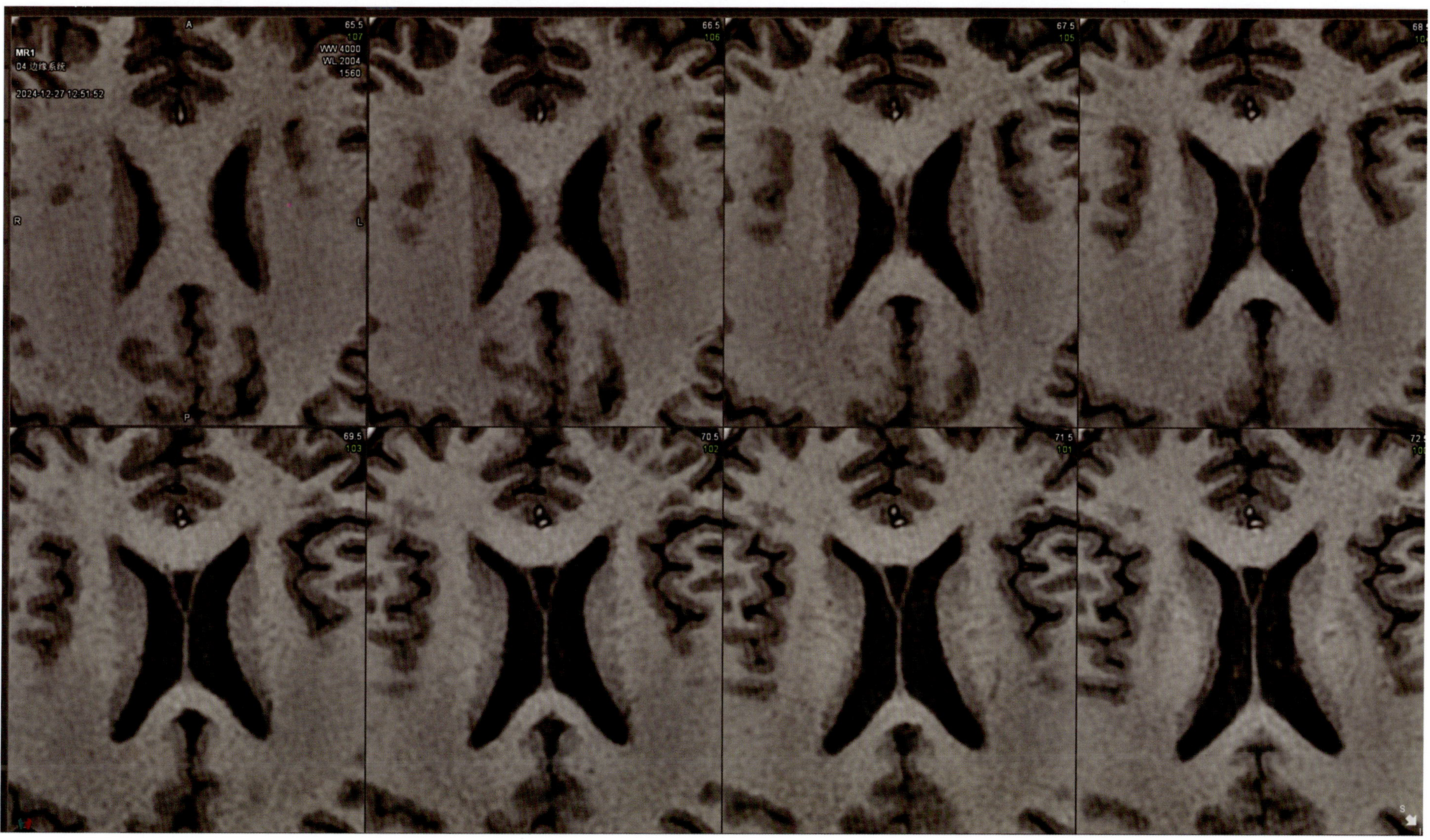

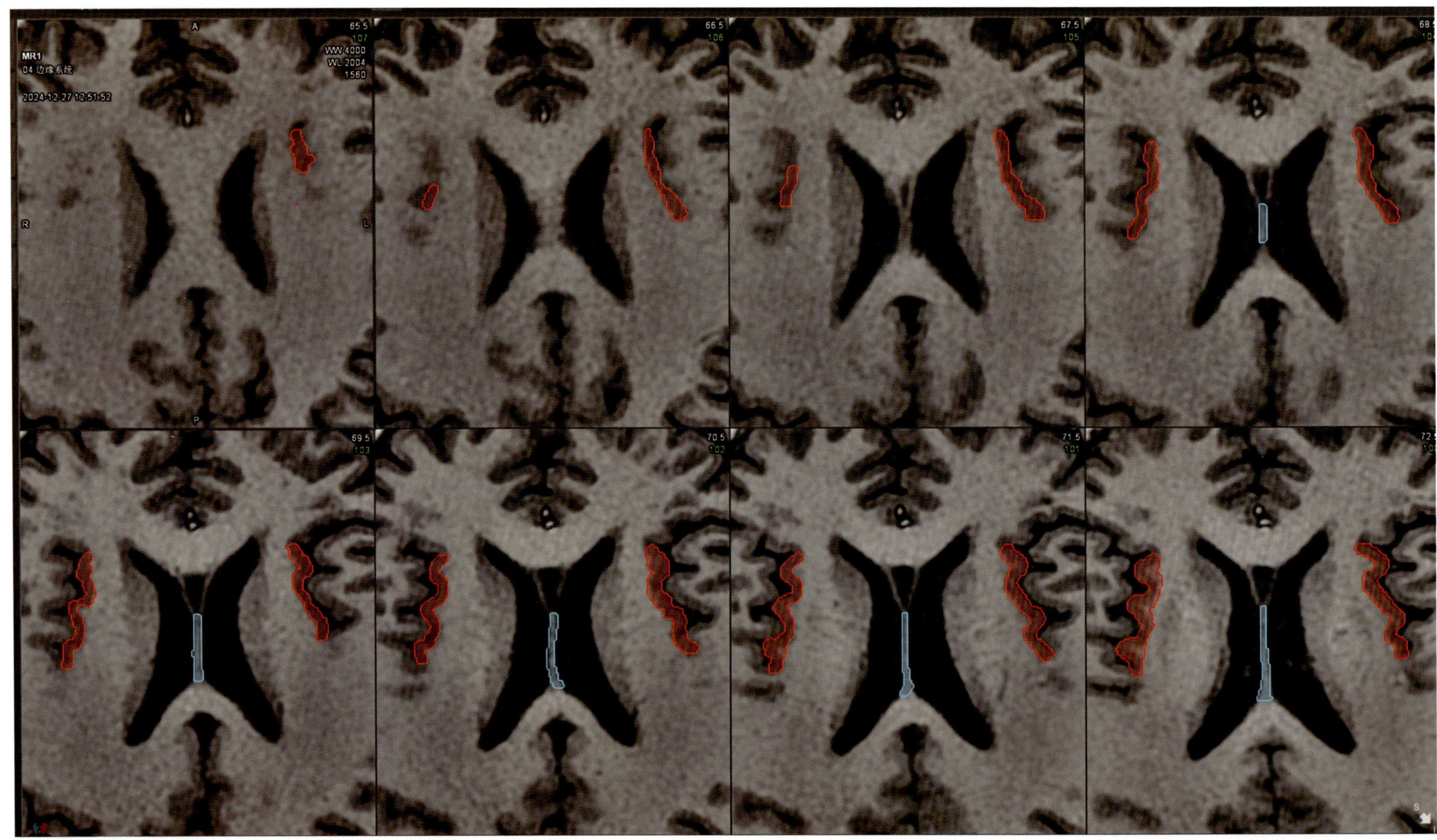

注：■穹隆体；■岛叶

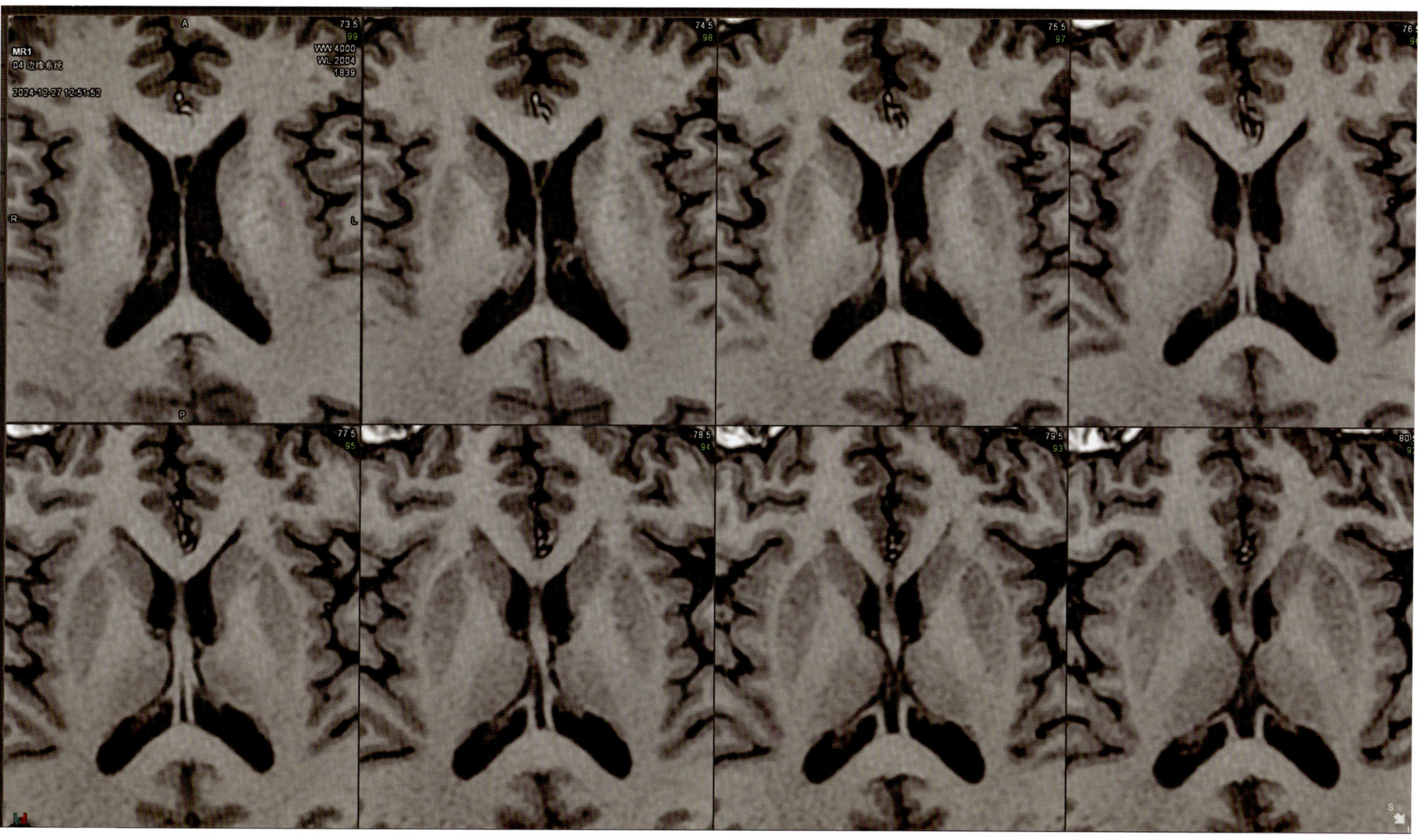

MR1
04 边缘系统
2024-12-27 12:51:52
73.5
99
WW 4000
WL 2004
1839
A
R
L
P
74.5
98
75.5
97
77.5
95
78.5
94
79.5
93

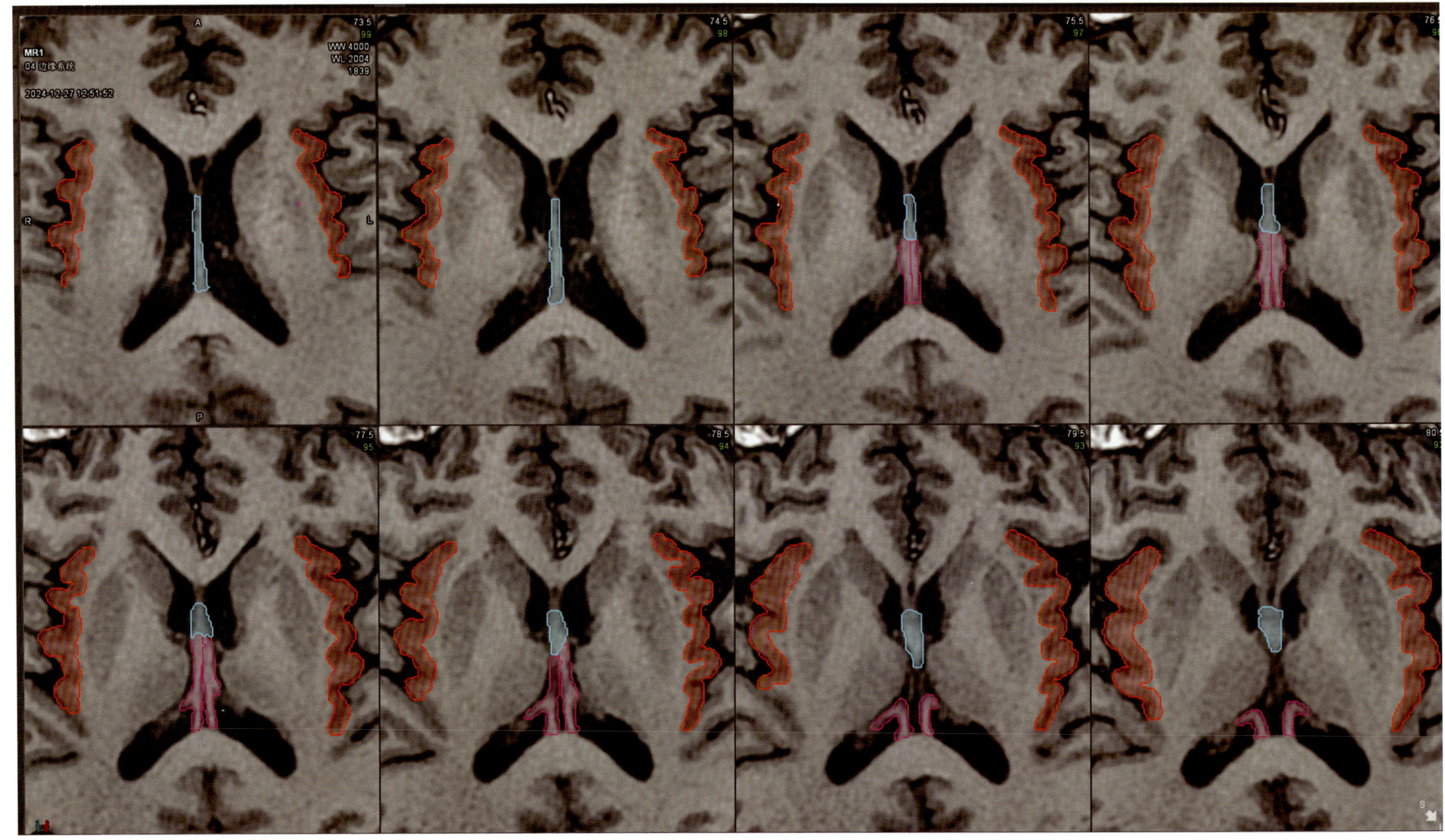

注：穹隆；穹隆体；岛叶

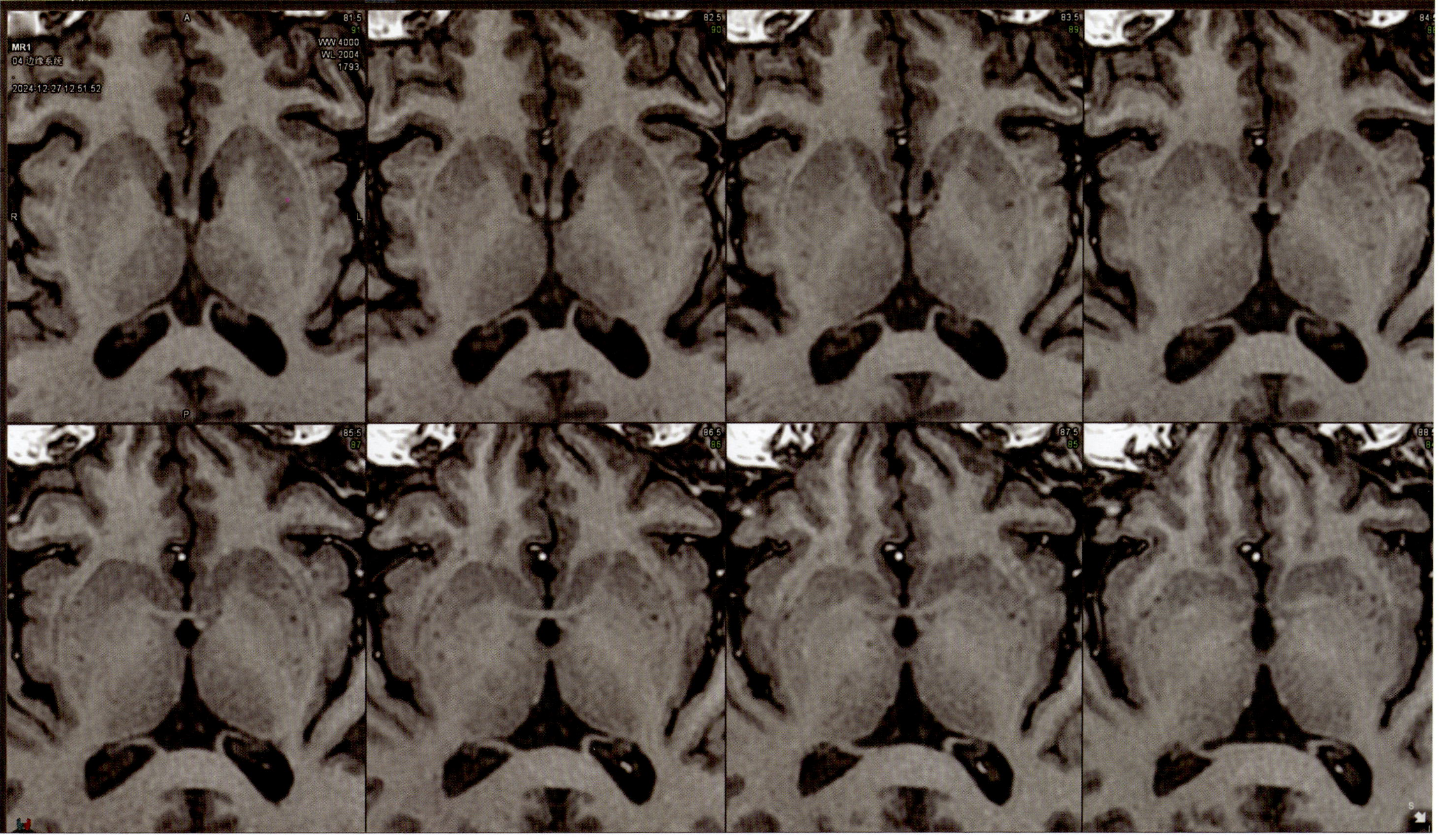
A
MR1
04 边缘系统
2024-12-27 12:51:52
81.5
91
WW 4000
WL 2004
1793
R
L
P
82.5
90
83.5
89
85.5
87
86.5
86
87.5
85

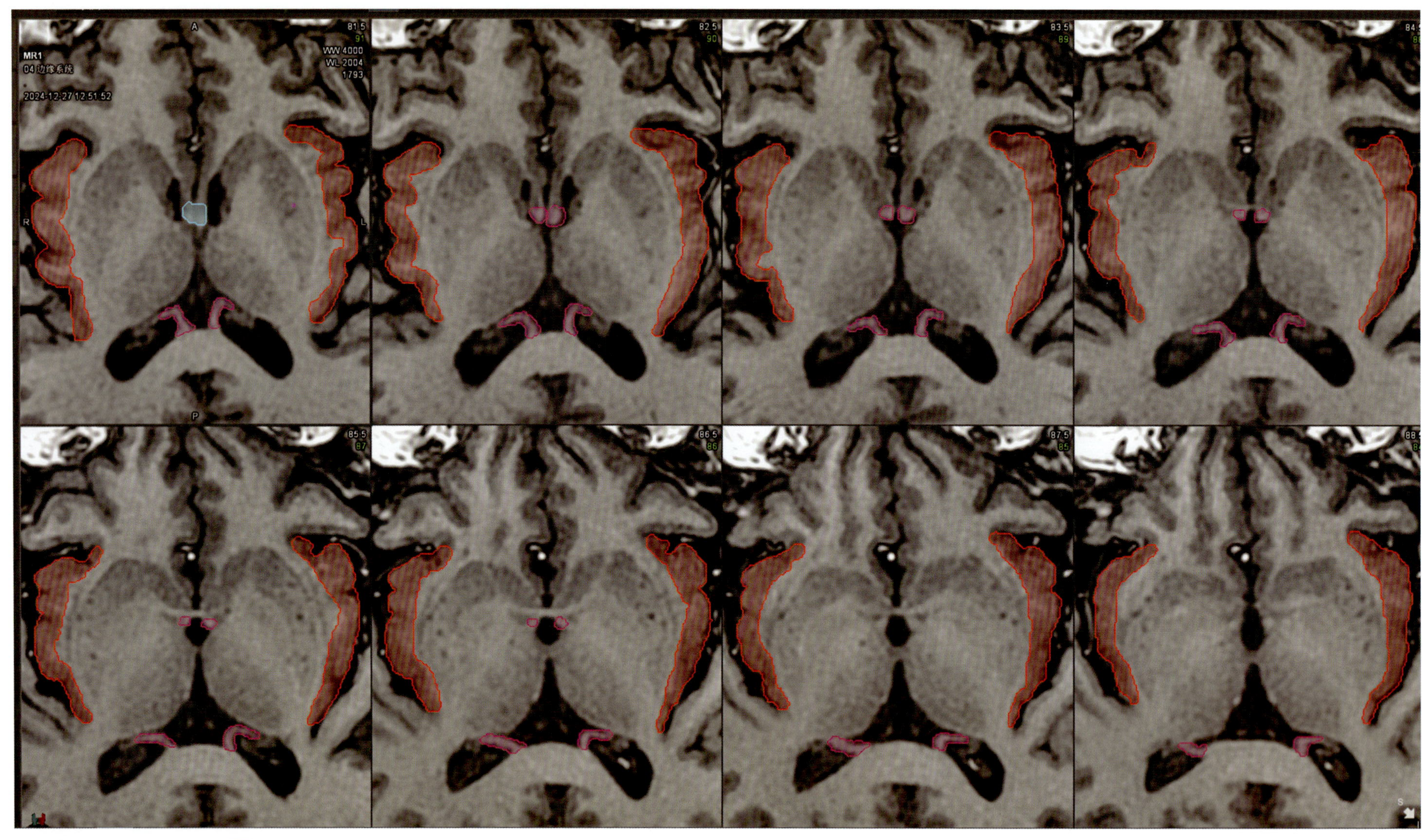

注：■穹隆；■穹隆体；■岛叶

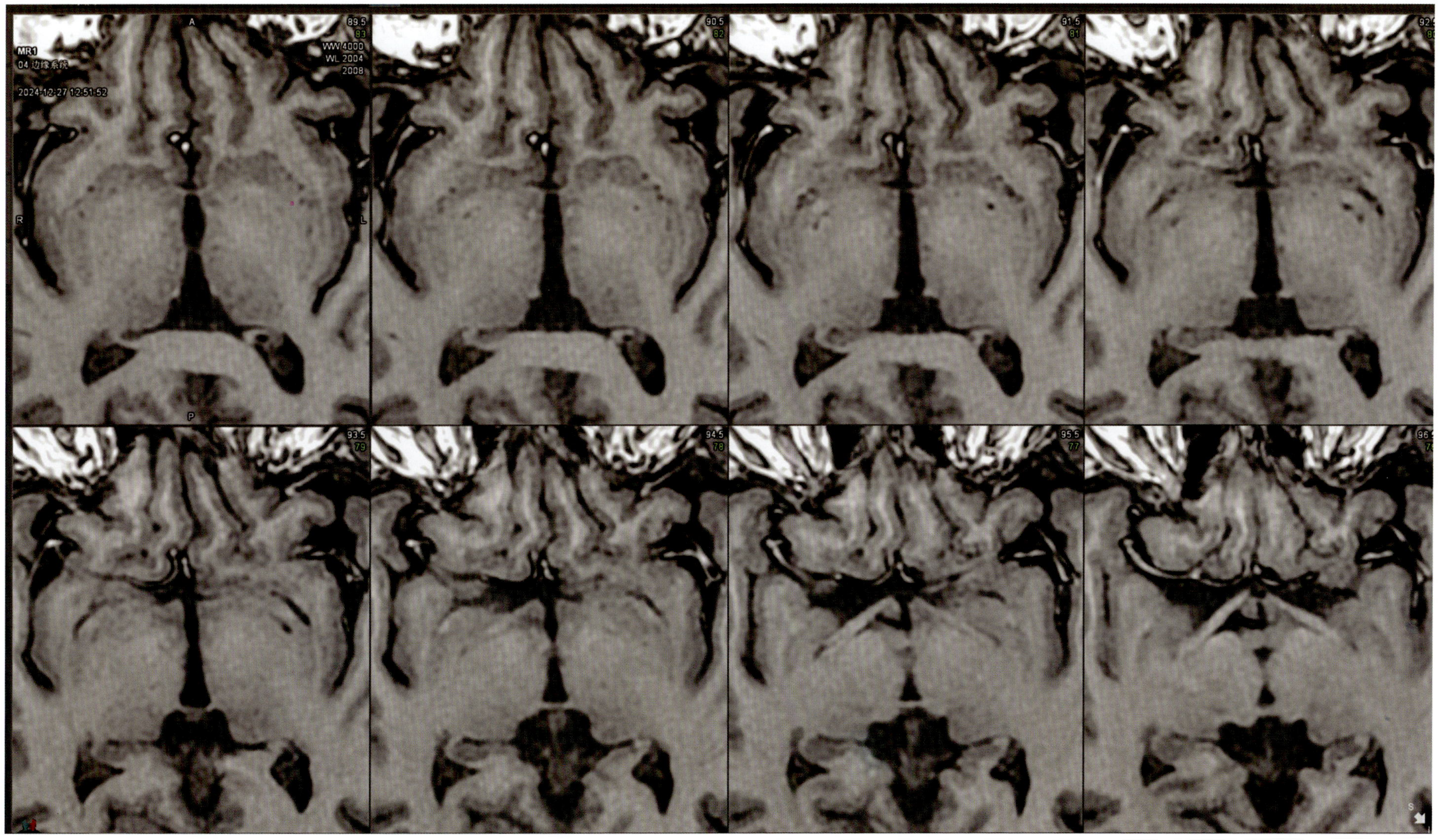
A
MR1
04 边缘系统
2024-12-27 12:51:52
89.5
83
WW 4000
WL 2004
2008
R
L
P
90.5
82
91.5
81
93.5
79
94.5
78
95.5
77

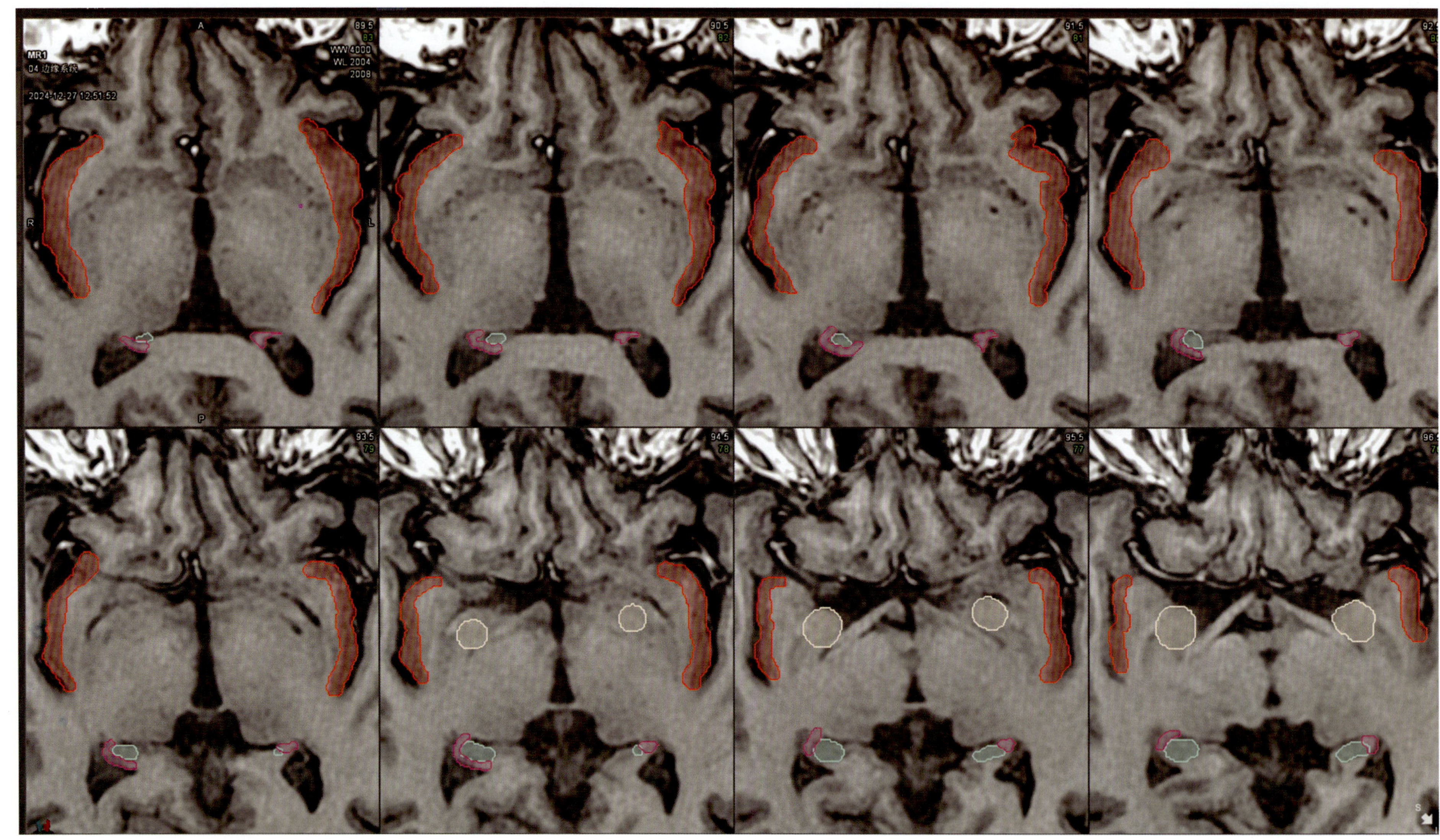

注：杏仁体；海马；穹隆；岛叶

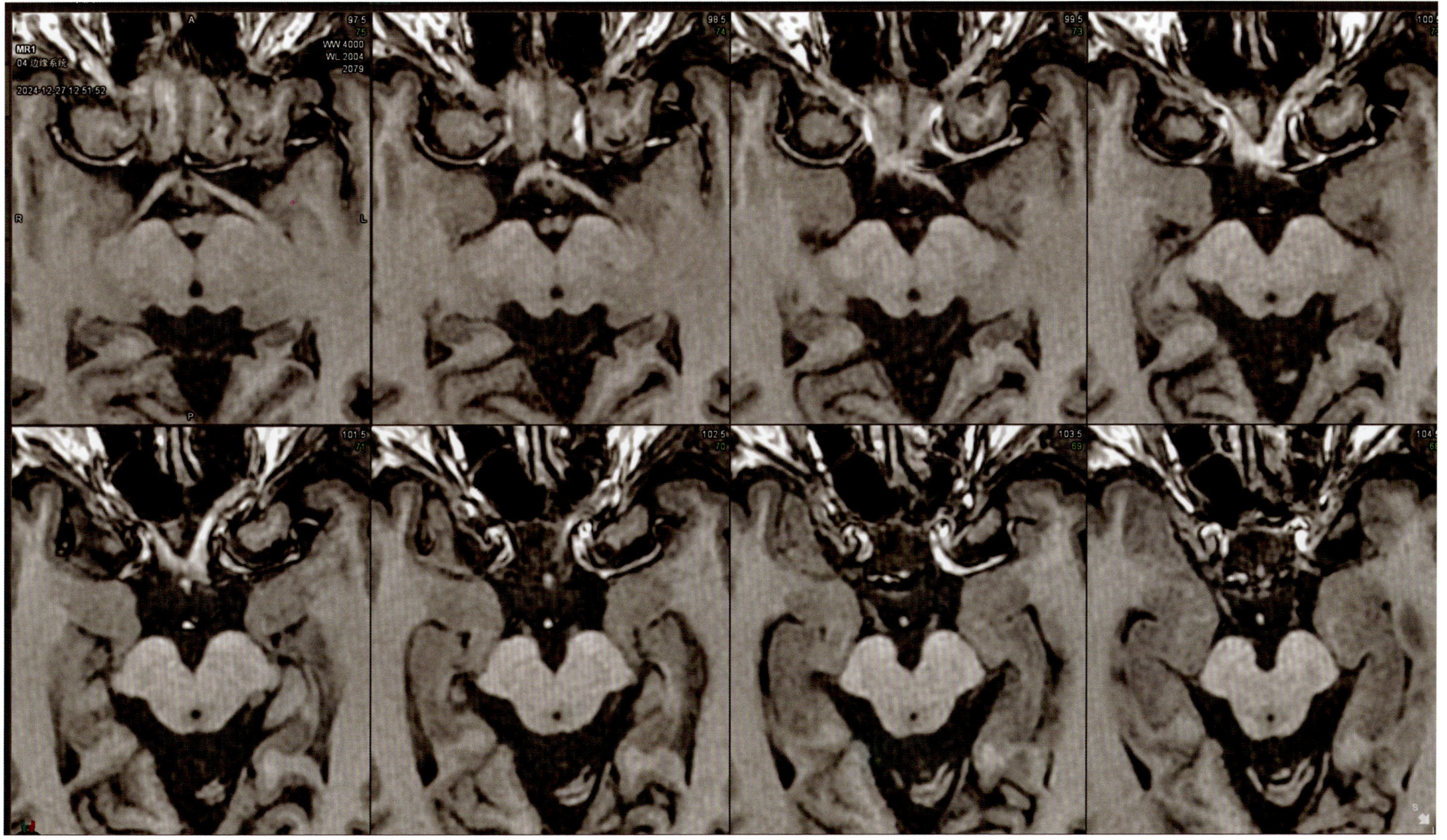
A
97.5
75
MR1
04 边缘系统
WW 4000
WL 2004
2079
2024-12-27 12:51:52
R
L
P
98.5
74
99.5
73
101.5
71
102.5
70
103.5
69

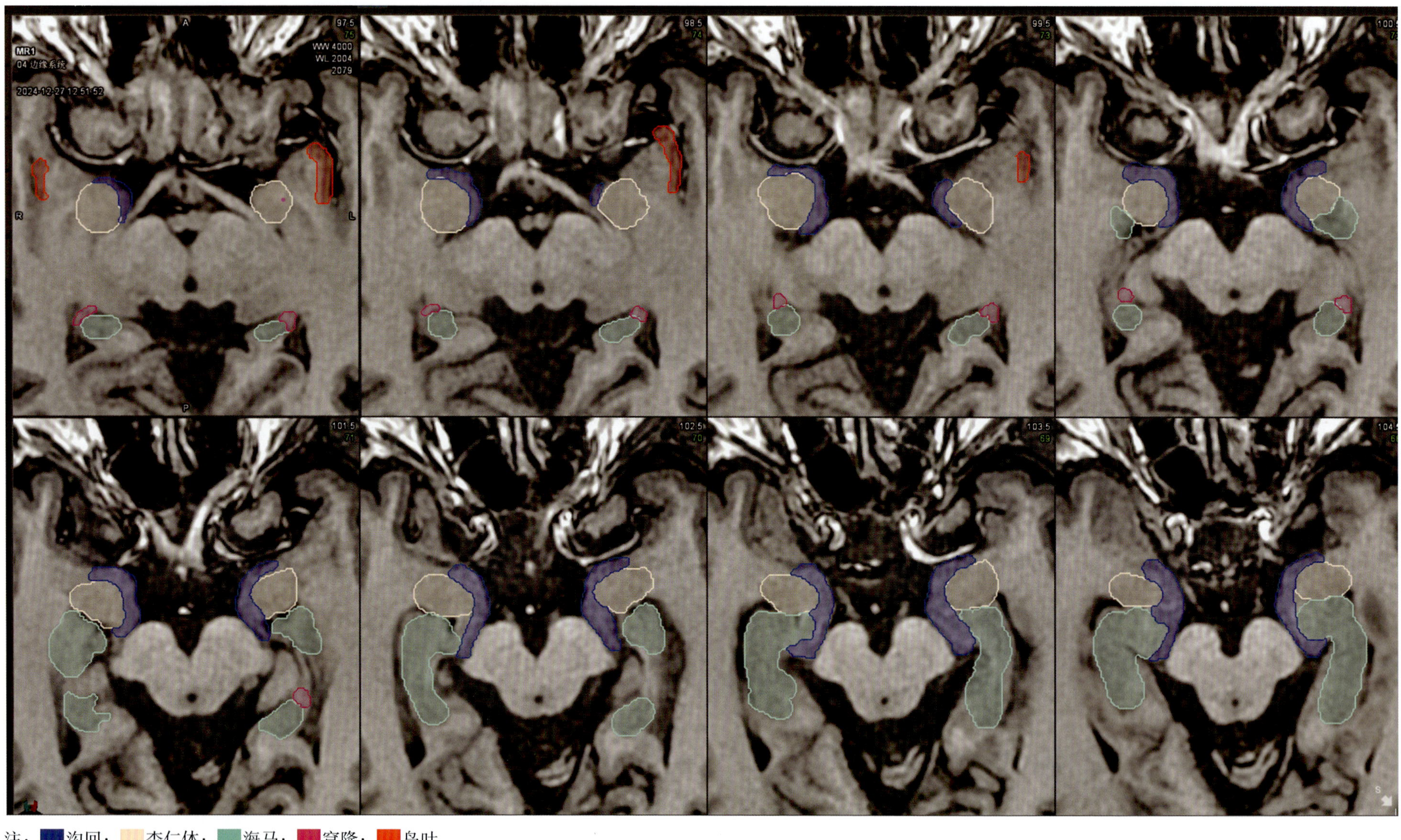

注：沟回；杏仁体；海马；穹隆；岛叶

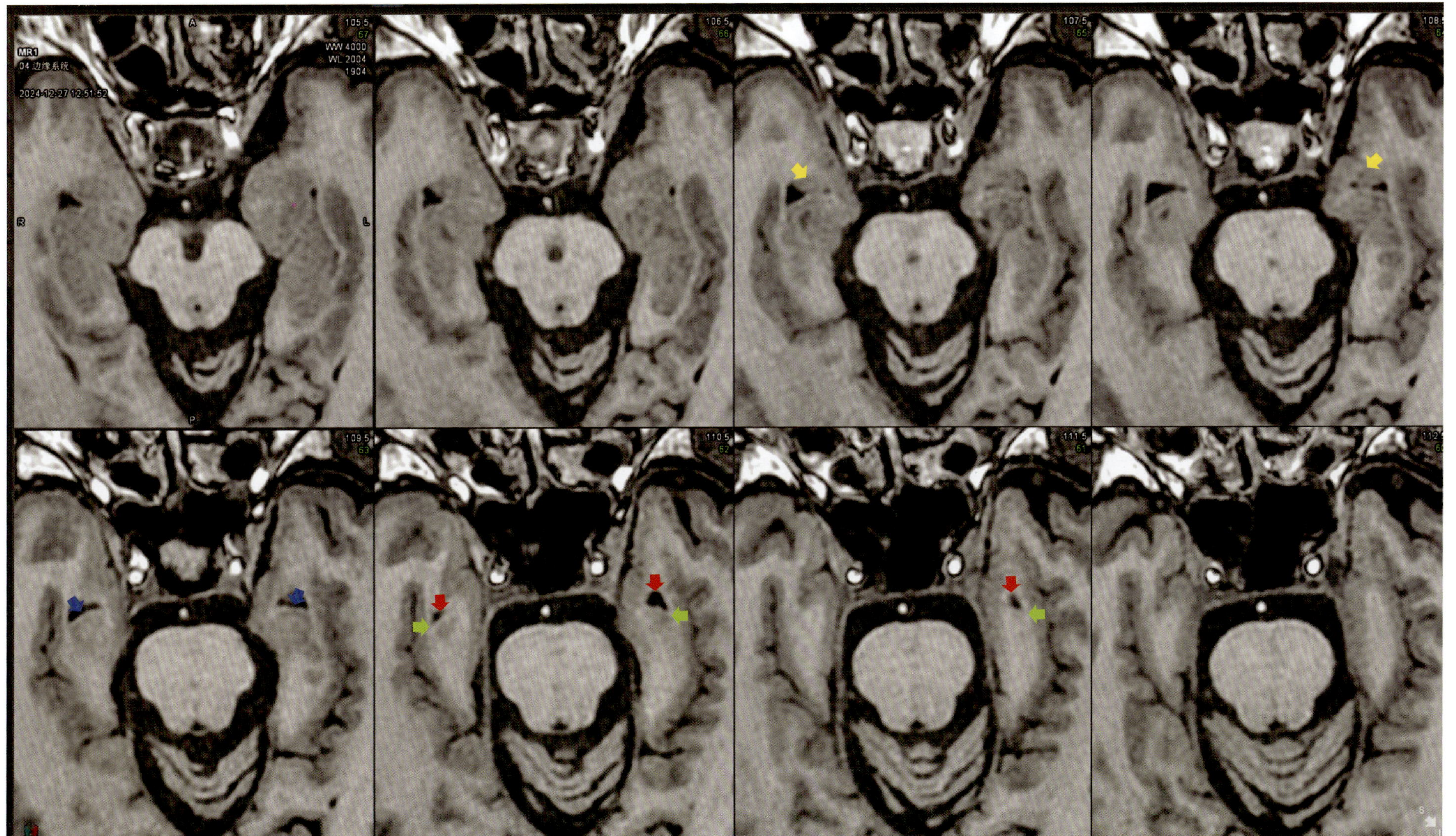

注：➡杏仁体起始部；➡海马槽起始部；➡侧脑室颞角起始部；➡海马头起始部

A
MR1
04 边缘系统
2024-12-27 12:51:52
WW 4000
WL 2004
1904
R
L
P
105.5
106.5
107.5
109.5
110.5
111.5

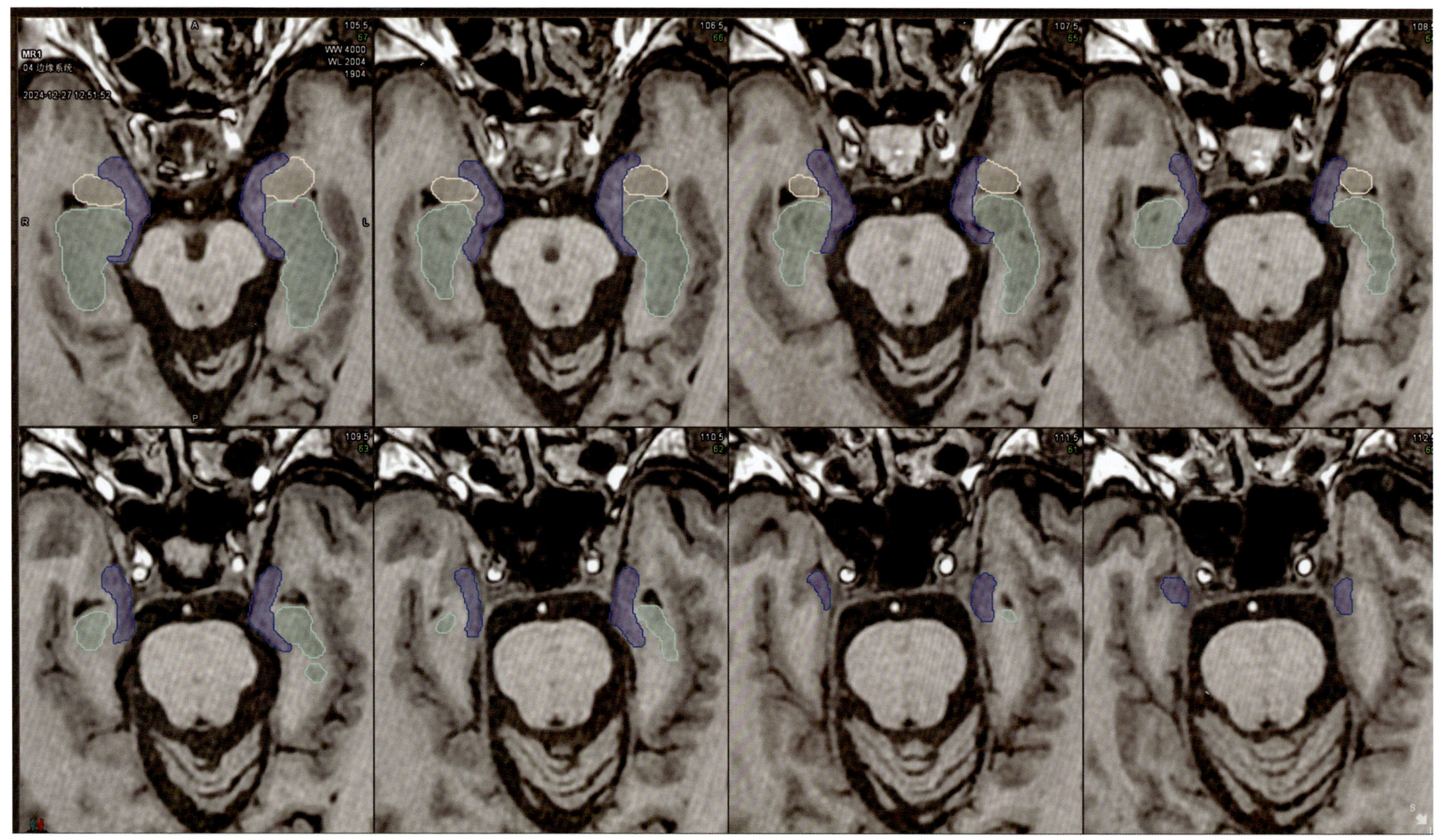

注：沟回；杏仁体；海马

三、边缘系统及邻近结构 MRI 连续解剖——冠状面

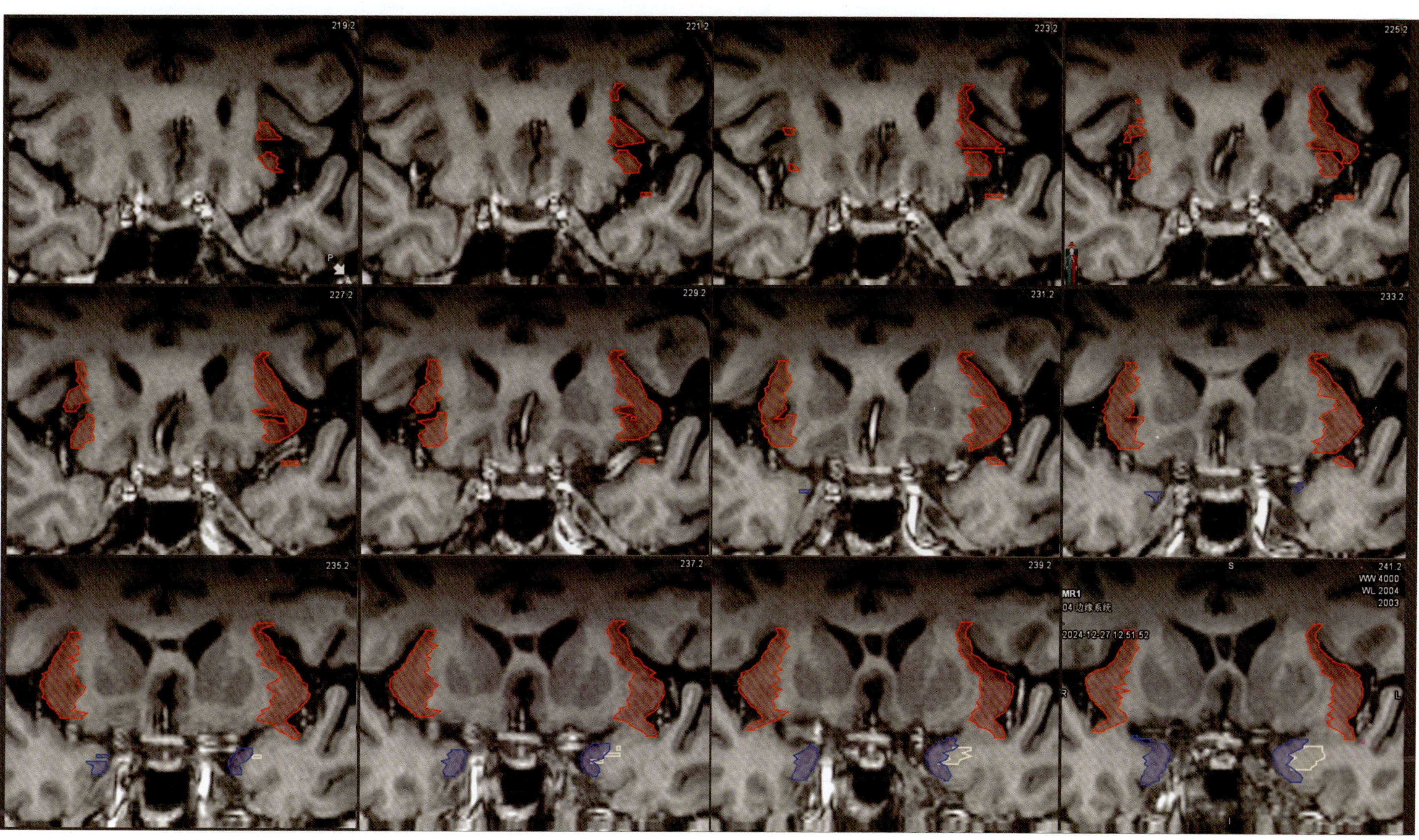

注：沟回；杏仁体；岛叶

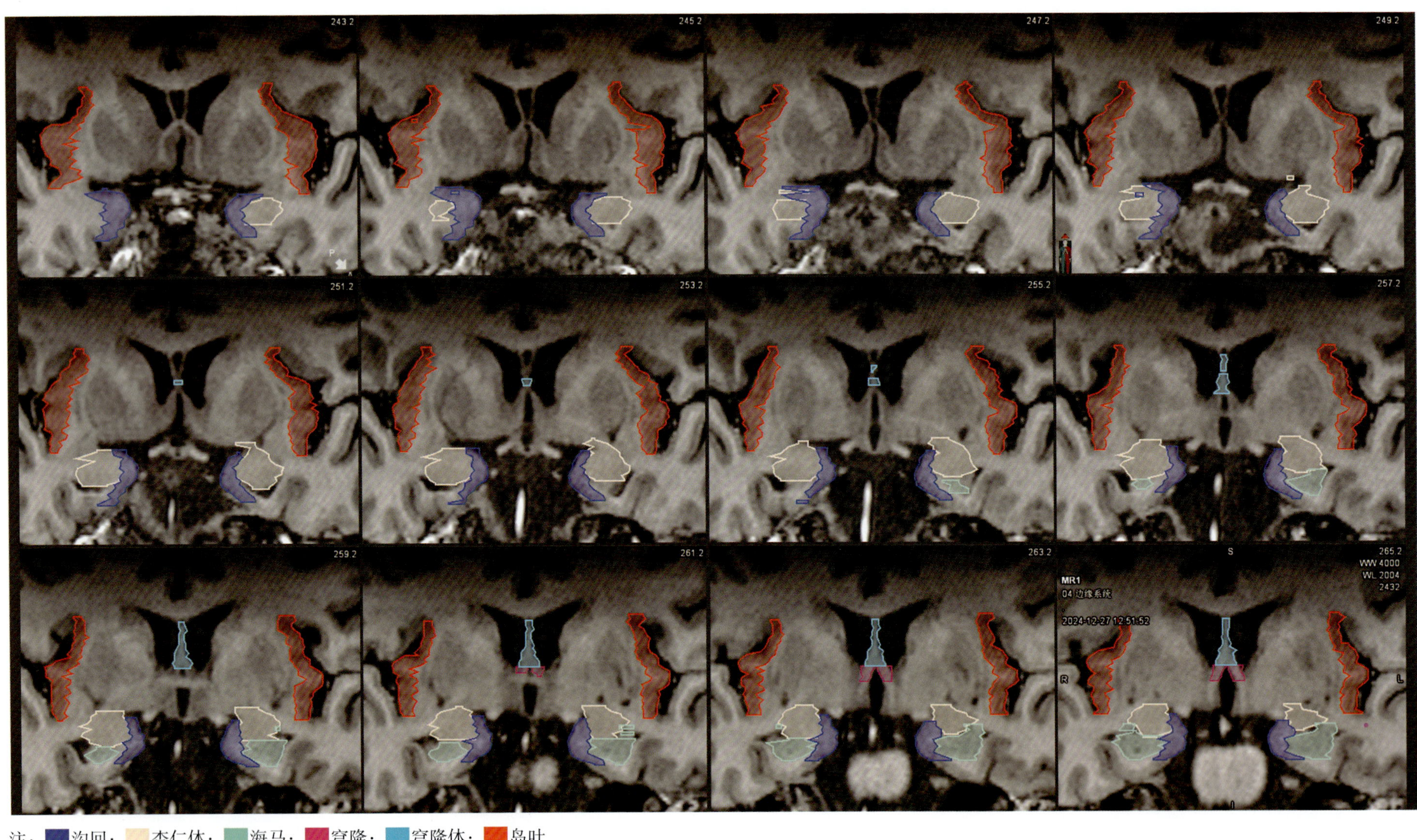

注：沟回；杏仁体；海马；穹隆；穹隆体；岛叶

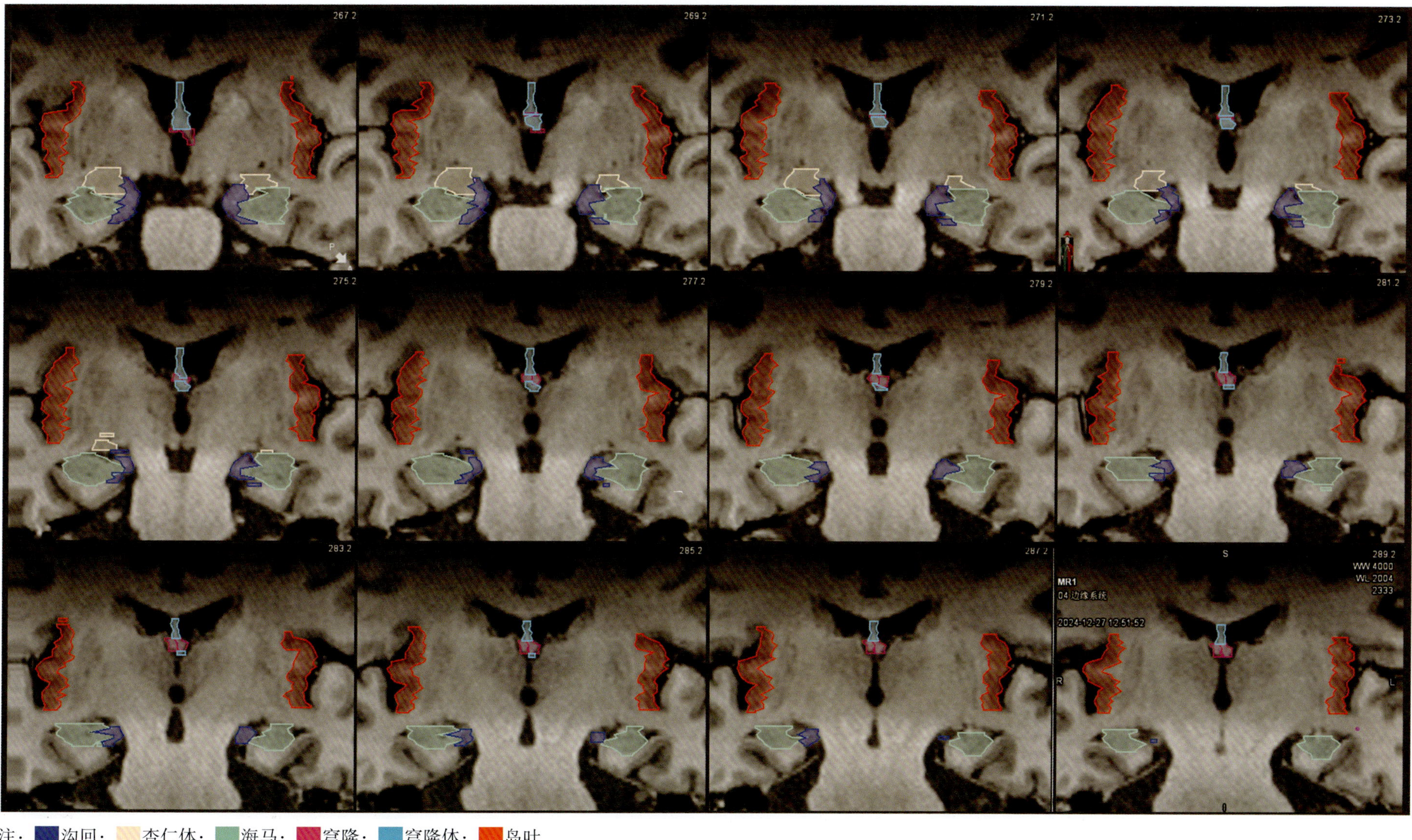

注：沟回；杏仁体；海马；穹隆；穹隆体；岛叶

291.2
293.2
295.2
297.2
299.2
301.2
303.2
305.2
307.2
309.2
311.2
313.2
WW 4000
WL 2004
2497
MR1
04 边缘系统
2024-12-27 12:51:52
S
R
L

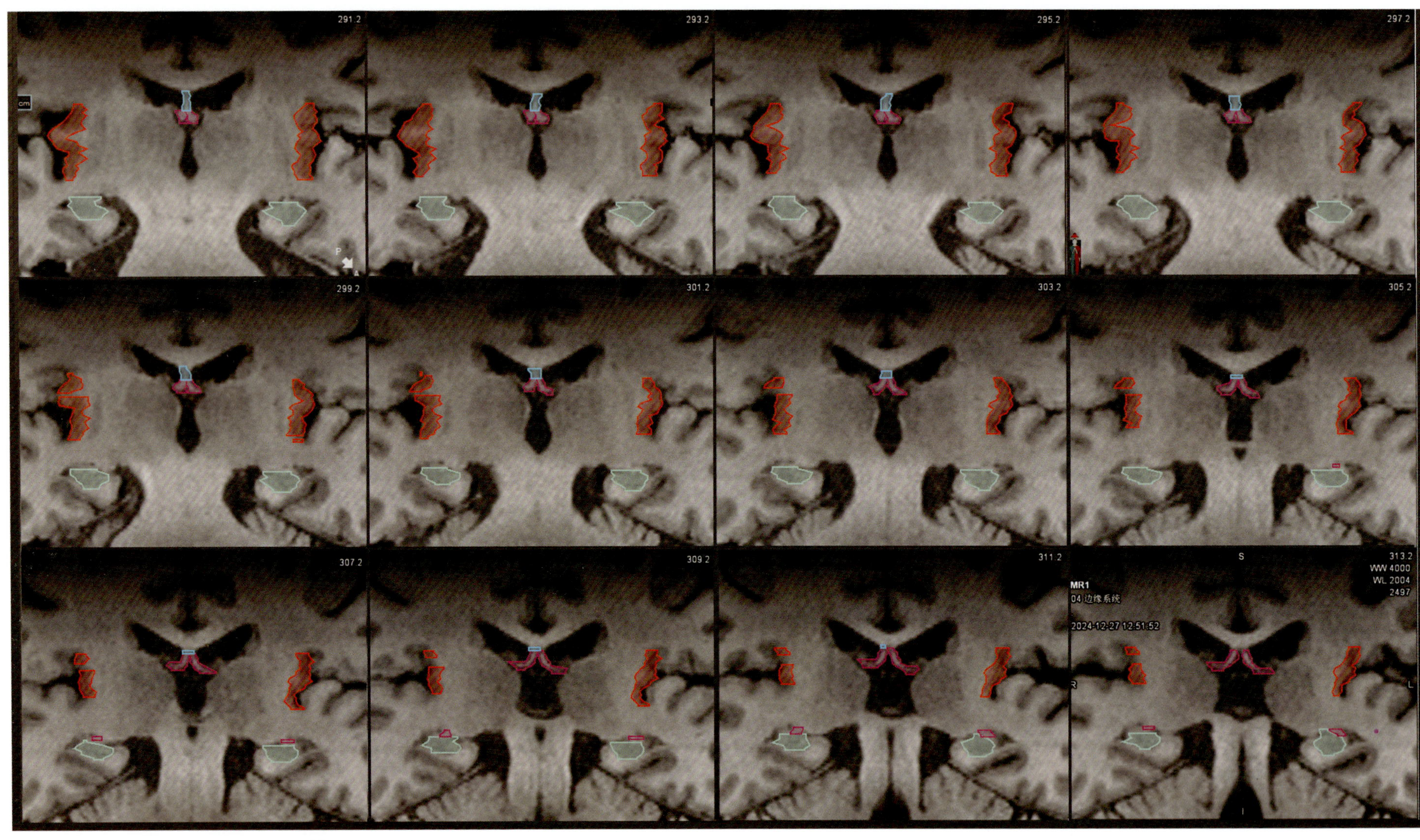

注：海马；穹隆；穹隆体；岛叶

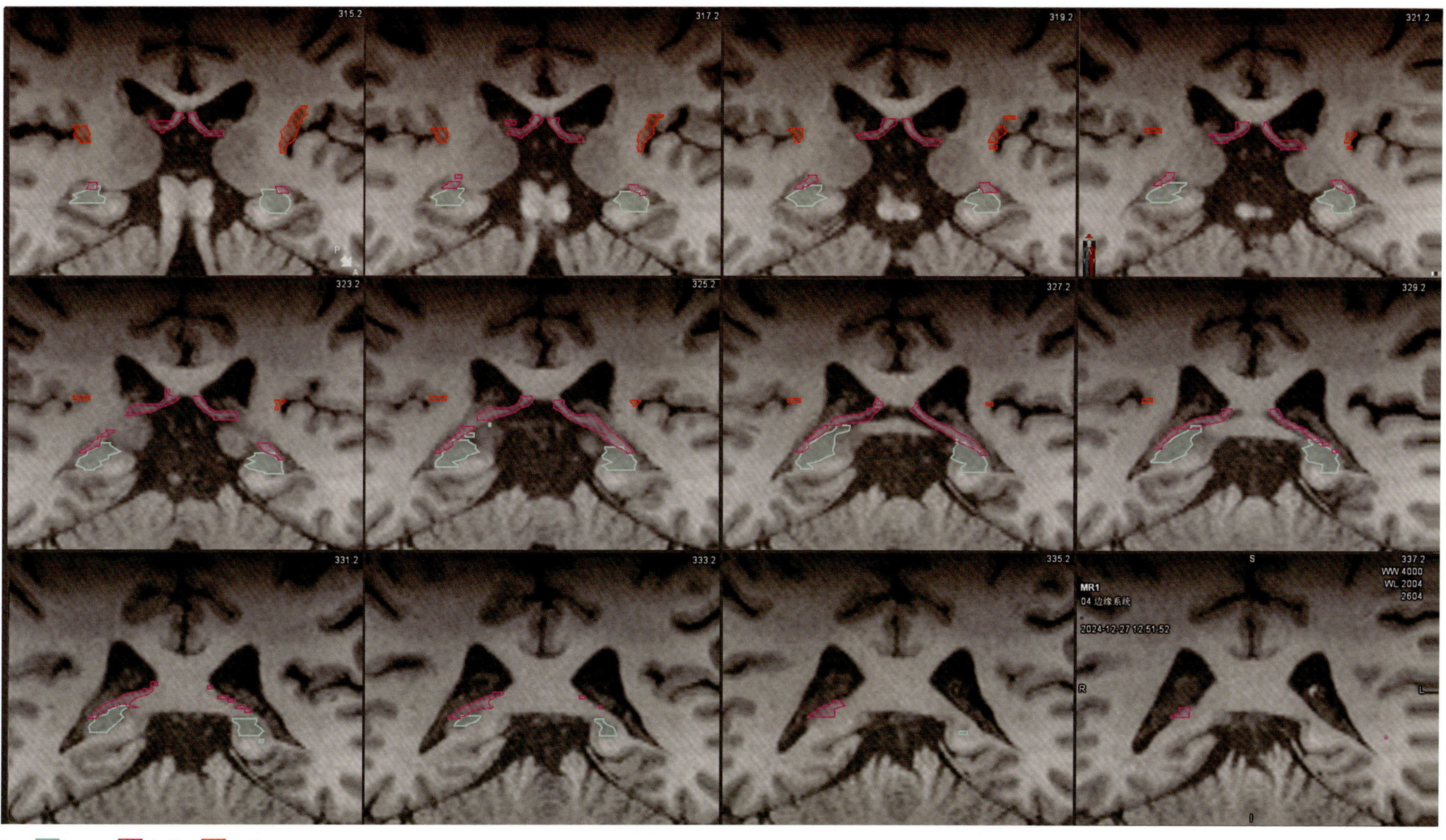

注：海马；穹隆；岛叶

四、边缘系统及邻近结构 MRI 连续解剖——矢状面

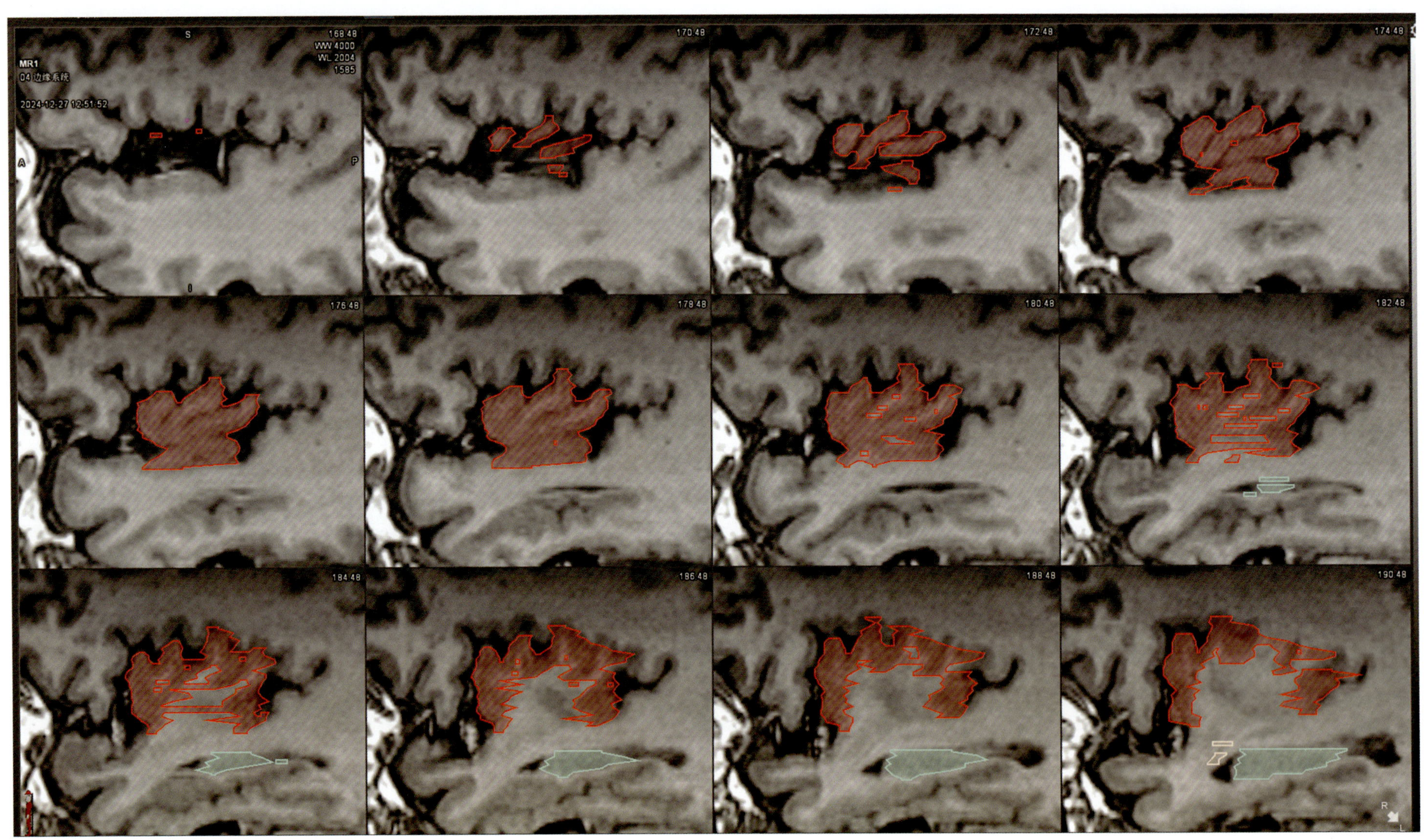

注：杏仁体；海马；岛叶

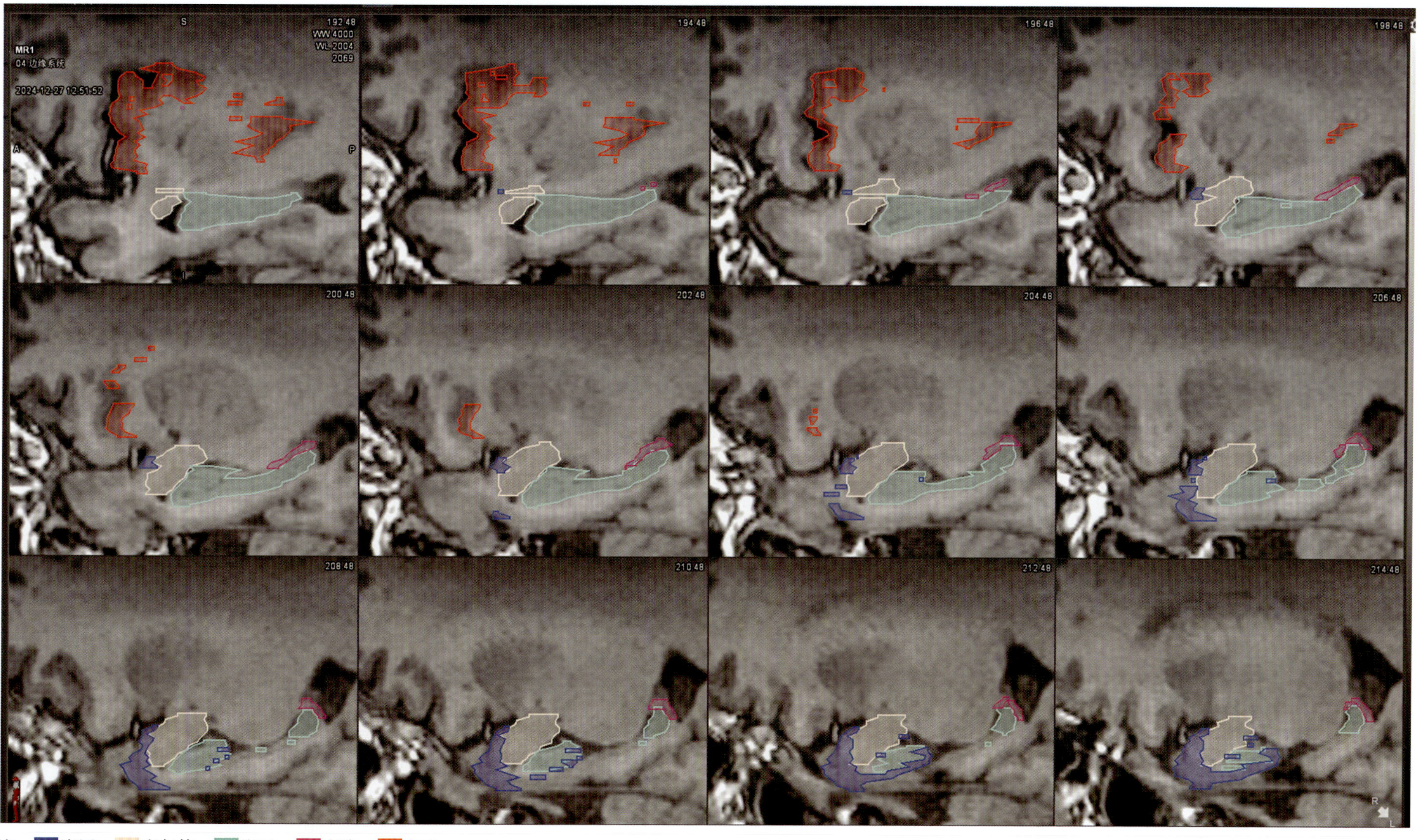

注：沟回；杏仁体；海马；穹隆；岛叶

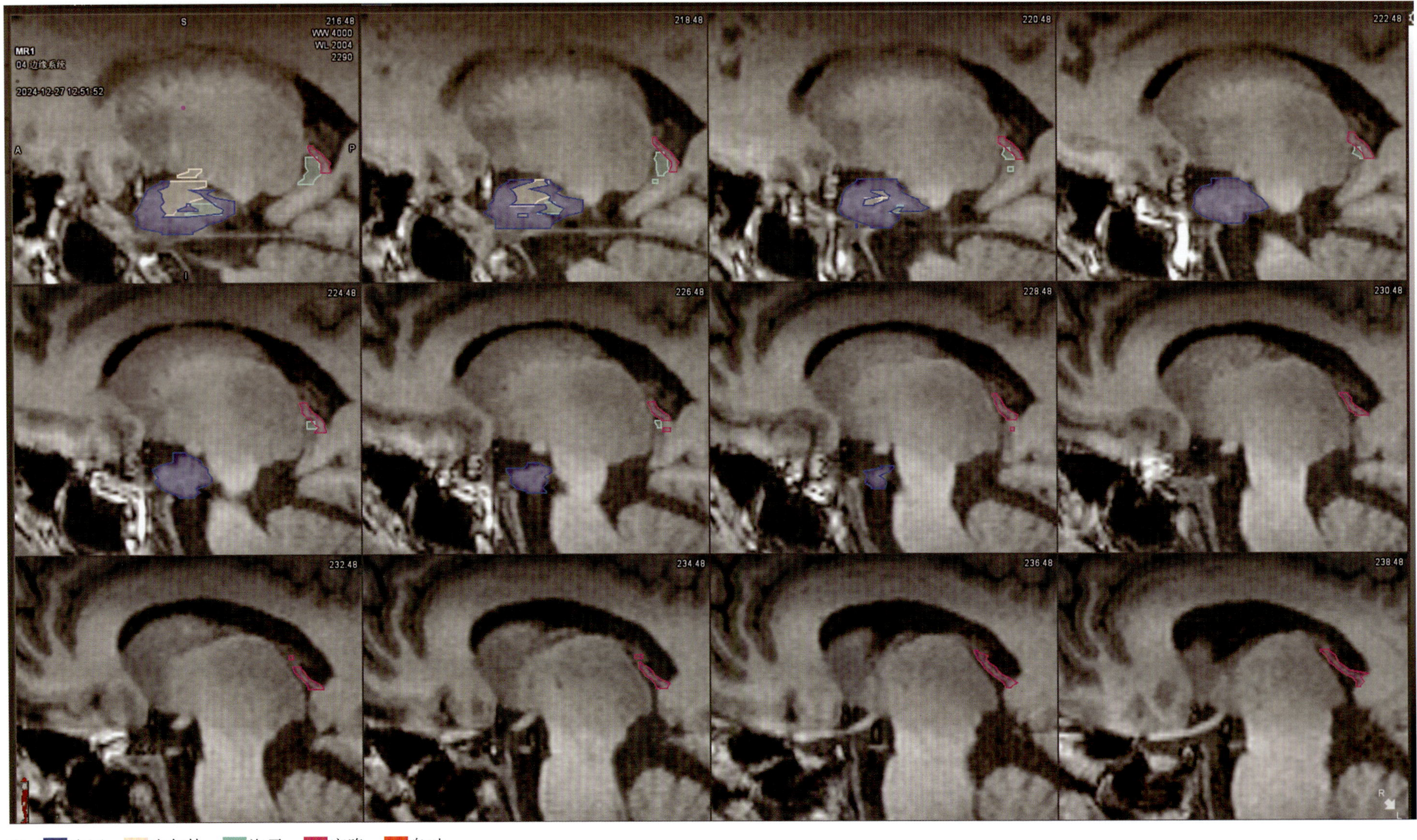

注：沟回；杏仁体；海马；穹隆；岛叶

MR1
04 边缘系统
2024-12-27 12:51:52
S
A
P
240.48
WW 4000
WL 2004
669
242.48
244.48
246.48
248.48
250.48
252.48
254.48
256.48
258.48
260.48
262.48

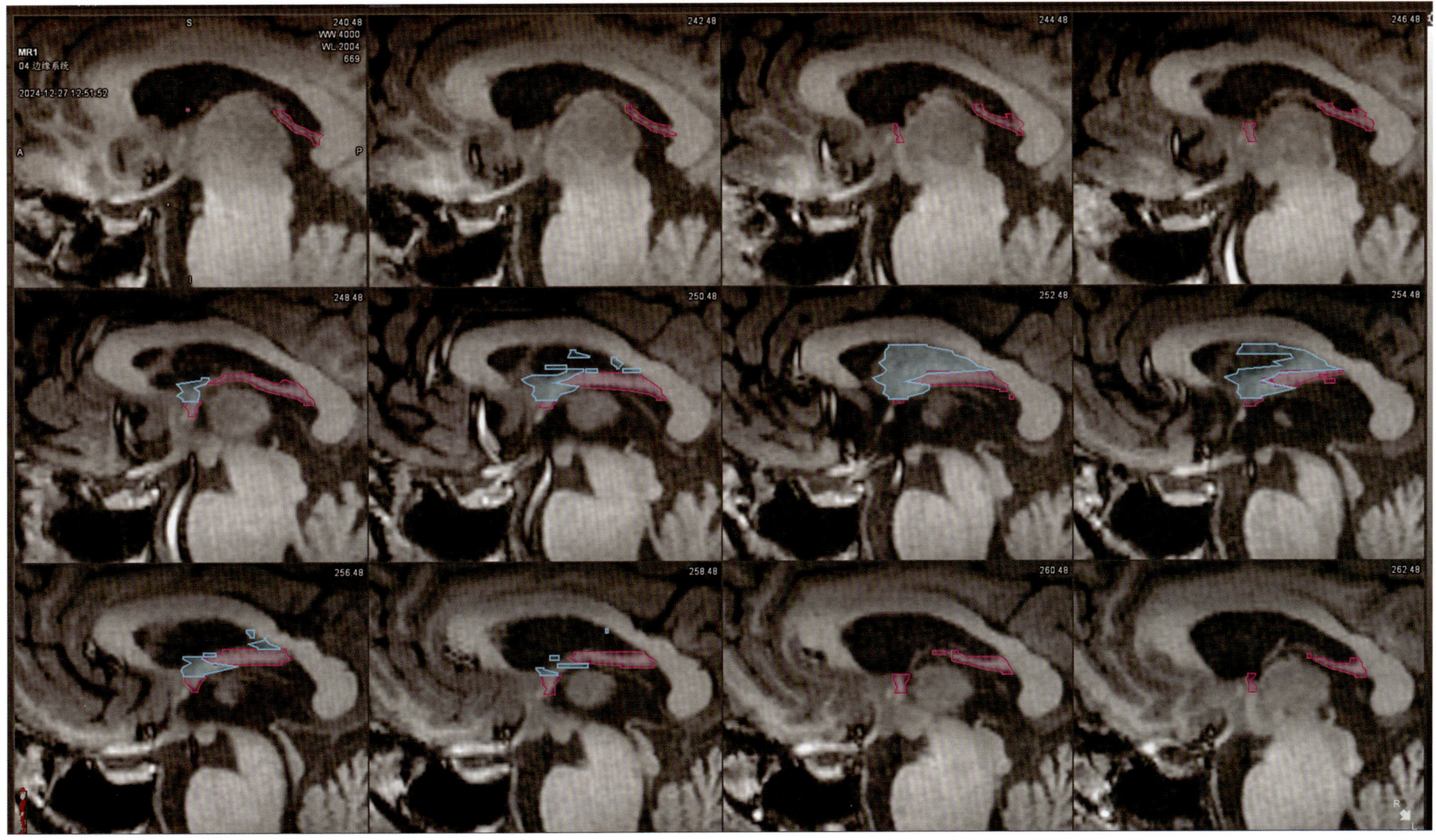

注：穹隆；穹隆体

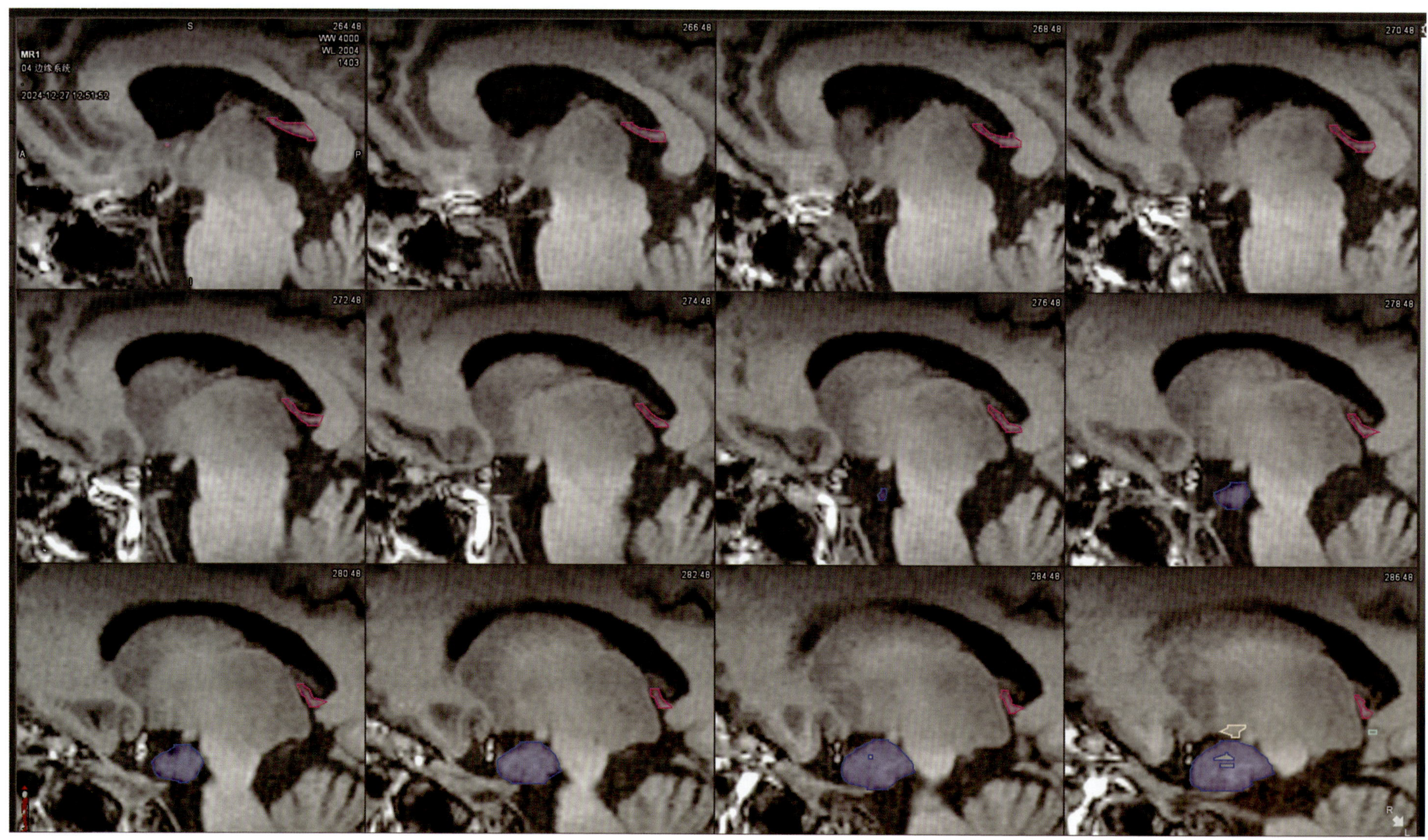

注：■沟回；■穹隆

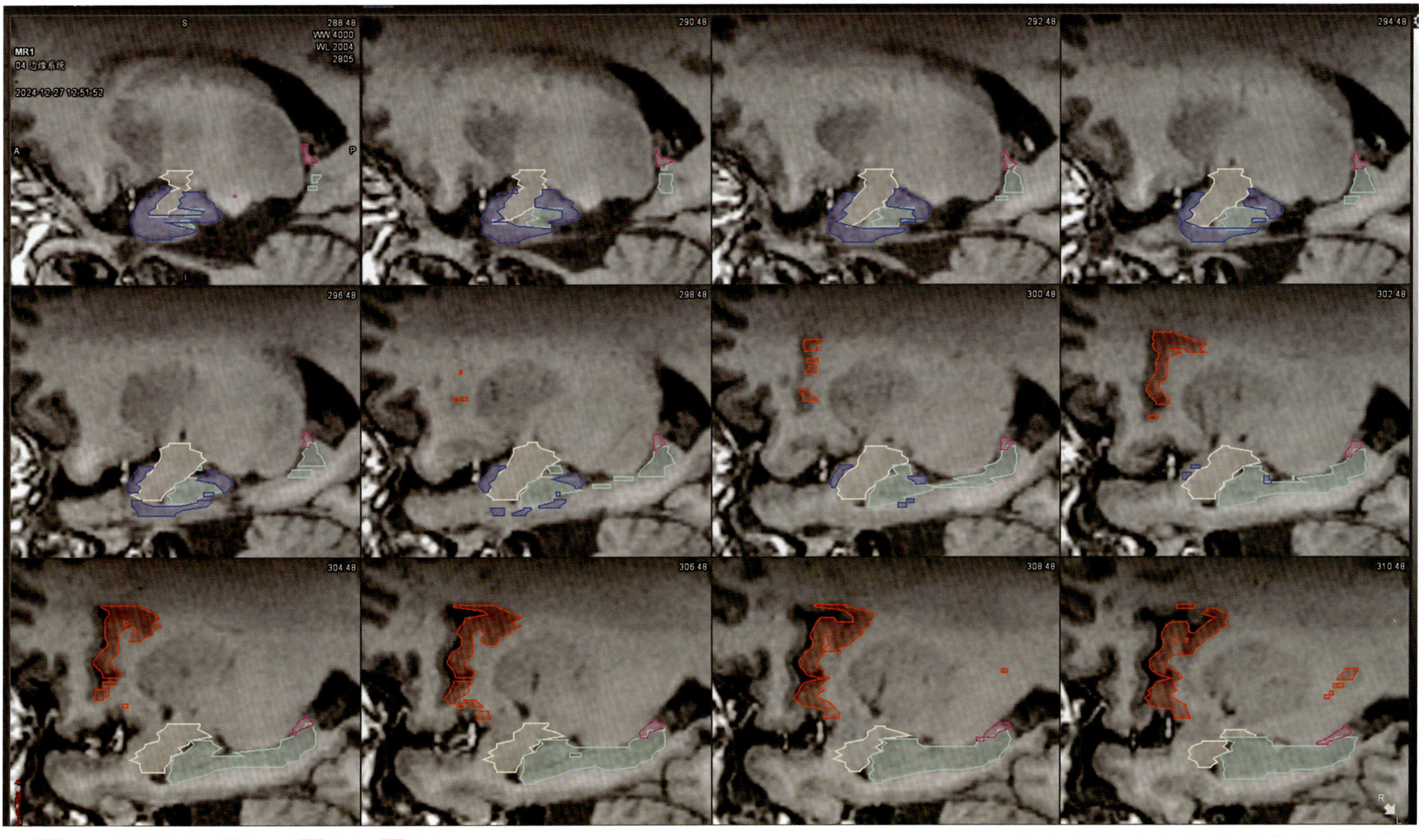

注：沟回；杏仁体；海马；穹隆；岛叶

312 48
WW 4000
WL 2004
2217
MR1
04 边缘系统
2024-12-27 12:51:52
S
A
P
314 48
316 48
318 48
320 48
322 48
324 48
326 48
328 48
330 48
332 48
334 48

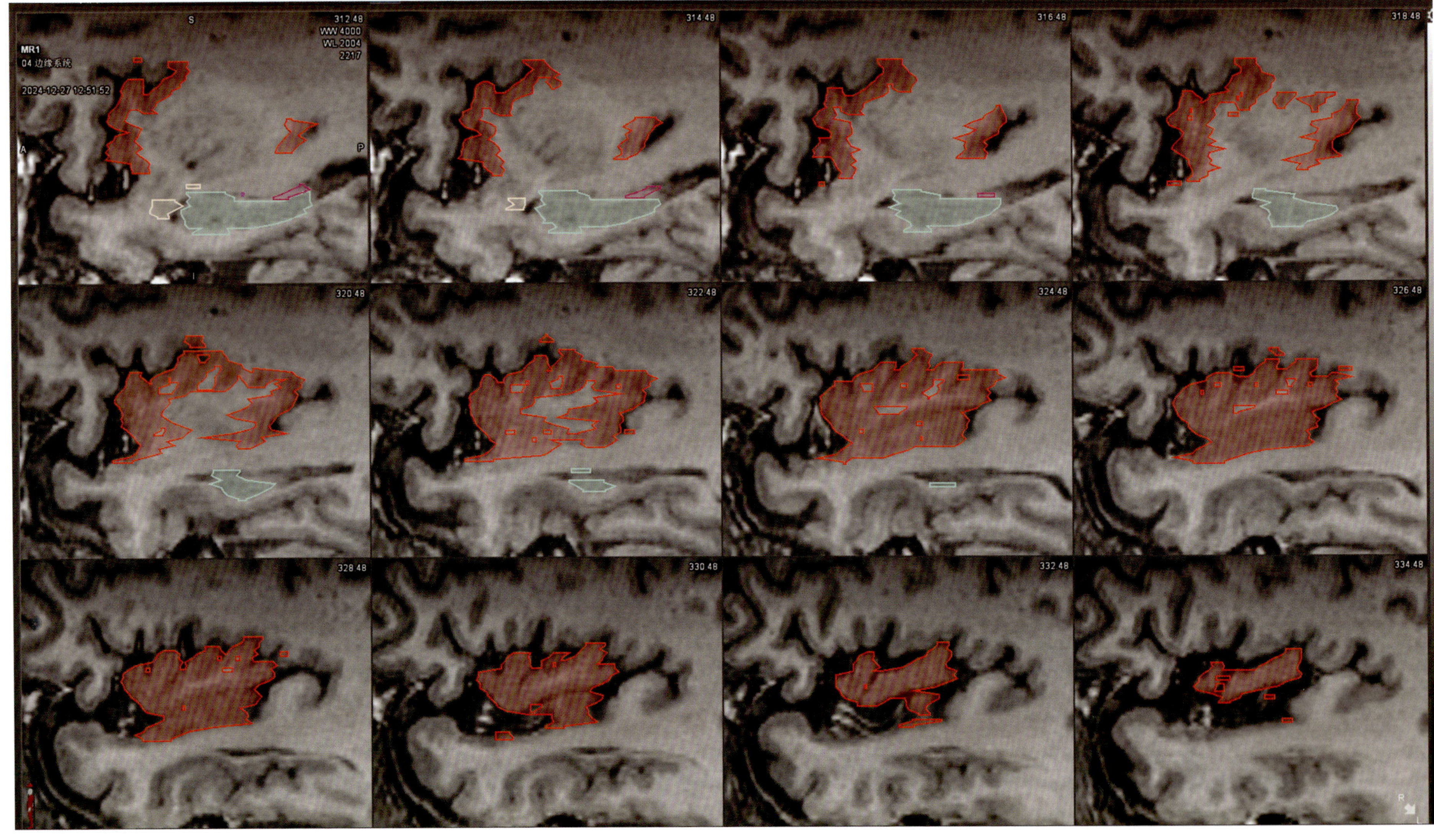

注：杏仁体；海马；穹隆；岛叶

S
336.48
WW 4000
WL 2004
2333
MR1
04 边缘系统
2024-12-27 12:51:52
A
P
338.48
340.48
342.48

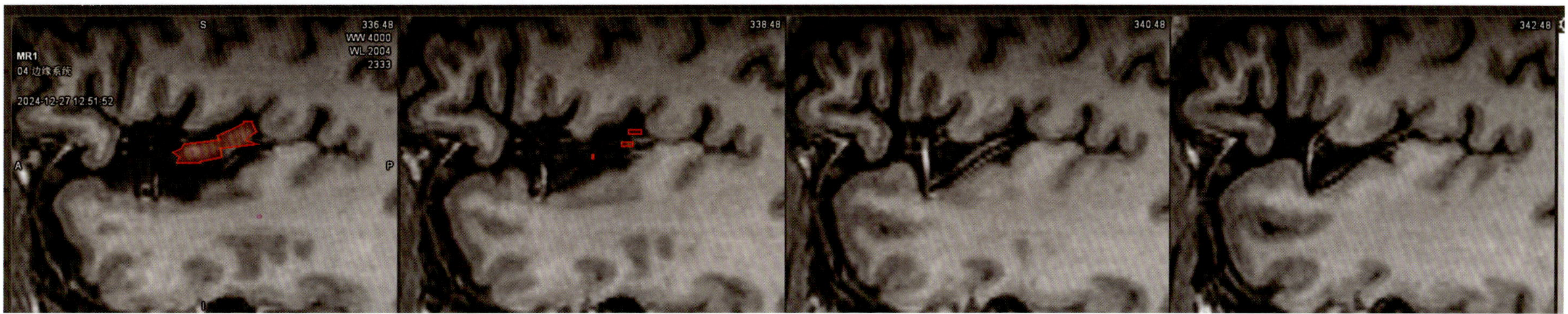

注：岛叶

第8章　小脑及邻近结构 MRI 连续解剖

一、概述

小脑位于颅后窝，居脑桥和延髓背侧，上面平坦，贴近硬脑膜形成的小脑幕，下面中部凹陷，两侧呈半球形隆起。由于小脑纹理与端脑的脑回有显著区别，在 MRI 图像上进行小脑范围的判断相对比较简单。

小脑的上面平坦，下面中部凹陷，容纳延髓。小脑中间部分卷曲称小脑蚓，两侧部分膨大称小脑半球。小脑上、下面均有小脑蚓，前者称为上蚓，后者称为下蚓。下蚓从前向后依次分为小结、蚓垂、蚓锥体和蚓结节。

小结向两侧有绒球脚，与位于小脑半球前缘的绒球相连，是确定其外前上方的前庭蜗神经及面神经定位的主要标志。

近枕骨大孔外上方，蚓垂两侧小脑半球较膨出的部分称小脑扁桃体。

小脑表面有两条深沟，分为 3 叶：小脑上面前 1/3 与后 2/3 交界处的深沟称为原裂。原裂以前的小脑半球和小脑蚓为前叶，原裂以后和小脑下面的大部分为后叶。在小脑下面，后外侧裂是小脑后叶与绒球小结叶的分界。前叶和后叶构成了小脑的主体，称为小脑体。

小脑的白质中心有 4 对核，由内侧向外侧依次为顶核、球状核、栓状核和齿状核。其中顶核最古老，属于原小脑，位于第四脑室顶上方小脑蚓的白质内；球状核和栓状核合称为中间核，在进化上属于旧小脑；齿状核最大，属于新小脑，位于小脑半球的白质内，呈皱褶的袋状，袋口（核门）朝向前内侧，且最容易识别及勾画，所以本书仅仅勾画了齿状核。

二、小脑及邻近结构 MRI 连续解剖——横断面

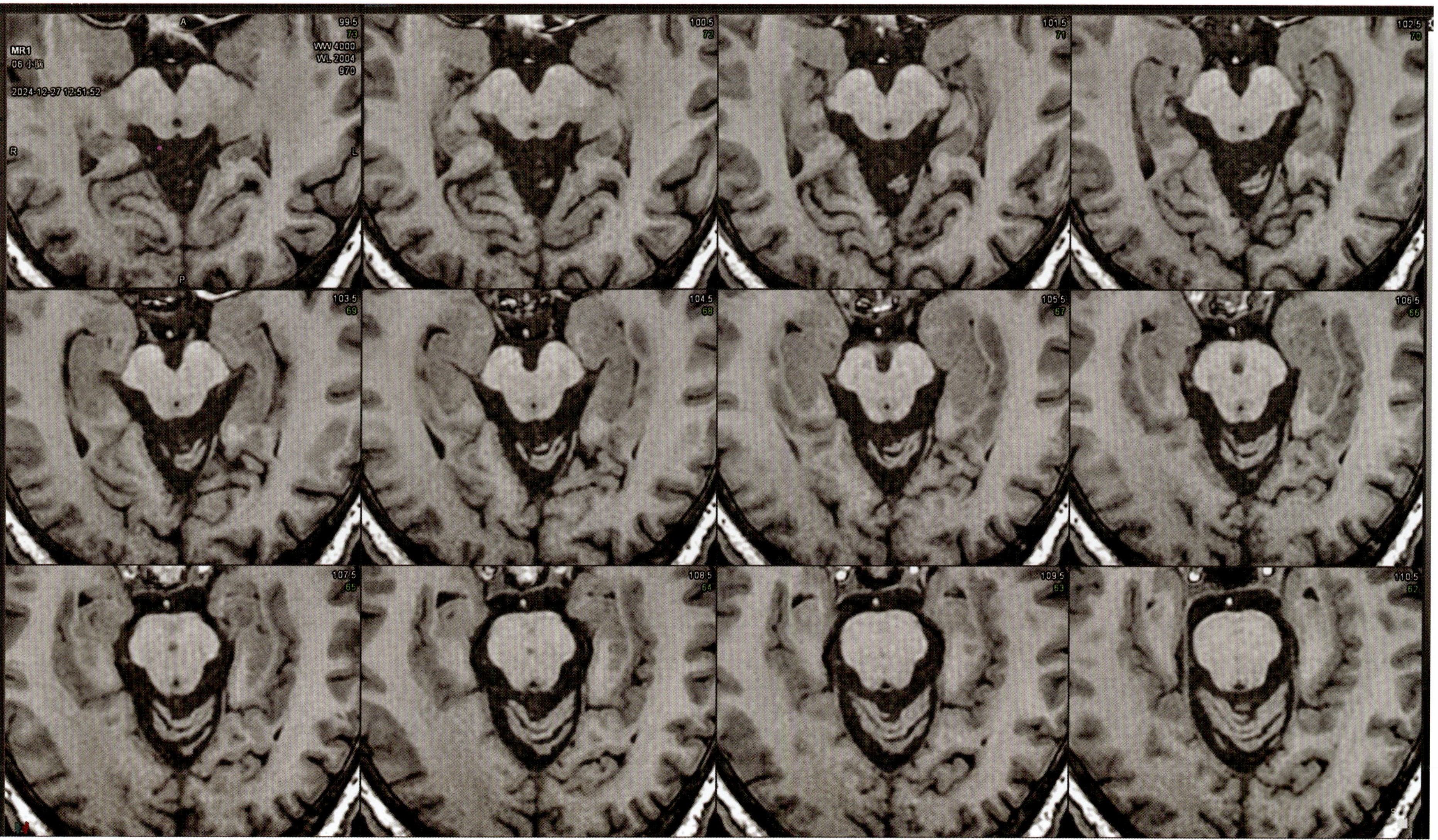

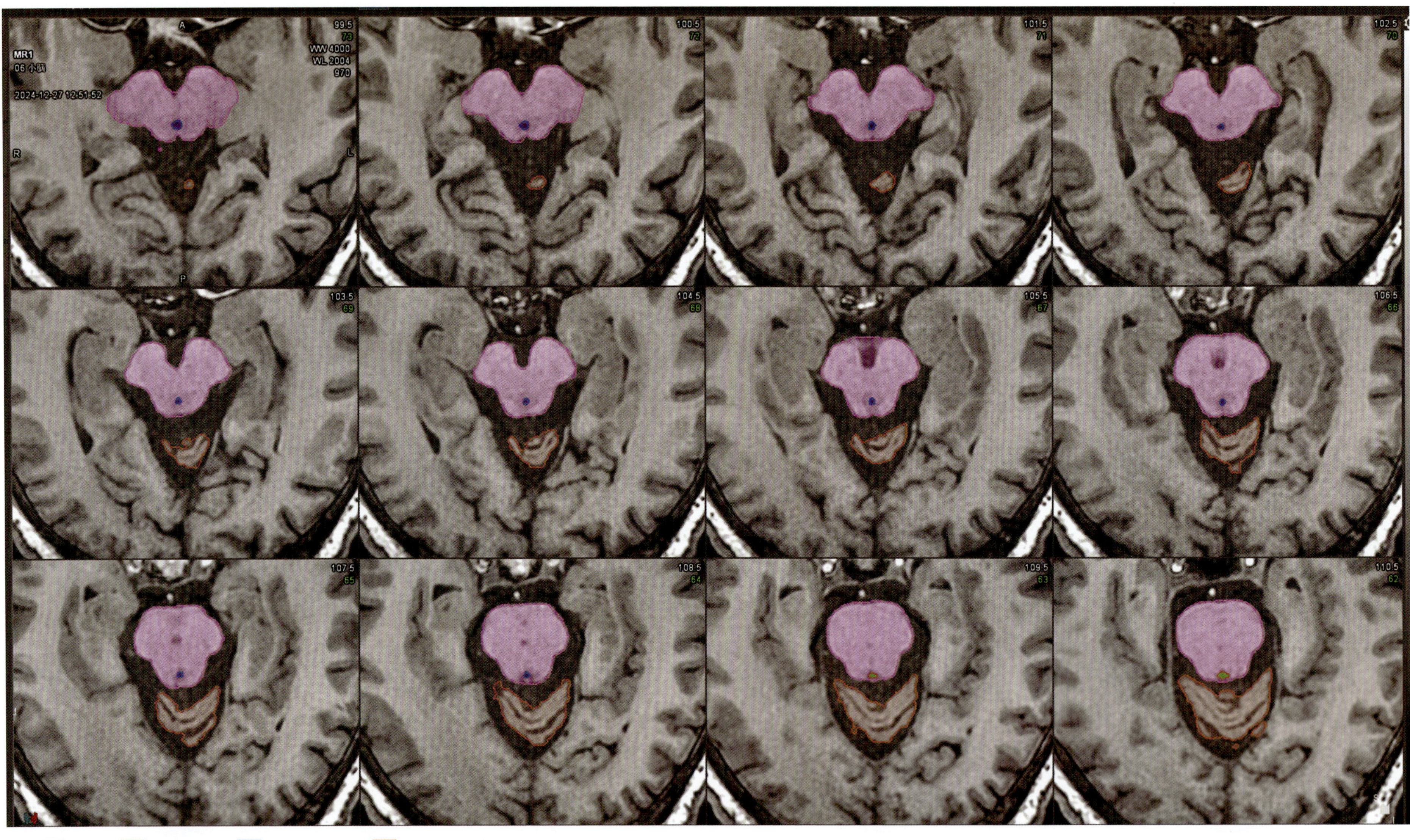

注：脑干；第四脑室；中脑导水管；小脑

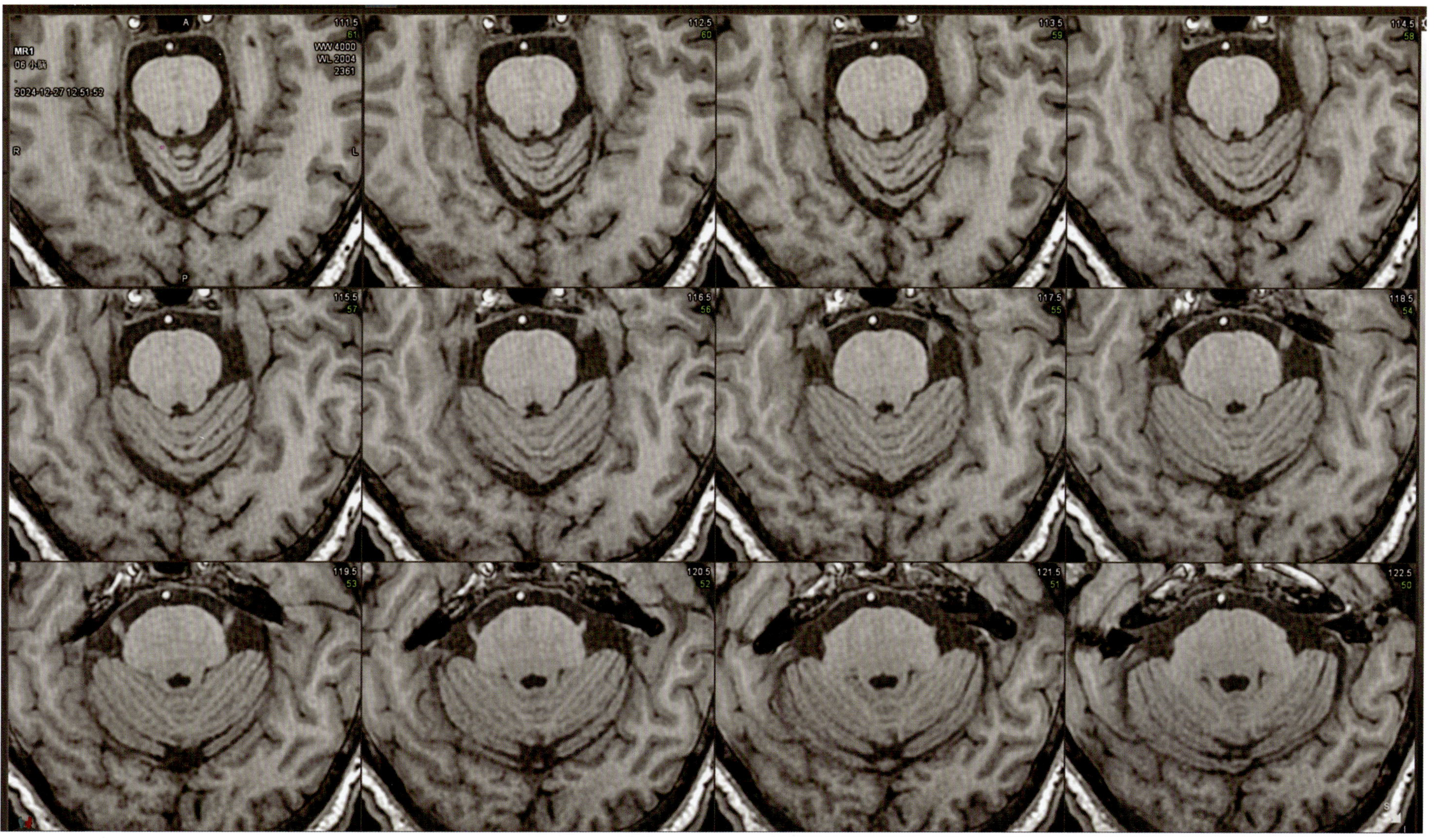

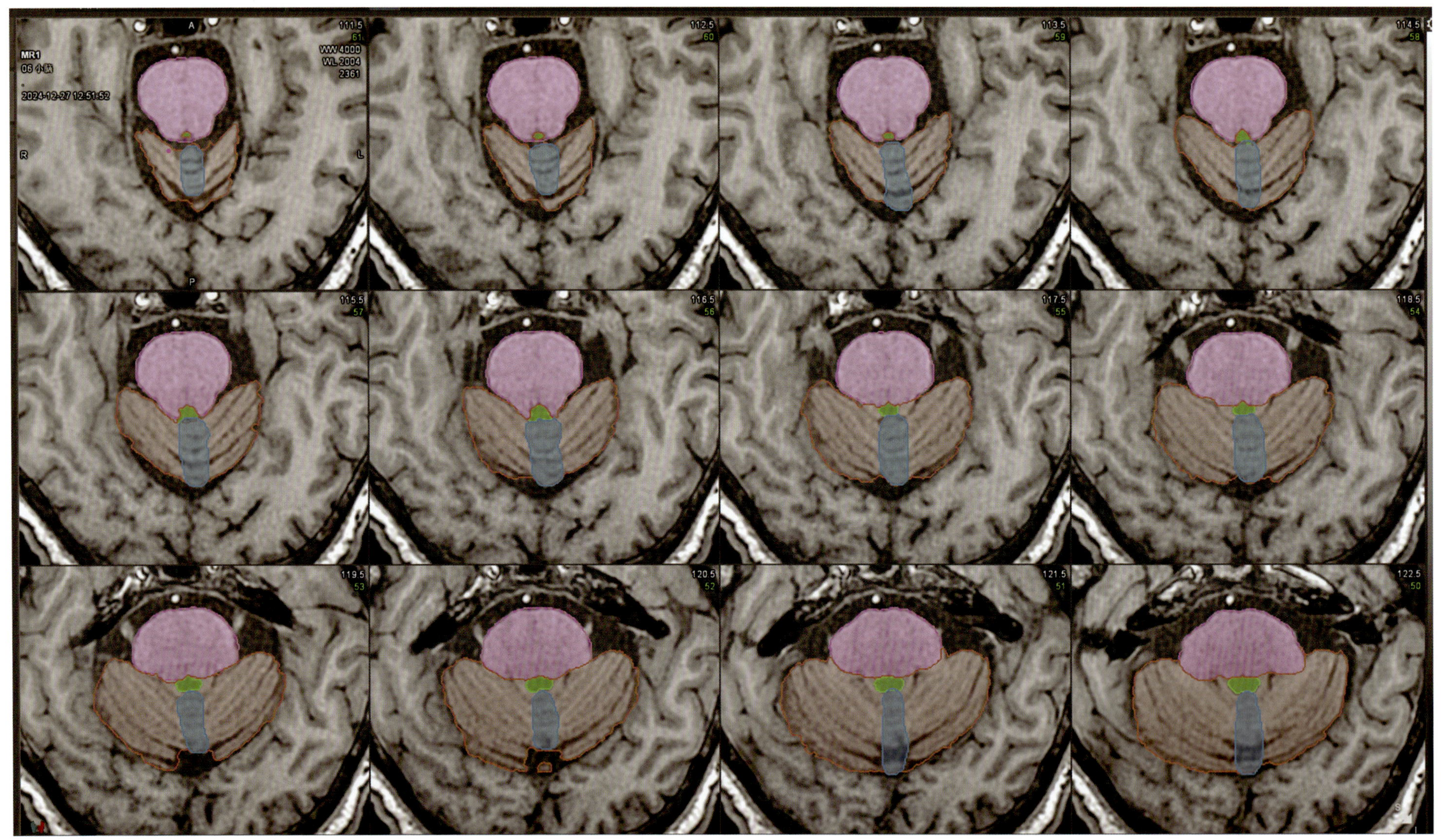

注：脑干；第四脑室；小脑；小脑蚓部

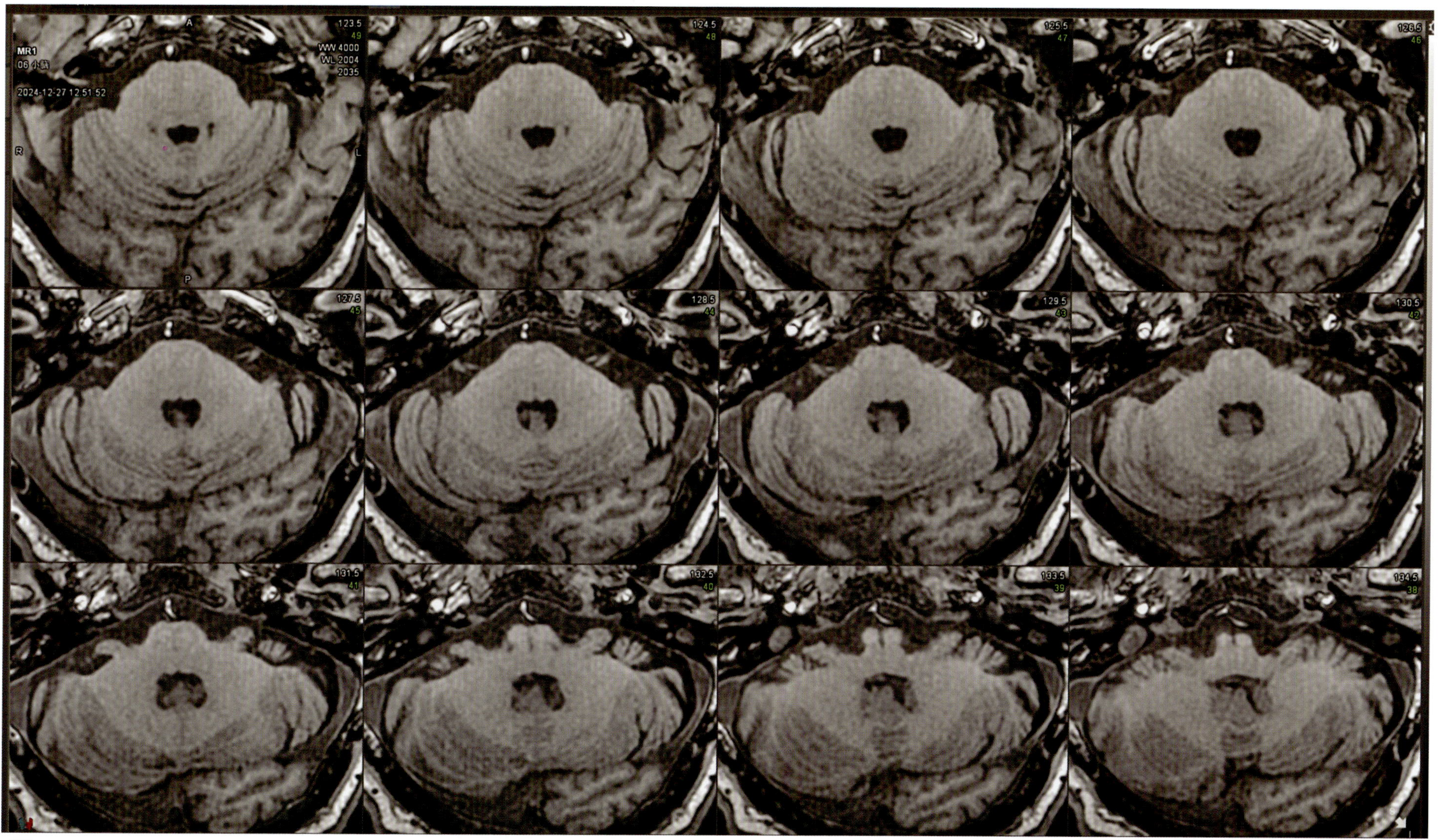

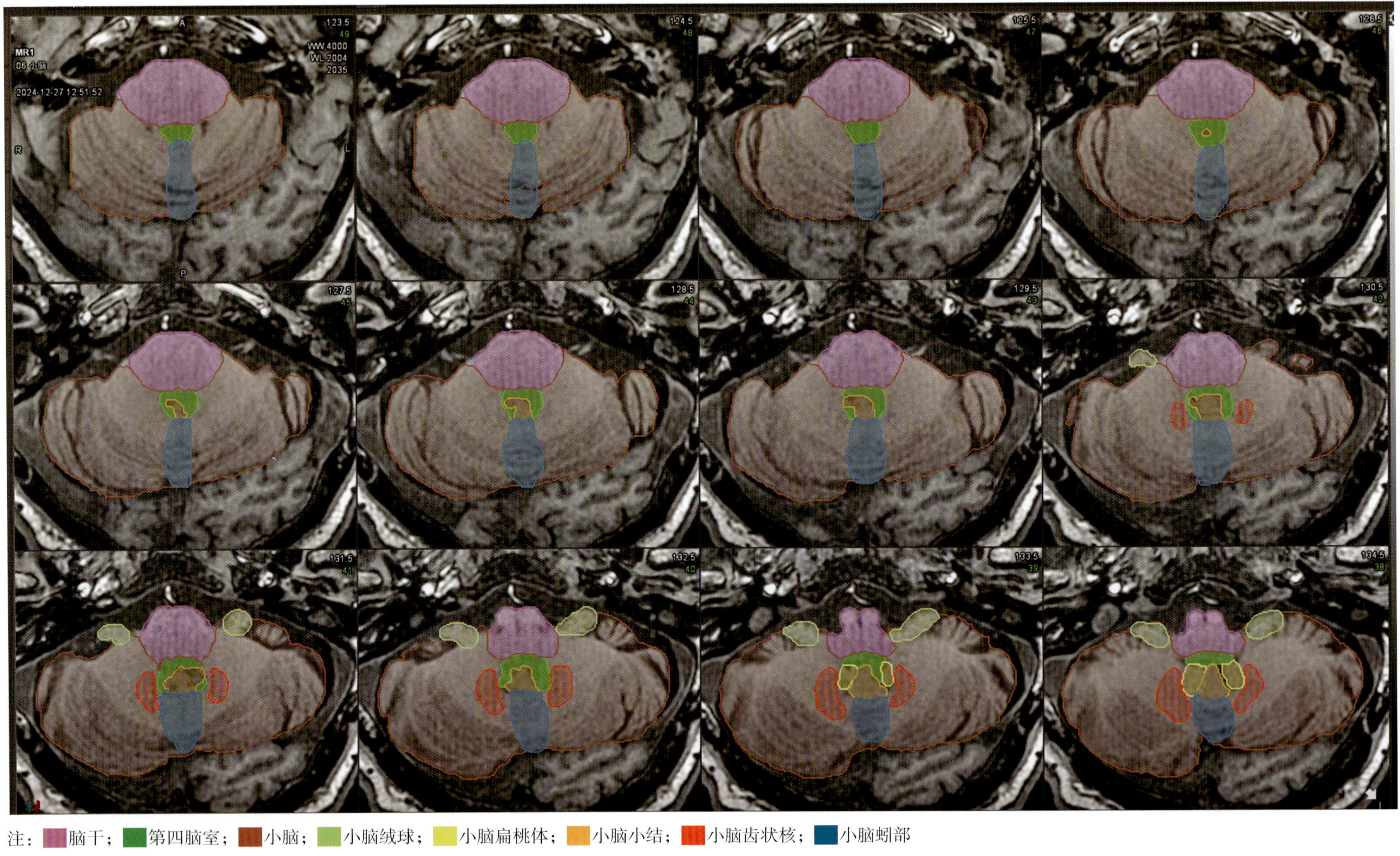

注：脑干；第四脑室；小脑；小脑绒球；小脑扁桃体；小脑小结；小脑齿状核；小脑蚓部

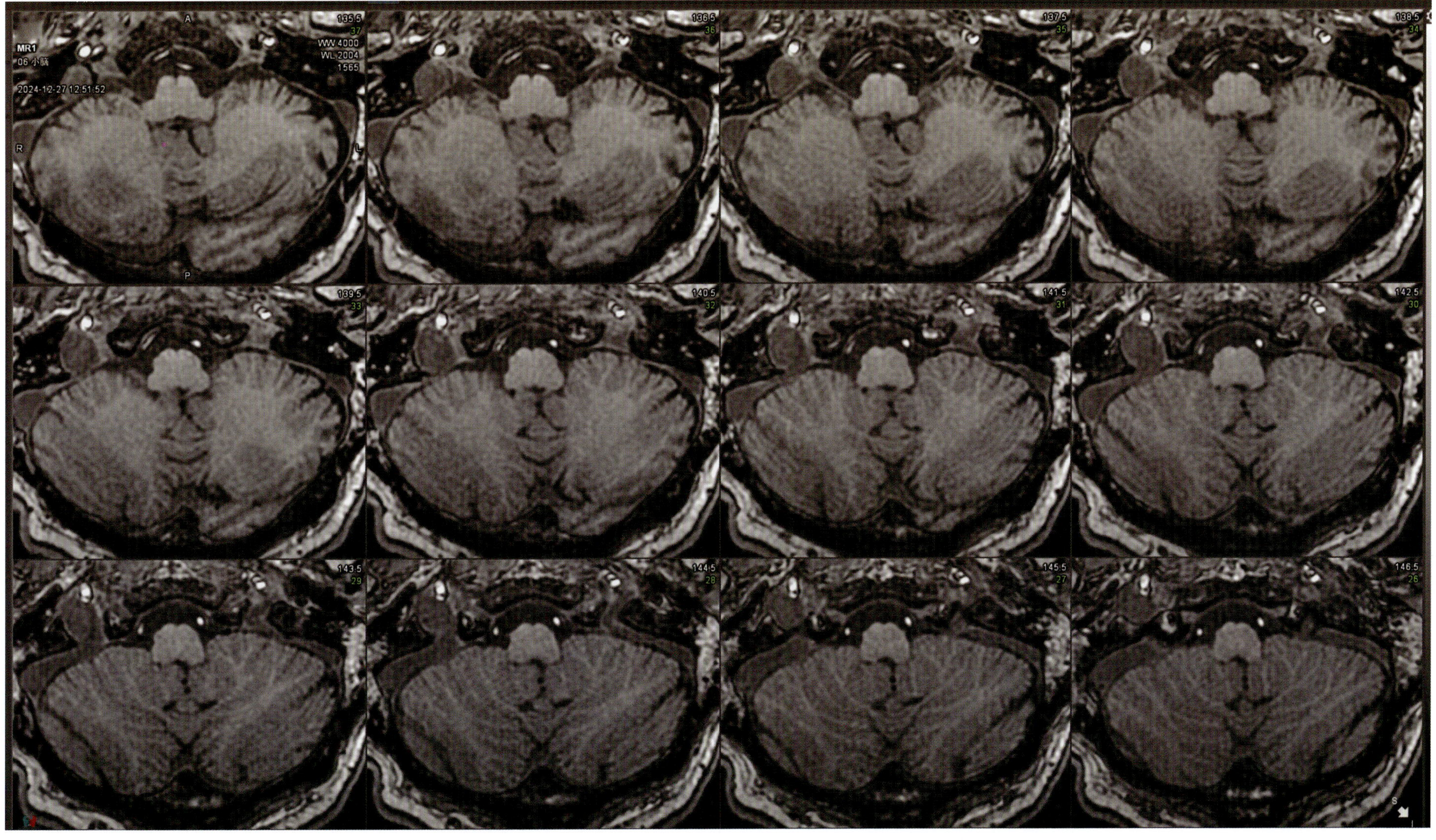

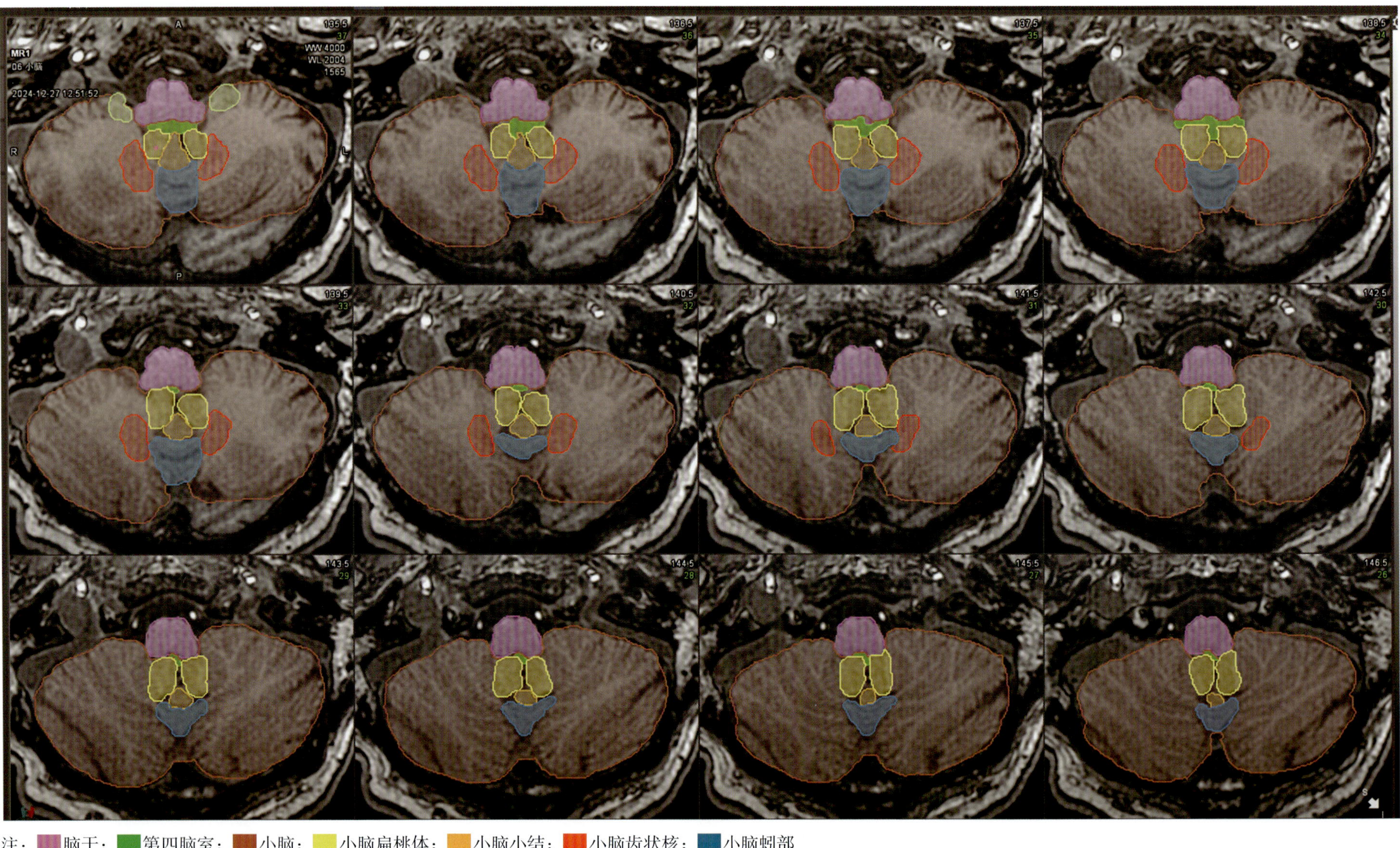

注：脑干；第四脑室；小脑；小脑扁桃体；小脑小结；小脑齿状核；小脑蚓部

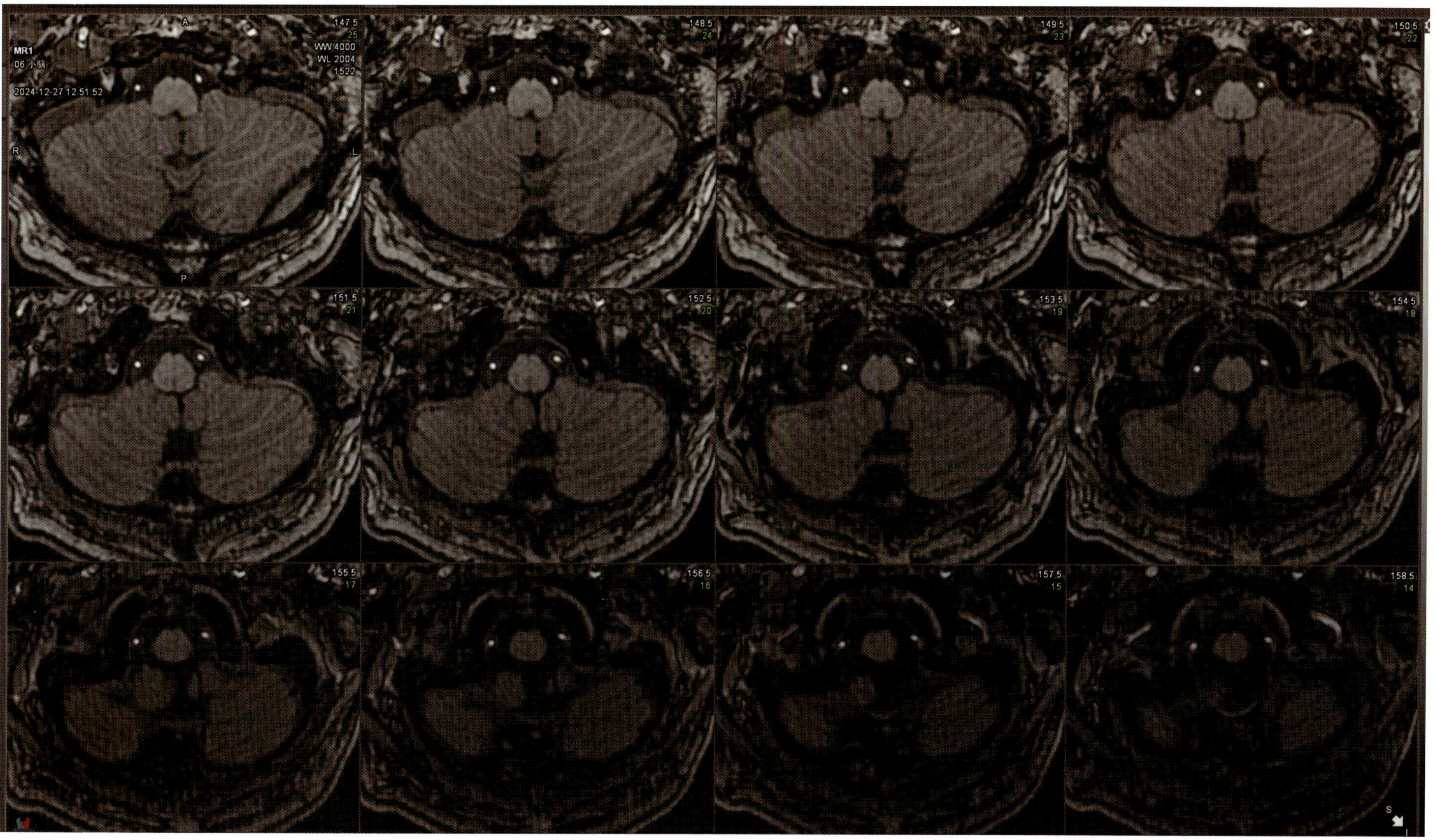

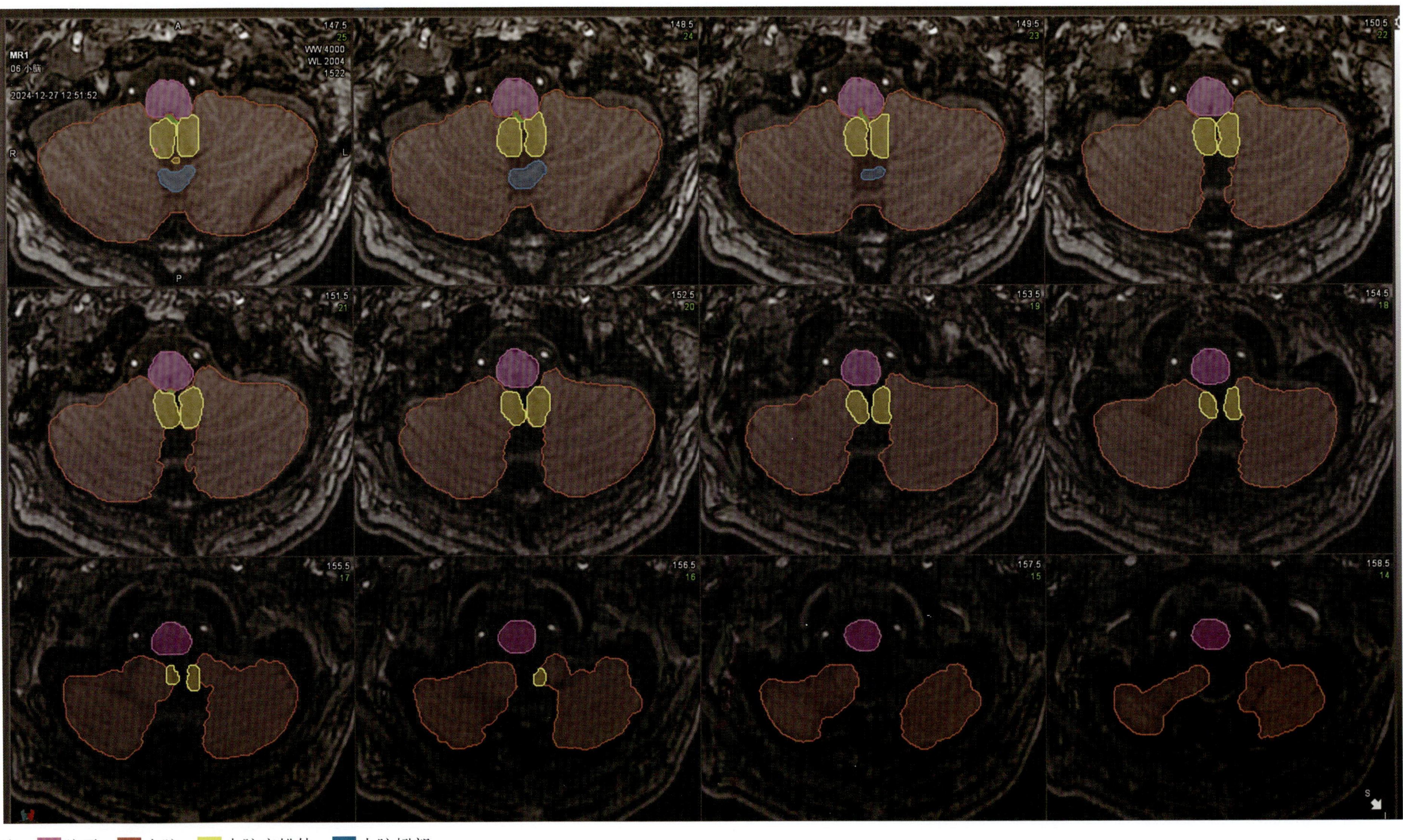

注：脑干；小脑；小脑扁桃体；小脑蚓部

MR1
06 小脑
2024-12-27 12:51:52
159.5
13
WW 2001
WL 1000.5
207
87
160.5
12
161.5
11
162.5
10
610

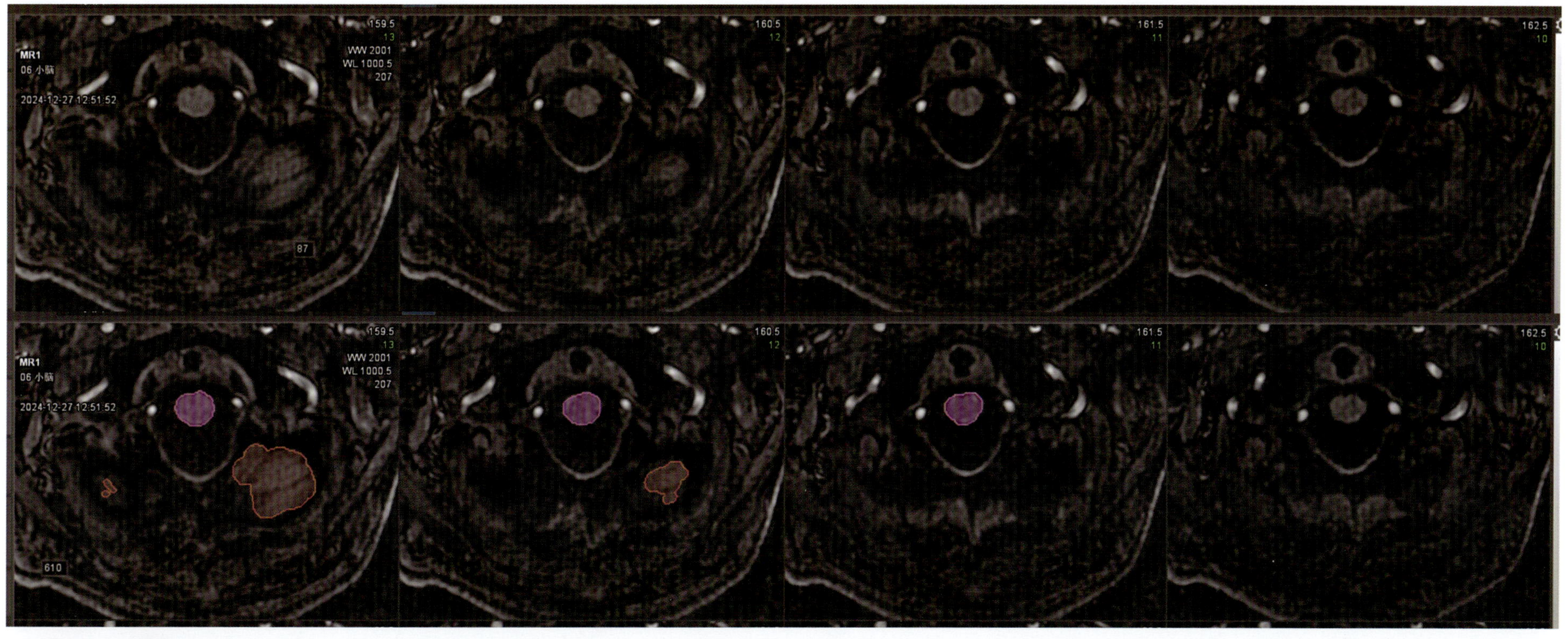

注：脑干；小脑

三、小脑及邻近结构 MRI 连续解剖——冠状面

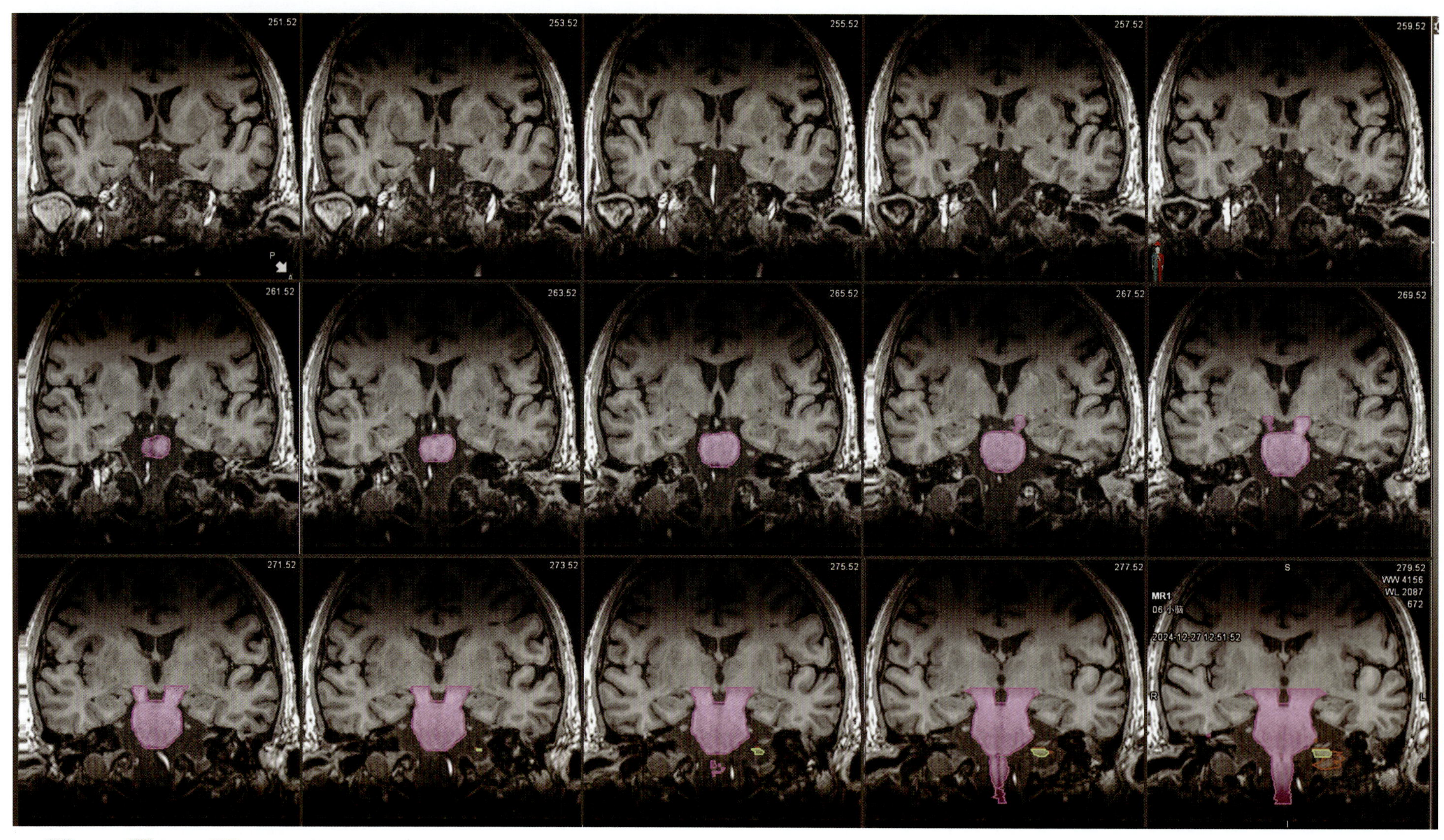

注：脑干；小脑；小脑扁桃体

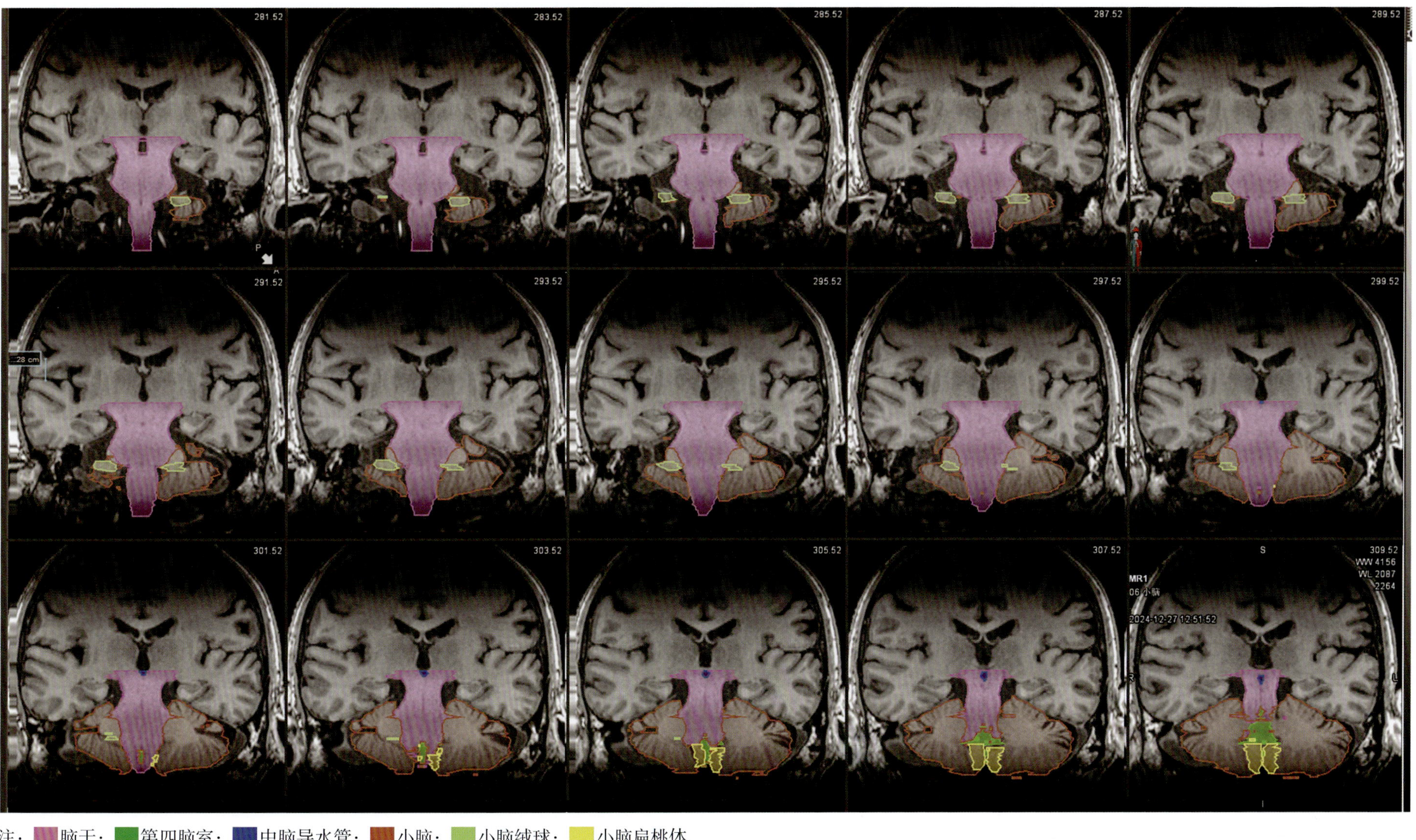

注：脑干；第四脑室；中脑导水管；小脑；小脑绒球；小脑扁桃体

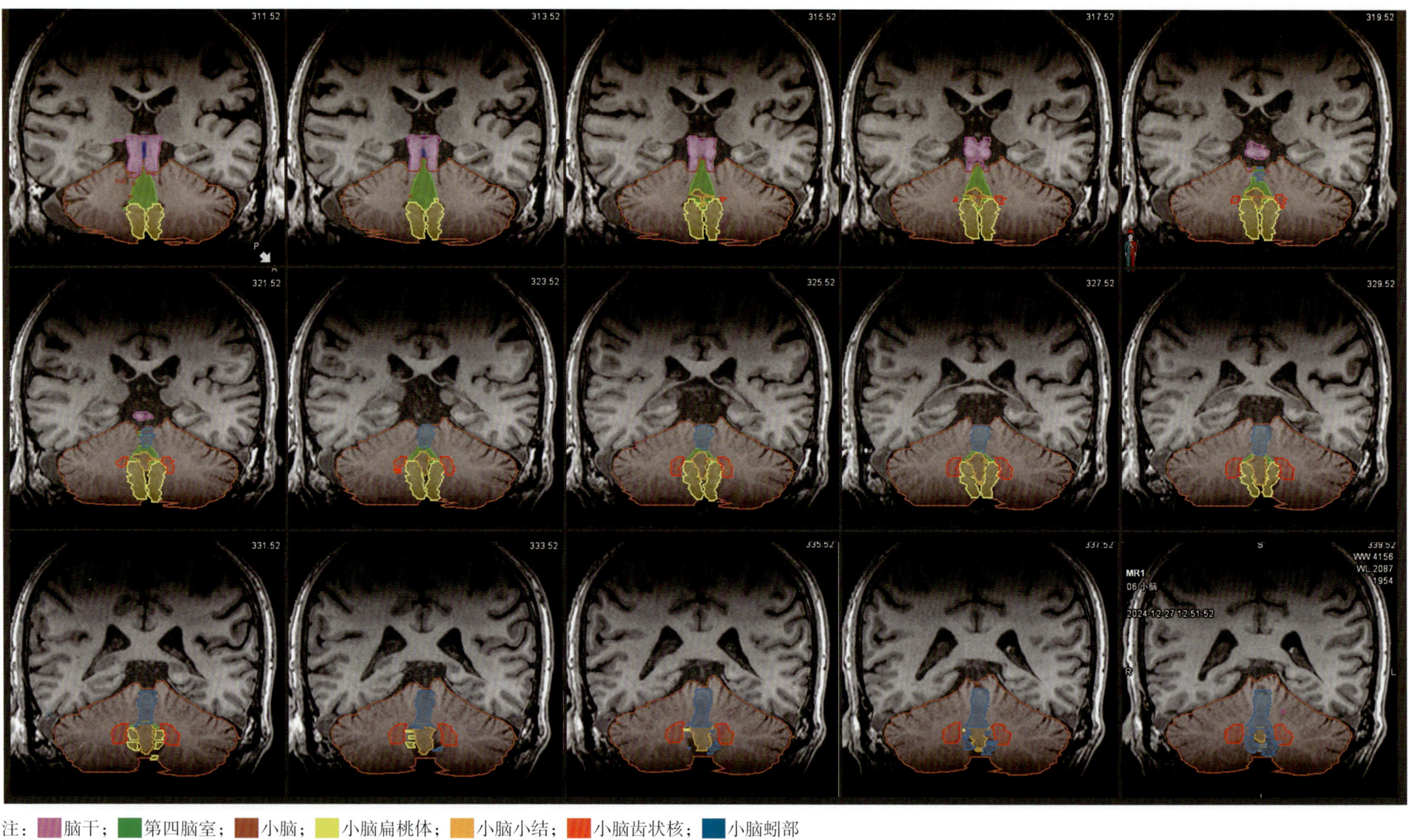

注：脑干；第四脑室；小脑；小脑扁桃体；小脑小结；小脑齿状核；小脑蚓部

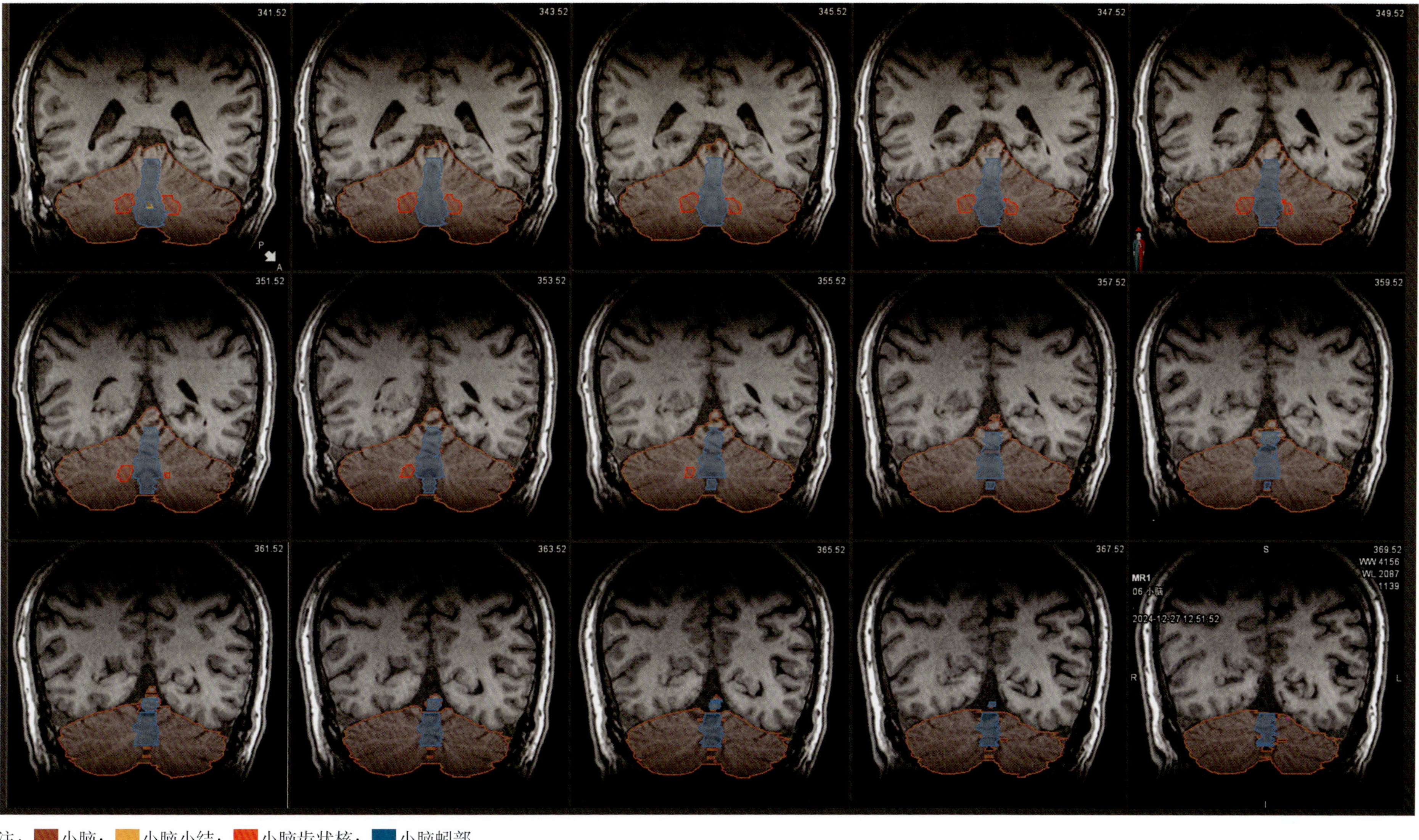

注：小脑；小脑小结；小脑齿状核；小脑蚓部

371.52
373.52
375.52
377.52
379.52
381.52
383.52
385.52
387.52
389.52
391.52
393.52
395.52
397.52
399.52
WW 4156
WL 2087
1196
S
L

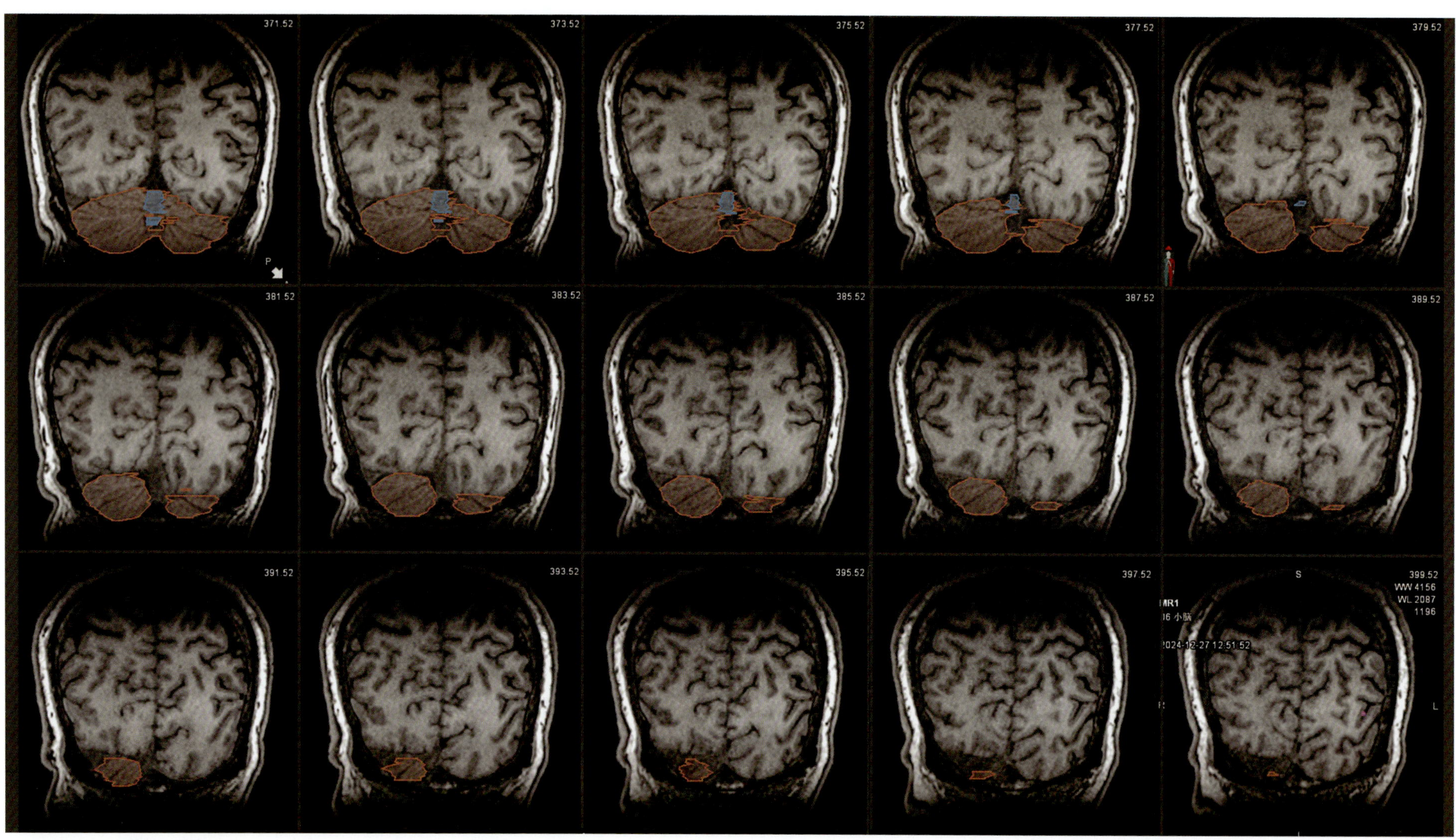

注：▇小脑；▇小脑蚓部

四、小脑及邻近结构 MRI 连续解剖——矢状面

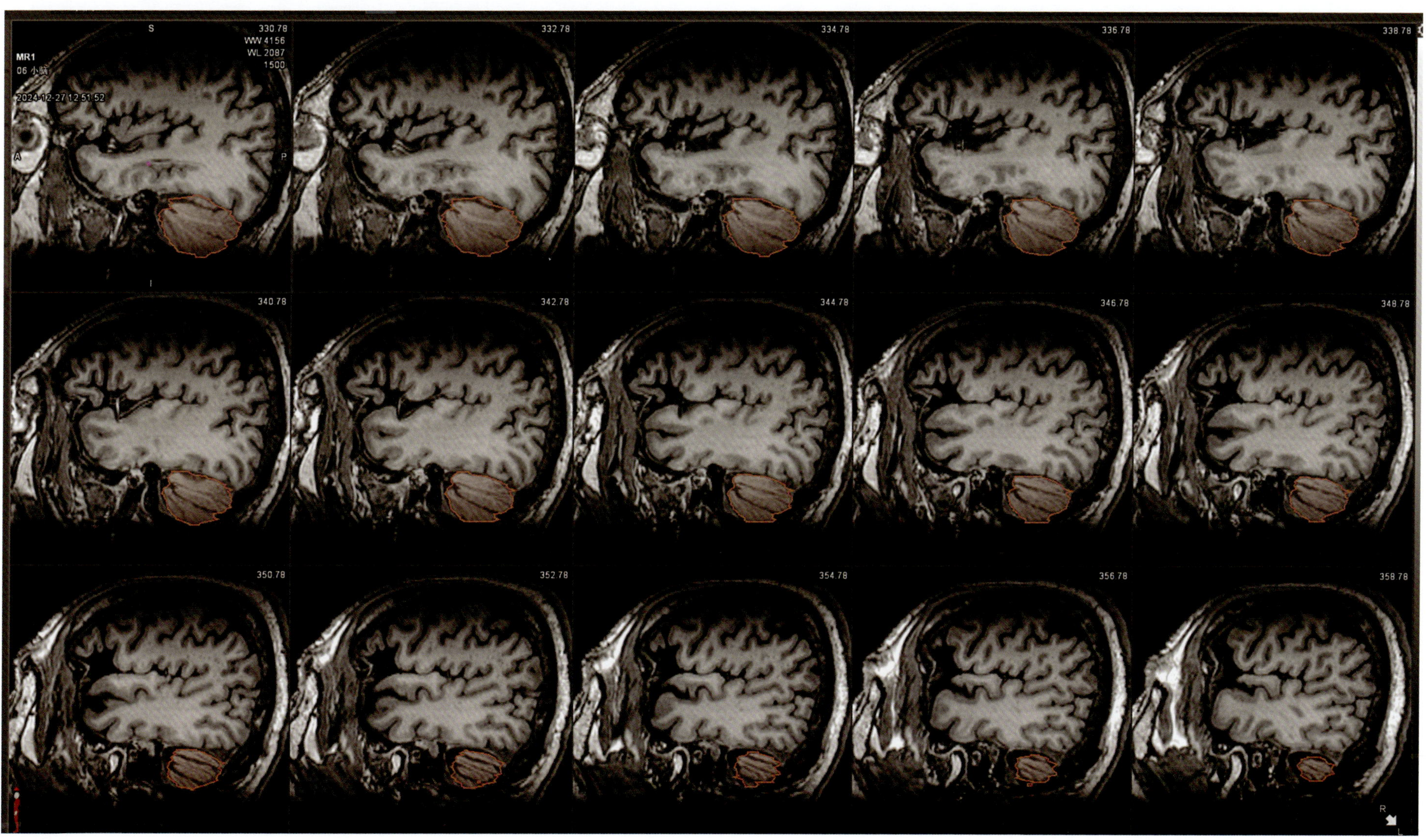

注：小脑

S
150.78
WW 4156
WL 2087
1585
MR1
06 小脑
2024-12-27 12:51:52
A
P
I
152.78
154.78
156.78
158.78
160.78
162.78
164.78
166.78
168.78
170.78
172.78
174.78
176.78
178.78
R

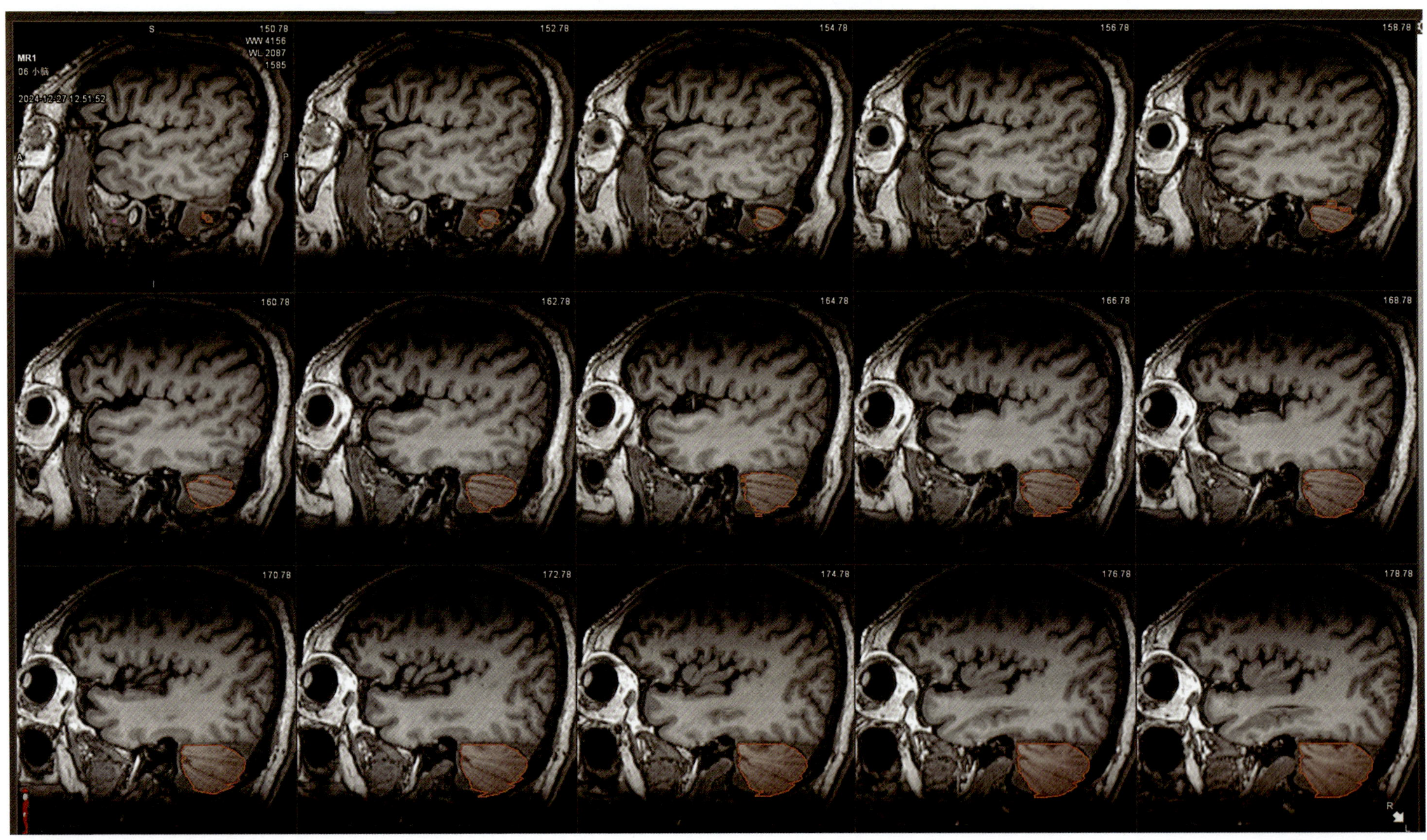

注：小脑

S
180.78
WW 4156
WL 2087
1928
MR1
06 小脑
2024-12-27 12:51:52
A
P
182.78
184.78
186.78
188.78
190.78
192.78
194.78
196.78
198.78
200.78
202.78
204.78
206.78
208.78
R

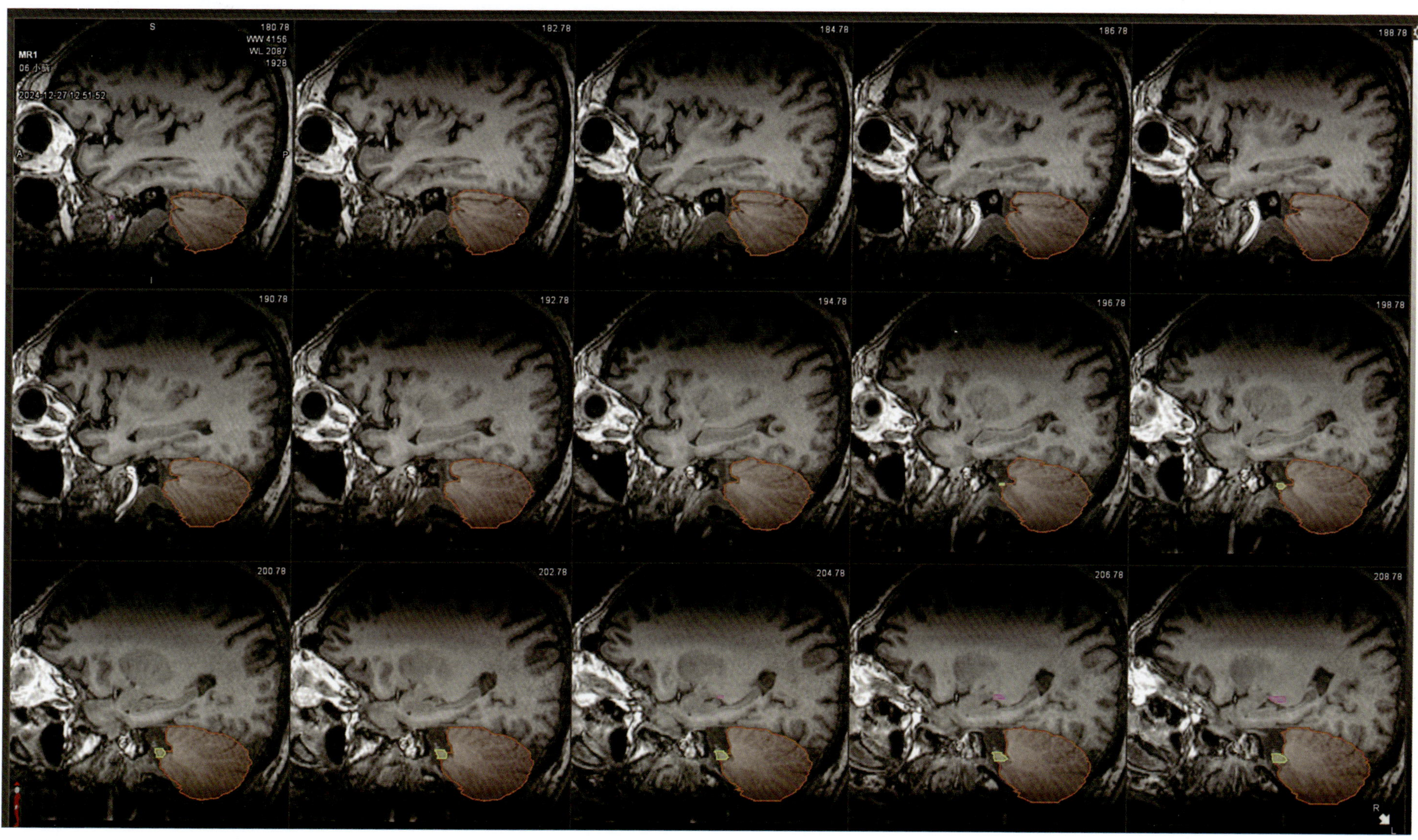

注：脑干；小脑；小脑扁桃体

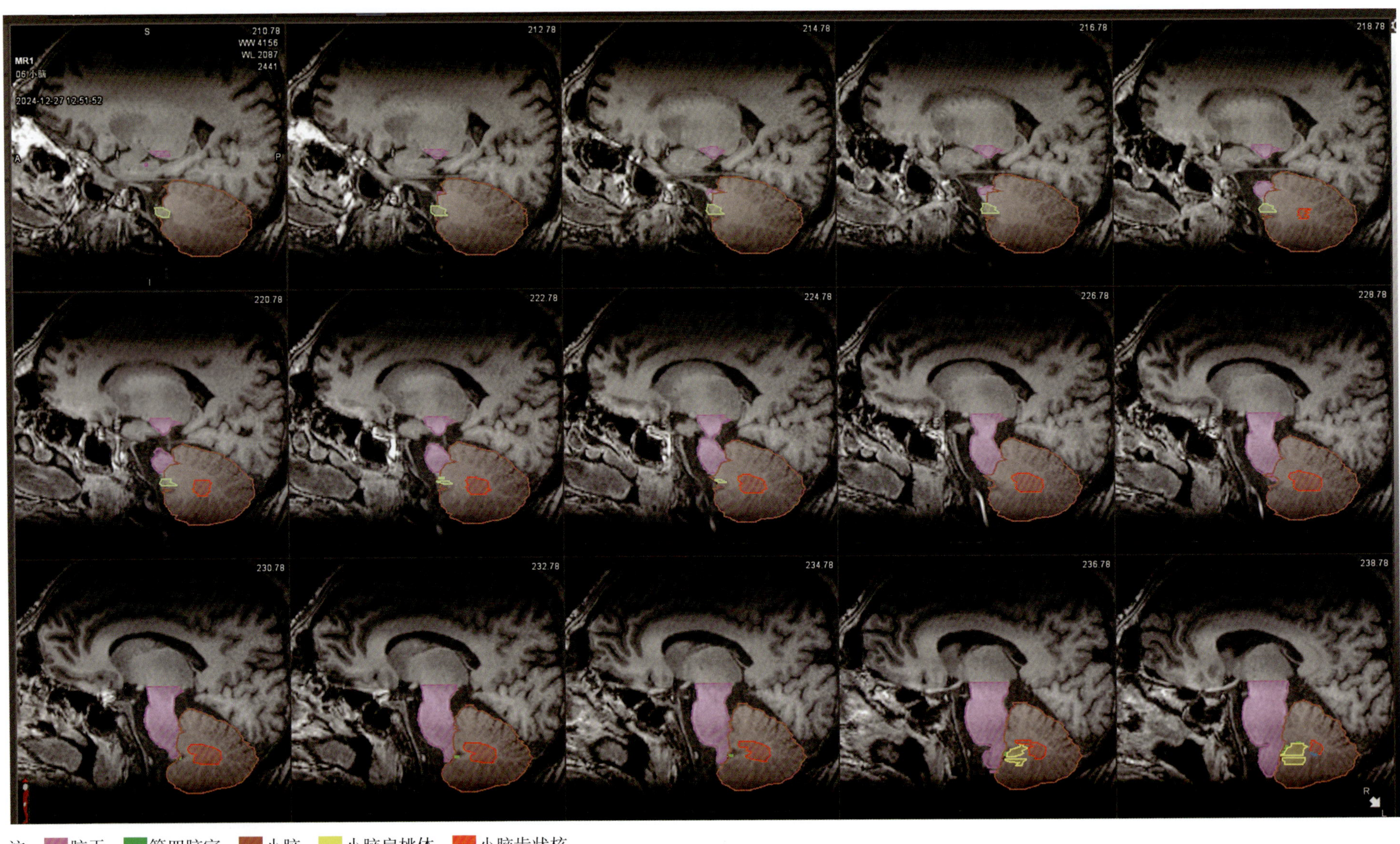

注：脑干；第四脑室；小脑；小脑扁桃体；小脑齿状核

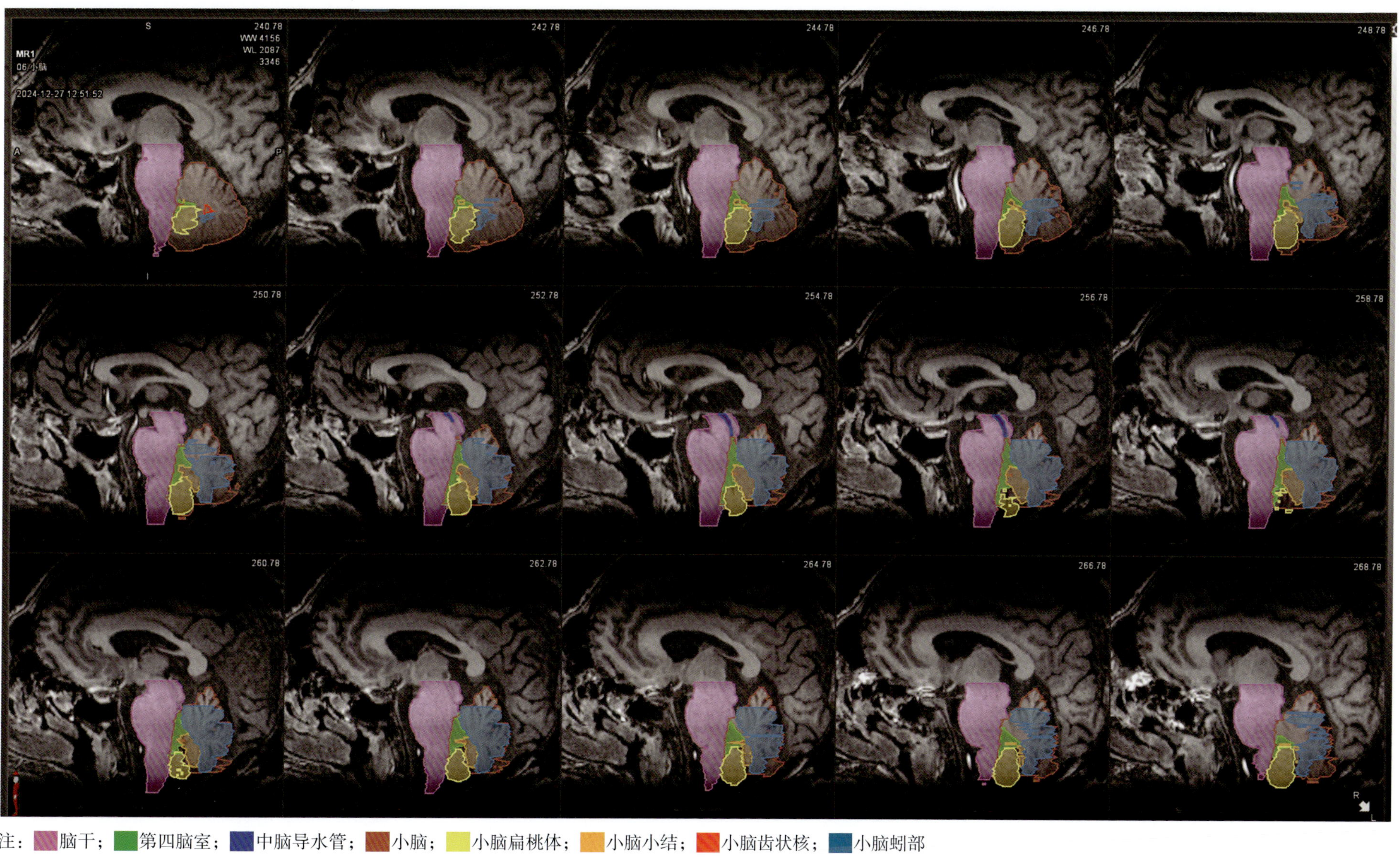

注：脑干；第四脑室；中脑导水管；小脑；小脑扁桃体；小脑小结；小脑齿状核；小脑蚓部

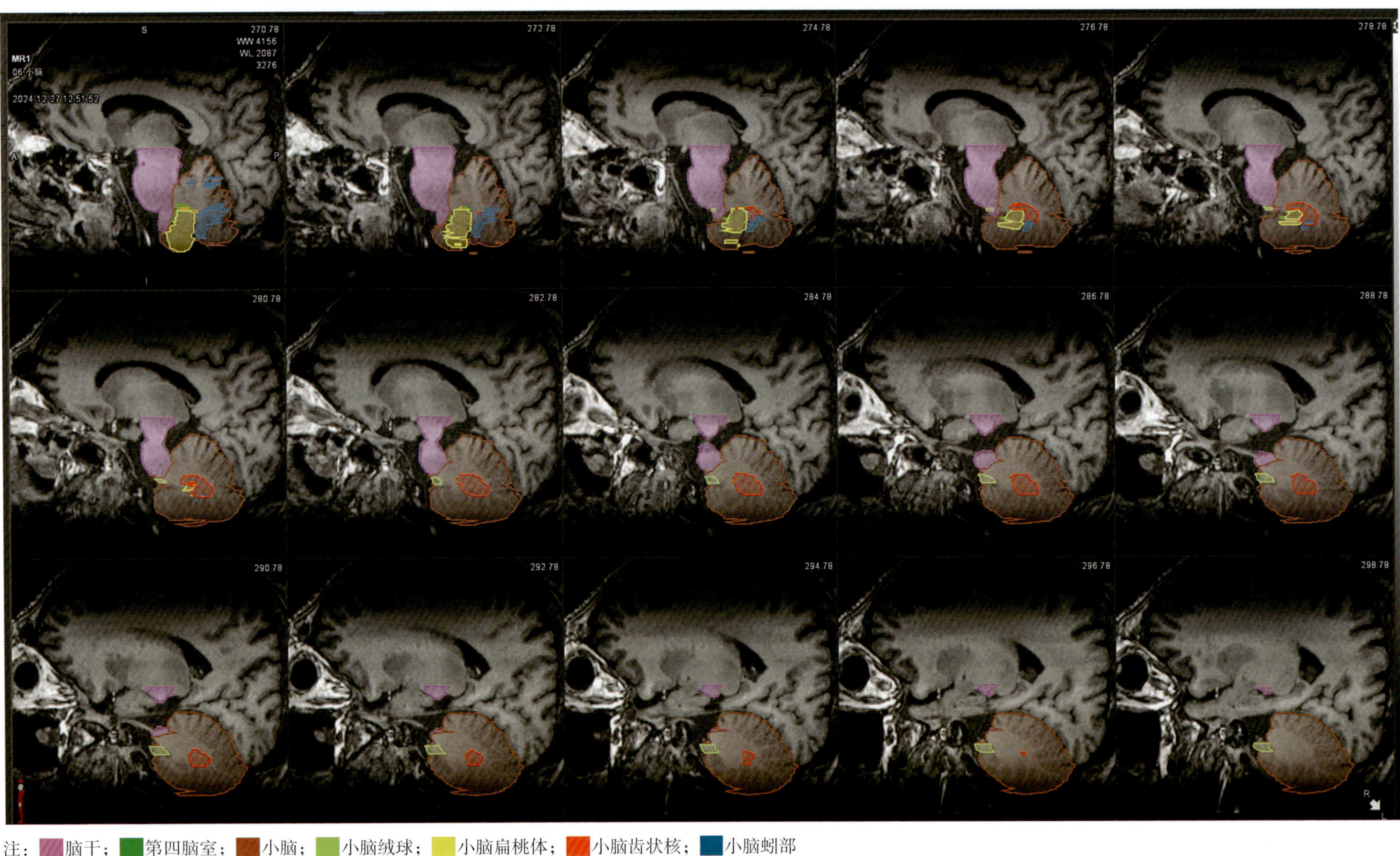

注：脑干；第四脑室；小脑；小脑绒球；小脑扁桃体；小脑齿状核；小脑蚓部

S
300.78
WW 4156
WL 2087
1850
MR1
06 小脑
2024-12-27 12:51:52
A
P
I
302.78
304.78
306.78
308.78
310.78
312.78
314.78
316.78
318.78
320.78
322.78
324.78
326.78
328.78
R

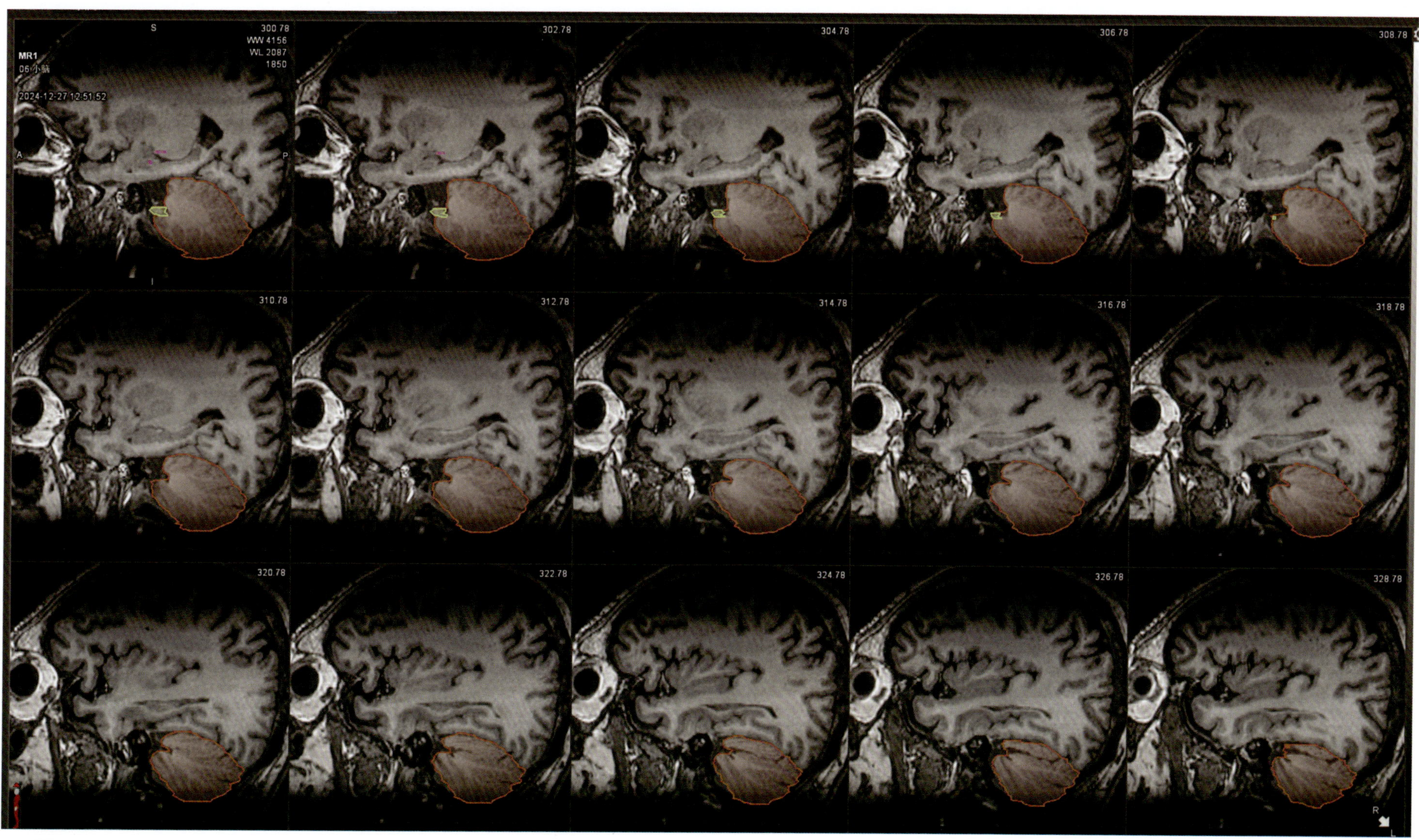

注：小脑；小脑扁桃体

S
330.78
WW 4156
WL 2087
1500
MR1
06 小脑
2024-12-27 12:51:52
A
P
332.78
334.78
336.78
338.78
340.78
342.78
344.78
346.78
348.78
350.78
352.78
354.78
356.78
358.78
R

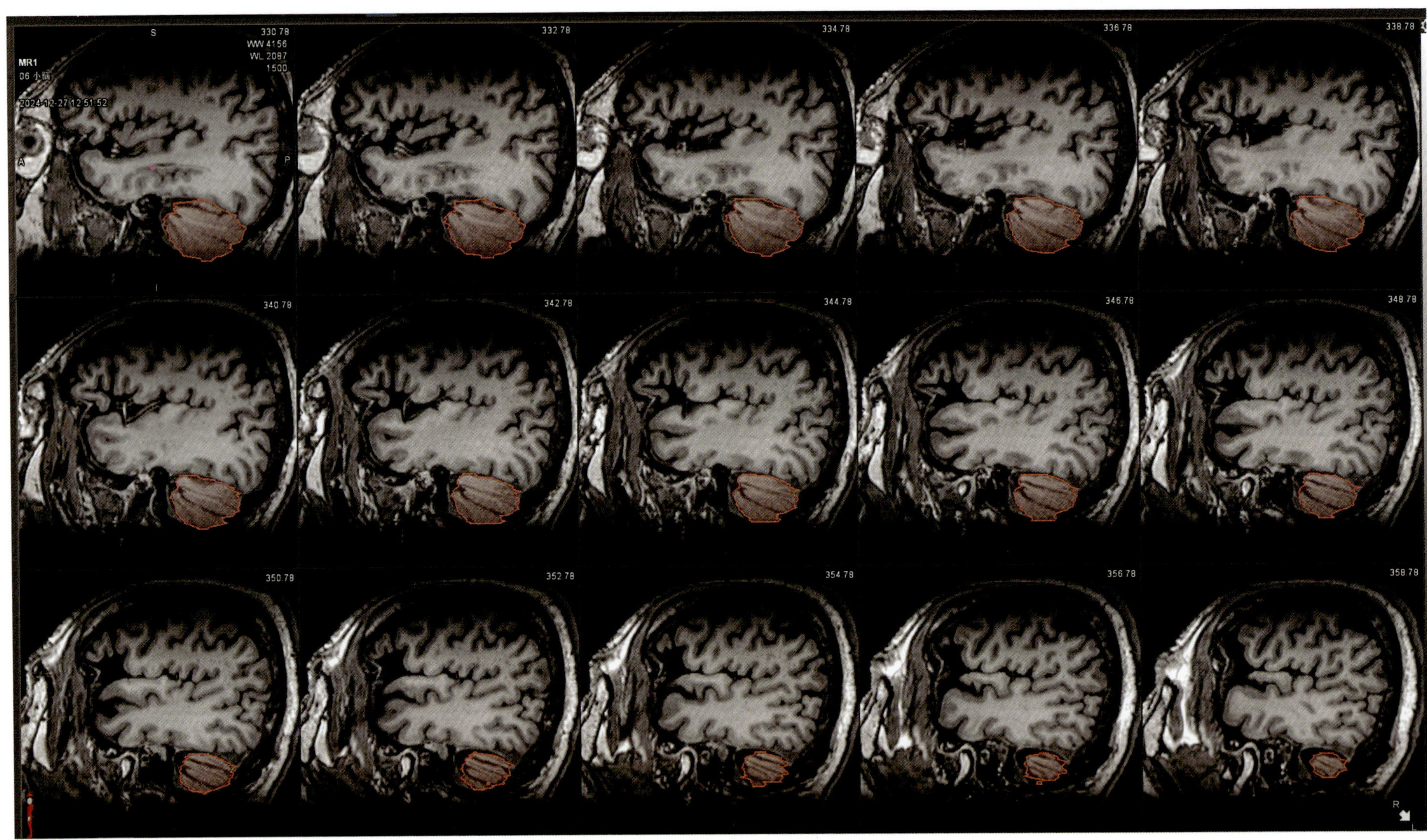

注：▇小脑

S
360.78
WW 4156
WL 2087
2452
MR1
06 小脑
2024-12-27 12:51:52
P
362.78
364.78
366.78
368.78

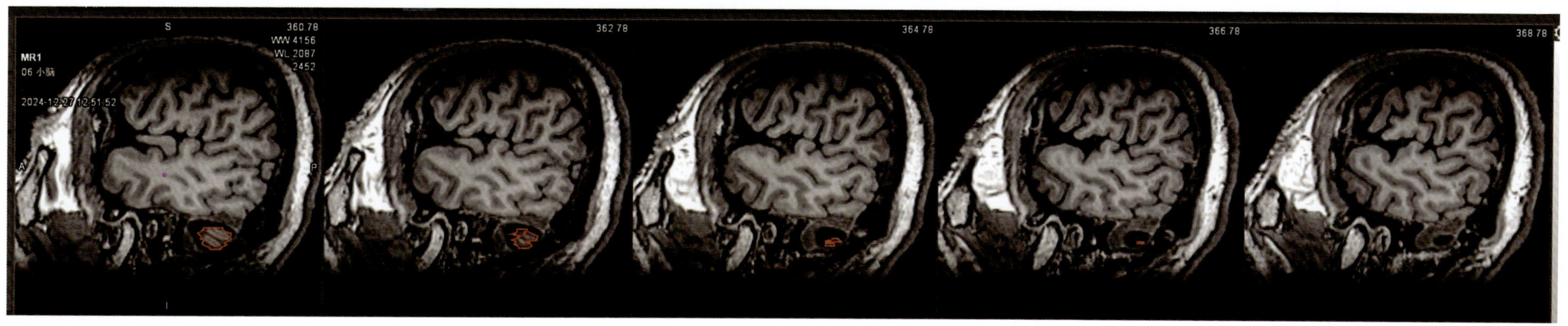

注：小脑

第9章 脑干及邻近结构 MRI 连续解剖

一、概述

脑干为一个小体积结构，有大量的运动核和感觉核聚集，脑干具有非常重要的功能。脑干从下往上由延髓、脑桥和中脑 3 部分组成。在脑干中央部，脑干 3 个部分均具有的结构被称为被盖。

（一）中脑

中脑相对较窄，向上延续为间脑。脑桥与延髓类似，趴在枕骨基底部斜坡上，延髓向下经过枕骨大孔与脊髓相续。

中脑位于脑桥上方，颅中窝和颅后窝连接处，为脑干中最小的部分。中脑内具有大量神经纤维束，分为两个主要部分：大脑脚和顶盖四叠体。中脑内有中脑导水管穿过，连接第三脑室和第四脑室，管内含有脑脊液。在断层图像确定中脑的上端存在困难，一般以第三脑室与中脑导水管断离层面为中脑的顶端层面。

导水管周围灰质：又称中央灰质，属于顶盖和被盖之间环绕中脑导水管的一片灰质区。导水管周围灰质本身可以分为 4 个区，即内侧区、腹外侧区、背外侧区和背侧区。内侧区紧紧围绕中脑导水管周围，神经元较小，多呈梭形或三角形，排列较稀疏；背侧区位于中脑导水管的背方，神经元中等大小，呈梭形、三角形或菱形；腹外侧区位于内侧区的腹外侧部，含有各种类型的神经元，但以大神经元为多见；背外侧区位于腹外侧区的背侧部，其内以中、小型神经元为多见。导水管周围灰质形态变化多样，可呈星芒状。

中脑导水管后部为顶盖，构成中脑顶部或背侧面。顶盖包括 4 个圆形的小突起，称为丘。上面一对称为上丘，为视觉反射中枢，可协调眼与头颈部的运动。下面一对称为下丘，为听觉传导路的中继站，向丘脑传递听觉信息。上丘与下丘在矢状面影像上有明显的凹陷分界线。建议在标记上下丘的时候参考矢状面影像。

中脑导水管前部为两个粗大的大脑脚，含有黑色素沉积的黑质结构。黑质与多巴胺的产生有关，多巴胺为脑内控制骨骼肌反射的神经递质。黑质位于中脑的大脑脚底和被盖之间，见于中脑的全长，并延伸至间脑尾部。

黑质从切面上看可以分为两部分，即背侧的致密部和腹侧的网状部。致密部由密集的大多角细胞和锥体细胞组成，细胞内含黑色素颗粒。网状部紧靠大脑脚底，细胞含有丰富铁元素而不含黑色素，在新鲜标本上呈淡红棕色。

红核位于上丘水平的中脑被盖内，在新鲜标本上，富含血管，略呈粉红色。红核含有大量的运动纤维束，为大脑半球和小脑间的中继站。中脑被盖的另一部分为围绕在大脑导水管周围的管周灰质，立体形态为长椭圆状，在冠状断面上，它居于底丘脑核和黑质的内侧，断面上不同层面形状不规则，可呈星芒状。

（二）脑桥

脑桥是位于颅底斜坡后方、小脑前方、居中脑和延髓之间明显向前凸出的卵圆形膨大结构。脑桥与中脑在大体解剖上以横沟为分界线，在横断面图像上横沟位置、范围及走行不容易确定，可以以脚间池两侧白质汇拢处作为脑桥横断面的起始部。

脑桥纤维是脊髓与大脑及小脑皮质之间的中继桥梁。腹侧面宽阔膨隆，称脑桥基底部，主要由大量的横行纤维和部分纵行纤维构成，其正中线上的纵行浅沟称基底沟，容纳基底动脉。基底部向后外逐渐变窄，移行为小脑中脚，又称脑桥臂，两者的分界处为三叉神经根（包括粗大的感觉根和位于前内侧细小的运动根）。脑桥基底部的上缘与中脑的大脑脚相接，下缘的延髓脑桥沟内有 3 对脑神经根与脑干相连，自中线向外侧依次为展神经、面神经和前庭蜗神经。

脑桥与延髓在横断面上的分界判断主要以脑桥下部形状由相对圆形突然变为不规则形时，尤其是在小脑绒球的中下部与脑干交界处的凹陷突然增大作为分界。当然也可以通过矢状面依靠脑桥延髓沟辅助横断面上分界线的确定。

（三）延髓

延髓从脑桥延伸至枕骨大孔。延髓包含了大脑和脊髓间所有纤维束，是调节机体内部活动的重要中枢，与心律、呼吸节律及血压调节密切相关。

延髓前、后面正中央分别有前、后正中裂，将延髓分为左右对称的两部分。在延髓前正中裂两侧各有一纤维束，称为延髓锥体。在锥体下部，大部分神经纤维交叉至对侧，形成锥体交叉。在两侧延髓的外侧面，各有一个卵圆形隆起，称为橄榄核，其深方的核团与来自内耳的声音冲动的调节、平衡及运动协调有关。在延髓脑桥沟的外侧部，延髓、脑桥和小脑的结合处，临床上称为脑桥小脑三角，前庭蜗神经根恰位于此处。

延髓在枕骨大孔处移行为脊髓，因为枕骨大孔有一定的厚度，仅依据“枕骨大孔处”来判断脊髓及延髓的分界线不够清晰明确，可以以横断面图像上小脑纹理消失层面作为脊髓的起点。

菱形窝位于延髓上部和脑桥的背面，呈菱形，由延髓上部和脑桥内的中央管于后壁中线处向后敞开，形成第四脑室底部，又称第四脑室底。

二、脑干及邻近结构 MRI 连续解剖——横断面

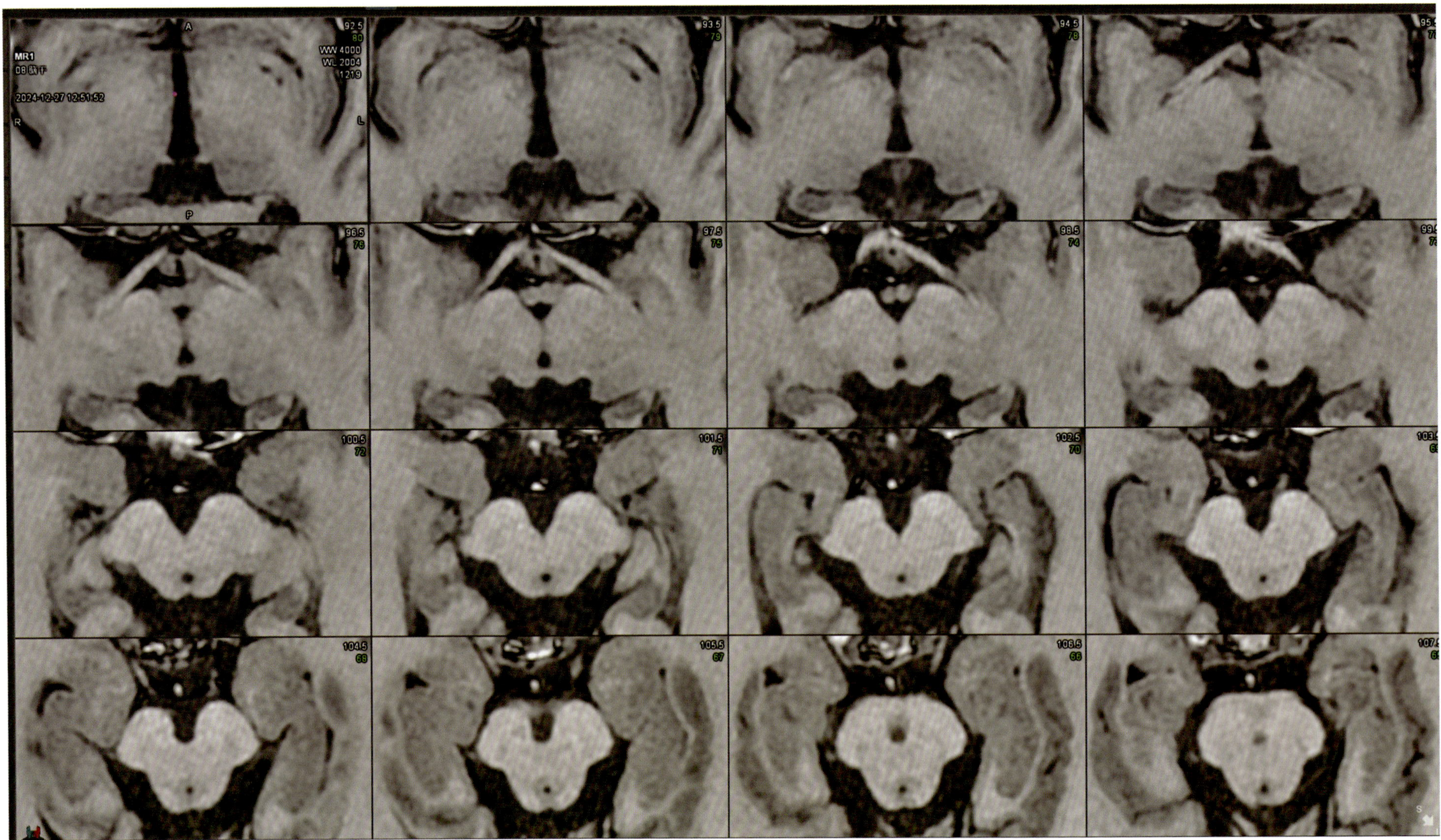

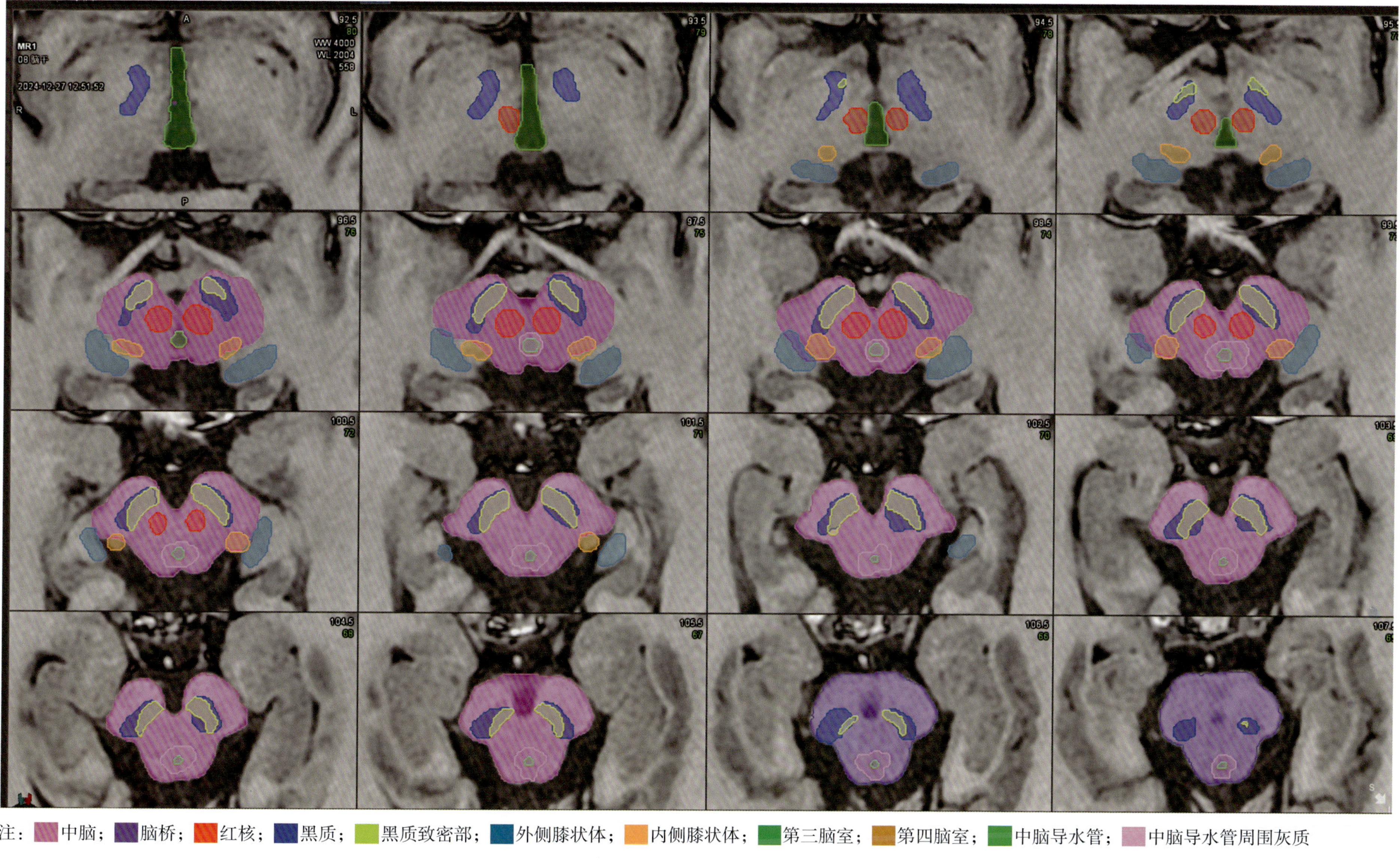

注：中脑；脑桥；红核；黑质；黑质致密部；外侧膝状体；内侧膝状体；第三脑室；第四脑室；中脑导水管；中脑导水管周围灰质

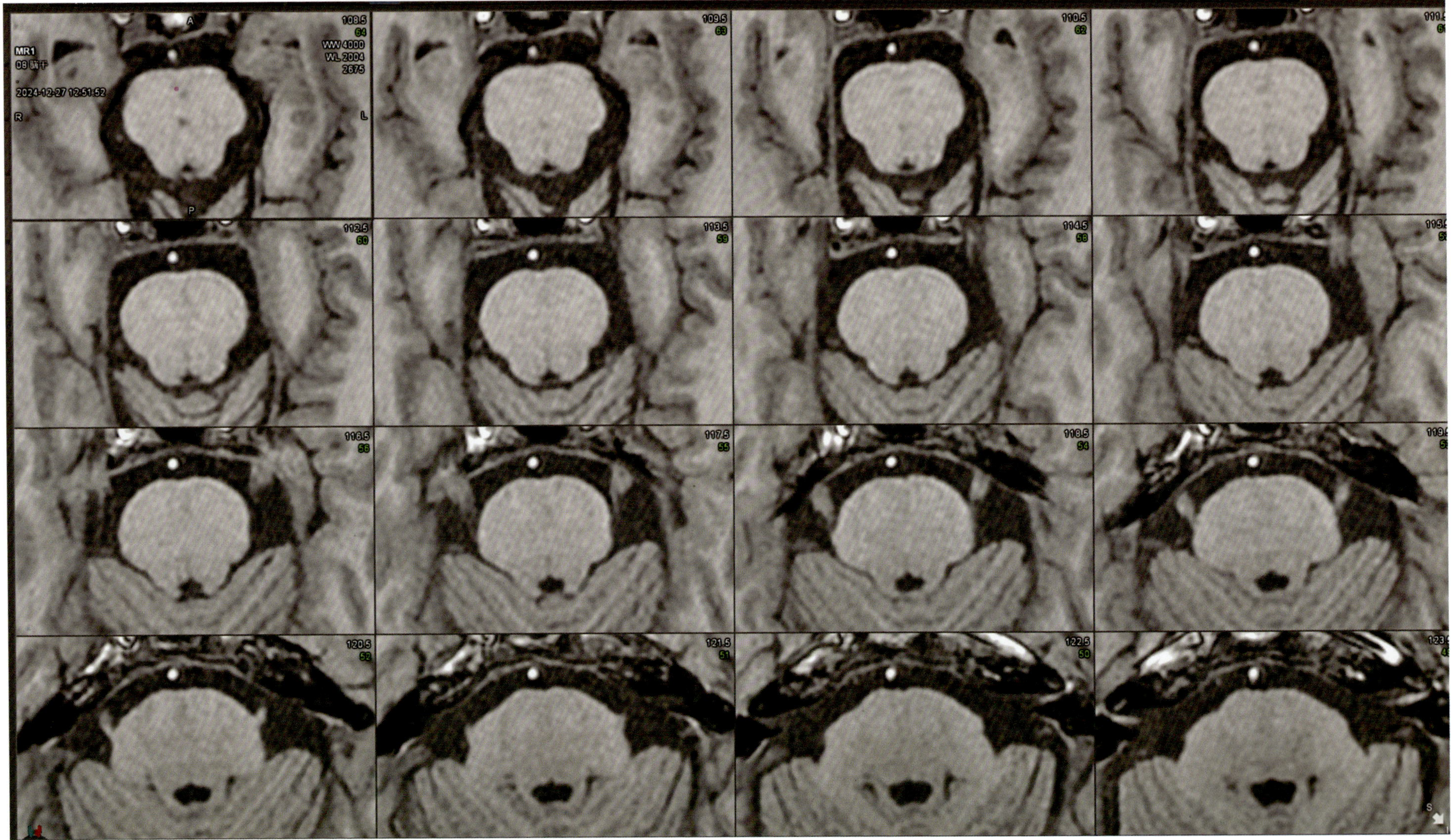
A
MR1
2024-12-27 12:51:52
R
L
P
108.5
64
WW 4000
WL 2004
2675
109.5
63
110.5
62
112.5
60
113.5
59
114.5
58
116.5
56
117.5
55
118.5
54
120.5
52
121.5
51
122.5
50
S

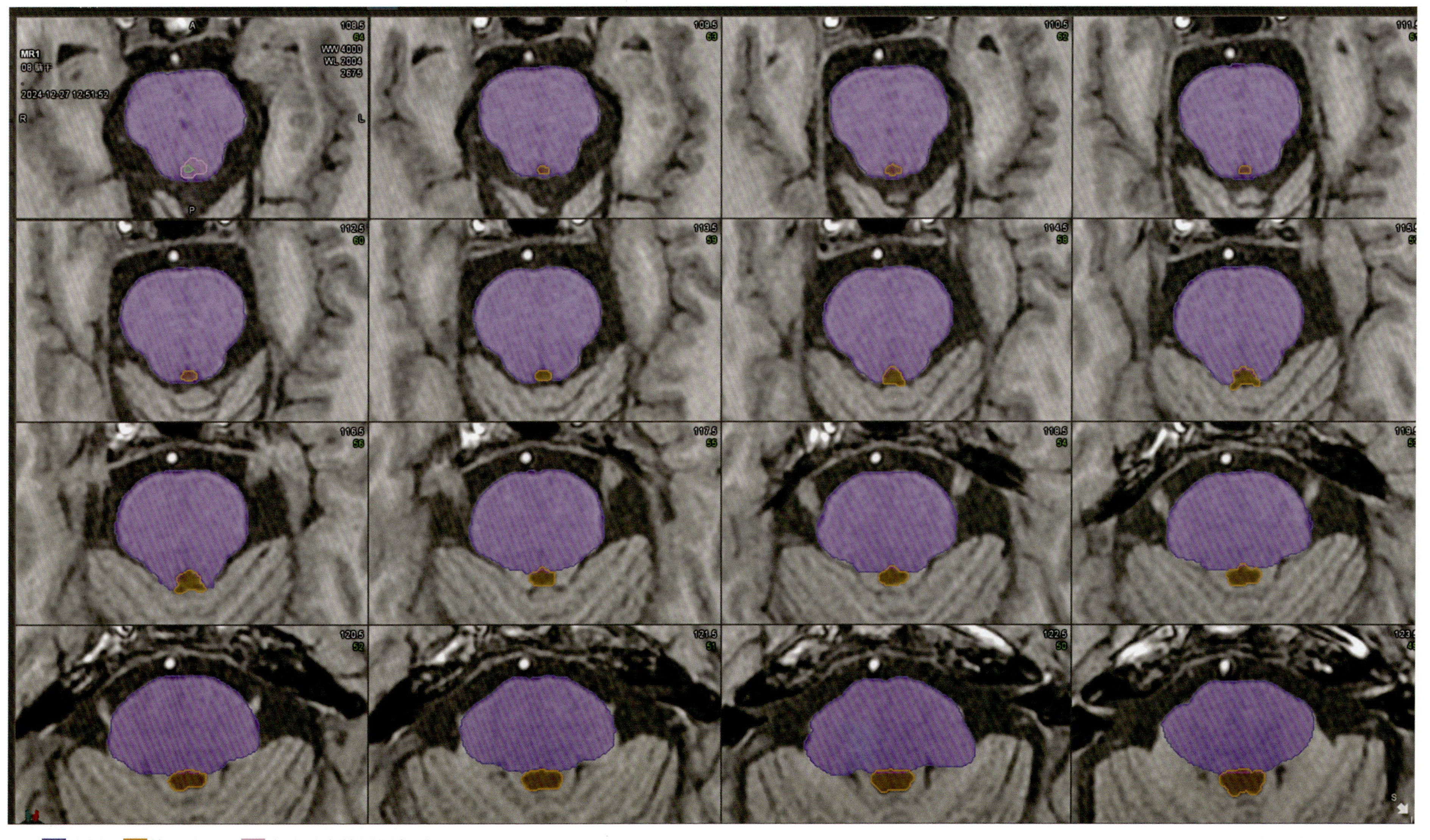

注：▇脑桥；▇第四脑室；▇中脑导水管周围灰质

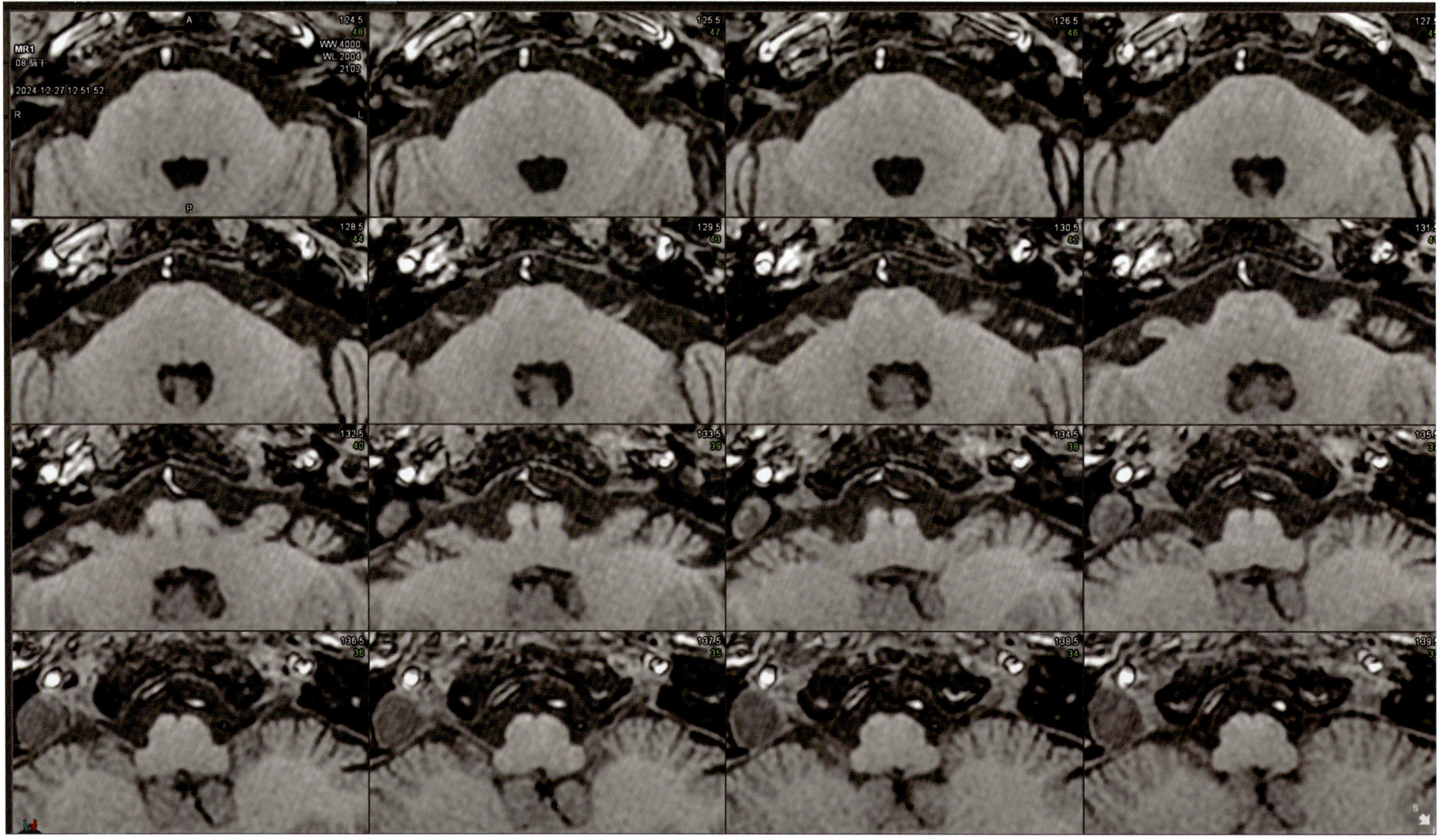
A
124.5
48
MR1
08 脑干
WW 4000
WL 2004
2102
2024-12-27 12:51:52
R
L
P
125.5
126.5
128.5
129.5
130.5
132.5
133.5
134.5
136.5
137.5
138.5

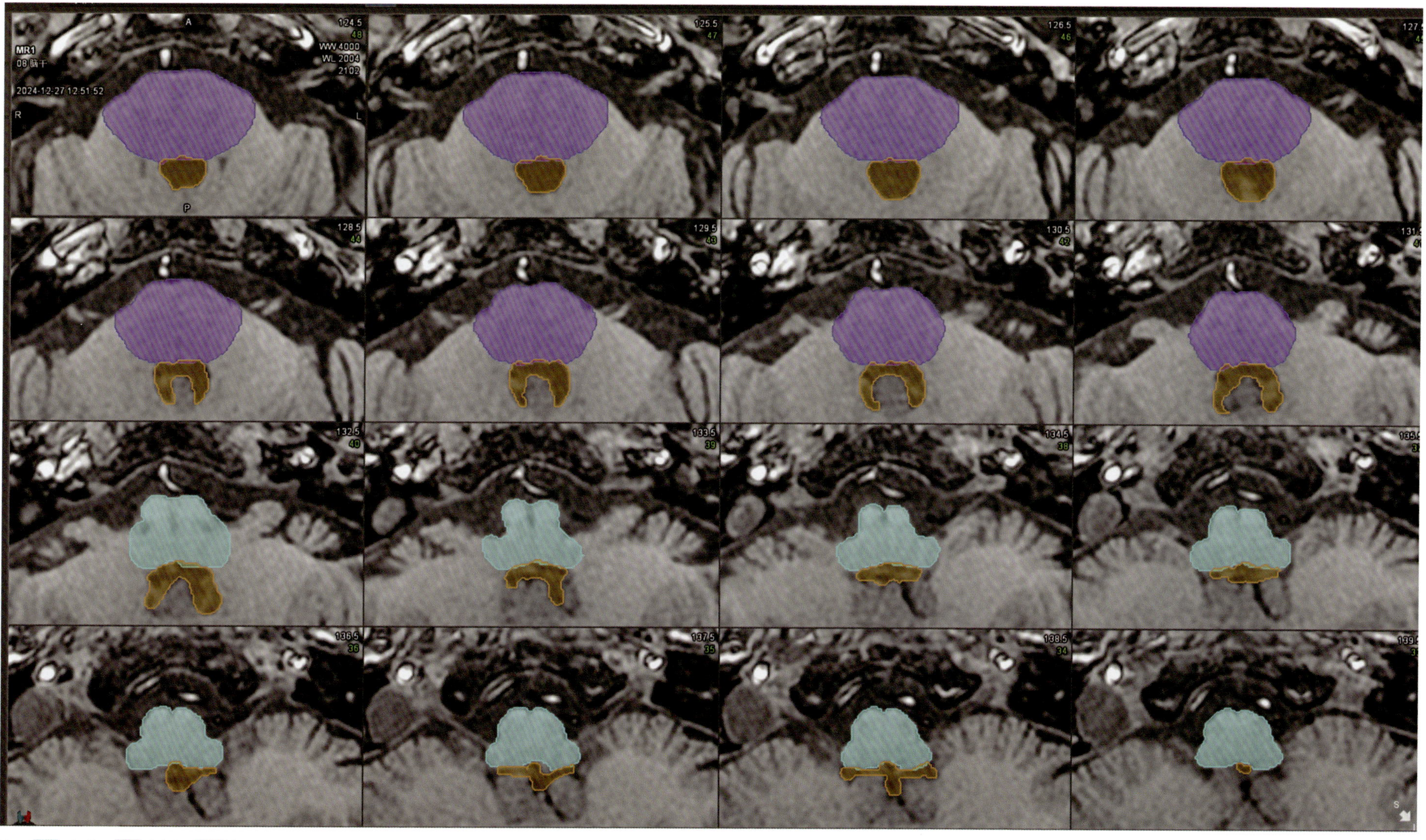

注：延髓；脑桥；第四脑室

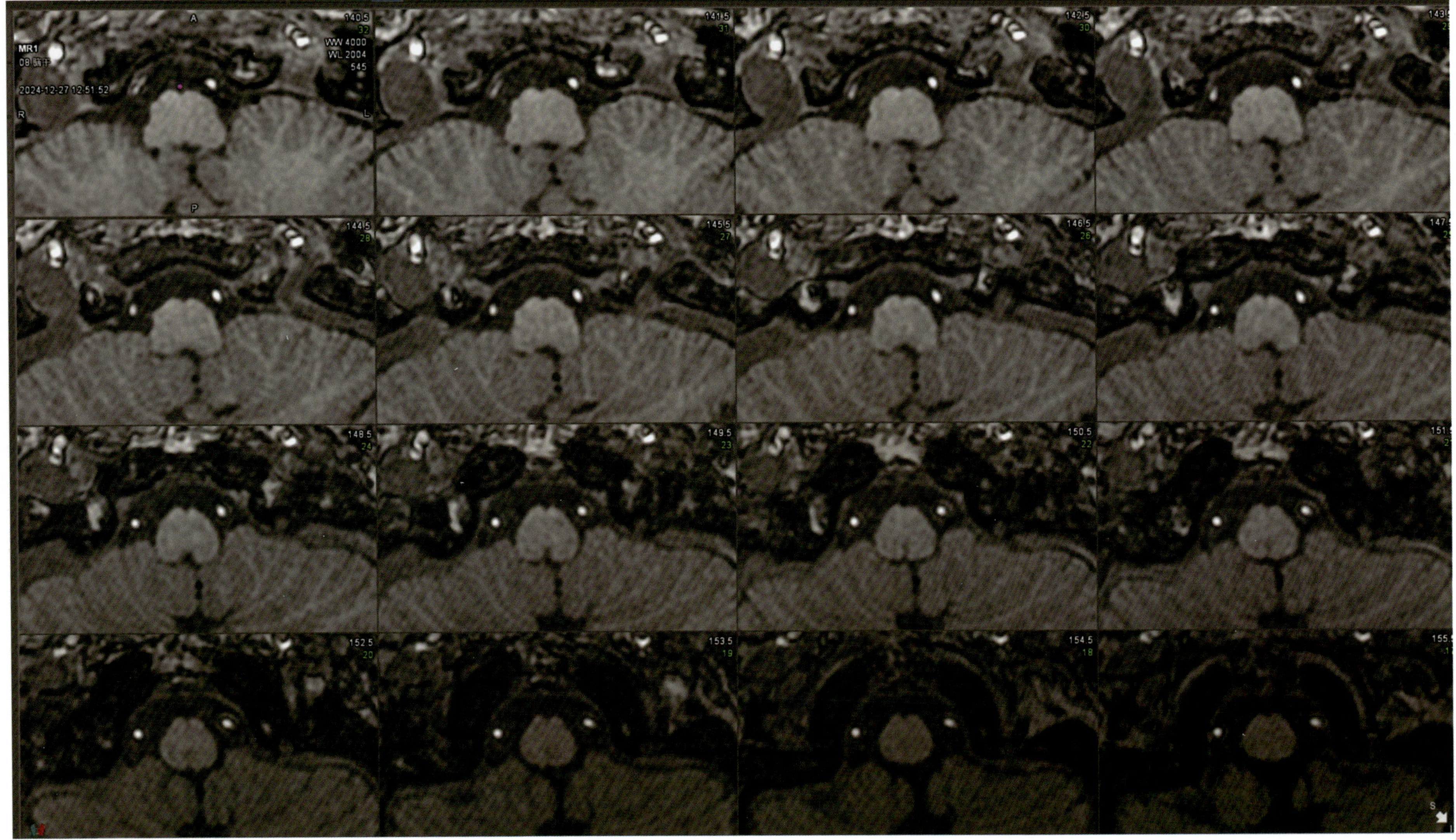

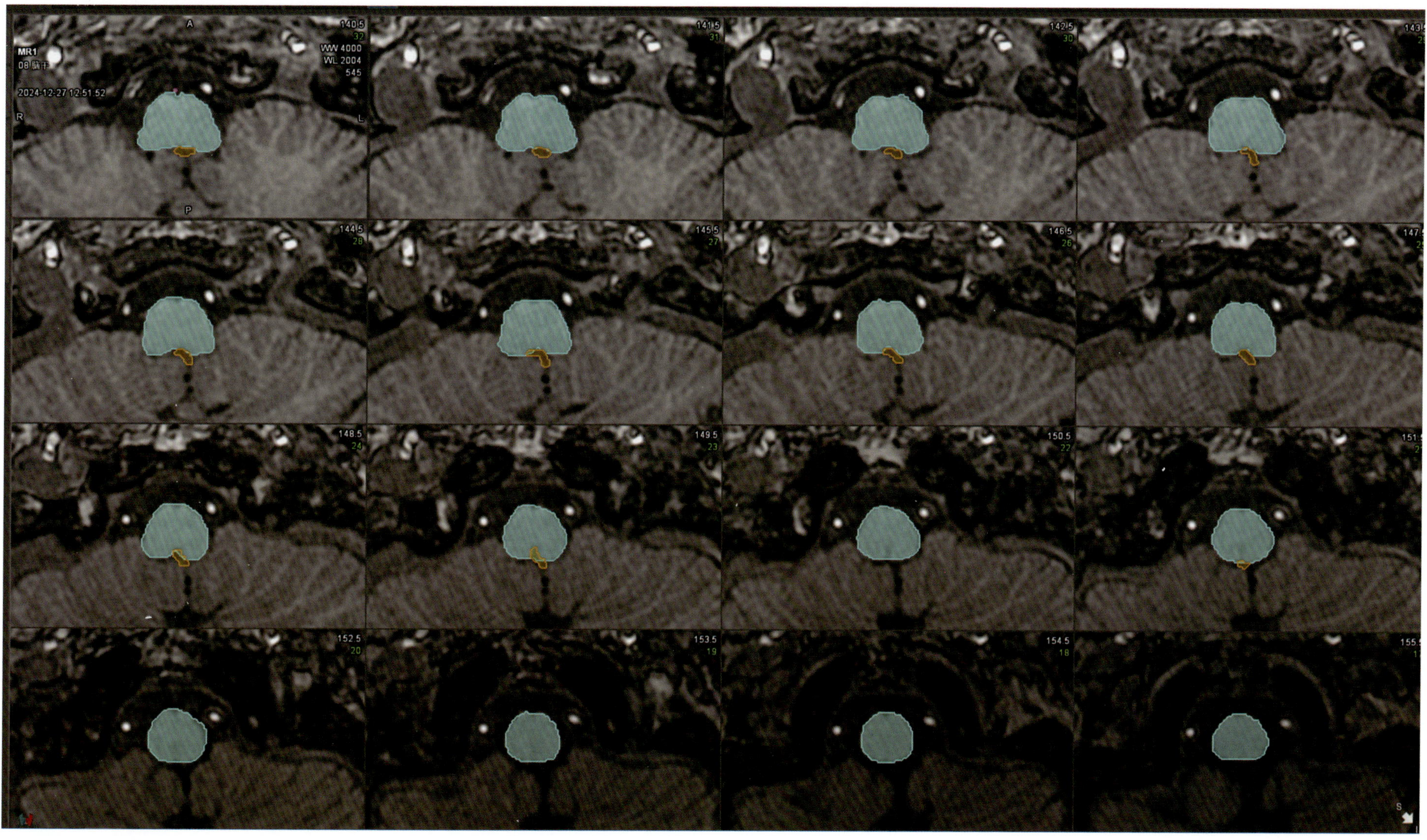

注：延髓；第四脑室

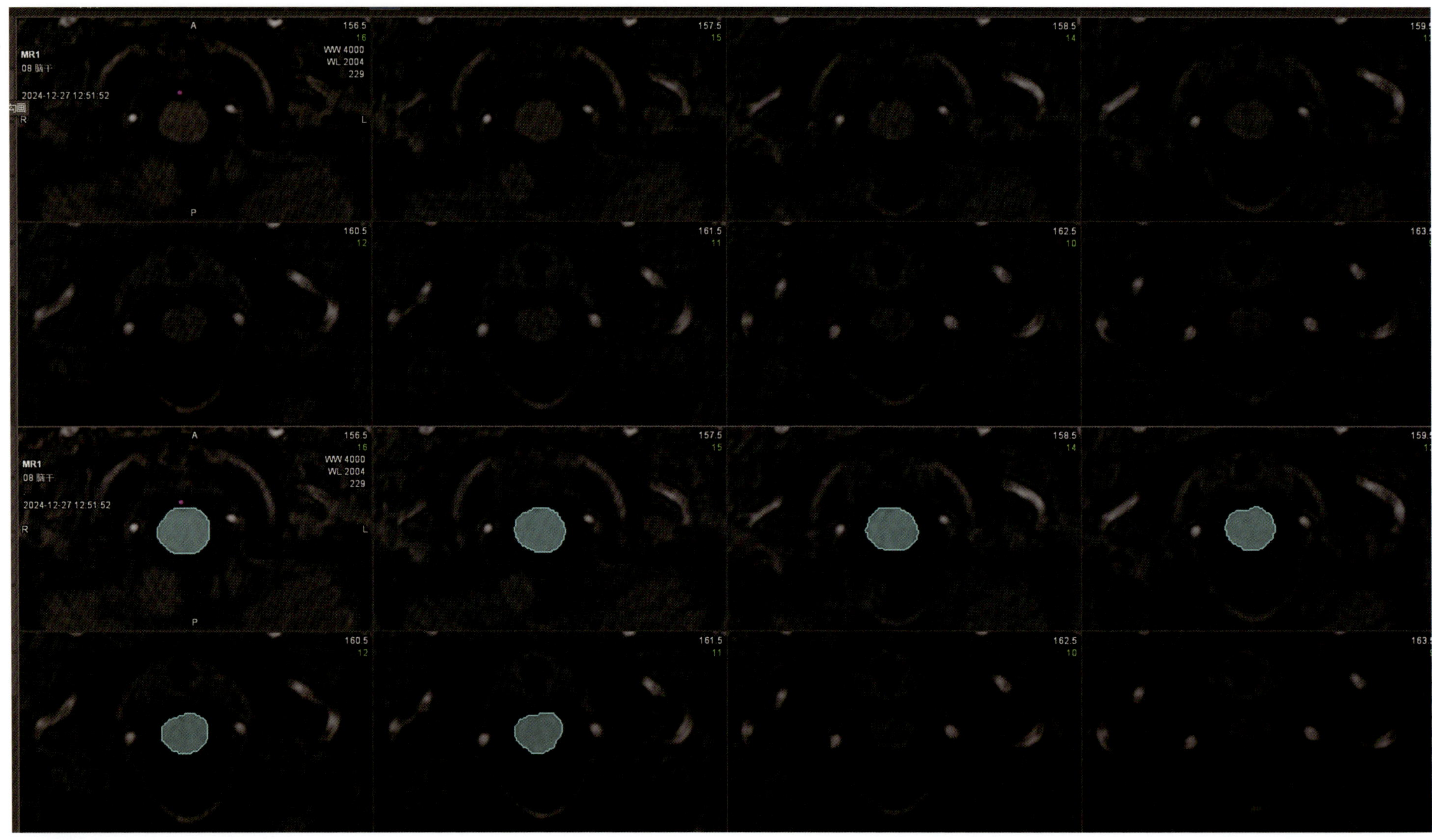

注：■延髓

三、脑干及邻近结构 MRI 连续解剖——冠状面

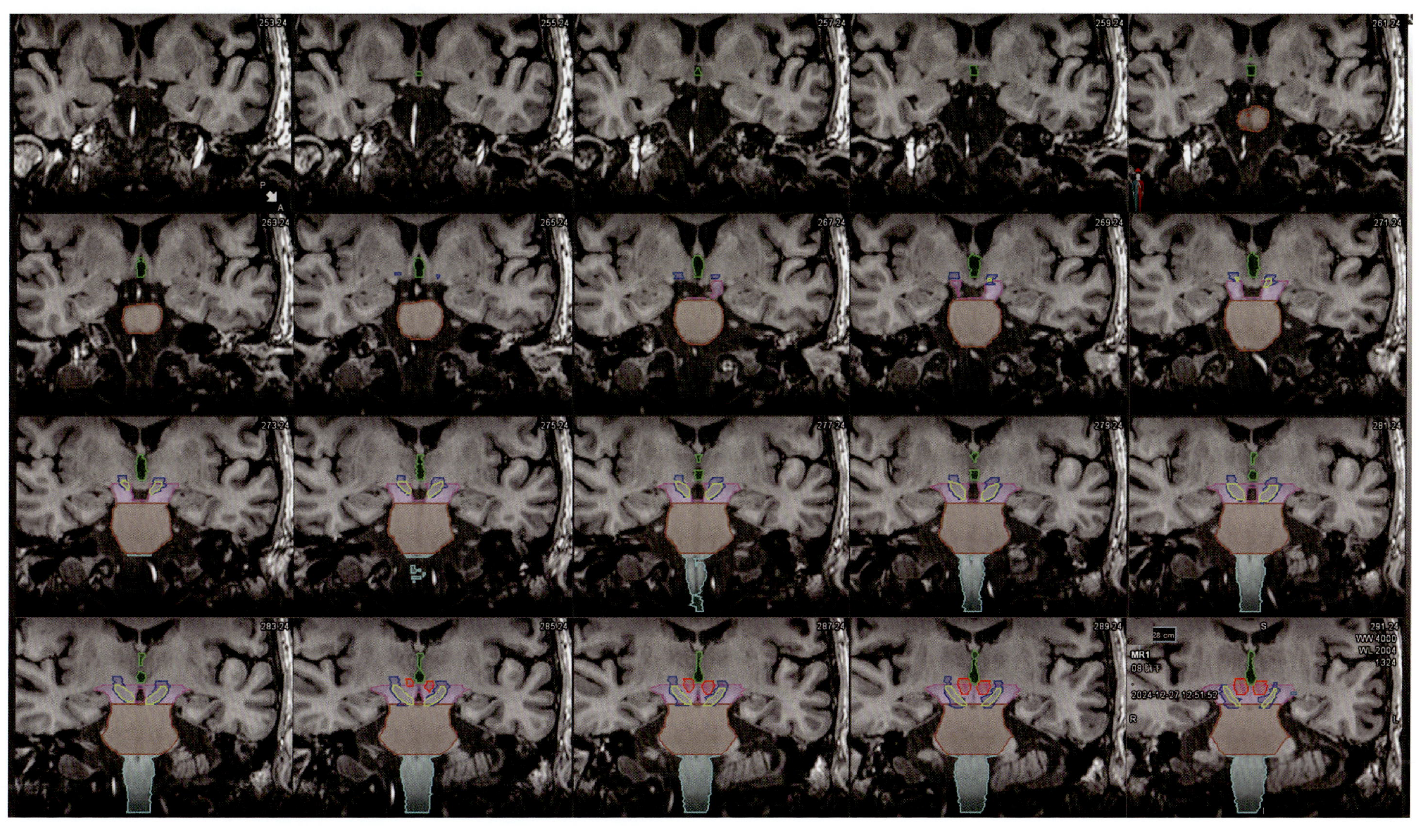

注：延髓；中脑；红核；黑质；外侧膝状体；第三脑室；中脑导水管

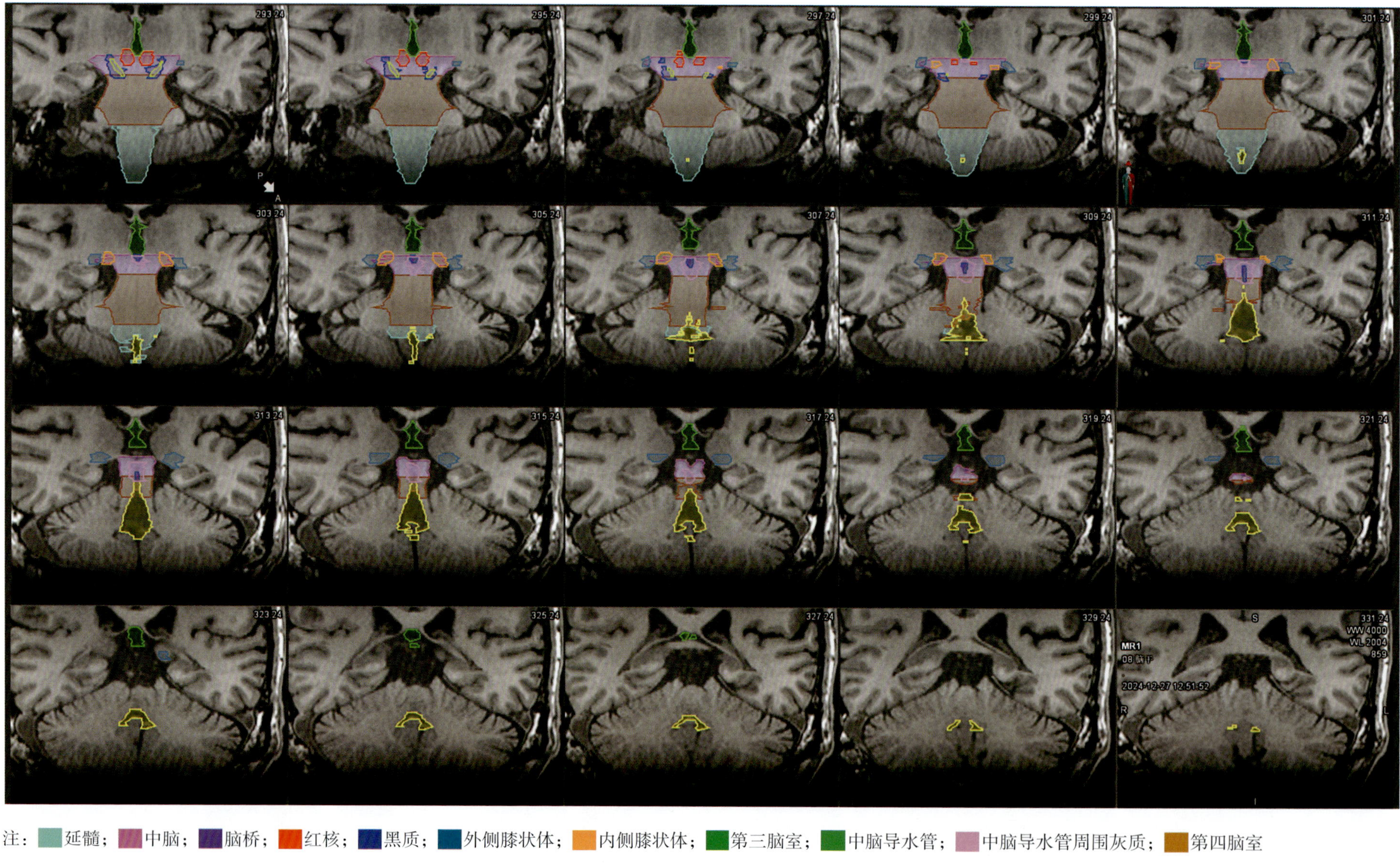

注：延髓；中脑；脑桥；红核；黑质；外侧膝状体；内侧膝状体；第三脑室；中脑导水管；中脑导水管周围灰质；第四脑室

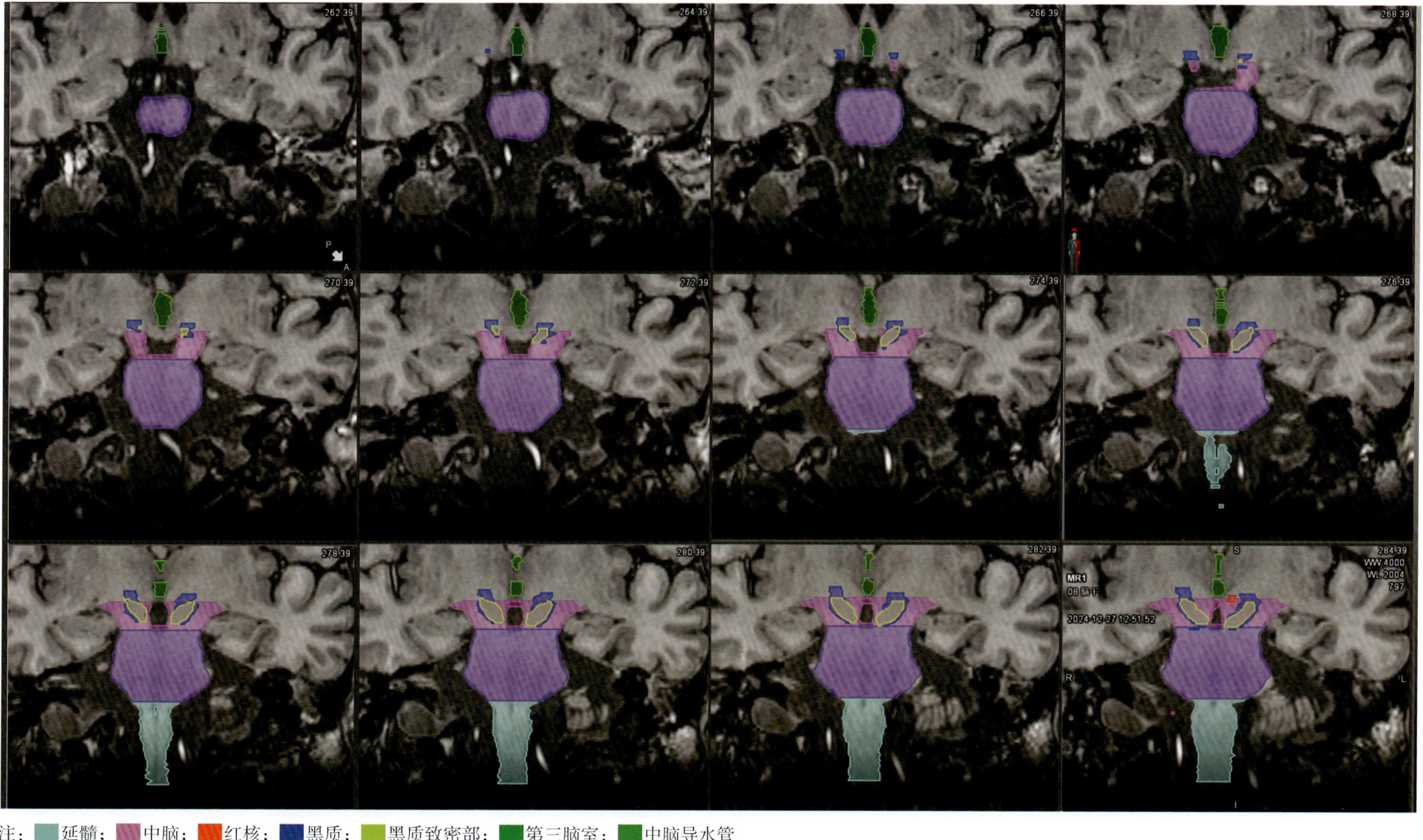

注：延髓；中脑；红核；黑质；黑质致密部；第三脑室；中脑导水管

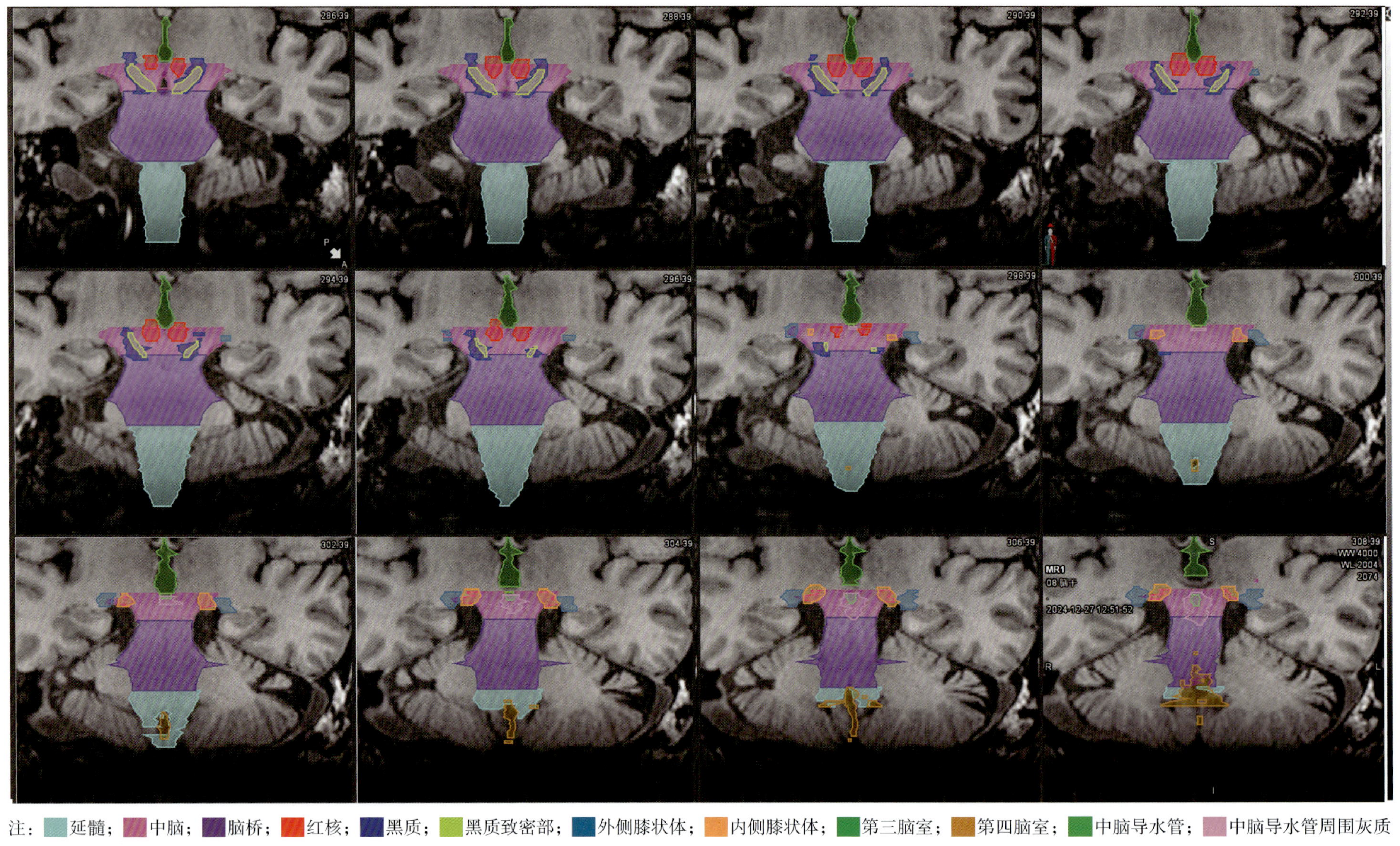

注：延髓；中脑；脑桥；红核；黑质；黑质致密部；外侧膝状体；内侧膝状体；第三脑室；第四脑室；中脑导水管；中脑导水管周围灰质

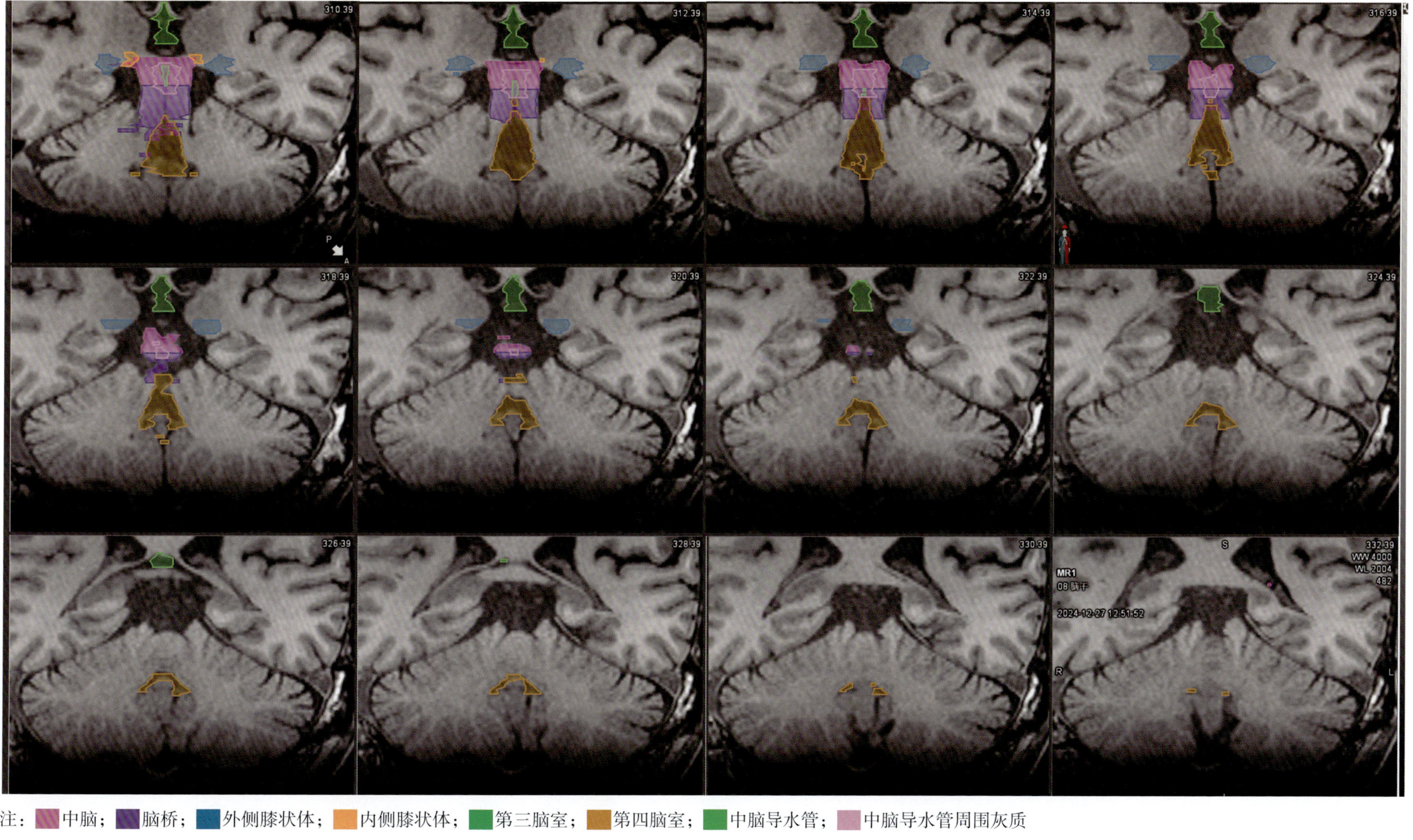

注：中脑；脑桥；外侧膝状体；内侧膝状体；第三脑室；第四脑室；中脑导水管；中脑导水管周围灰质

四、脑干及邻近结构 MRI 连续解剖——矢状面

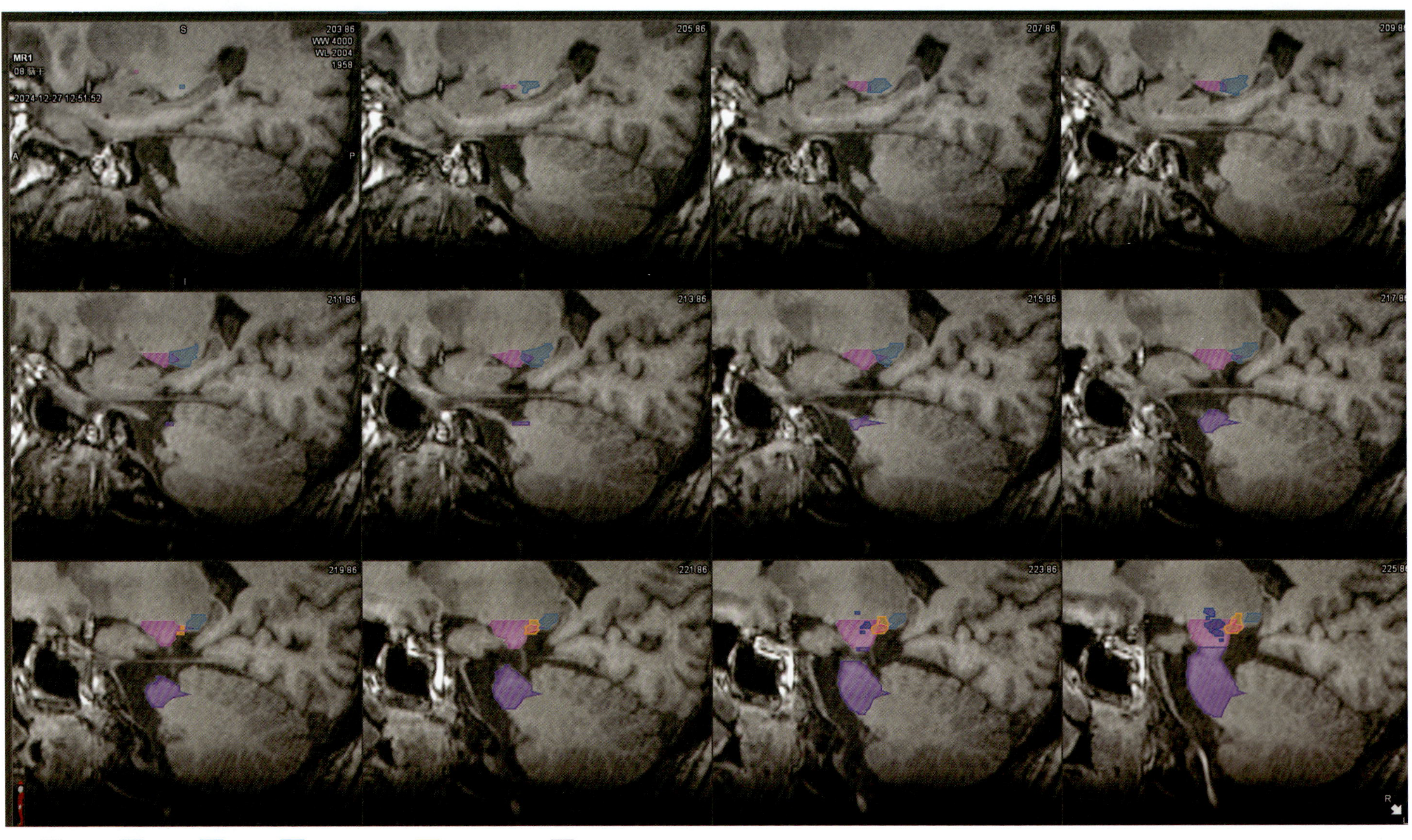

注：中脑；脑桥；黑质；外侧膝状体；内侧膝状体；中脑导水管周围灰质

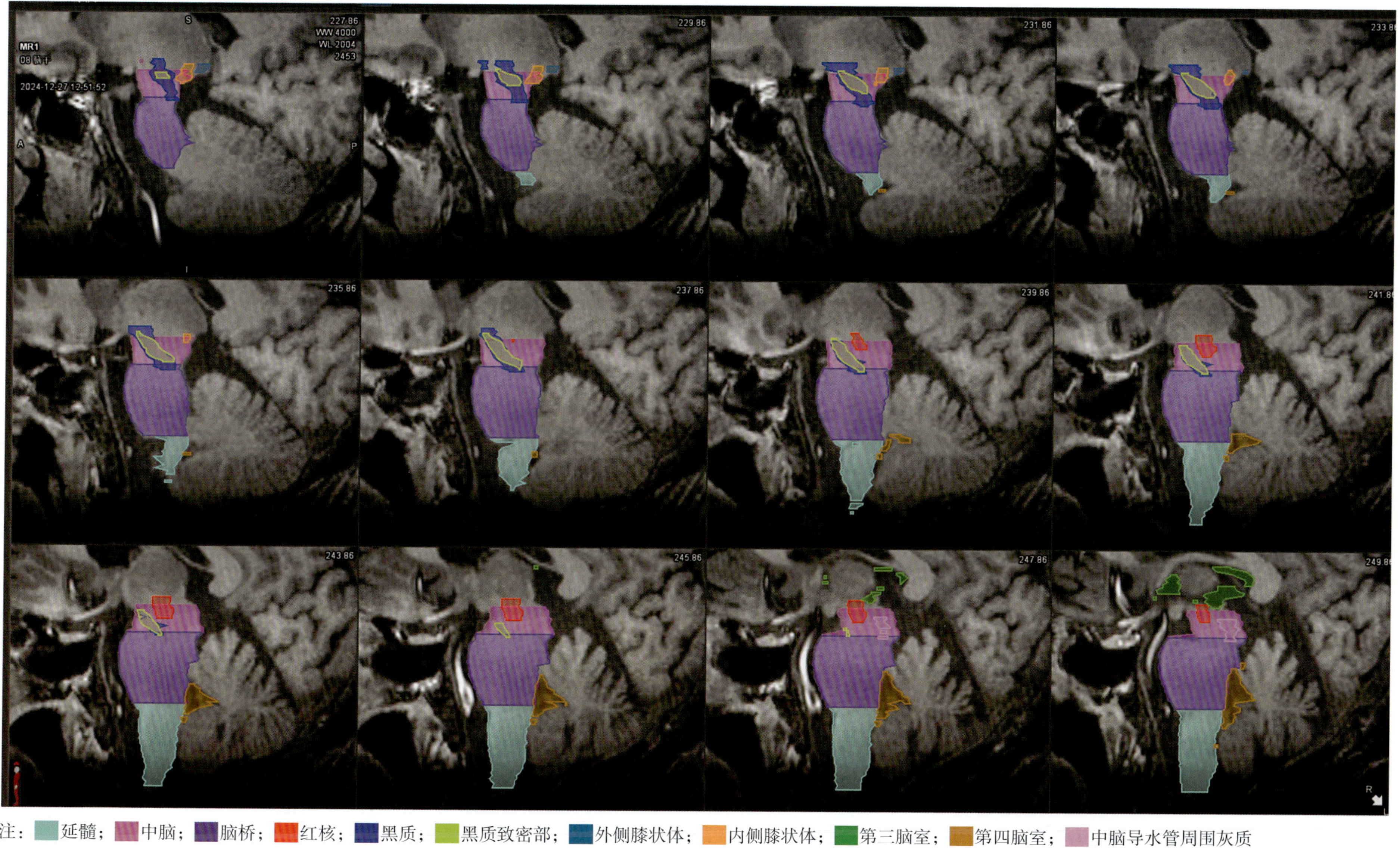

注：延髓；中脑；脑桥；红核；黑质；黑质致密部；外侧膝状体；内侧膝状体；第三脑室；第四脑室；中脑导水管周围灰质

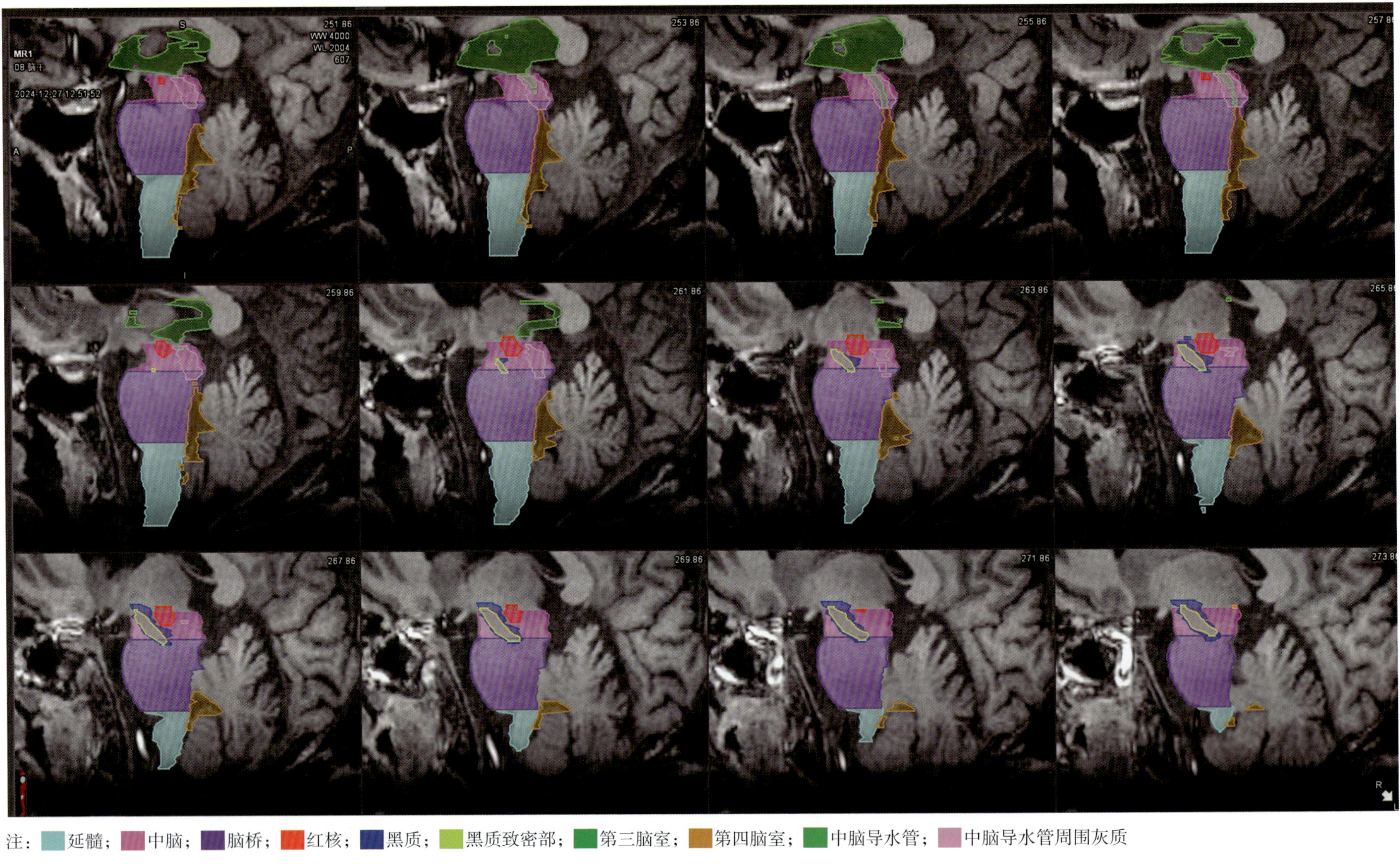

注：延髓；中脑；脑桥；红核；黑质；黑质致密部；第三脑室；第四脑室；中脑导水管；中脑导水管周围灰质

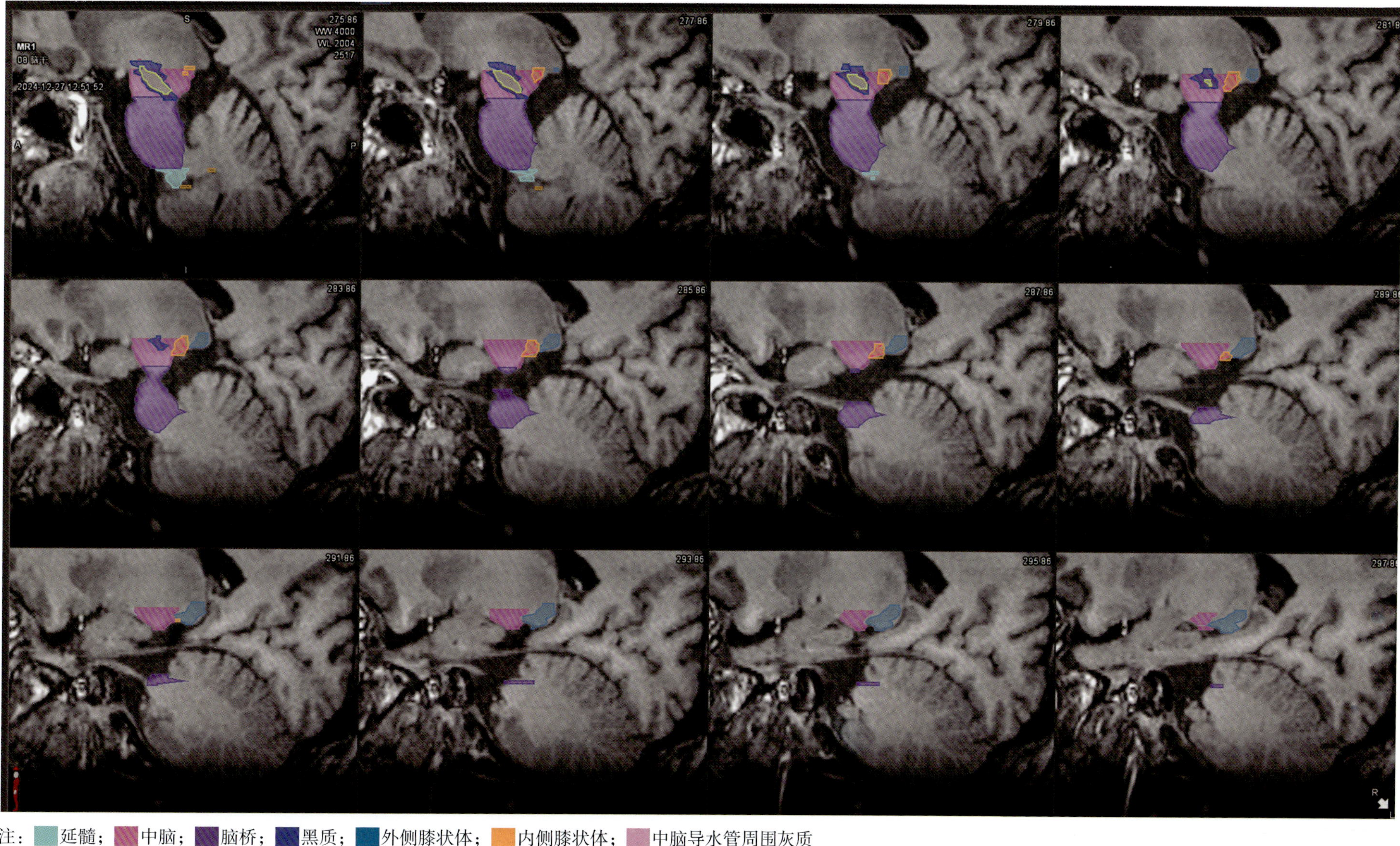

注：延髓；中脑；脑桥；黑质；外侧膝状体；内侧膝状体；中脑导水管周围灰质

S
299.86
WW 4000
WL 2004
2220
MR1
08 脑干
2024-12-27 12:51:52
A
P
I
301.86
303.86
305.86
307.86
309.86
311.86
313.86
315.86
317.86
319.86
321.86
R

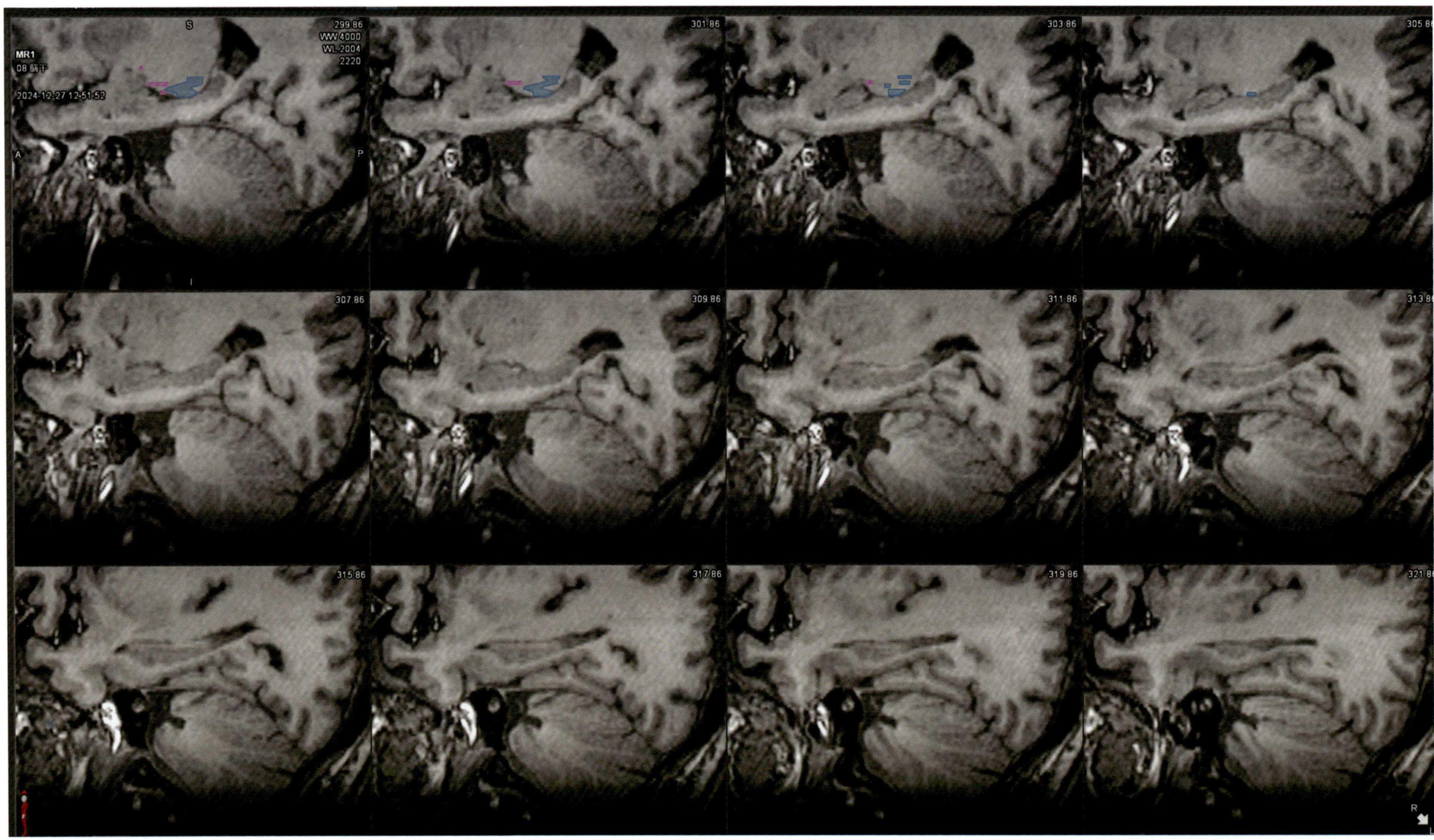

注： 延髓； 中脑

第10章 脑室系统及邻近结构MRI连续解剖

一、概述

脑室系统为脑脊液在中枢神经系统内循环提供通道。脑室系统主要由位于大脑深部、充满液体的4个腔室（侧脑室、第三脑室、中央导水管和第四脑室）组成。胼胝体是侧脑室、第三脑室的重要组成部分及分界标志。

胼胝体是大脑半球间最大的连合纤维束，位于大脑纵裂底部，连接左右半球的对应区域，矢状面呈弓形结构，上方紧贴扣带回及大脑镰。在大脑半球后部沟回的辨识中，胼胝体压部是一个重要的标志，它被认为是颞叶和枕叶在脑底面的分界参考标记之一。在胼胝体压部两侧，可见大致呈三角形的侧脑室三角区，它是侧脑室中央部、后角和下角的移行处，内有脉络丛。

视辐射位于侧脑室三角区外侧，将胼胝体压部的纤维分为上、下两部，上部的纤维掠过视辐射外上方，联系枕、颞两叶的上外侧部；下部的纤维在侧脑室三角区外侧壁与视辐射之间形成一白质薄板，称为毯。

侧脑室位于胼胝体干内下方，在中线处被透明隔薄膜分隔为左、右侧脑室，经左、右室间孔与位于两侧间脑之间的第三脑室相通。侧脑室延伸至大脑半球内的各叶内分为4部分：

中央部位于顶叶内，室间孔和胼胝体压部之间；前角伸向额叶，室间孔以前的部分；后角伸入枕叶；下角最长伸到颞叶向前达海马旁回钩。在中央部和下角有侧脑室脉络丛，产生脑脊液。

侧脑室体、角以及颞角的连接处形成一个三角形的区域，称作脑室三角（脑室前房）。在横断面图像上，侧脑室前角前部呈倒“八”字形的缝隙向前外伸展，后部宽大，位于透明隔的两侧，并经室间孔（Monro孔）与第三脑室相通，透明隔的后下方与穹隆柱相连。

第三脑室呈纵向走行的裂隙状，后方为胼胝体压部。侧脑室前角的外侧壁为尾状核头，两侧前角之间为胼胝体膝。

终纹是杏仁体皮质内侧核群的传出通路，呈弓形，位于尾状核内侧缘及脑室之间，主要终止于穹隆柱外侧及前连合背侧的终纹核。终静脉又称丘纹上静脉，位于尾状核与背侧丘脑之间的沟内，由后至前，至室间孔后缘弯曲向内后下行，移行为大脑内静脉。在脑血管造影时，显示两个静脉角，大脑内静脉的起始部位是静脉角的顶点，临床上以静脉角作为室间孔的定位标准。本书只是对室间孔的大体位置及走行进行标记，标记的形状不代表实际情况。在MRI的T1WI图像上因为流空效应，大脑内静脉为低信号。

第三脑室是狭窄的缝隙状结构，位于中线处，侧脑室的下方。第三脑室的前壁由一层称作终板的薄膜形成，其侧壁由丘脑组成。第三脑室通过中脑后部狭长的中脑导水管与第四脑室相交通。

第四脑室是一个菱形腔，位于小脑前方脑桥后方，延髓、脑桥和小脑之间，呈圆棱锥形，内容脑脊液；底为菱形窝，两侧角为外侧隐窝，顶向后上朝向小脑蚓。第四脑室顶的前上部由左、右小脑上脚及上髓帆构成，后下部由下髓帆和第四脑室脉络组成。

上、下髓帆将第四脑室与小脑分隔开来。脑室系统内的脑脊液与基底池内的蛛网膜下隙相通。脑脊液还可见于脑表面的脑沟内（蛛网膜下腔）。在轴位上，侧脑室房部外观为三角形，被称为三角区。

上髓帆为介于两侧小脑上脚之间的薄层白质板，向后下与小脑白质相连，其下部的背面被小脑蚓的小舌覆盖。滑车神经根穿行于上髓帆的上部，并在其内左右交叉后出脑。

下髓帆亦为白质薄片，与上髓帆以锐角汇合，伸入小脑蚓。下髓帆介于小脑蚓的小结与绒球之间，自小脑扁桃体的前上方向后下方延伸很短距离后，即移行为第四脑室脉络组织。下髓帆的室腔面衬以一层上皮性室管膜，外面覆以软脑膜。

第四脑室向上借中脑水管通向第三脑室，向下续为延髓下部和脊髓的中央管，并借脉络组织上的 3 个孔与蛛网膜下隙相通。在强化的 T1WI 和 T2–Flair 影像上，有时可以看到出入两个侧孔的高信号脉络丛组织。单一的第四脑室正中孔位于菱形窝下角尖的正上方；成对的第四脑室外侧孔，又称 Luschka 孔，位于第四脑室外侧隐窝尖端。脑室系统内的脑脊液经上述三个孔注入蛛网膜下隙的小脑延髓池。三个孔体积较小，本书只是对三个孔的大体位置及走行进行标记，标记的形状不代表三个孔的实际情况。

第五、六脑室多用于临床影像学描述。

第五脑室即透明隔腔，位于两侧透明隔之间的间隙，此室腔一般不通其他脑室。在本病例中有第五脑室，考虑为先天变异。

第六脑室又称 Verga 腔，位于穹隆连合与胼胝体间的一个水平裂隙，不恒定。当它与侧脑室相通时即称为第六脑室。第五脑室与第六脑室偶见正常人变异或者肿瘤患者。

前连合位于胼胝体下方、左右半脑中线前部，穹隆柱前方的终板内，构成第三脑室前壁的一部分，属于连合纤维类型，体积较小，在横断面及冠状面中呈“胡须状”外观，主要连接左右嗅球及两侧颞叶，参与嗅觉信息传递和部分颞叶功能的整合。

后连合位于中脑导水管上端背侧、左右半脑中线后部，靠近顶盖区，为连合纤维，形态细长，在矢状面可见其沿脑导水管顶部走行。与瞳孔对光反射相关，可能参与视觉信号的中枢调控。

丘脑间连合位于双侧丘脑内侧，横跨第三脑室上中部，是连接左右丘脑的灰质结构。80% 的人存在此结构，表现为短小的灰质团块穿过第三脑室，其长度和体积存在个体差异。丘脑间连合由灰质构成，内含少量神经纤维，与丘脑内部核团（如前核、背内侧核）存在功能性连接。前部与丘脑前结节相邻，后部延伸至丘脑枕，下方靠近下丘脑区域。

丘脑间连合可能与双侧丘脑核团间的信息整合及调控有关。与脑内其他连合纤维（如胼胝体）不同，其连接范围局限于丘脑内部，且以灰质为主导，提示其可能在感觉信号的中枢处理中发挥作用。

终板位于大脑前底部，由神经细胞和少量纤维束组成，构成第三脑室前壁的主要部分，并延伸至胼胝体周围区域，与周围脑池（如终板池）的蛛网膜结构紧密相连。前部与胼胝体下回相邻，后部向下与视交叉、下丘脑等结构相连，是鞍上区的核心解剖标志之一。

终板池环绕终板，向前连通嗅池，向后与交叉池、胼胝体周池相延续。作为第三脑室前壁的组成部分，可能参与脑脊液循环的动态调节及邻近核团间的信息传递。与前连合、下丘脑等结构协同，可能影响内脏功能与内分泌调控。

二、脑室系统及邻近结构 MRI 连续解剖——横断面

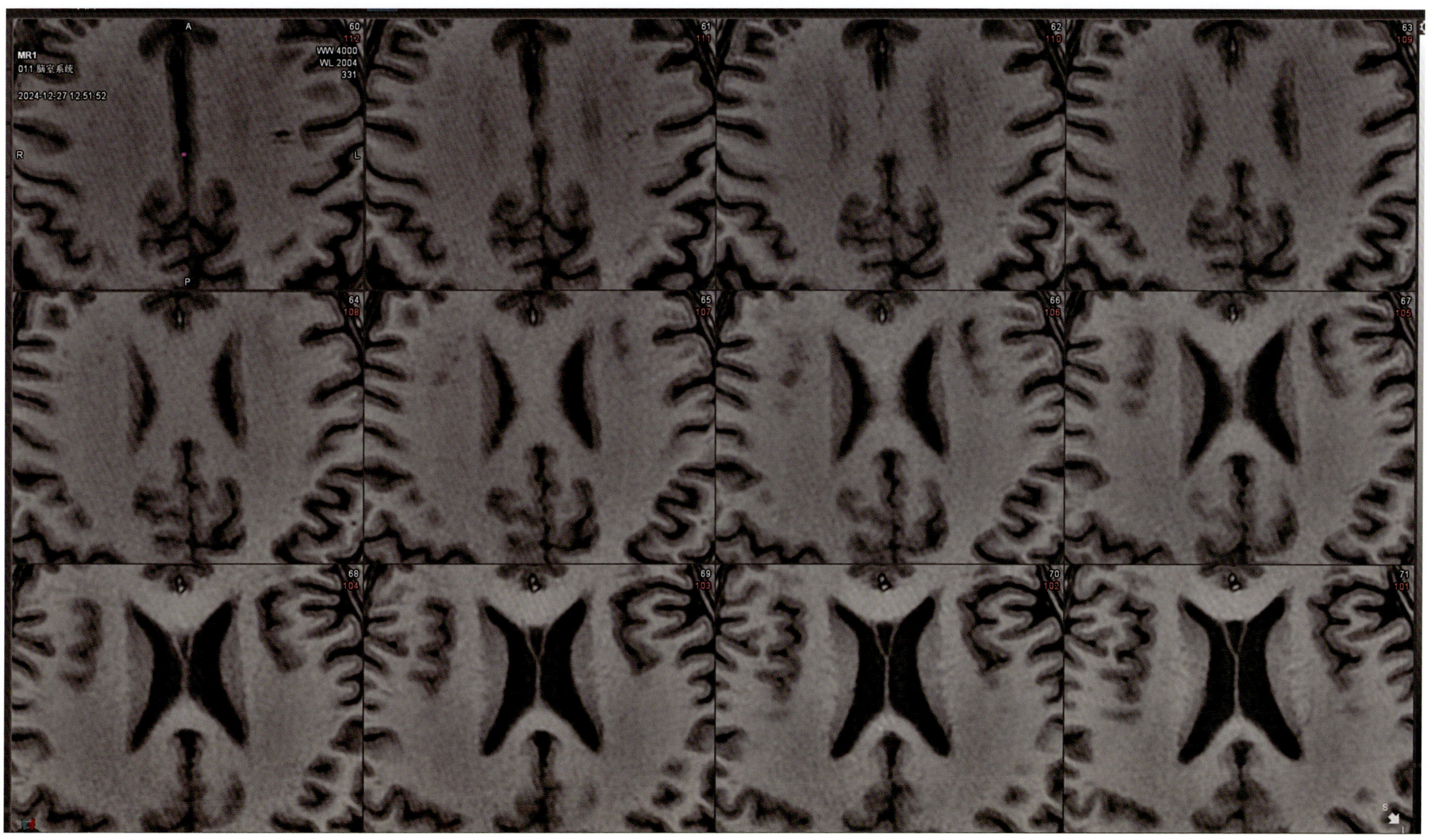

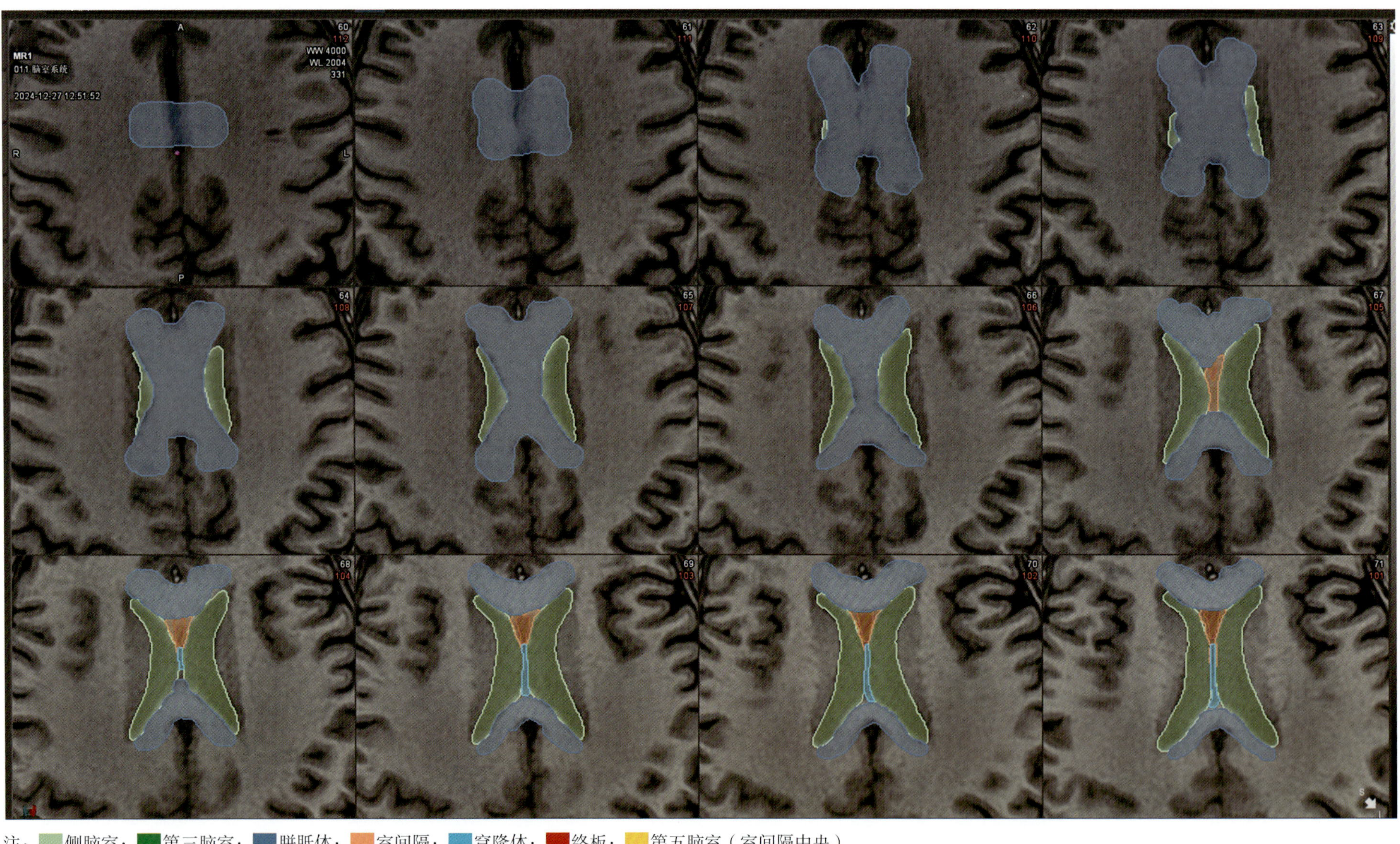

注：侧脑室；第三脑室；胼胝体；室间隔；穹隆体；终板；第五脑室（室间隔中央）

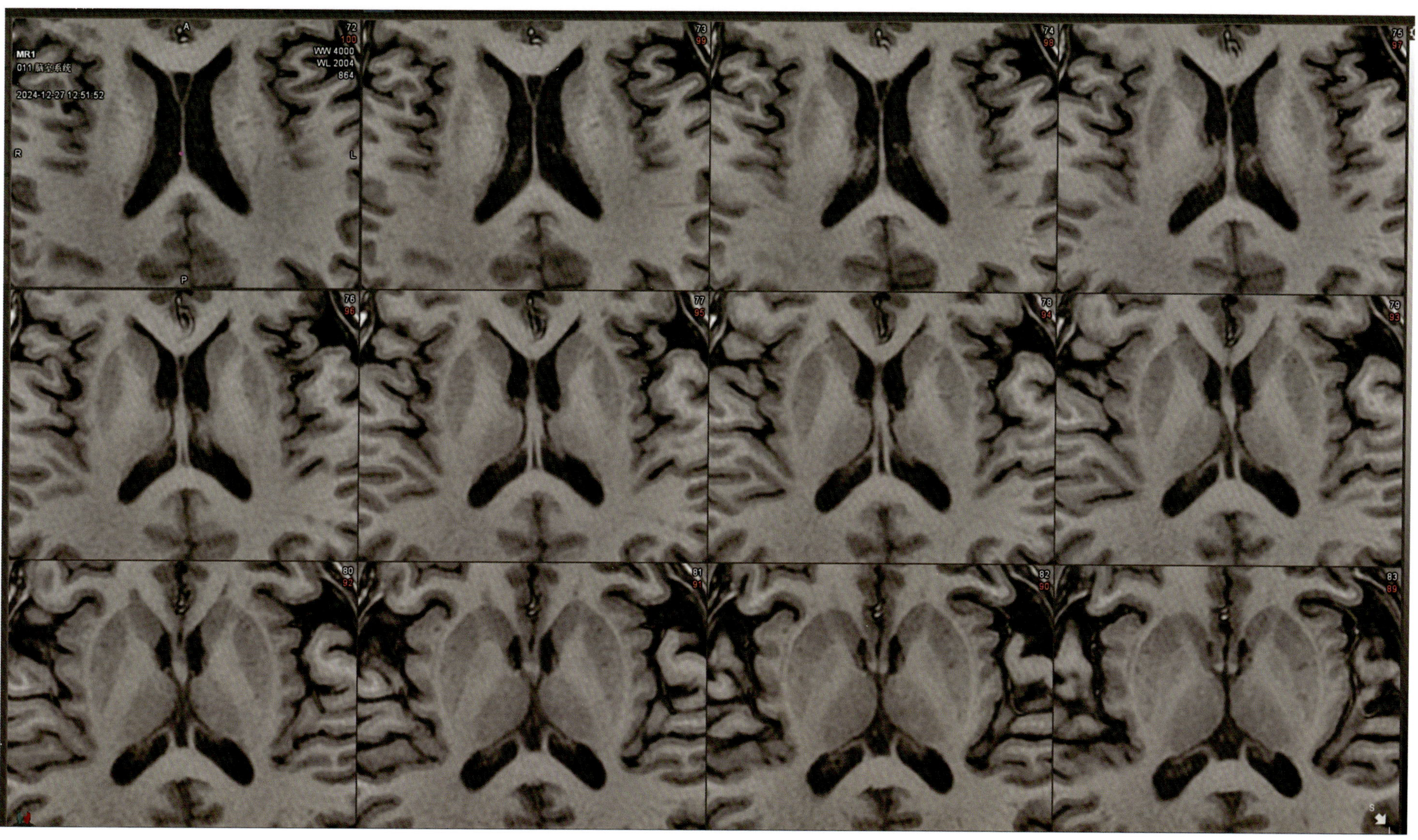

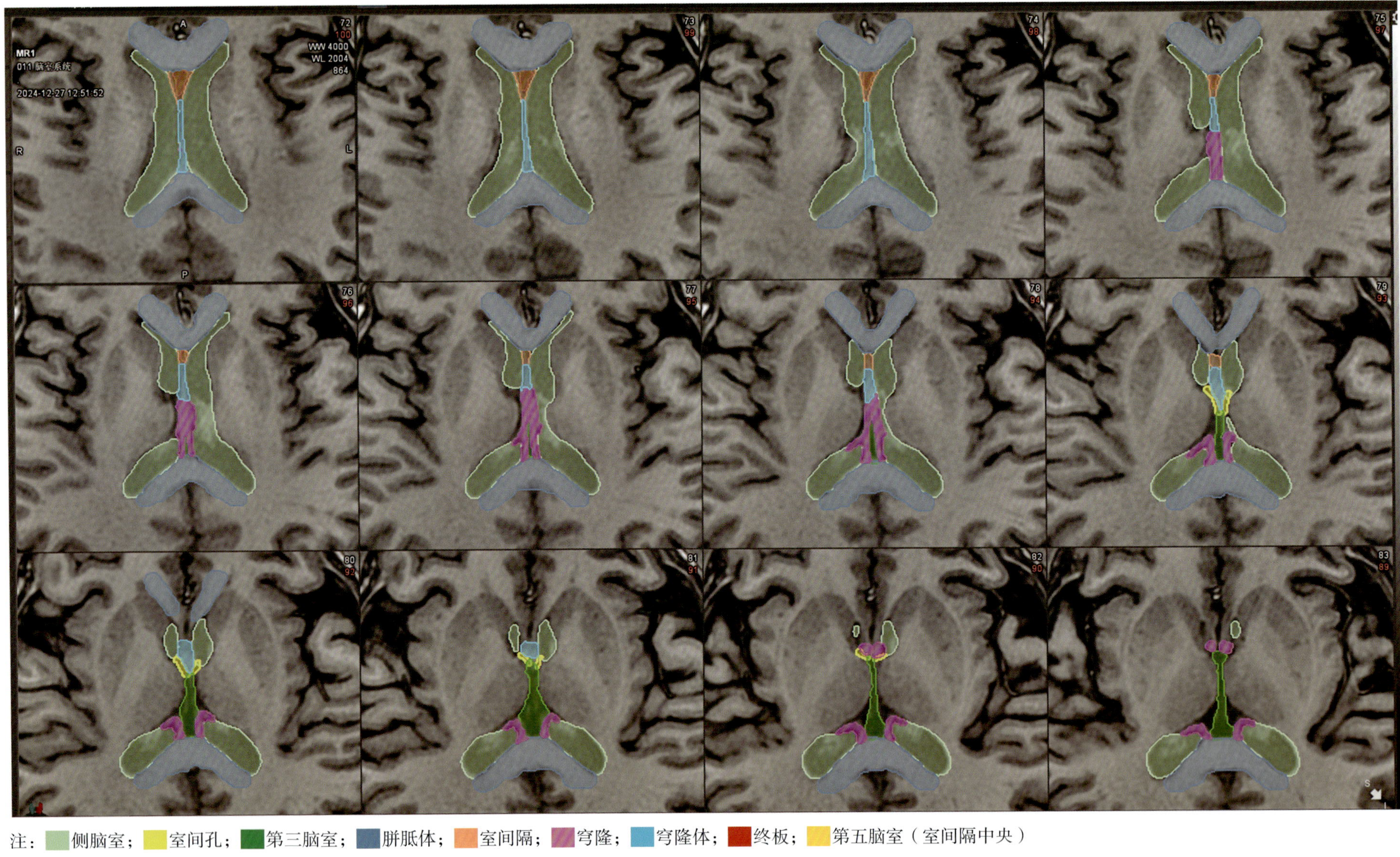

注：侧脑室；室间孔；第三脑室；胼胝体；室间隔；穹隆；穹隆体；终板；第五脑室（室间隔中央）

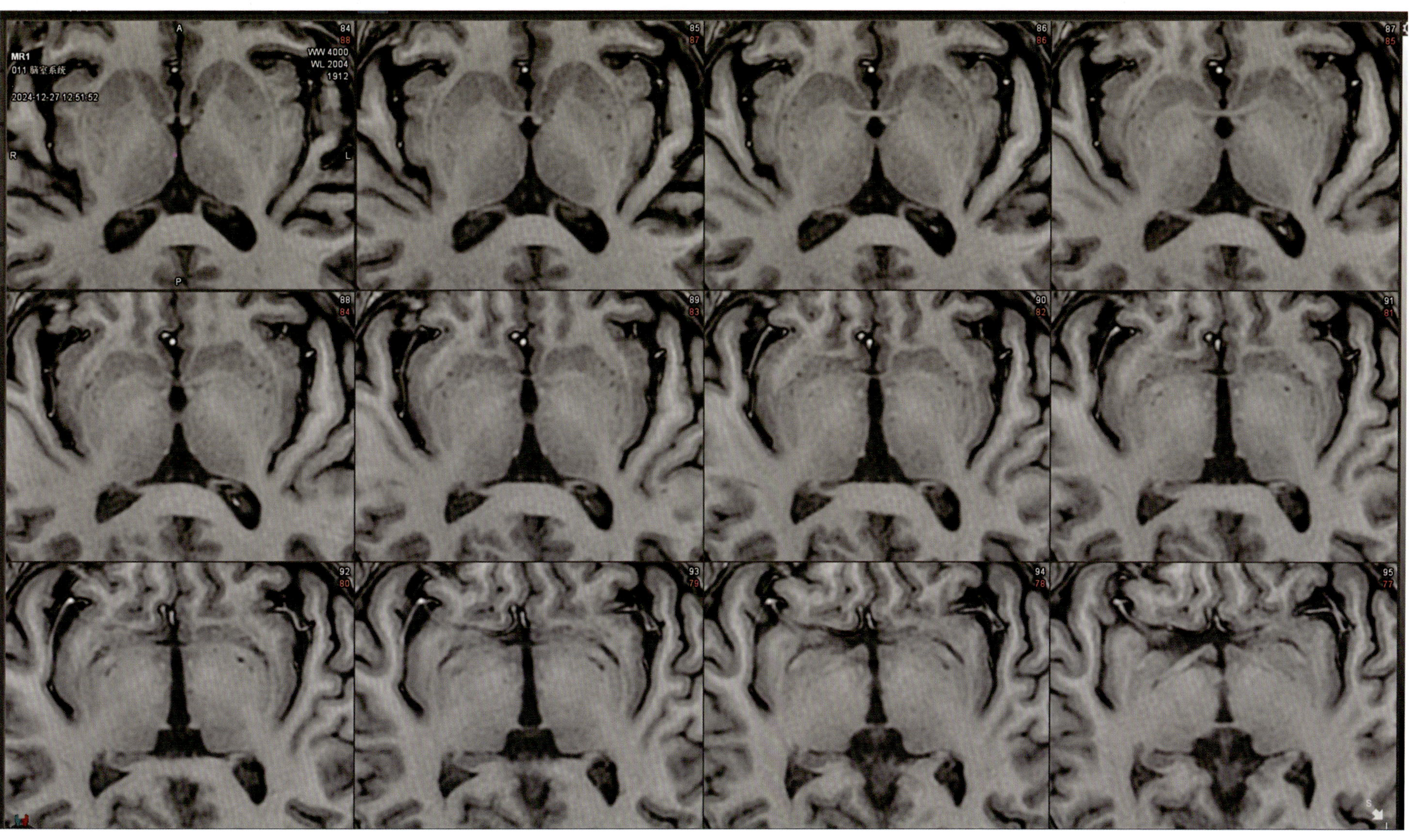
MR1
011 脑室系统
2024-12-27 12:51:52
WW 4000
WL 2004
1912
A
R
L
P
84
85
86
87
88
89
90
91
92
93
94
95

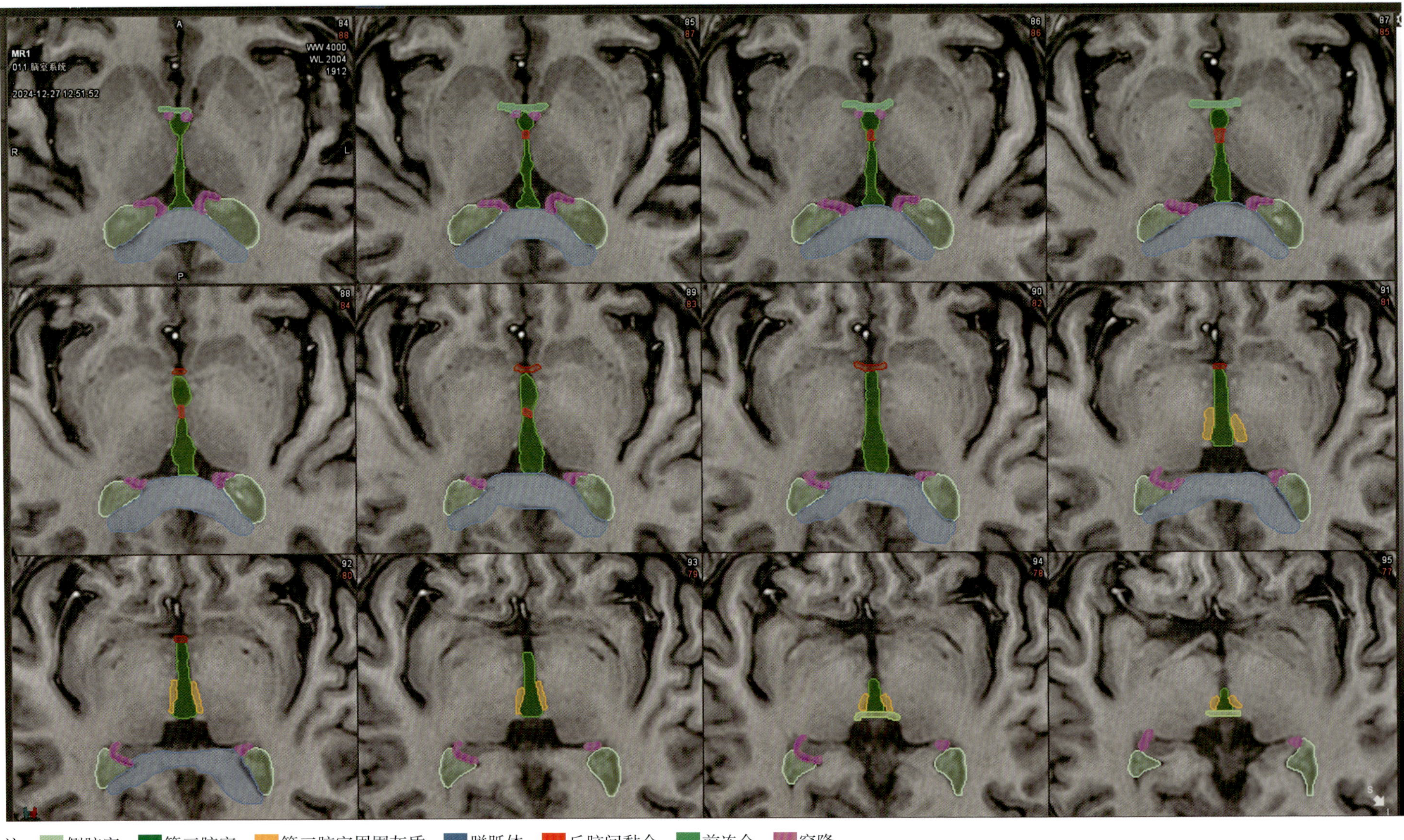

注： 侧脑室； 第三脑室； 第三脑室周围灰质； 胼胝体； 丘脑间黏合； 前连合； 穹隆；

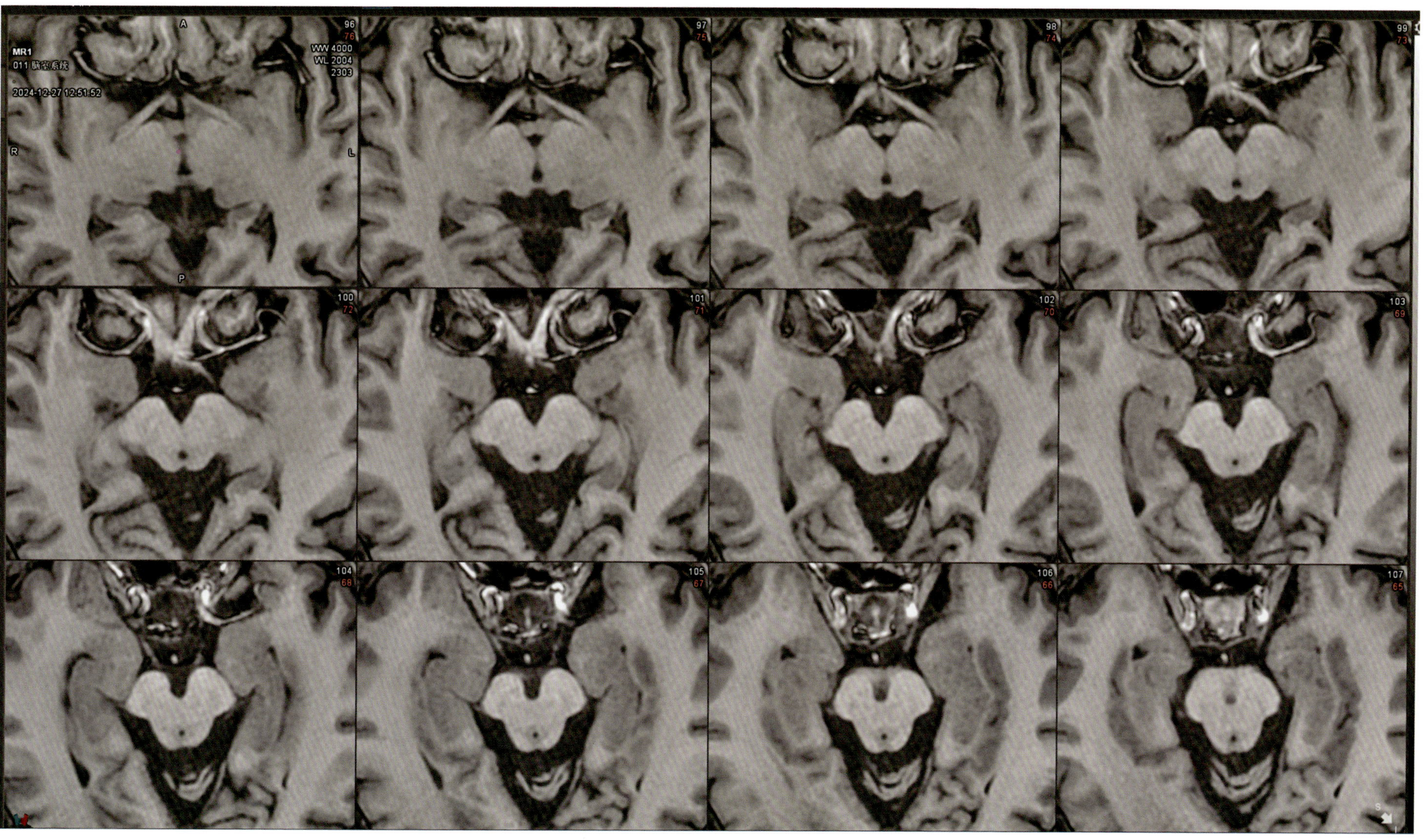
MR1
011 脑室系统
2024-12-27 12:51:52
WW 4000
WL 2004
2303
A
R
L
P
96
97
98
99
100
101
102
103
104
105
106
107

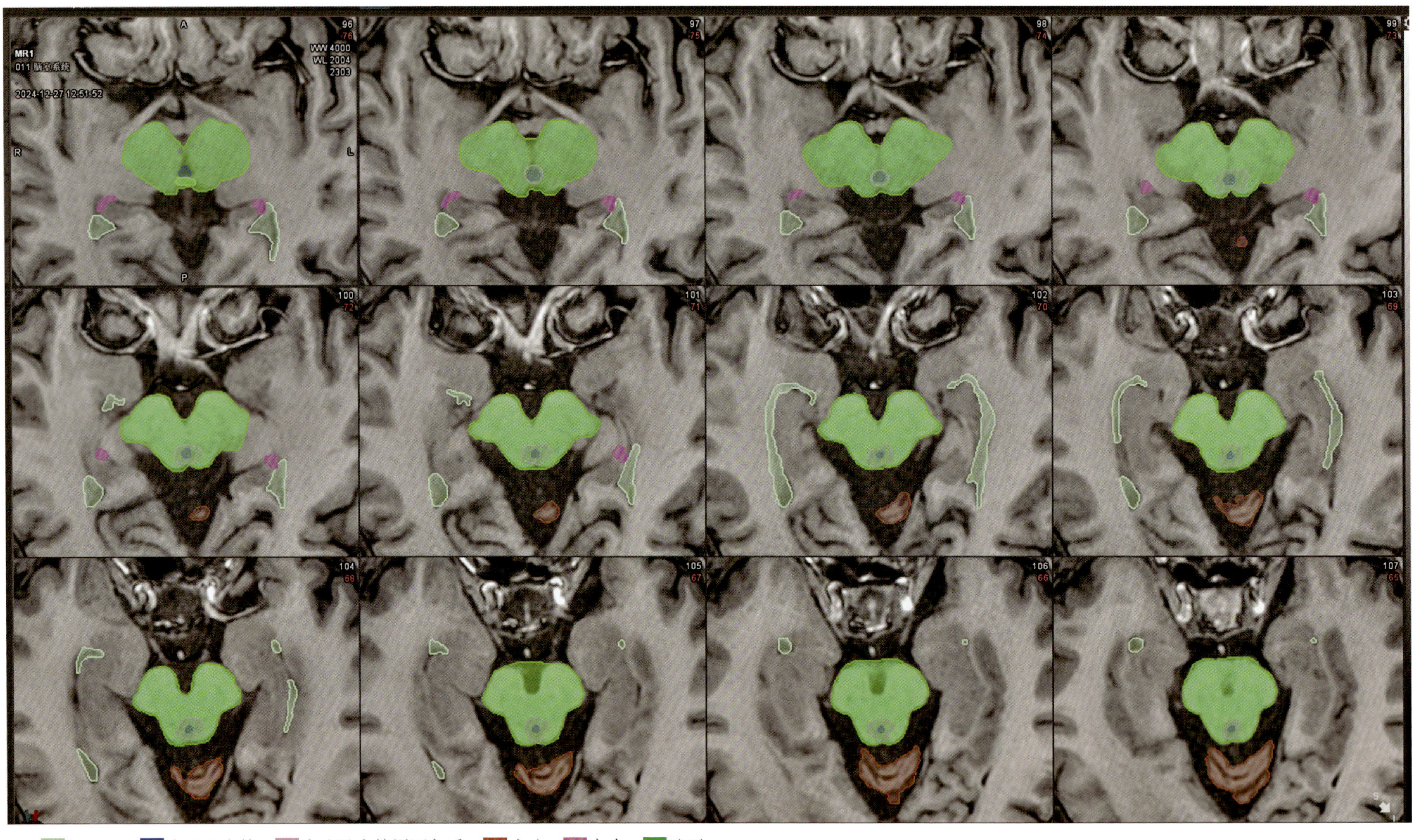

注：侧脑室；中脑导水管；中脑导水管周围灰质；小脑；穹隆；脑干

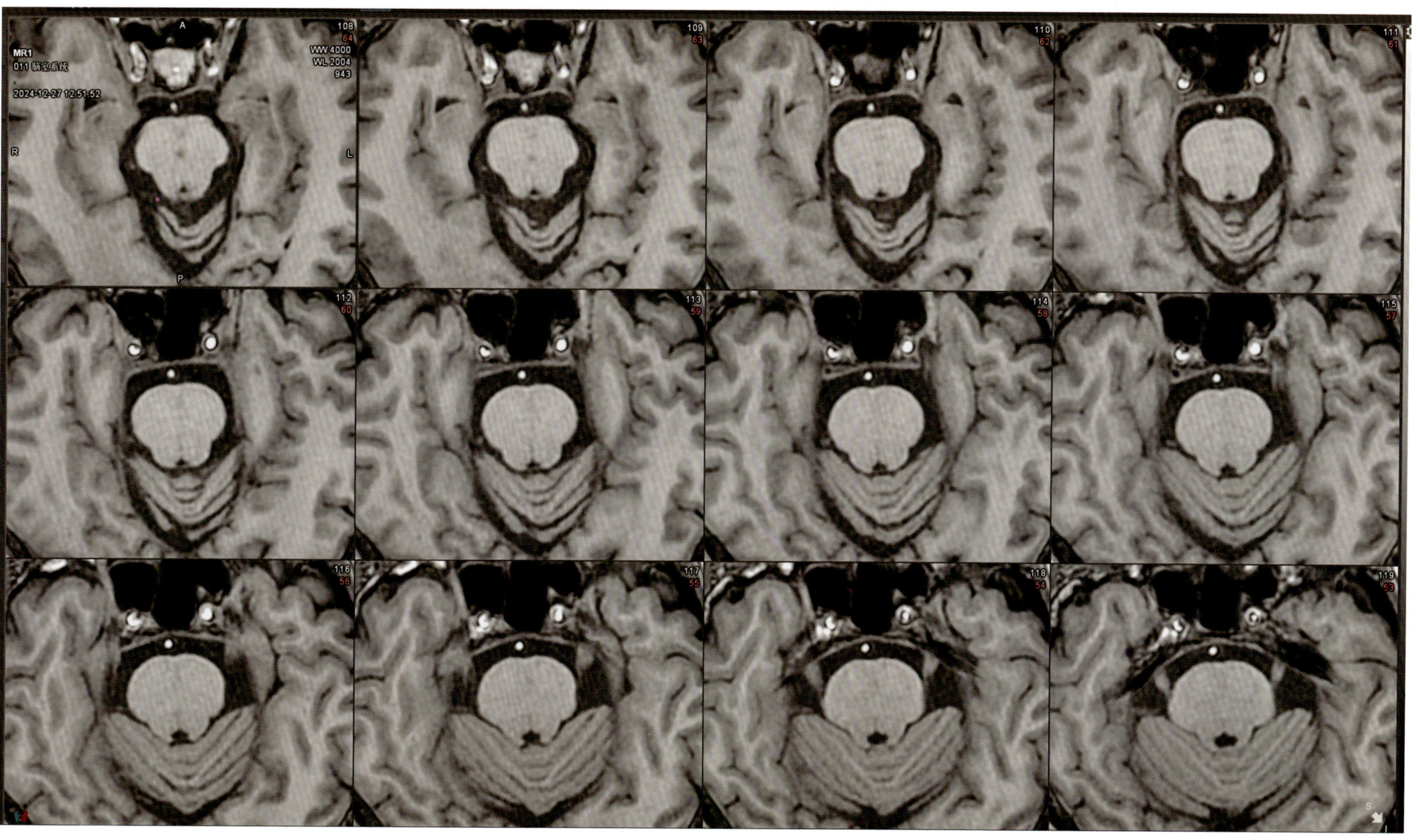

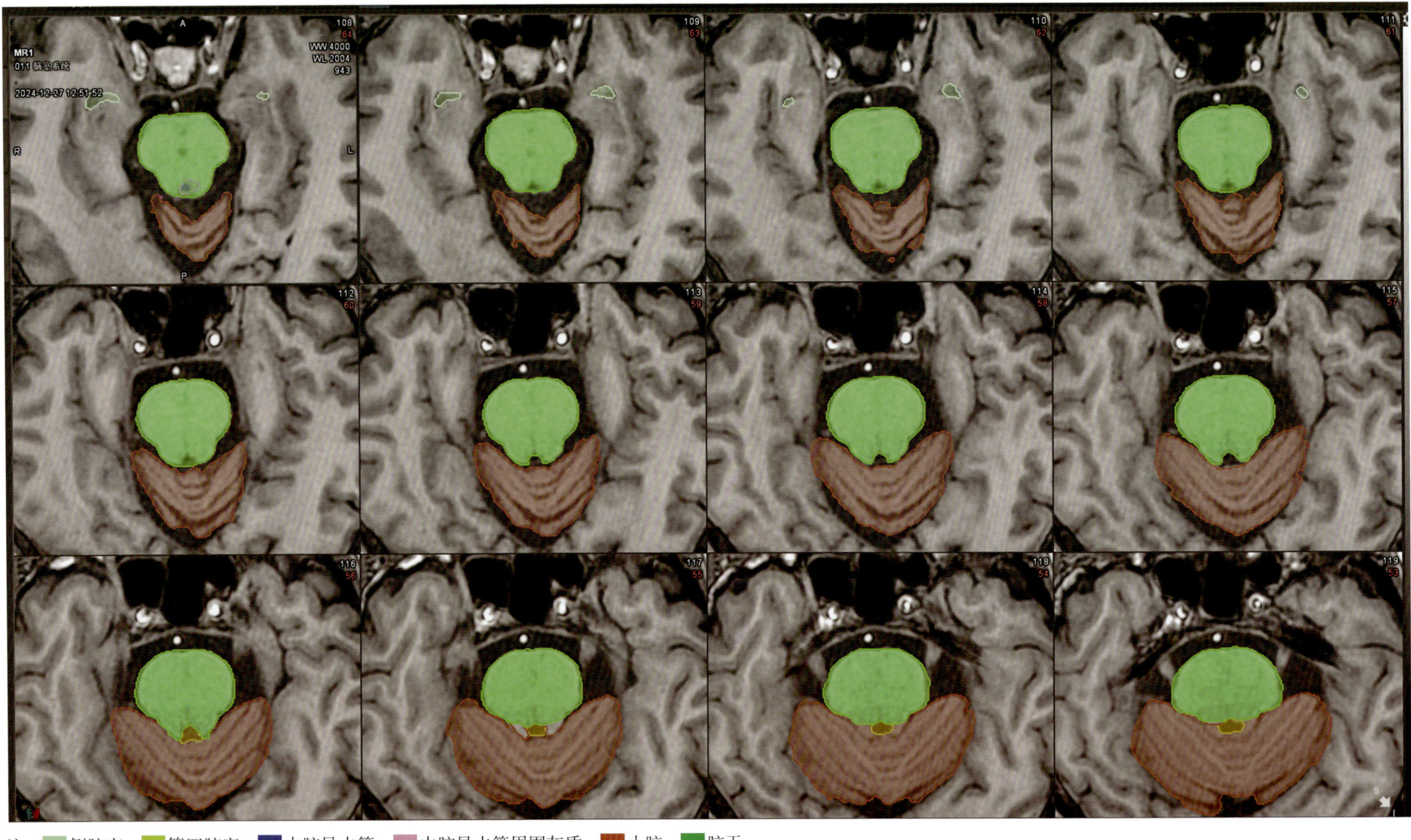

注：侧脑室；第四脑室；中脑导水管；中脑导水管周围灰质；小脑；脑干

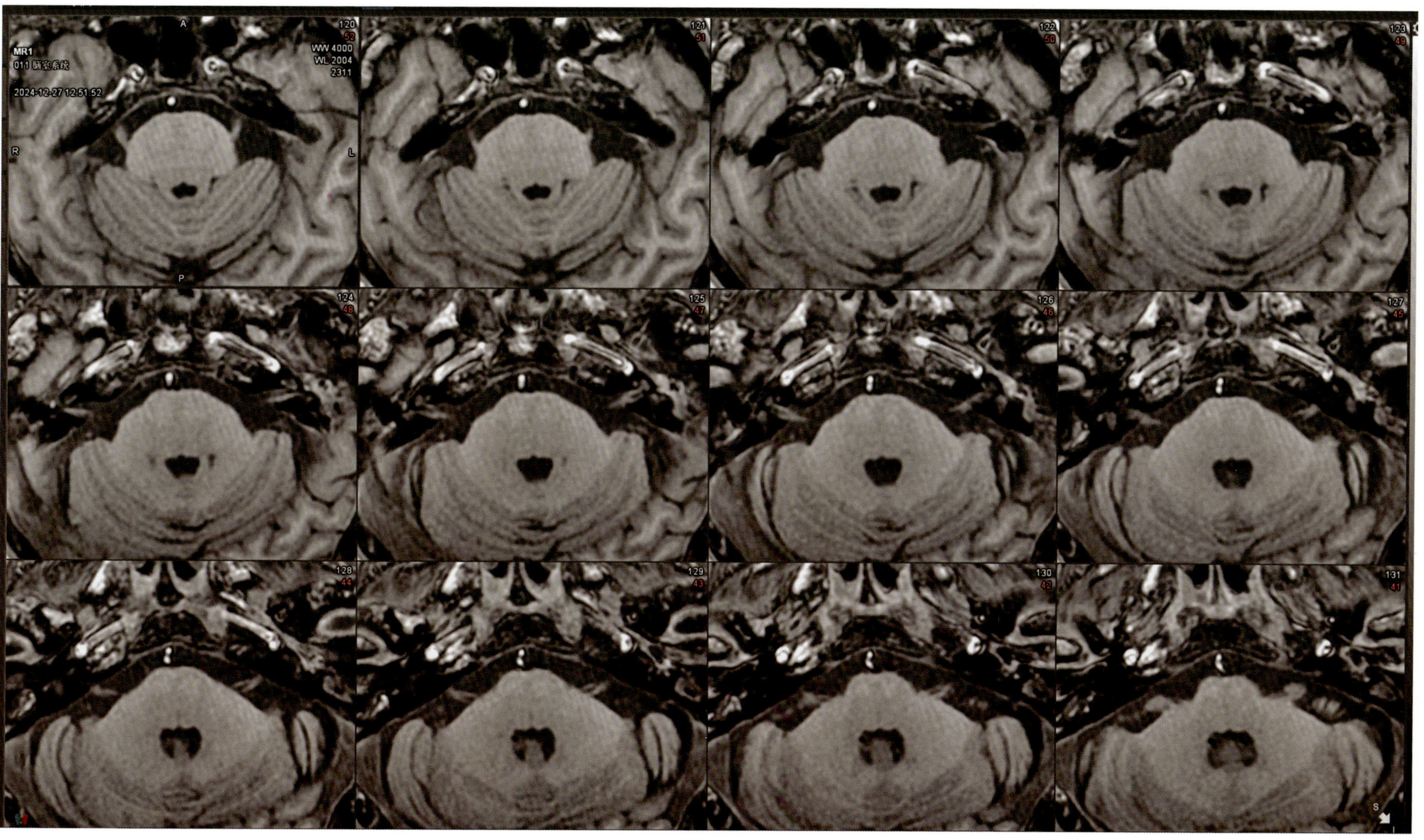
A
MR1
011 脑室系统
2024-12-27 12:51:52
120
52
WW 4000
WL 2004
2311
R
L
P
121
51
122
50
123
49
124
48
125
47
126
46
127
45
128
44
129
43
130
42
131
41
S

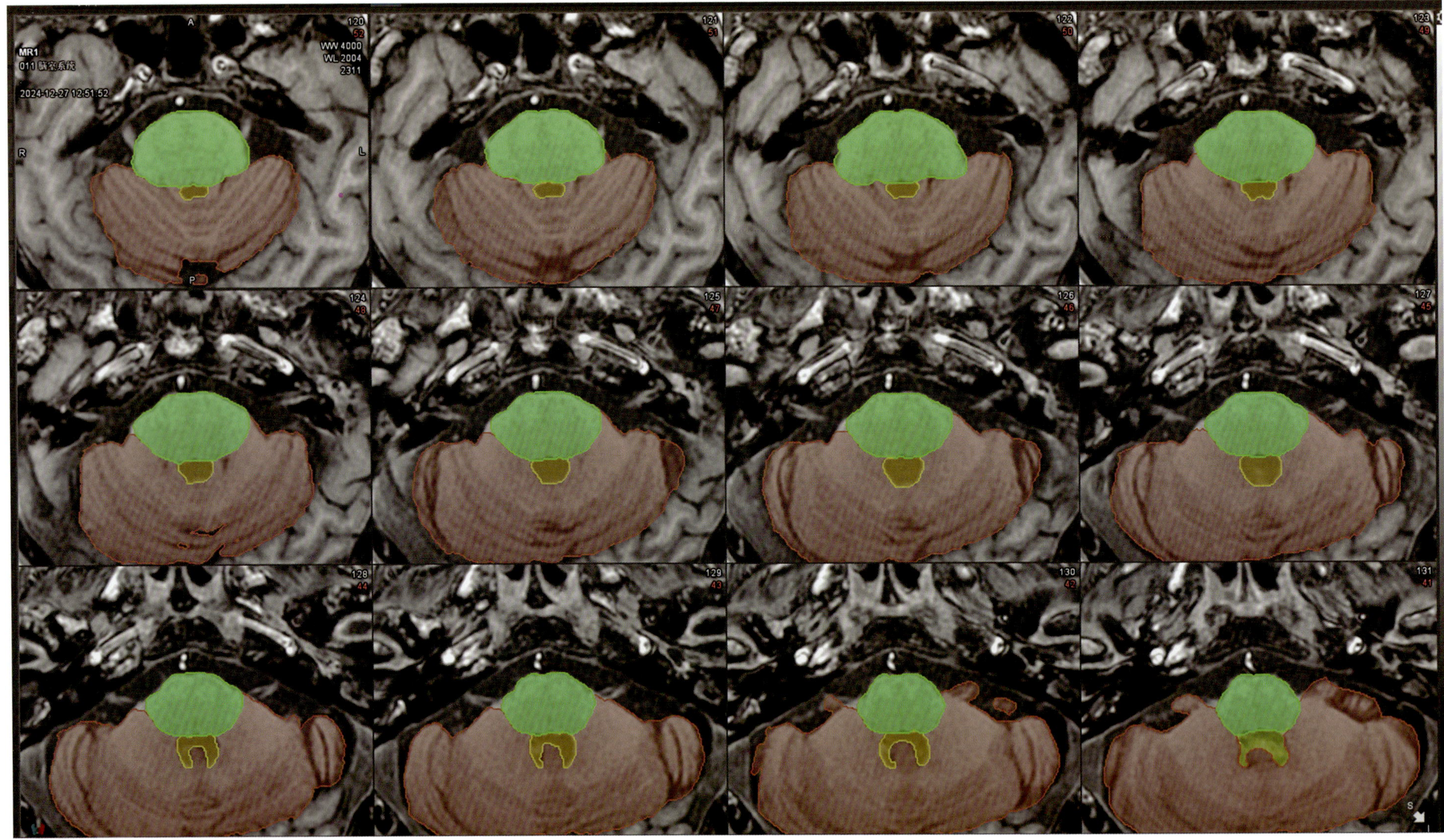

注：第四脑室；小脑；脑干

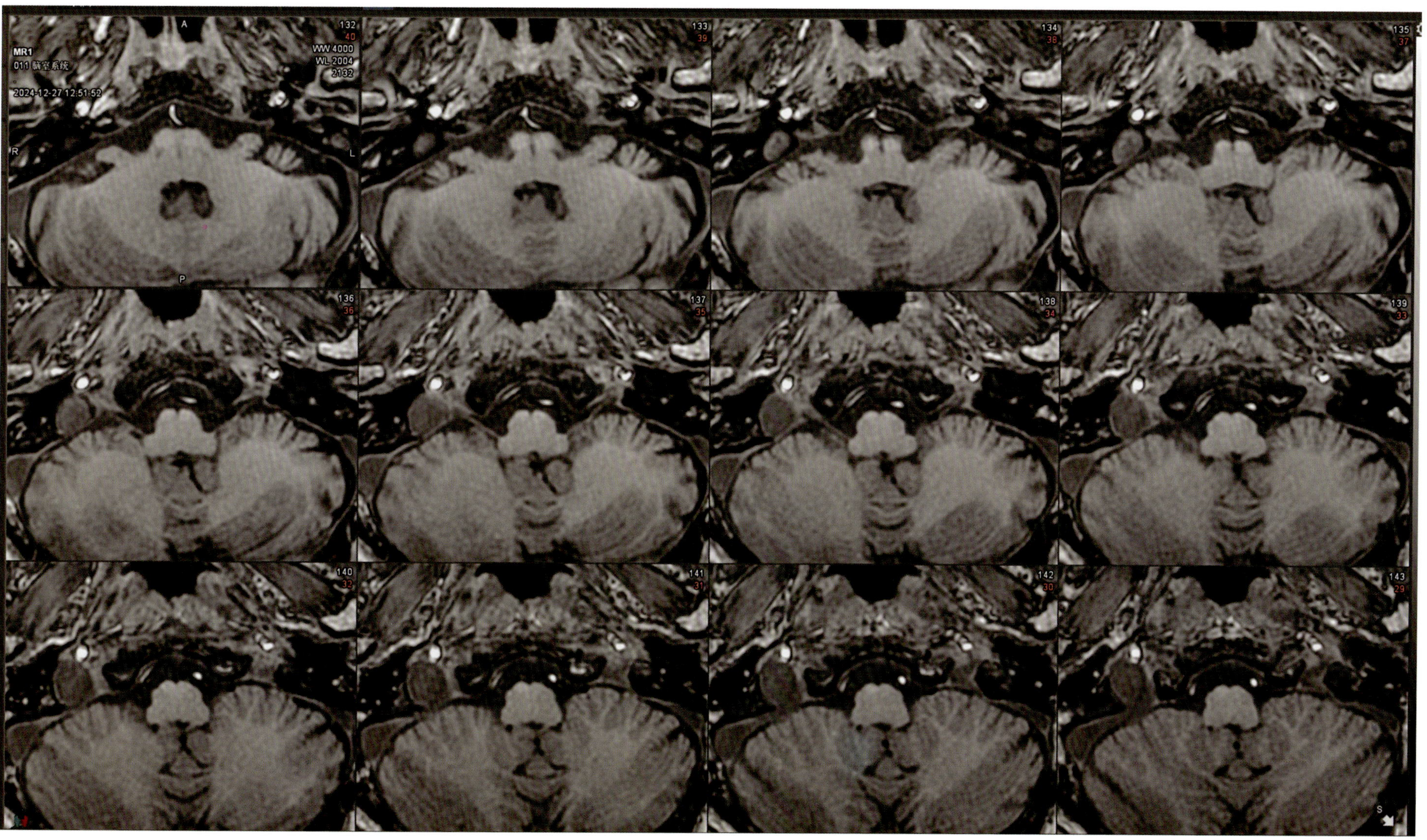

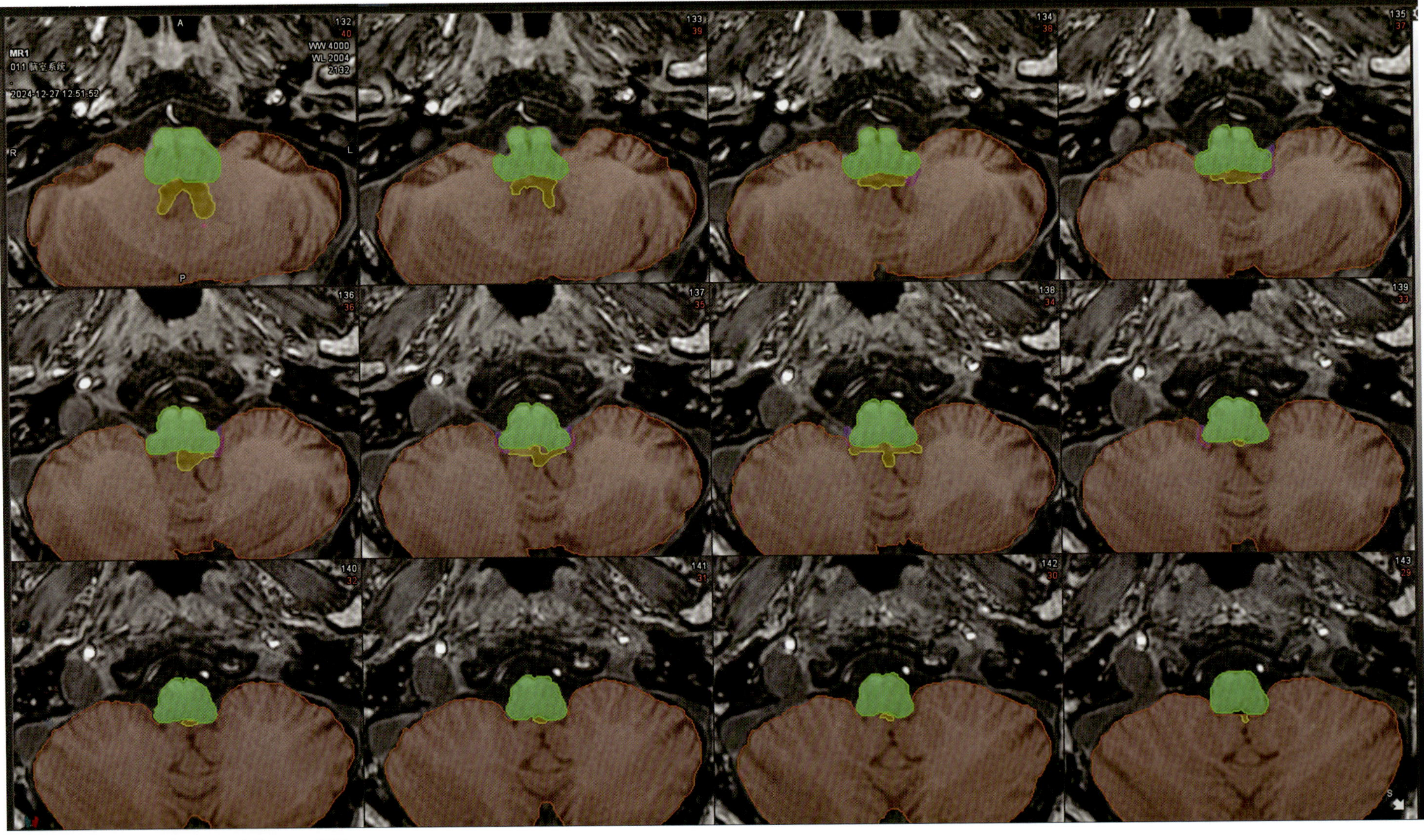

注：第四脑室；小脑；脑干；终板

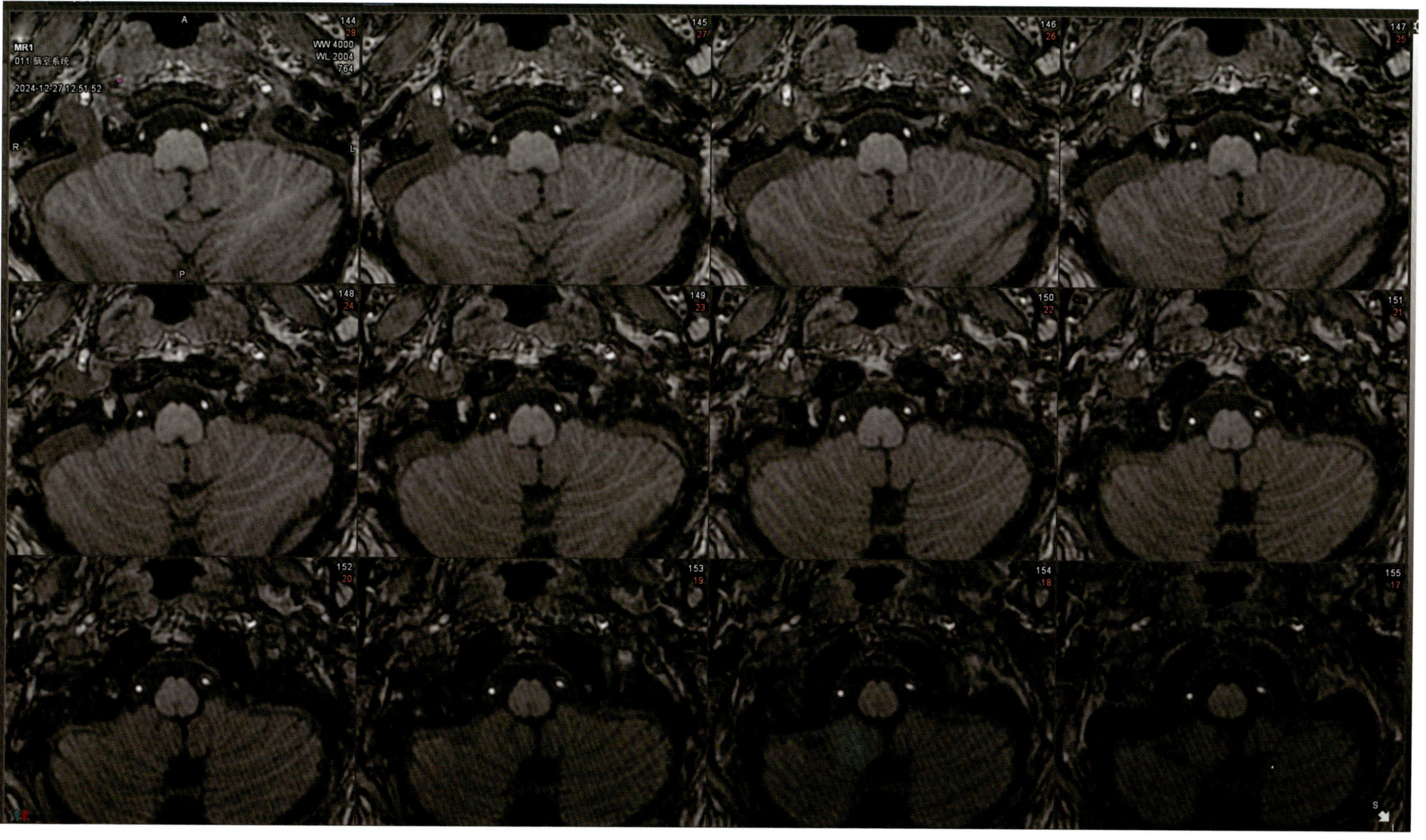
A
MR1
011 脑室系统
2024-12-27 12:51:52
144
28
WW 4000
WL 2004
764
R
L
P
145
27
146
26
147
25
148
24
149
23
150
22
151
21
152
20
153
19
154
18
155
17
S

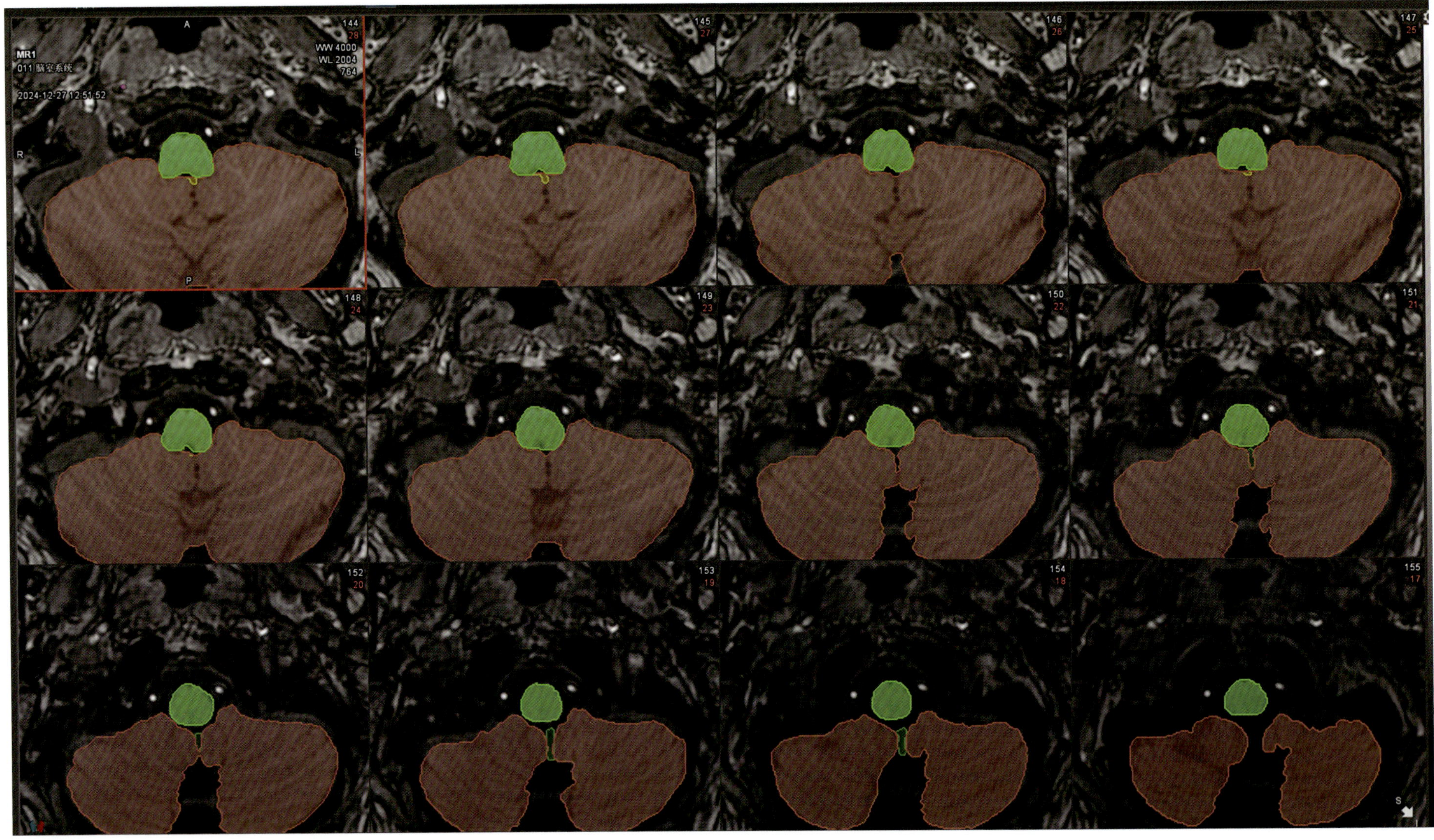

注：第四脑室正中孔；小脑；脑干

三、脑室系统及邻近结构 MRI 连续解剖——冠状面

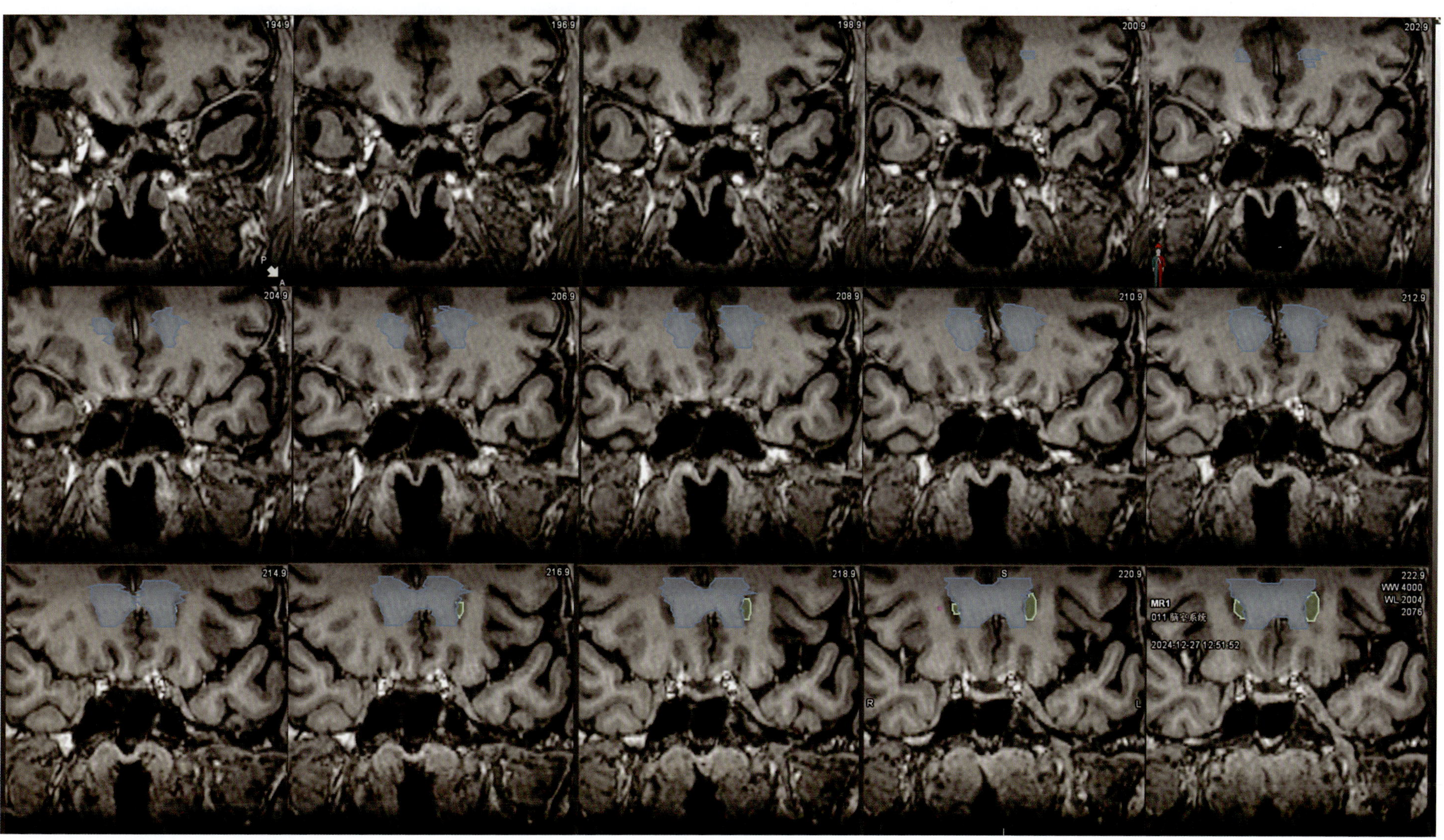

注：侧脑室；第三脑室；胼胝体

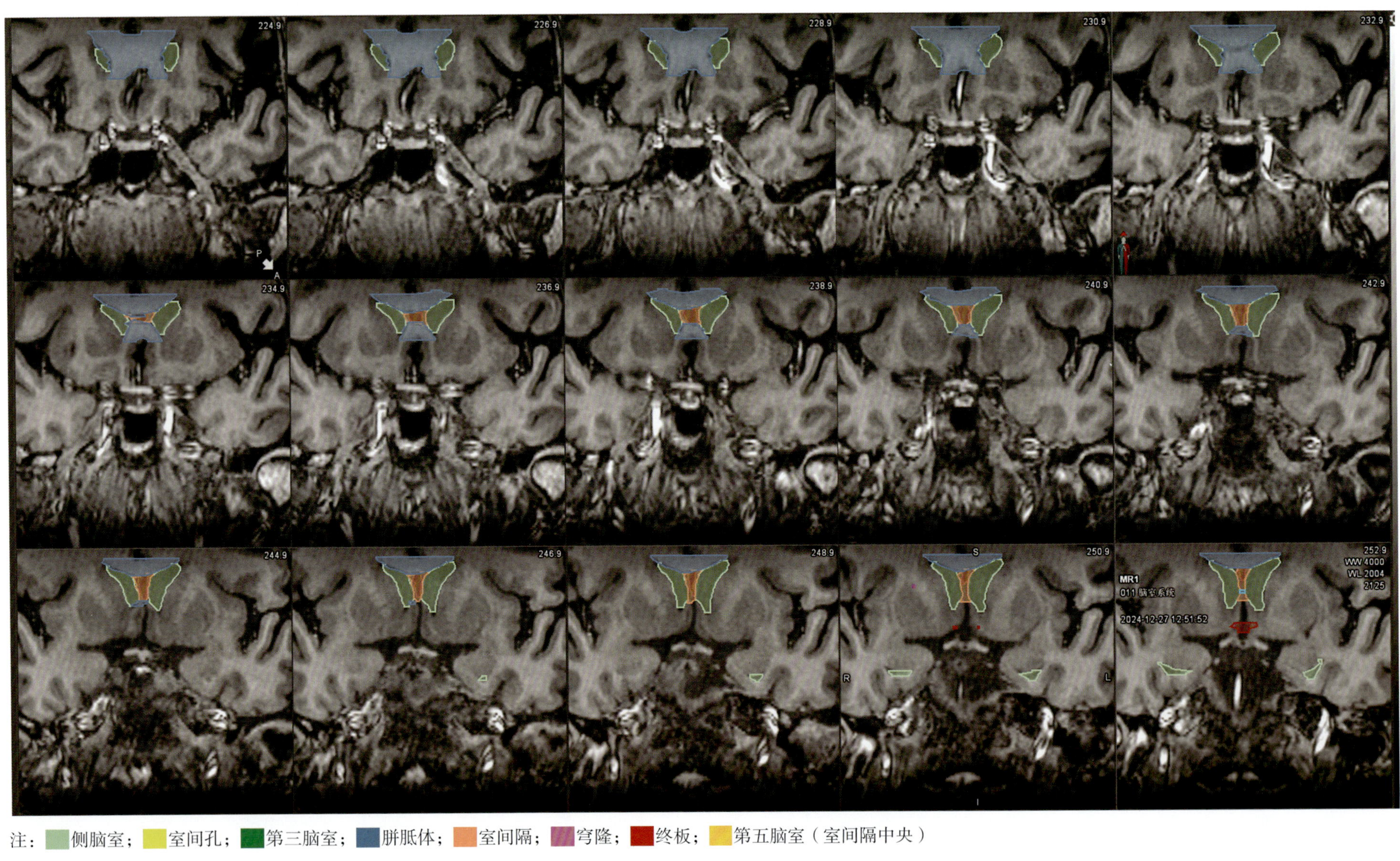

注：侧脑室；室间孔；第三脑室；胼胝体；室间隔；穹隆；终板；第五脑室（室间隔中央）

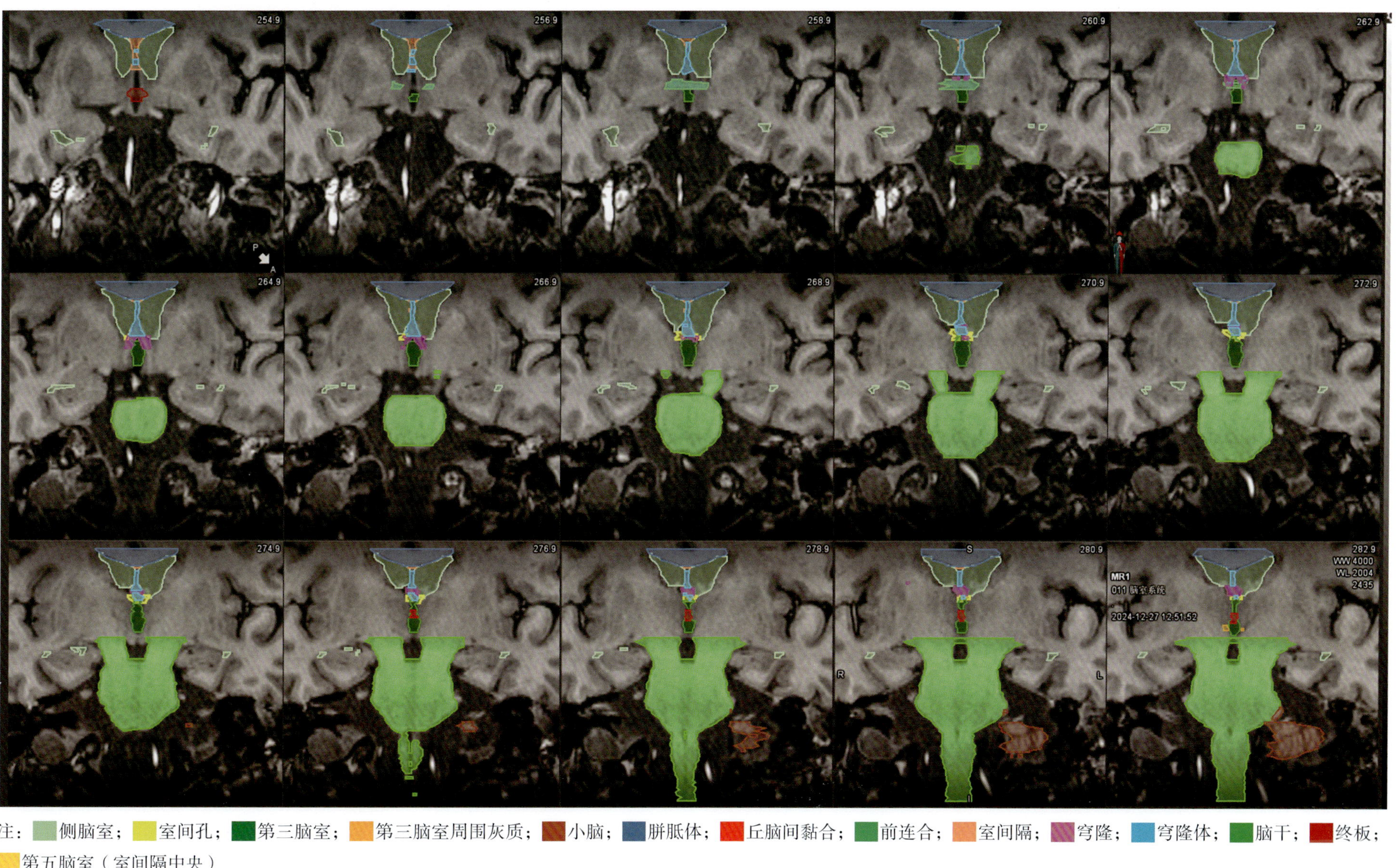

注：侧脑室；室间孔；第三脑室；第三脑室周围灰质；小脑；胼胝体；丘脑间黏合；前连合；室间隔；穹隆；穹隆体；脑干；终板；第五脑室（室间隔中央）

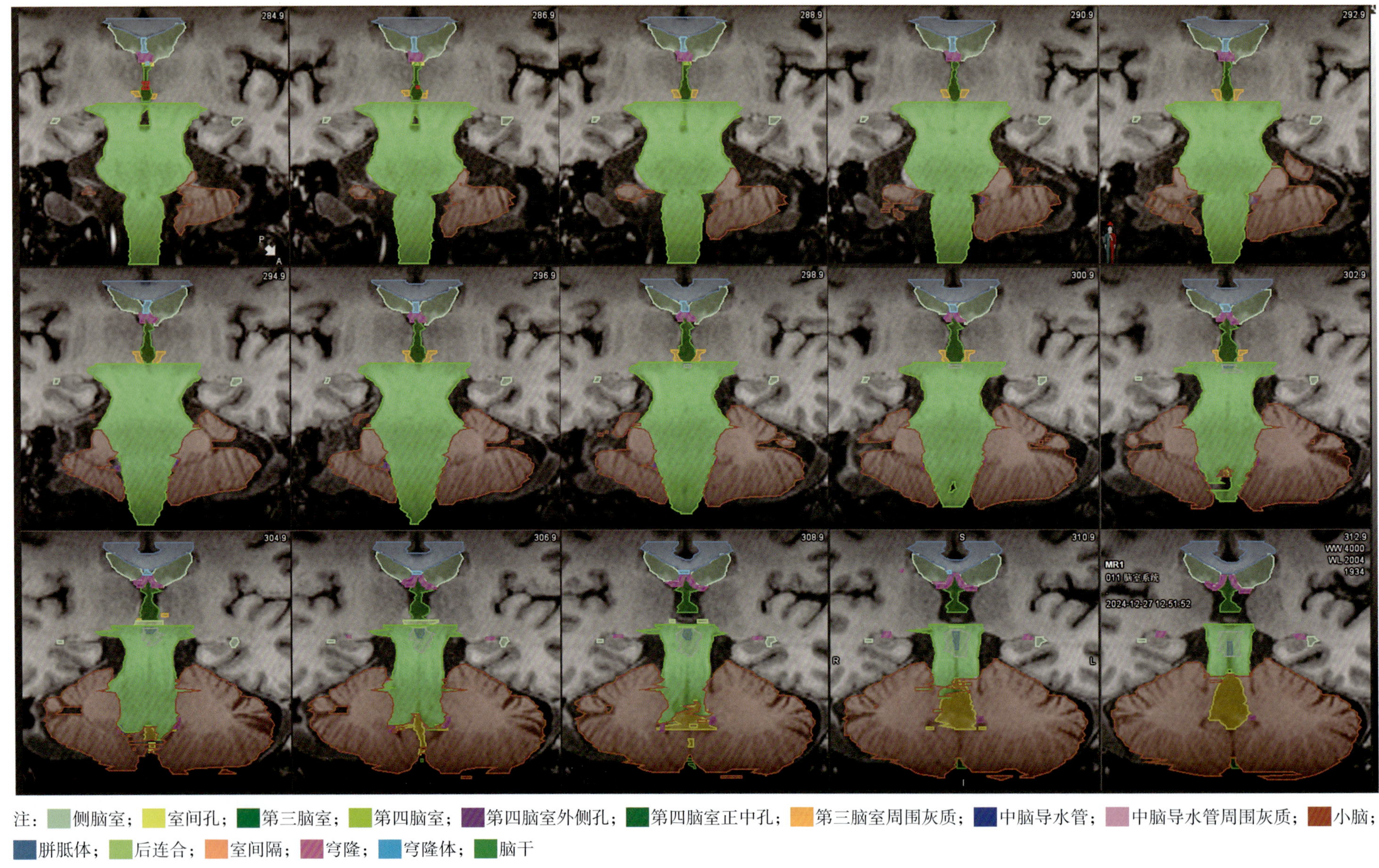

注：侧脑室；室间孔；第三脑室；第四脑室；第四脑室外侧孔；第四脑室正中孔；第三脑室周围灰质；中脑导水管；中脑导水管周围灰质；小脑；胼胝体；后连合；室间隔；穹隆；穹隆体；脑干

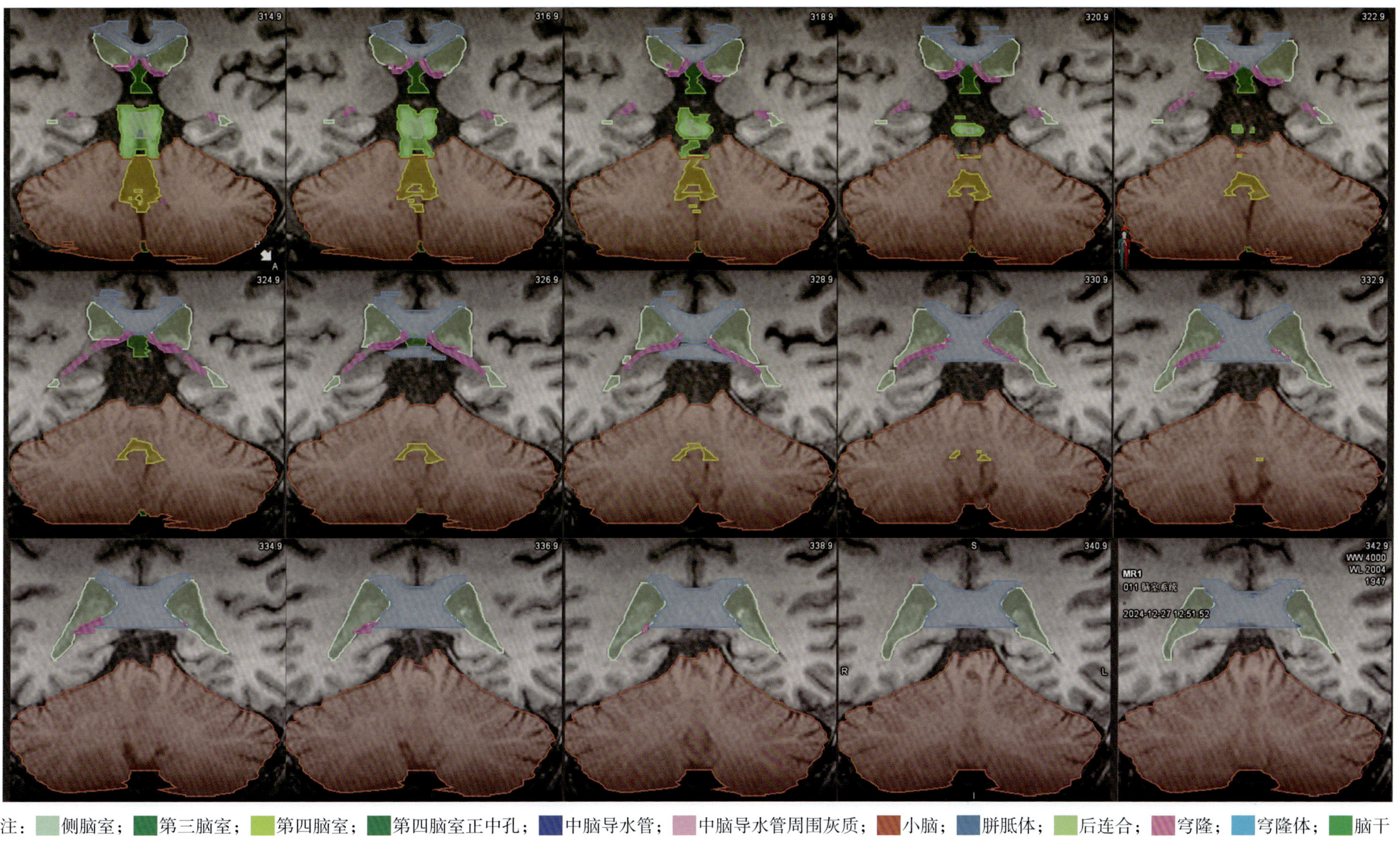

注：侧脑室；第三脑室；第四脑室；第四脑室正中孔；中脑导水管；中脑导水管周围灰质；小脑；胼胝体；后连合；穹隆；穹隆体；脑干

344.9
346.9
348.9
350.9
352.9
354.9
356.9
358.9
360.9
362.9
364.9
366.9
368.9
S
370.9
372.9
WW 4000
WL 2004
1883
MR1
011 脑室系统
2024-12-27 12:51:52
R
L

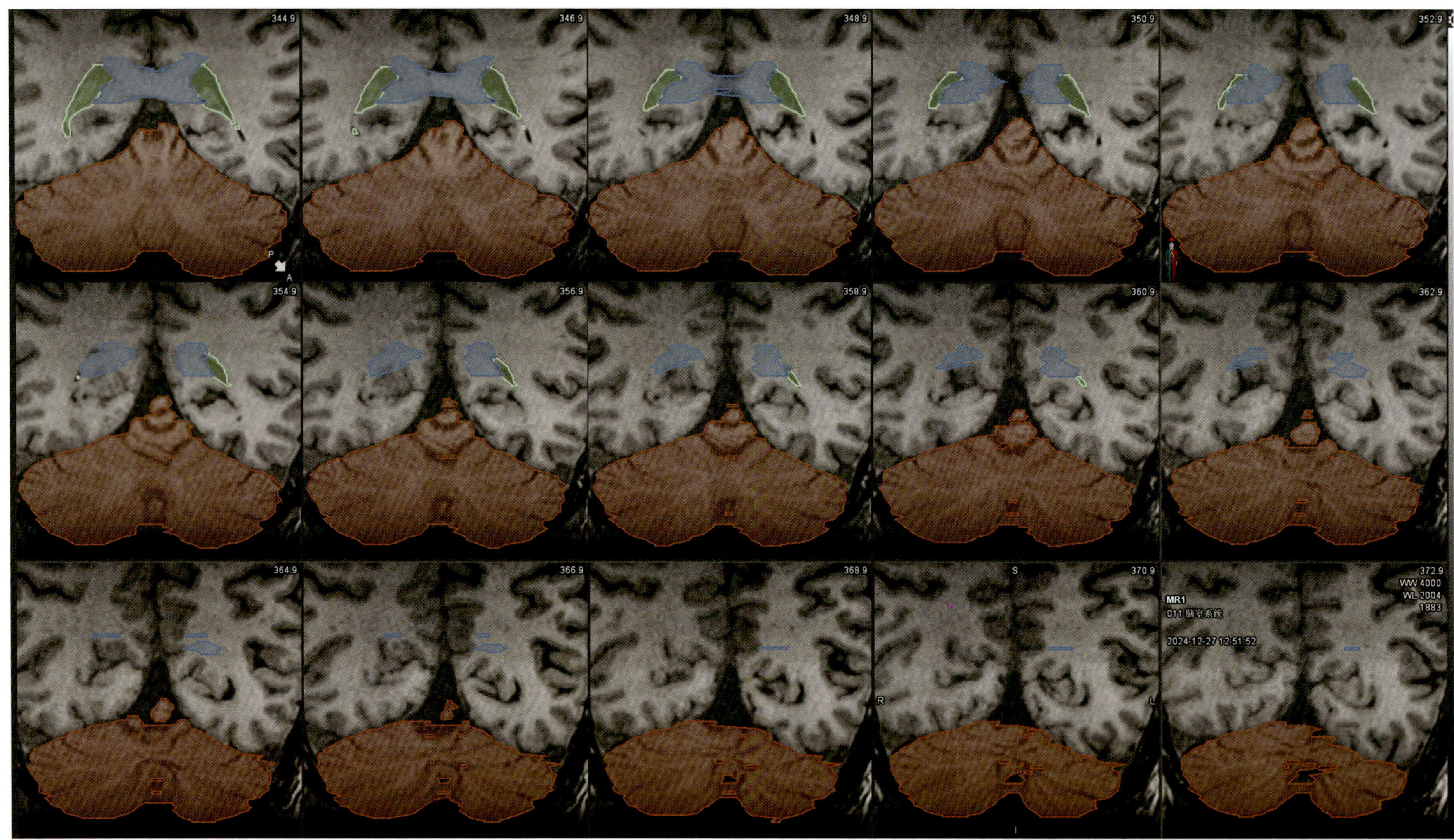

注：侧脑室；小脑

四、脑室系统及邻近结构 MRI 连续解剖——矢状面

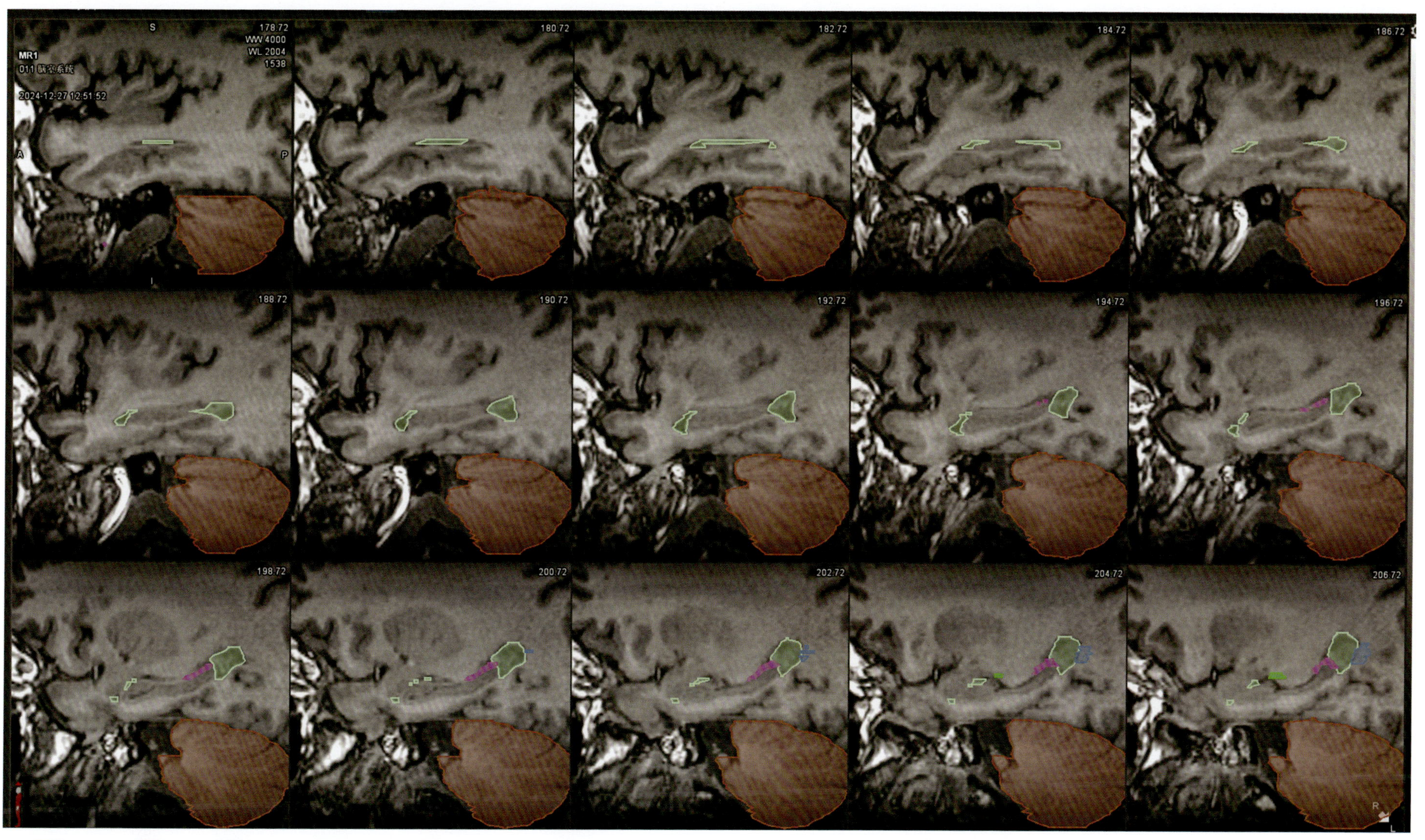

注：侧脑室；小脑；胼胝体；后连合；丘脑间黏合；穹隆

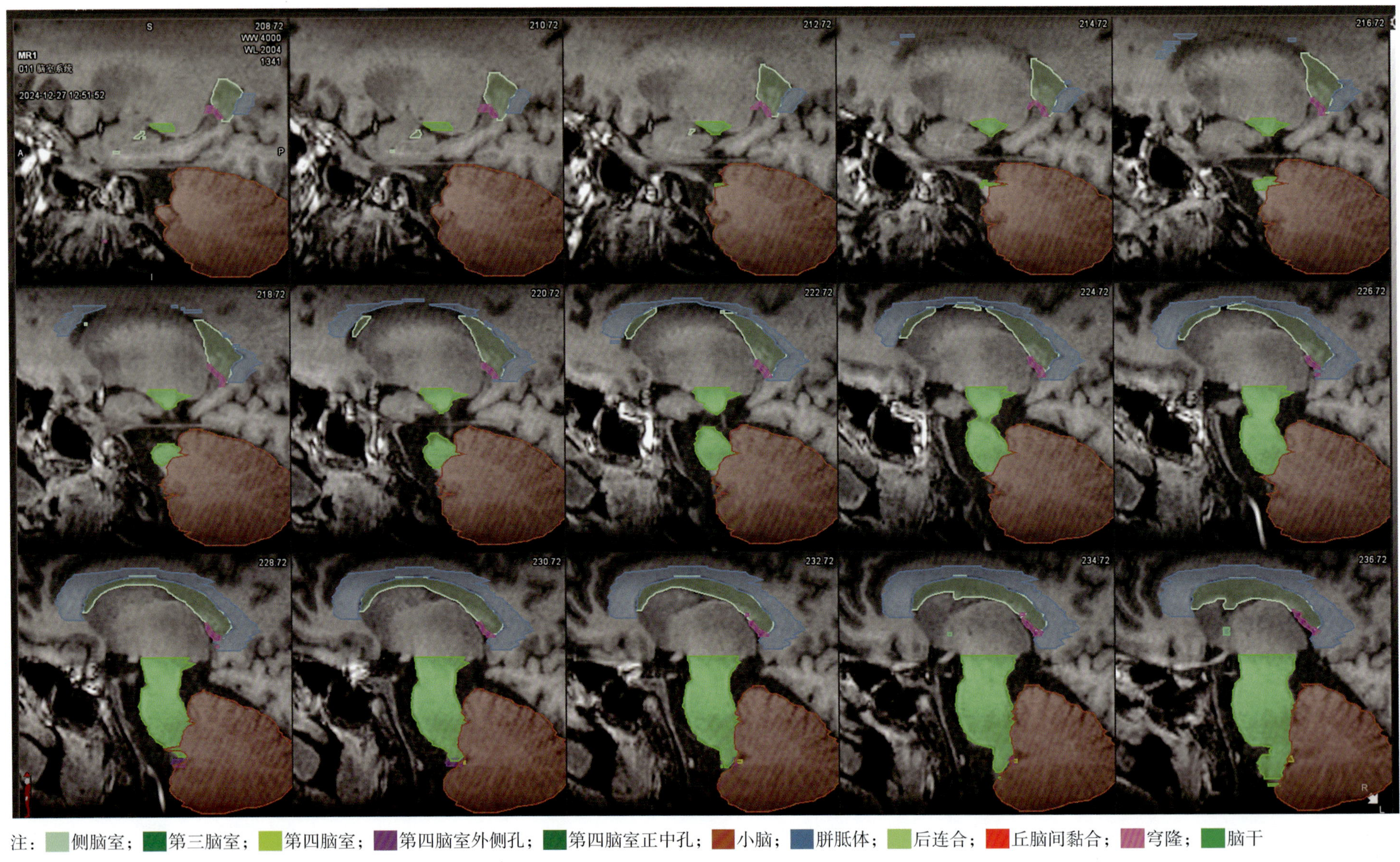

注：侧脑室；第三脑室；第四脑室；第四脑室外侧孔；第四脑室正中孔；小脑；胼胝体；后连合；丘脑间黏合；穹隆；脑干

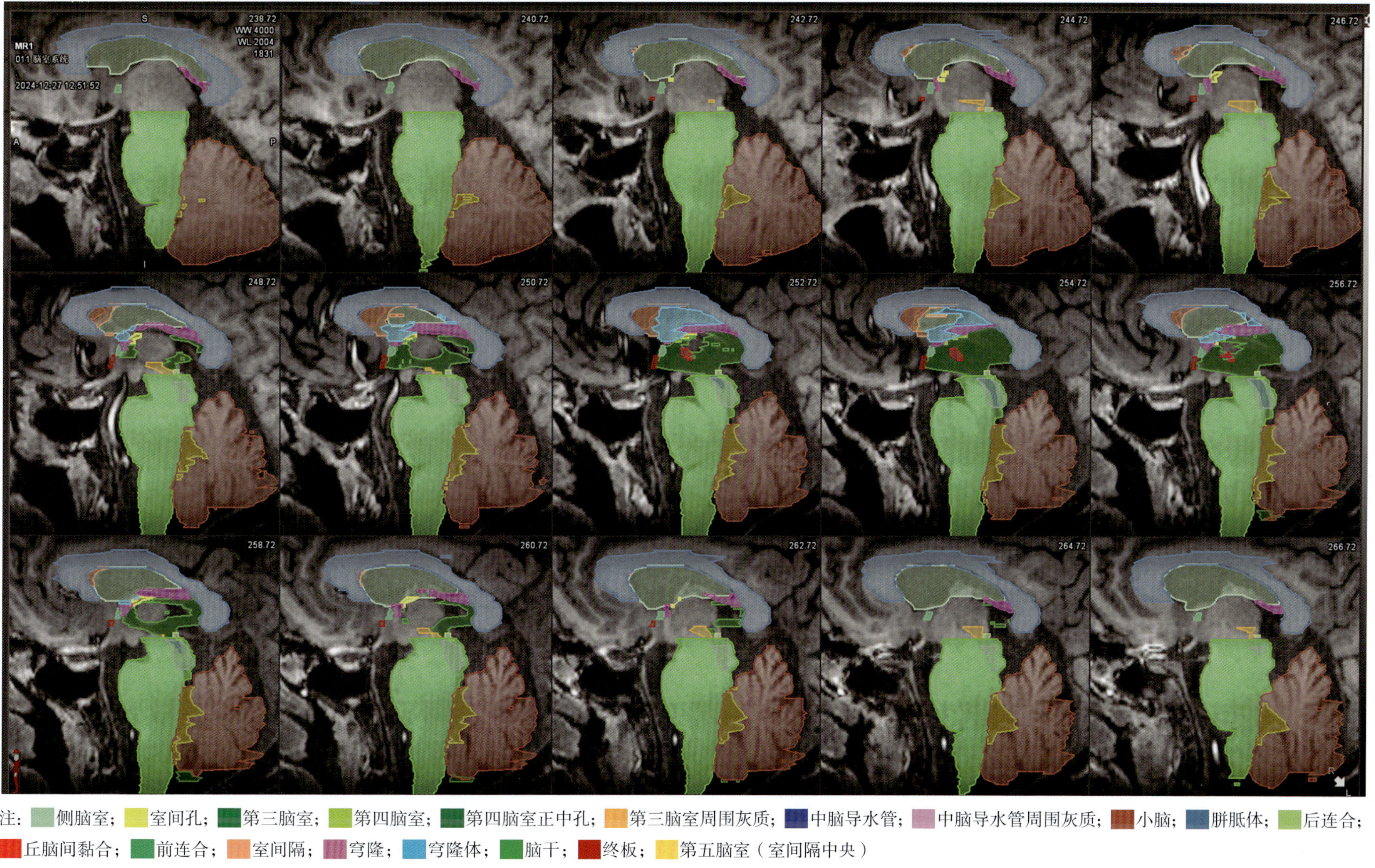

注：侧脑室；室间孔；第三脑室；第四脑室；第四脑室正中孔；第三脑室周围灰质；中脑导水管；中脑导水管周围灰质；小脑；胼胝体；后连合；丘脑间黏合；前连合；室间隔；穹隆；穹隆体；脑干；终板；第五脑室（室间隔中央）

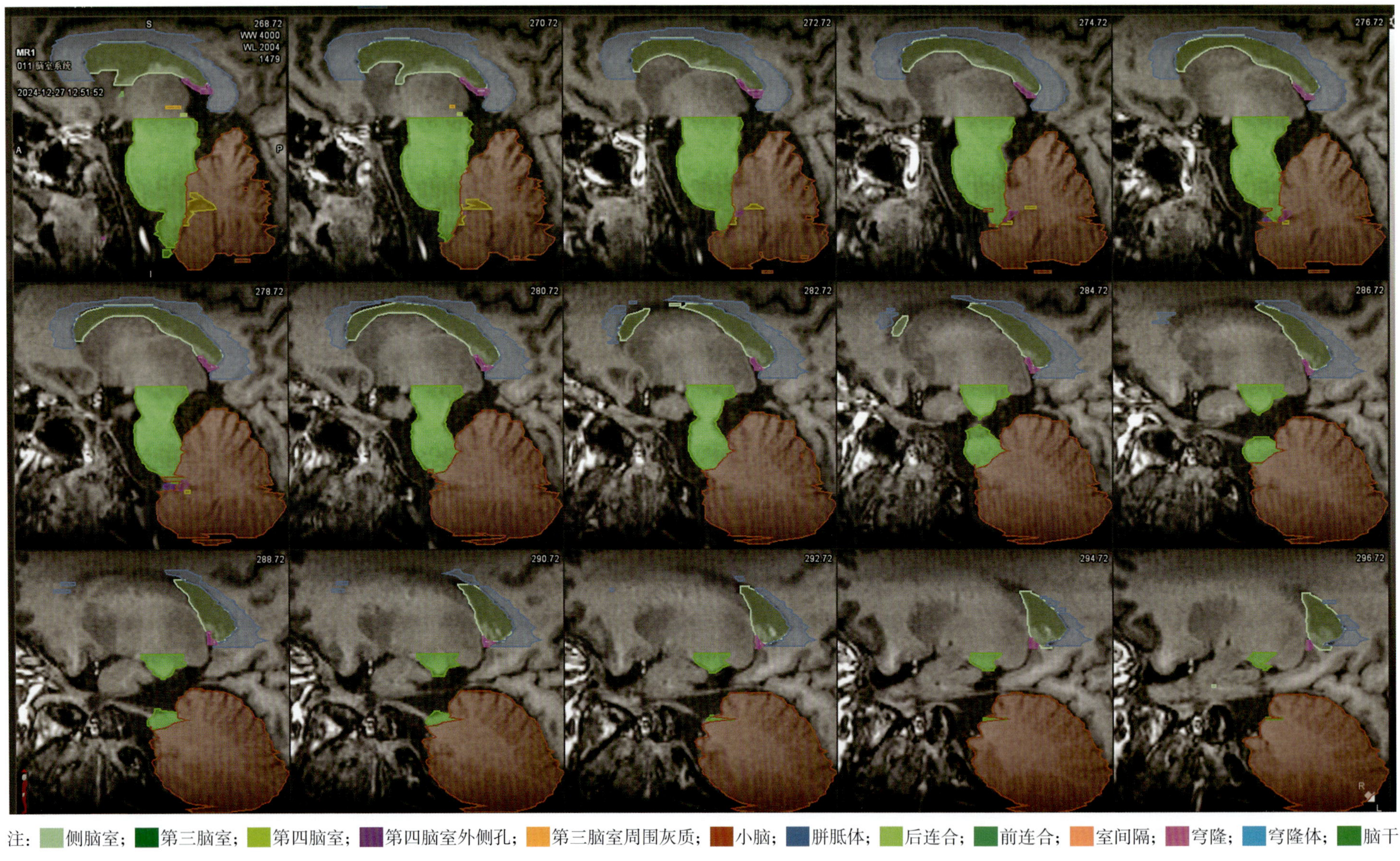

注：侧脑室；第三脑室；第四脑室；第四脑室外侧孔；第三脑室周围灰质；小脑；胼胝体；后连合；前连合；室间隔；穹隆；穹隆体；脑干

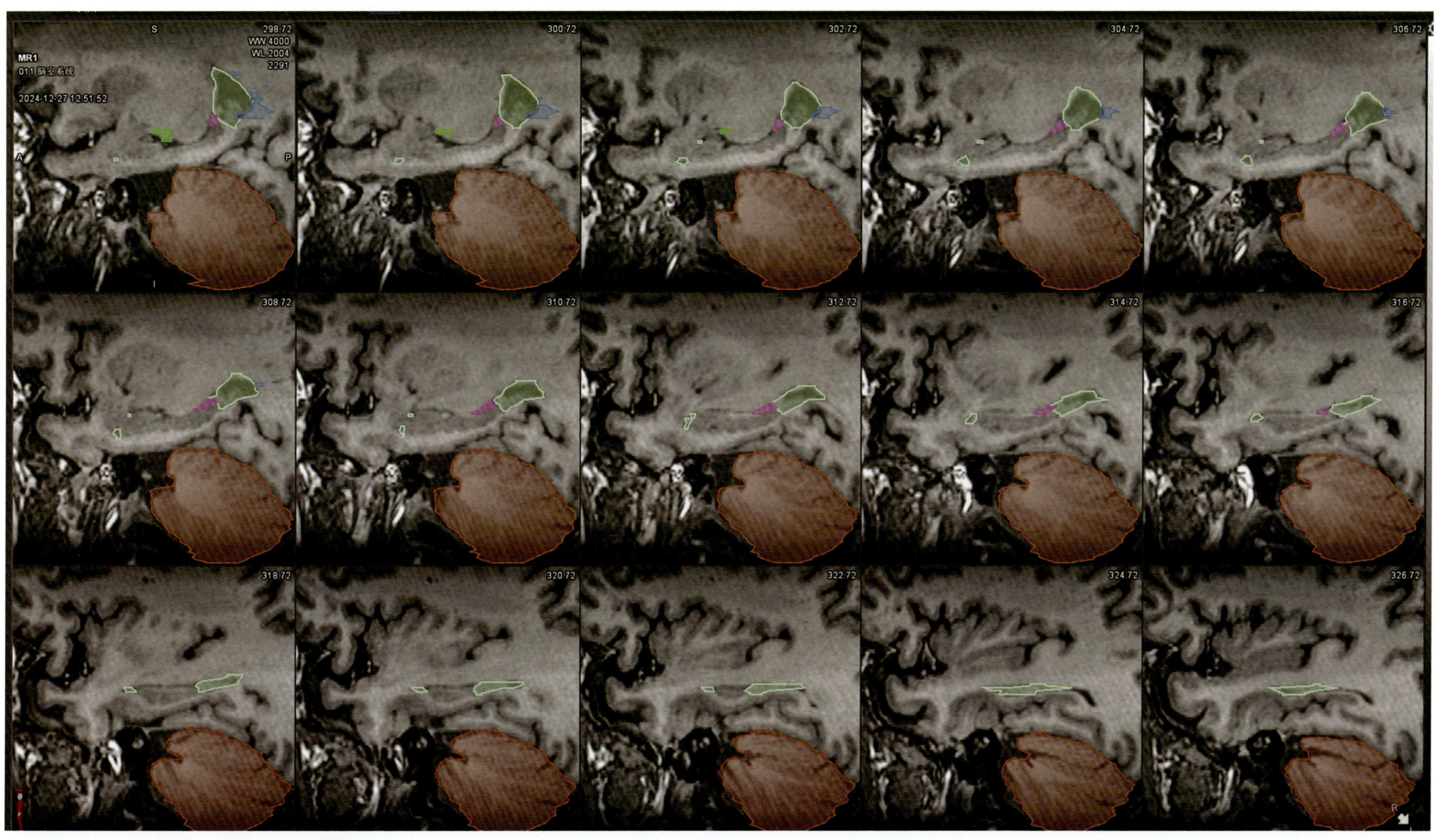

注：侧脑室；小脑；胼胝体；穹隆

S
328.72
WW 4000
WL 2004
681
MR1
011 脑室系统
2024-12-27 12:51:52
A
P
I
330.72
332.72
334.72
336.72
338.72
340.72
342.72
344.72
346.72
348.72
350.72
352.72
354.72
356.72
R
L

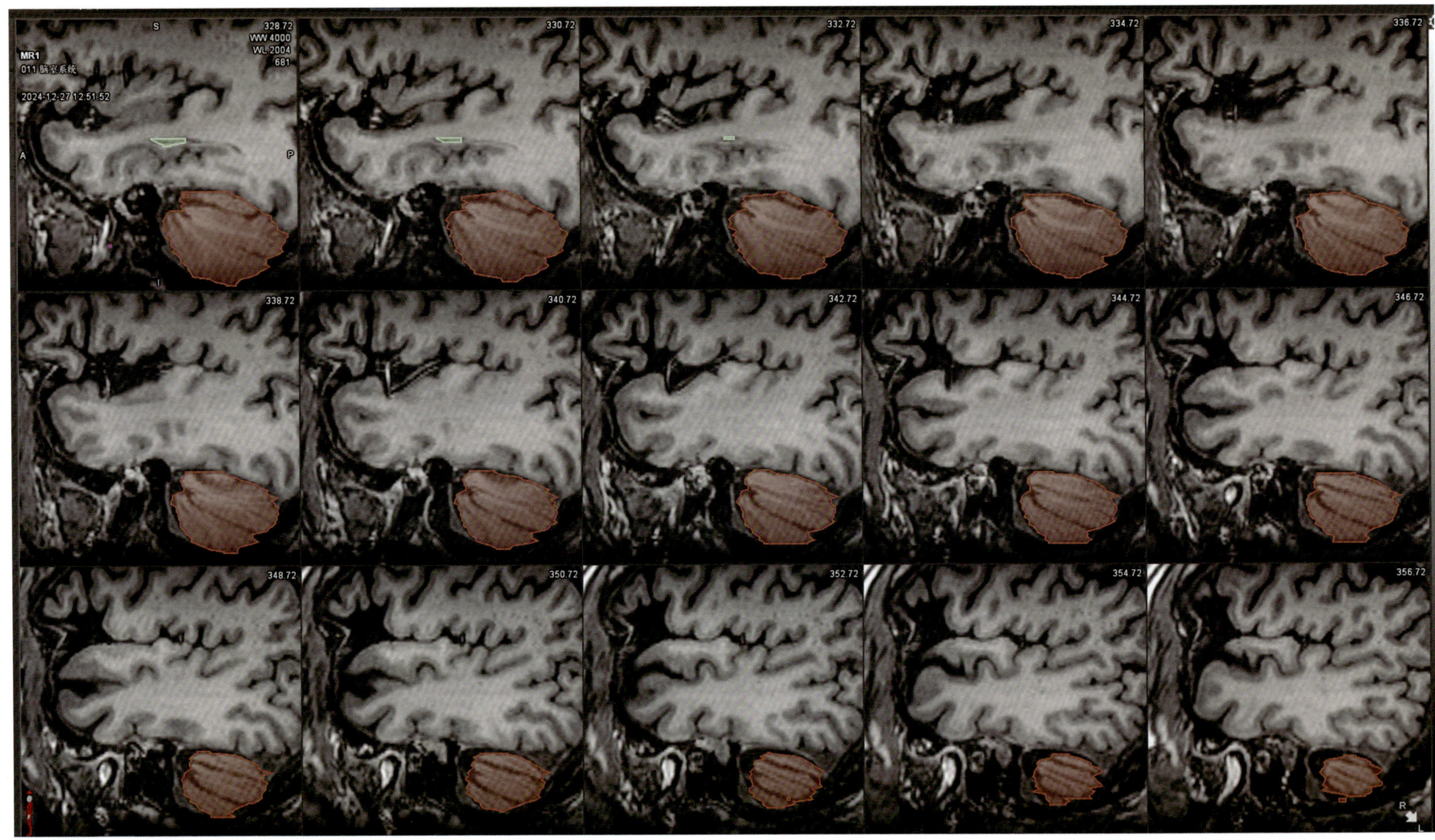

注：侧脑室；小脑

第 11 章　脑神经及邻近结构 MRI 连续解剖

一、概述

脑神经共有 12 对，根据其与大脑相连的前后顺序依次编号。除第Ⅰ和第Ⅱ对脑神经外，其余所有的脑神经都由脑干发出。每对脑神经都有特定功能。辨认毗邻关系对于定位脑神经尤为重要。为了方便展示视神经及前庭蜗神经的走行，本书对眼球、晶体、耳蜗三个结构也进行标记。

（一）嗅神经（第Ⅰ对脑神经）

嗅神经司嗅觉，嗅细胞主要分布于上鼻甲的表面和鼻中隔上部。这些细胞的轴突汇合成 18 ～ 20 个小的神经束，统称为嗅丝。嗅丝穿过筛骨筛板上的筛孔，并与位于颅前窝的嗅球形成突触。嗅丝向上穿行，经筛骨筛板（筛骨顶部的多孔骨板）的筛孔进入颅前窝。

筛孔结构允许嗅神经纤维通过，同时硬脑膜和蛛网膜形成的鞘膜包裹纤维，与鼻腔黏膜及颅内蛛网膜下腔连通。嗅神经纤维进入颅腔后，沿嗅沟向后延伸终止于嗅球（位于额叶眶面嗅沟前下方）。

嗅神经在 MRI 的 T1WI 图像上的信号强度与额叶脑回略有区别，嗅神经的确定有时需要结合冠状面图像。

（二）视神经（第Ⅱ对脑神经）

视神经司视觉，起于视网膜，向眼球后方汇集。视神经球内段为视神经起始部分，长度约 1mm，是唯一肉眼可见的视路结构；眶内段自眼球后部延伸至视神经管眶口，全长约 25 ～ 35mm，呈“S”形弯曲，以适应眼球的自由转动。此段直径约 1.5 ～ 3mm，向后逐渐增粗；管内段过骨性视神经管（长约 6mm），毗邻蝶窦和后组筛窦；颅内段经视神经管入颅后，两侧纤维向中线汇聚形成视交叉（间脑前部）。在本书中视神经标记的主要是眶内段及管内段。

在视交叉处，来自视网膜内侧的神经纤维交叉到对侧，而来自视网膜外侧的神经纤维仍位于同侧。视交叉之后，视神经延伸形成视束，继而绕中脑终止于丘脑背外侧，连接外侧膝状体核。外侧膝状体核位于丘脑，是直接收集来自视网膜视信息的初始中转站。

关于视交叉的范围，目前仍然有争议。从目前已发表的文献来看，在脑部及颈部肿瘤放疗中，如果要评价视交叉的放射剂量，以及放疗超量后带来的临床影响的话，最可靠的方法是将左右侧视神经融合部分的狭小范围作为视交叉（狭义视交叉）；如果从保护的角度来看，视交叉的范围越大，对放疗剂量的限制效果越明显，视神经颅内段、视交叉、视束的入脑前的片段都可以考虑为视交叉范围（广义视交叉）。本书对这两种视交叉的范围都进行了标记。

眼球是视器的主要部分，近似球形，位于眼眶的前部。两眼眶各呈四棱锥形，内侧壁几乎平行，外侧壁在视交叉处相交成 90° 。眼眶内侧壁与外侧壁的夹角为 45° 。眼球借筋膜与眶壁相连，后部借视神经连于间脑的视交叉。视神经与眼球的关系，犹如一个吸在圆球上的长尾巴吸盘，因此在视神经起始部的确定时一定要参考上下层面，部分层面上视神经的起始部可能只是一个比较小的锥形结构。

晶状体位于虹膜后方、玻璃体前方，呈双凸透镜状，前面曲度较小，后面曲度较大；晶状体无色透明，富有弹性，不含血管和神经。晶体在 MRI 的 T1WI 图像上为中高信号，晶体的内核及周围系带均可以显示清楚。

晶体是人体对放射线最敏感的结构之一，必须严格确定晶体的范围、限制最大受照剂量。

（三）动眼神经（第Ⅲ对脑神经）

动眼神经发自中脑，向前进入脚间窝，走行于后交通动脉外侧，穿过海绵窦顶部，与颈内动脉伴行走行于海绵窦上外侧壁。通过眶上裂进入眶，分为上、下支，支配上、内、下直肌，以及下斜肌和上睑提肌。

在脚间池的一段 MRI 横断面图像易于显示，动眼神经在后床突前外侧，即在后床突与小脑幕游离缘的最前端穿硬脑膜入海绵窦；在 MRI 冠状图像上，于海绵窦外侧壁可以显示动眼神经。

（四）滑车神经（第Ⅳ对脑神经）

滑车神经仅支配眼的上斜肌，是唯一发自脑干后面的脑神经。该神经发自被盖区，从中脑后面发出。绕脑干向前，在动眼神经下方与之伴行进入海绵窦。通过眶上裂进入眼眶，最终分布于上斜肌。

由于滑车神经非常纤细，且走行复杂，故 CT 和分辨力较低的 MRI 都不能显示，在本书中以图示的方式演示滑车神经的走行。

（五）三叉神经（第Ⅴ对脑神经）

三叉神经是人体最大的脑神经，有 3 个主要的分支：眼神经、上颌神经和下颌神经。三叉神经从小脑中脚和脑桥之间发出，三叉神经根进入 Meckel 腔。Meckel 腔，又叫三叉神经腔，位于颞骨岩部尖端，是颅后窝伸向颅中窝后内侧部的一个硬膜隐窝，其开口处恰位于小脑幕游离缘的下方，内耳道和鞍背的中点。

三叉神经在从脑干到 Meckel 腔的脑池段横断面上呈现一个扇形的外观，在 Meckel 腔以内的神经节叫作三叉神经节。在三叉神经在进入 Meckel 腔时，蛛网膜亦随之进入。蛛网膜是脑和脊髓表面的一层膜状结构，它在周围部与三叉神经节的结缔组织相连。蛛网膜下腔会包绕三叉神经的神经根，一直延伸到神经节处。

（六）展神经（第Ⅵ对脑神经）

展神经起于脑桥被盖部的展神经核，脑桥下部近中线处，纤维向腹侧自延髓脑桥沟中线外侧出脑，前行至颞骨岩部尖端，纤维上行经桥前池穿入海绵窦。在所有经海绵窦的脑神经中，展神经位于最内侧，经眶上裂出颅后支配外直肌。

在窦内沿颈内动脉外下方前行，经眶上裂穿眼外肌总腱环入眶，从外直肌后部的内侧面入该肌。横断层可显示展神经桥池段；冠状断层中，在海绵窦外侧壁上可见到展神经。

（七）面神经（第Ⅶ对脑神经）

面神经在橄榄和小脑下脚间的隐窝处发出两个不同的根，起自脑干，于脑桥延髓沟的外侧发出，与前庭蜗神经（第Ⅷ对脑神经）伴行，在小脑绒球前上方，从桥小脑角穿过脑脊液进入内耳道。

（八）前庭蜗神经（第Ⅷ对脑神经）

前庭蜗神经从脑桥延髓沟出脑干，于面神经后方进入内耳道。前庭蜗神经由前庭神经和蜗神经两部分组成，前庭神经传导来自半规管的平衡觉冲动，蜗神经传导来自耳蜗的听觉冲动并可分离辨别高频和低频声音。

前庭蜗神经的耳蜗支经过内听道前下部。耳蜗神经从侧方进入蜗管，缠绕在耳蜗中。前庭蜗神经的前庭支下后部经过内听道的后四分之一，发出支配平衡觉的神经纤维到半规管。

人体内耳形状不规则，由弯曲复杂的管道构成，又称迷路，可分为骨迷路和膜迷路两部分，二者形状相似，皆为内部连续而不规则的腔隙结构。骨迷路为颞骨岩部骨密质围成的骨性隧道，包括耳蜗、前庭、骨半规管 3 部分。耳蜗由蜗轴和蜗螺旋管构成，位于前庭的前方，形似蜗牛壳。尖朝向前外侧，称蜗顶；底朝向后内侧，称蜗底，与内耳道底相对。

（九）舌咽神经（第Ⅸ对脑神经）

在延髓上部外侧出脑干，刚好位于迷走神经前上方。舌咽神经通过颈静脉孔的神经部出颅底，也就是颈静脉孔较小的前内侧部，被称为“颈静脉脊”的小骨脊与颈静脉孔较大的后外侧部所分隔。

（十）迷走神经（第Ⅹ对脑神经）

迷走神经（CN X）是最长的脑神经，起源于延髓锥体与小脑下脚之间的延髓橄榄后沟（后外侧），自延髓出脑；通过颈静脉孔的血管部向下进入颈动脉鞘，在颈内动脉和颈内静脉之间走行，然后再向下进入颈部、胸部和腹部，分布于内脏。由于舌咽神经与迷走神经解剖位置非常靠近，在薄层 MRI 影像上自上而下首先出现的神经纤维可以定为舌咽神经，其外下方出现与之并行的神经束为迷走神经主干。

（十一）副神经（第Ⅺ对脑神经）

副神经包括颅根和脊髓根，两根汇成一个主干经颈静脉孔出颅。颅根多个根丝起自延髓，并汇入迷走神经。在薄层 MRI 影像上迷走神经的外下层面走行的神经纤维可以定为副神经，有时仅为一小段，这些纤维支配咽部和腭部的骨骼肌。脊髓根的多个根丝起自颈髓外侧，支配颈部的胸锁乳突肌和背部的斜方肌。

（十二）舌下神经（第Ⅻ对脑神经）

舌下神经支配绝大部分的舌肌。若干根神经丝起自橄榄和延髓椎体间的延髓部，汇成一个主干后经椎动脉后方，穿枕骨的舌下神经管出颅。在颅底下方，舌下神经由颈总动脉分叉处外侧进入口腔底部支配舌肌。舌下神经太细，有时只能看到相对较粗的起始段；舌下神经管的走行及位置相对比较固定，可以在舌下神经管的内口与延髓之间确定舌下神经的大体位置及走行。

特别说明：由于脑神经体积太小了，在 1mm 的矢状面及冠状面上仅仅表现为一个非常小的区域，虽然无法在每个层面上看出全貌，但可以更好地进行空间定位。

二、嗅神经、视神经及邻近结构 MRI 连续解剖——横断面

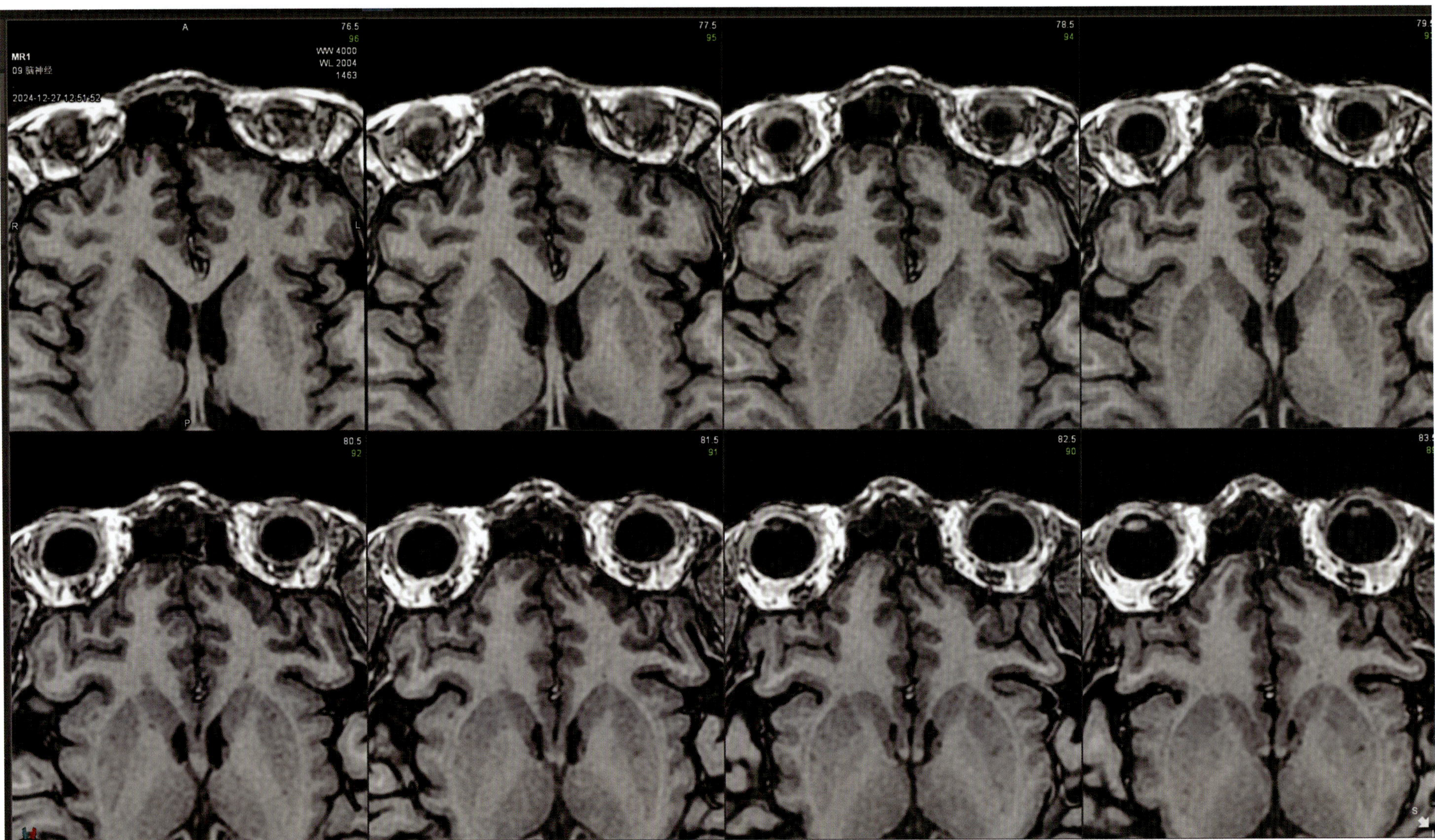

A
76.5
96
MR1
09 脑神经
WW 4000
WL 2004
1463
2024-12-27 12:51:52
R
L
P
77.5
95
78.5
94
80.5
92
81.5
91
82.5
90
S

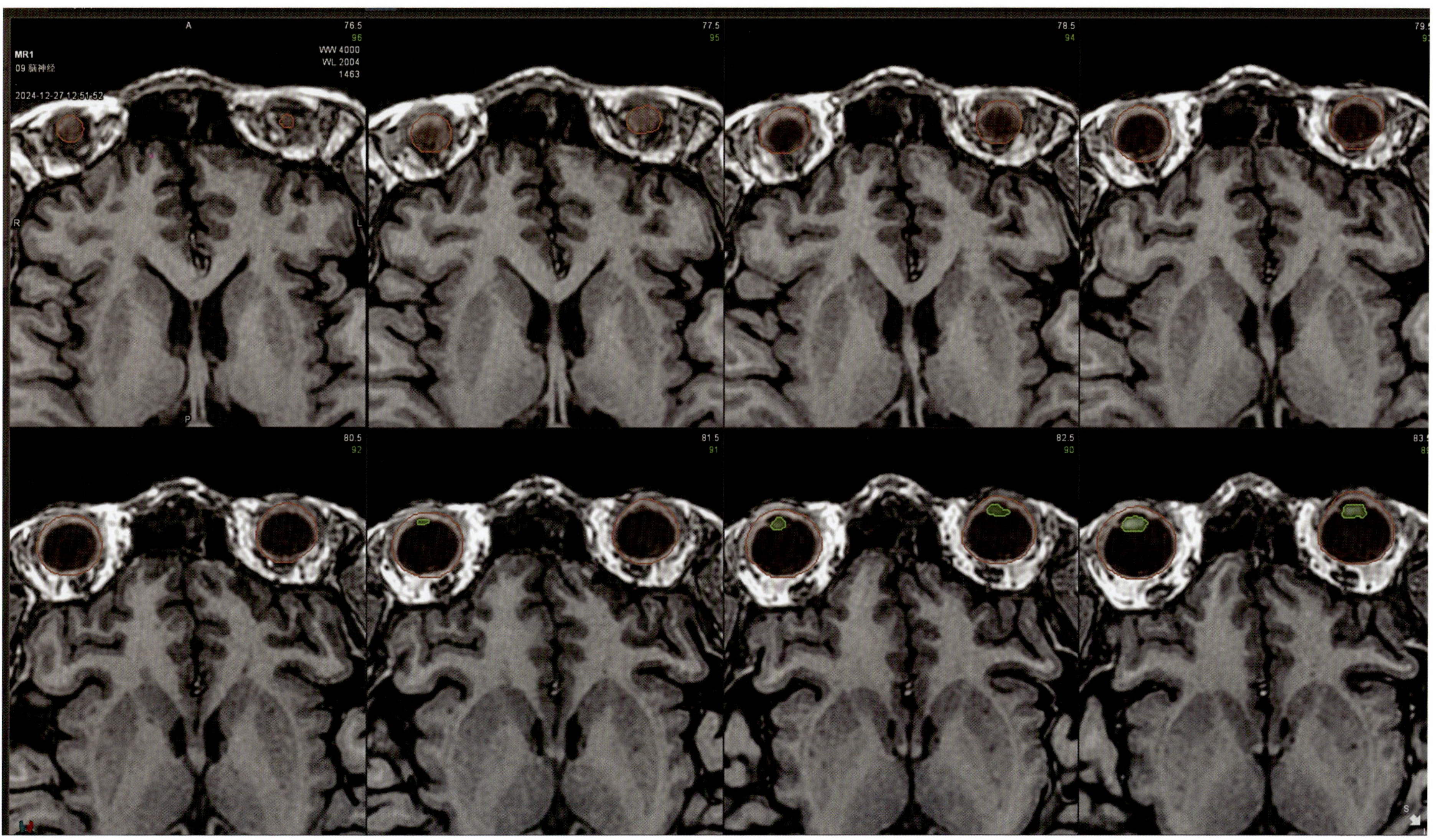

注：眼球；晶状体

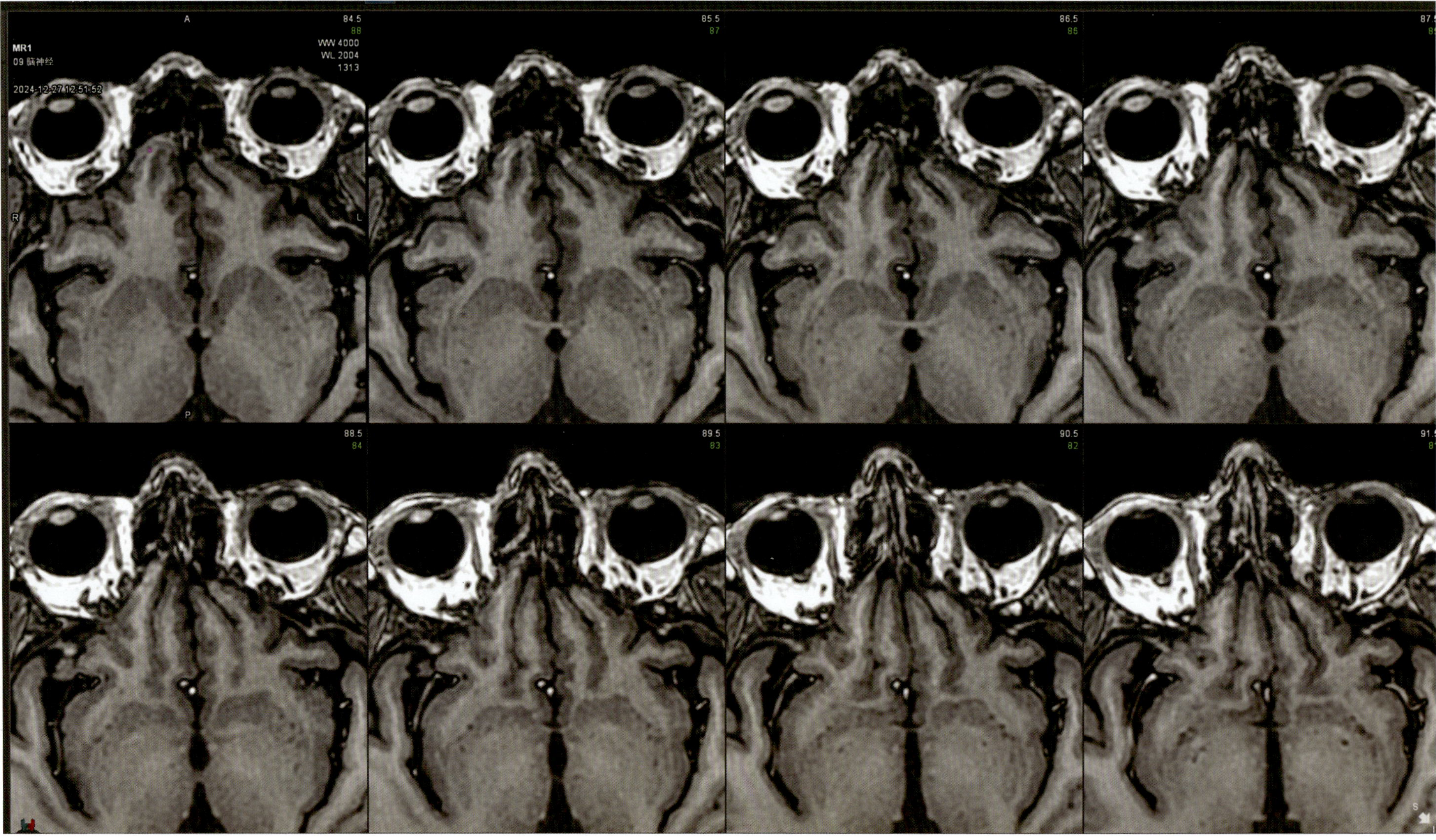

A
84.5
88
MR1
09 脑神经
WW 4000
WL 2004
1313
2024-12-27 12:51:52
R
L
P
85.5
87
86.5
86
88.5
84
89.5
83
90.5
82

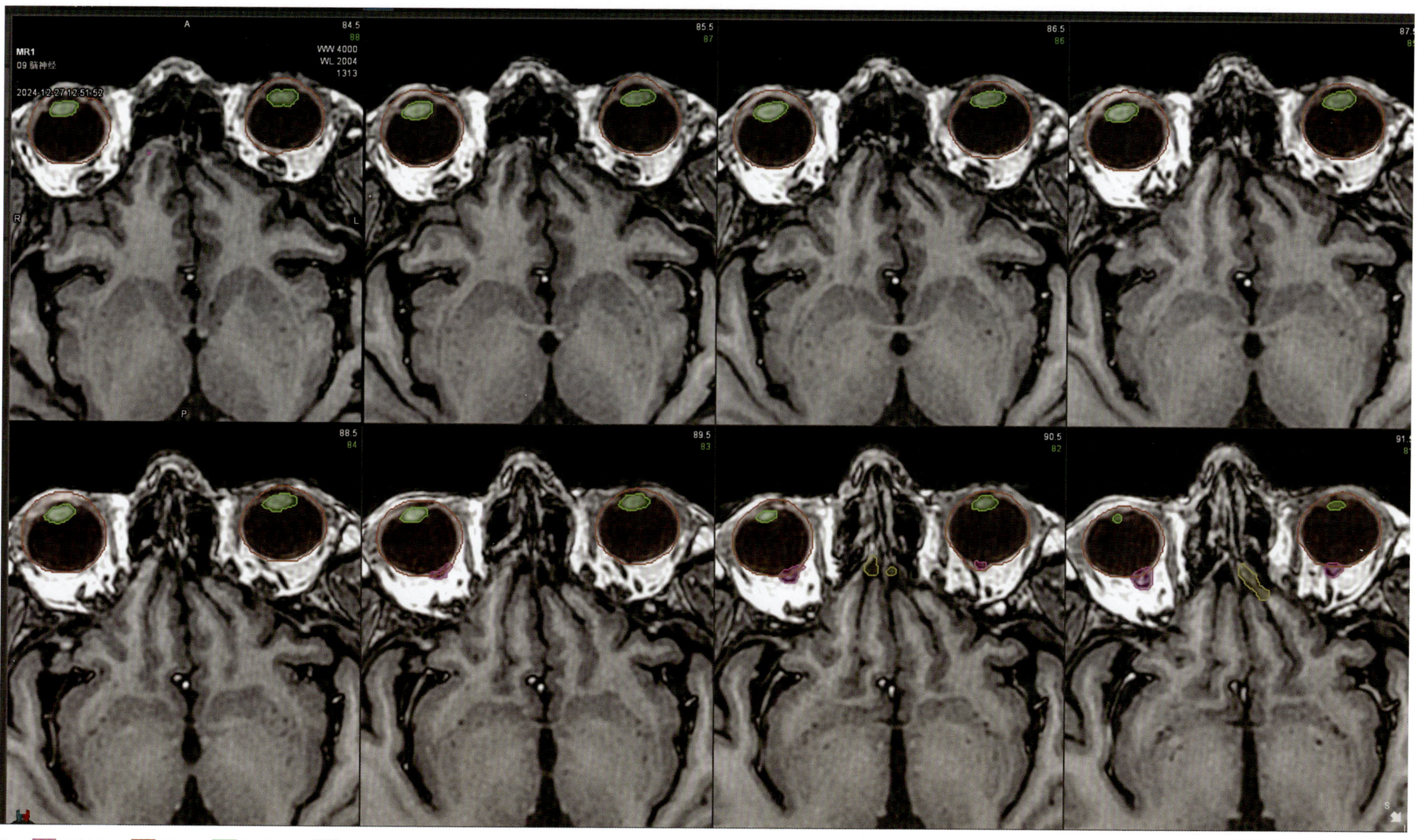

注：视神经；眼球；晶状体；嗅神经

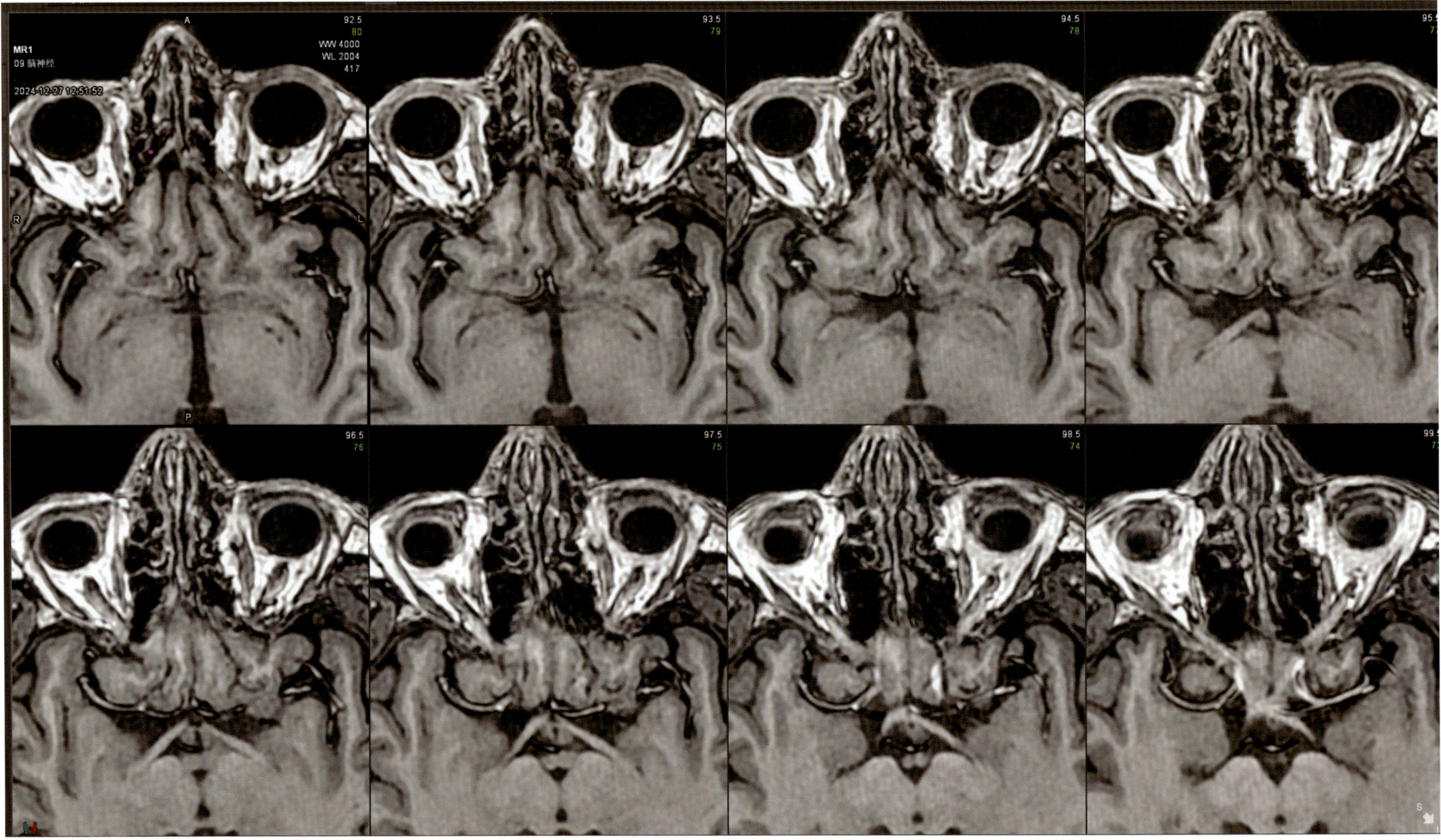
A
92.5
80
MR1
09 脑神经
WW 4000
WL 2004
417
2024-12-27 12:51:52
R
L
P
93.5
79
94.5
78
96.5
76
97.5
75
98.5
74

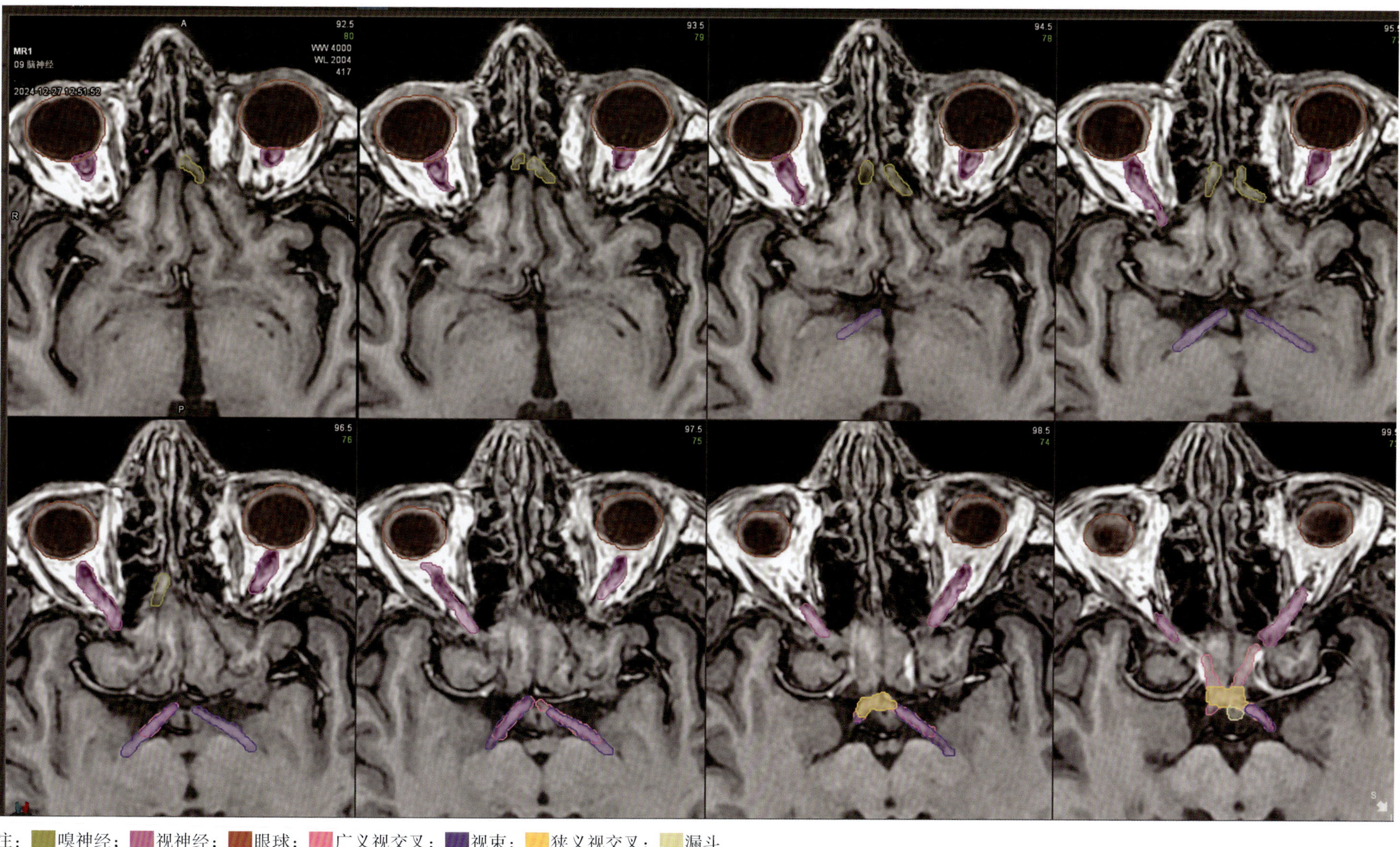

注：嗅神经；视神经；眼球；广义视交叉；视束；狭义视交叉；漏斗

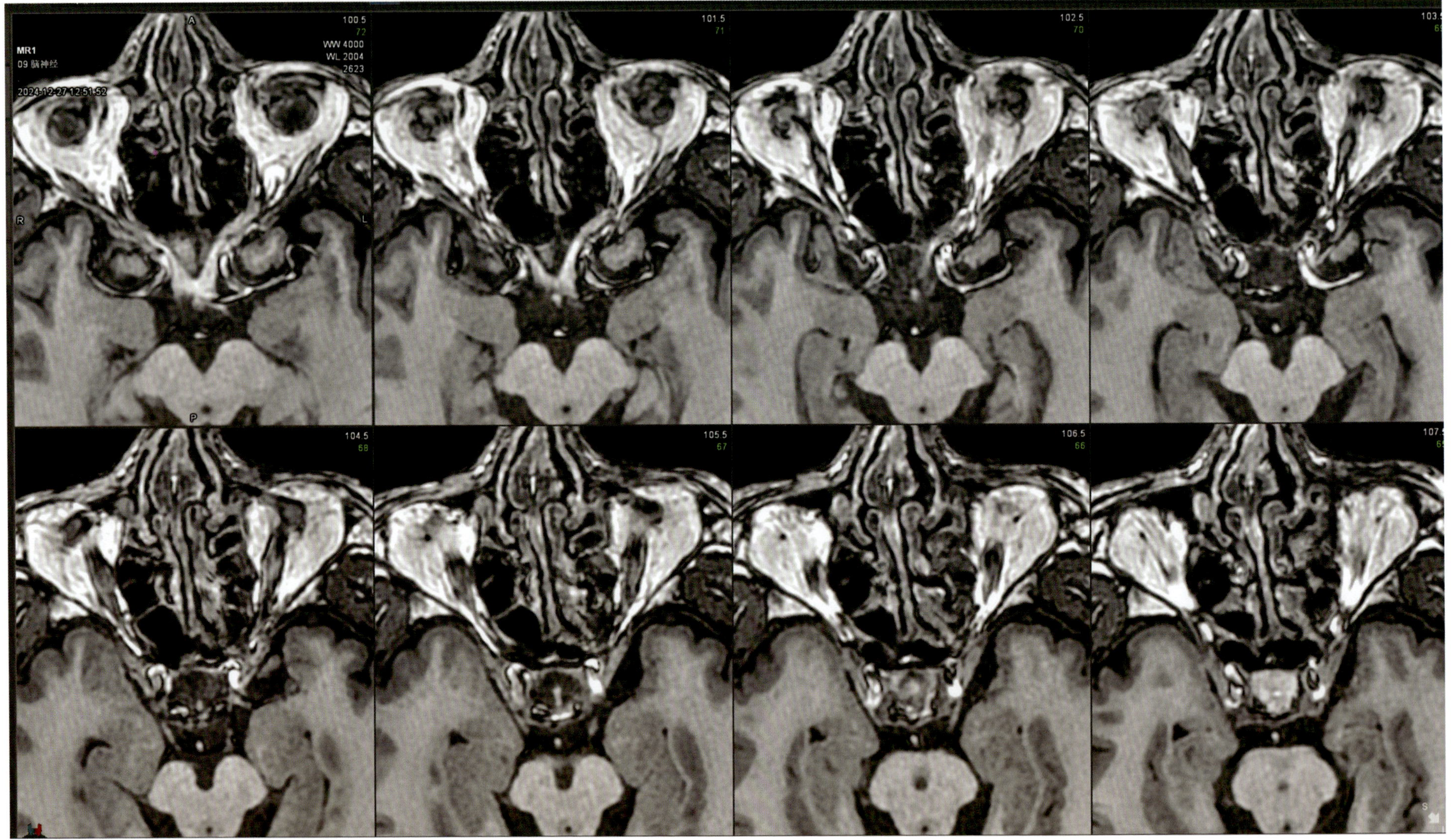
MR1
09 脑神经
2024-12-27 12:51:52
A
100.5
72
WW 4000
WL 2004
2623
R
L
P
101.5
71
102.5
70
104.5
68
105.5
67
106.5
66

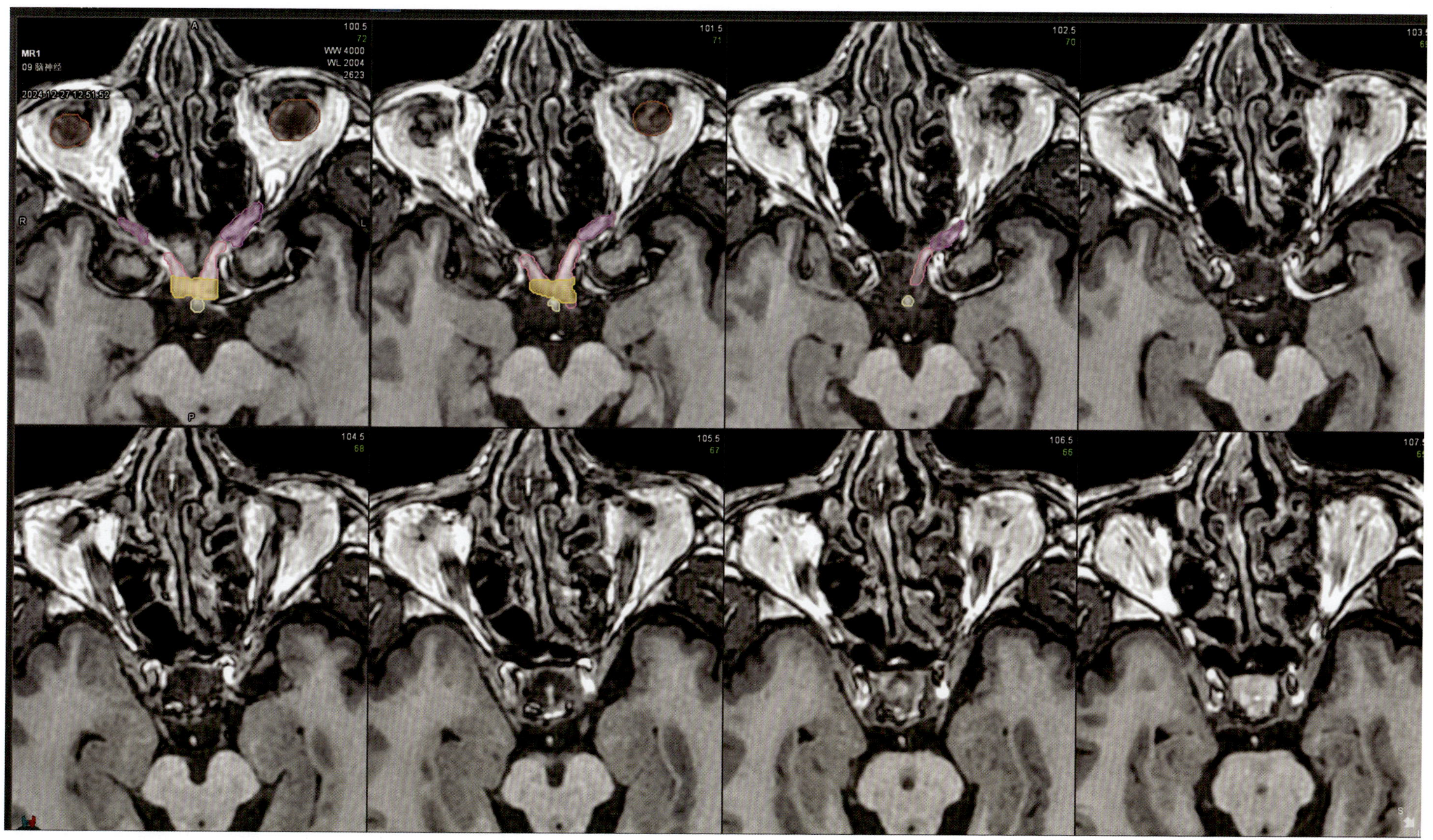

注：视神经；眼球；广义视交叉；狭义视交叉；漏斗

三、嗅神经、视神经及邻近结构 MRI 连续解剖——冠状面

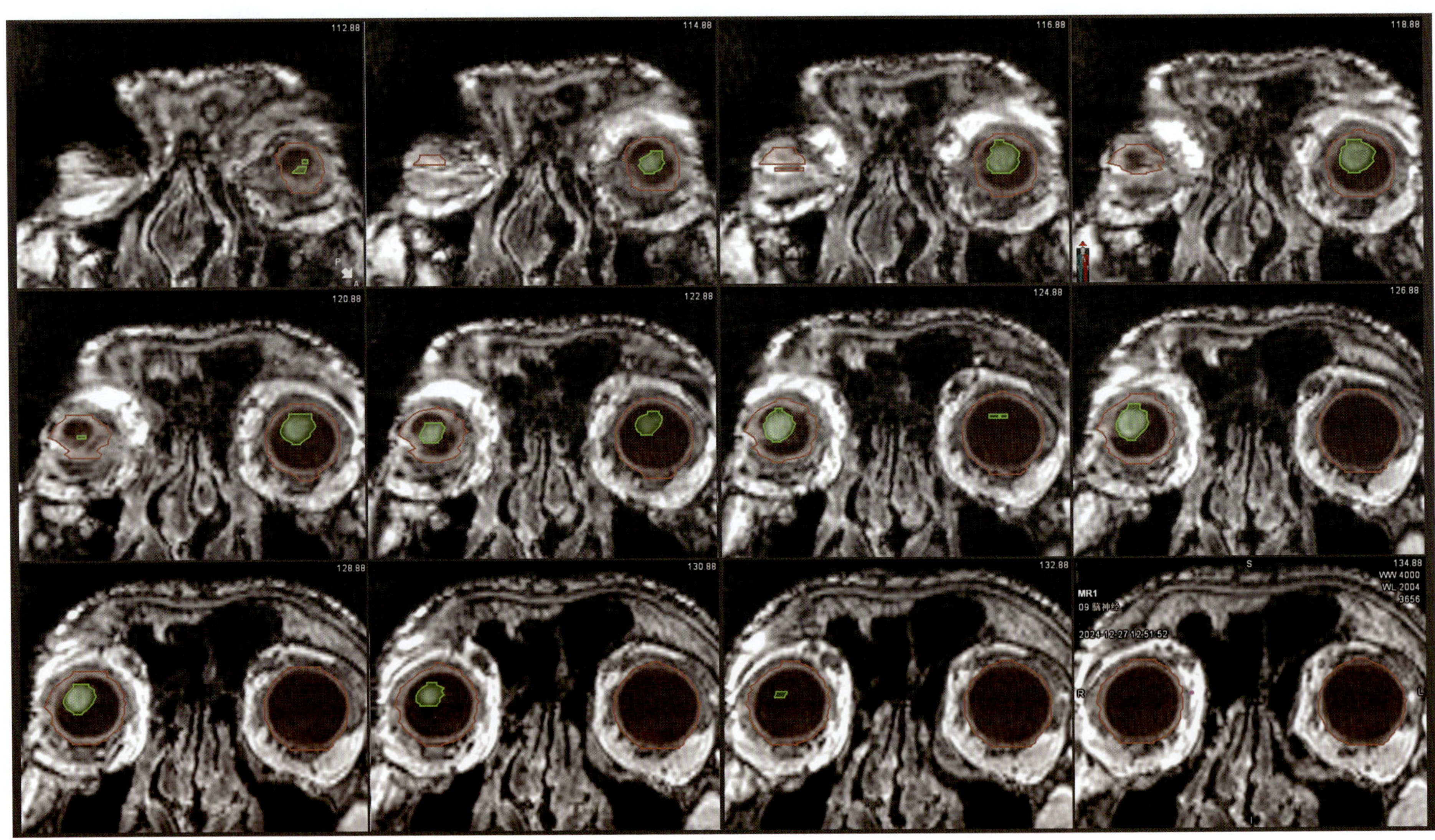

注：眼球；晶状体

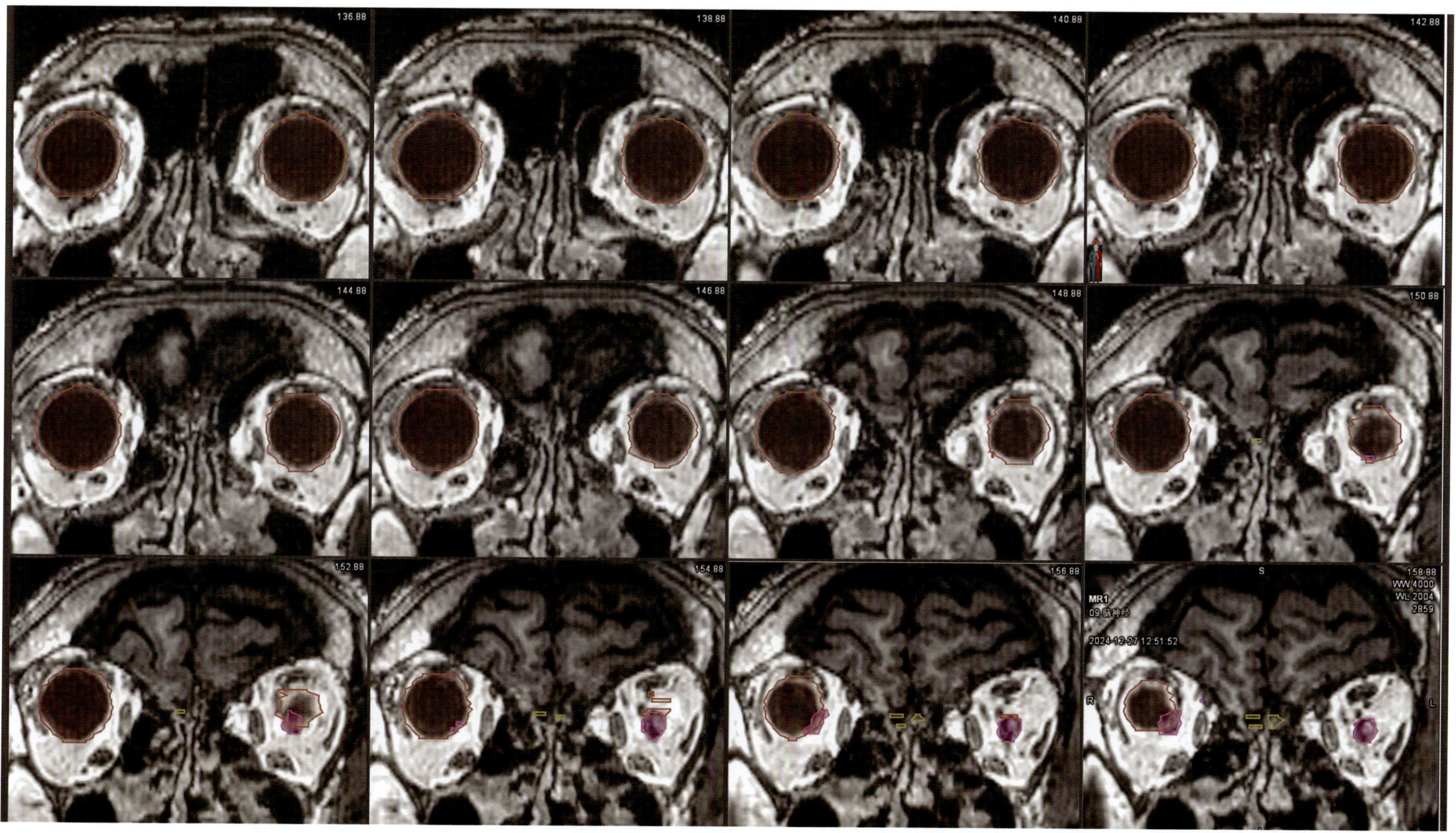

注：视神经；眼球；狭义视交叉

160.88
162.88
164.88
166.88
168.88
170.88
172.88
174.88
176.88
178.88
180.88
182.88
WW 4000
WL 2004
1456
MR1
09 脑神经
2024-12-27 12:51:52
S
R
L

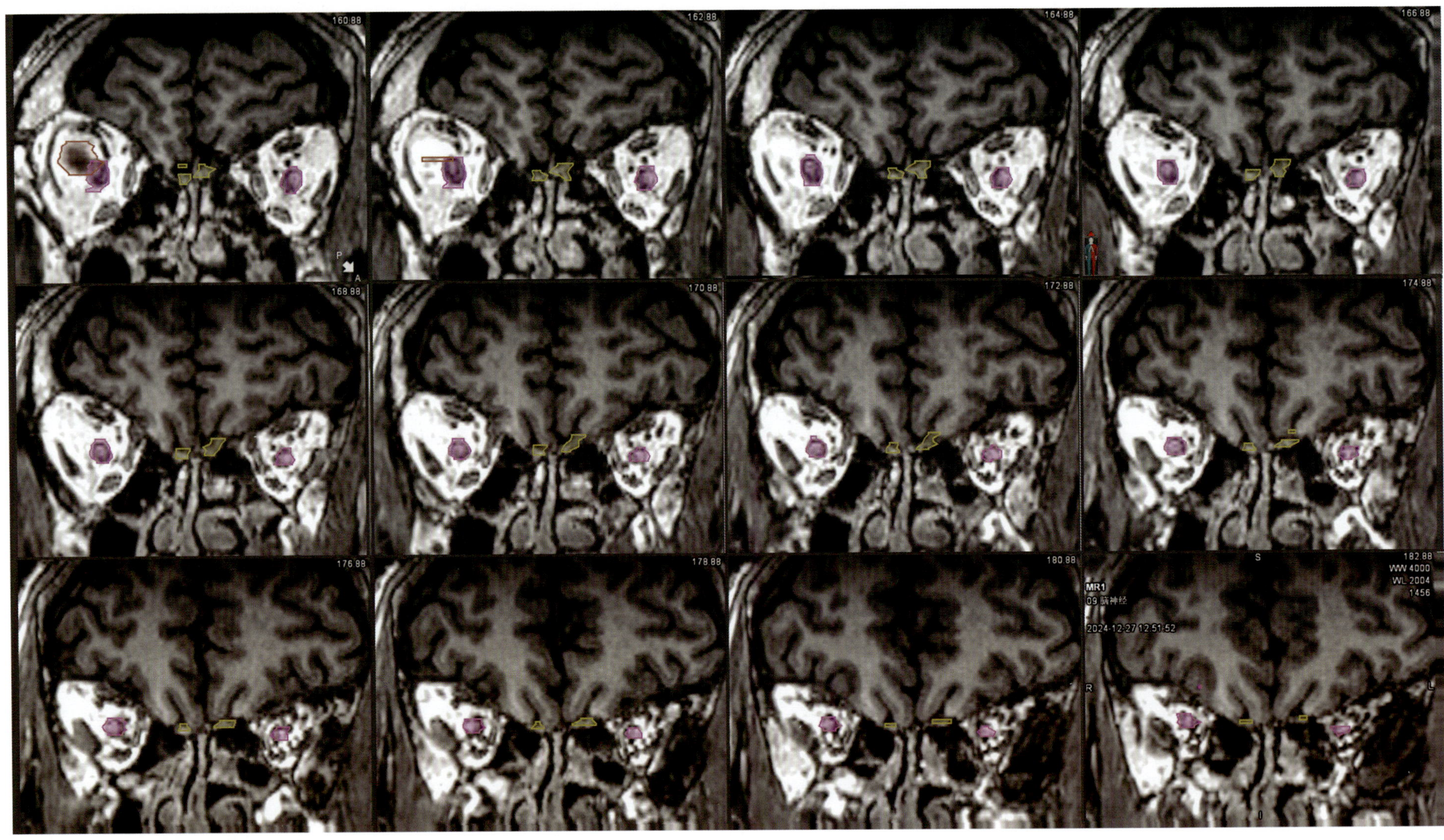

注：视神经；眼球；嗅神经

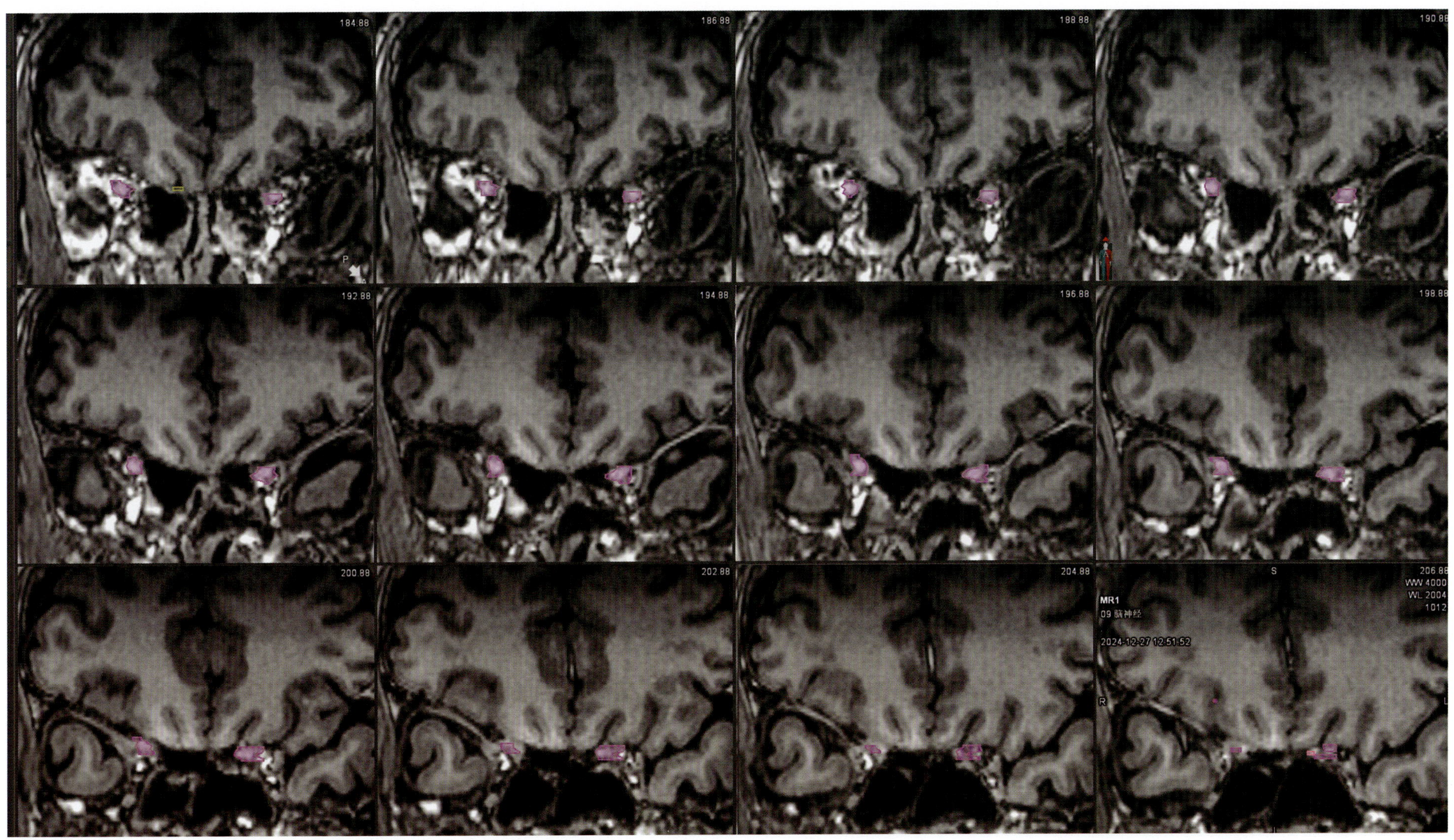

注：视神经；狭义视交叉

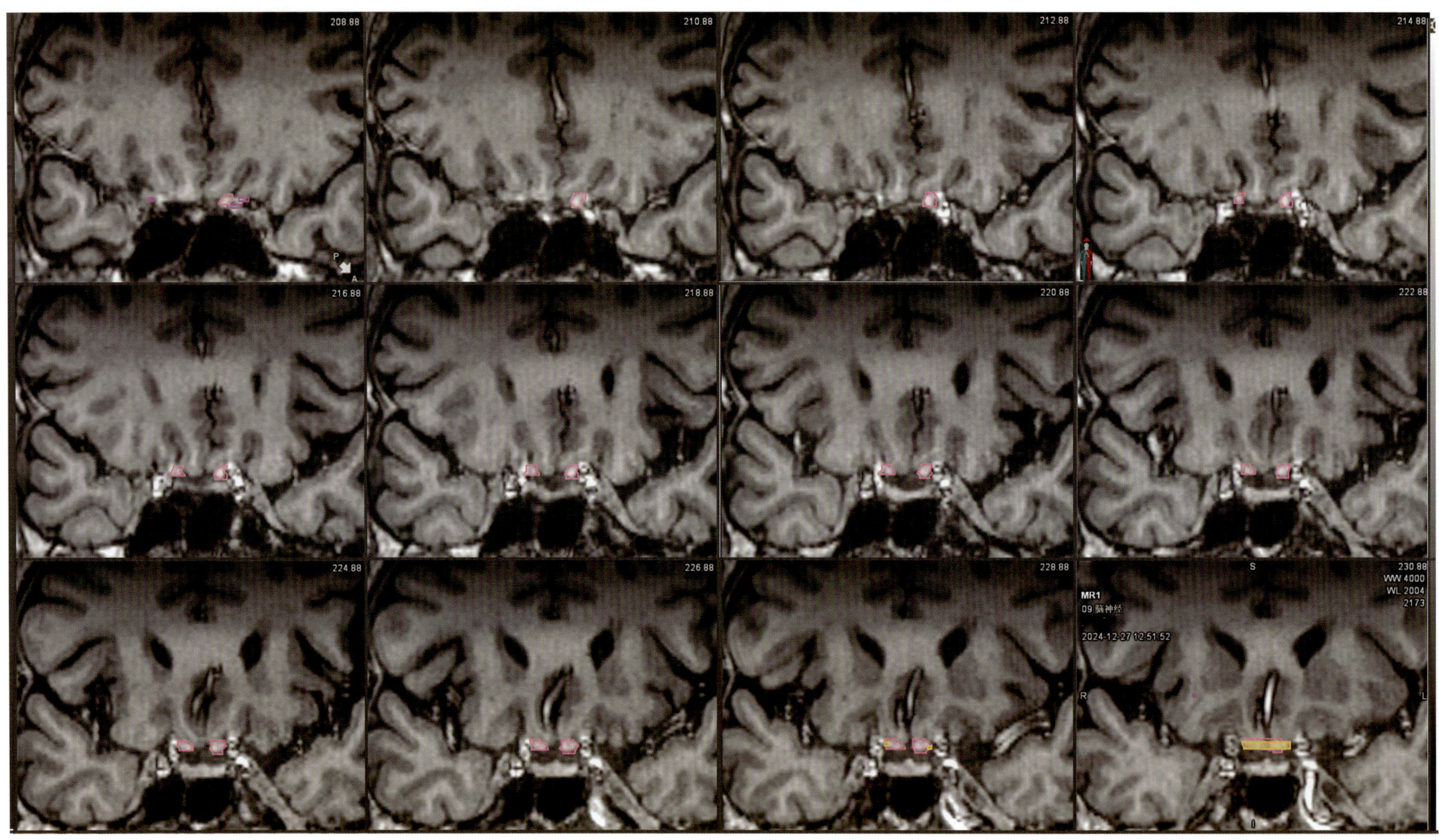

注：视神经；广义视交叉；狭义视交叉

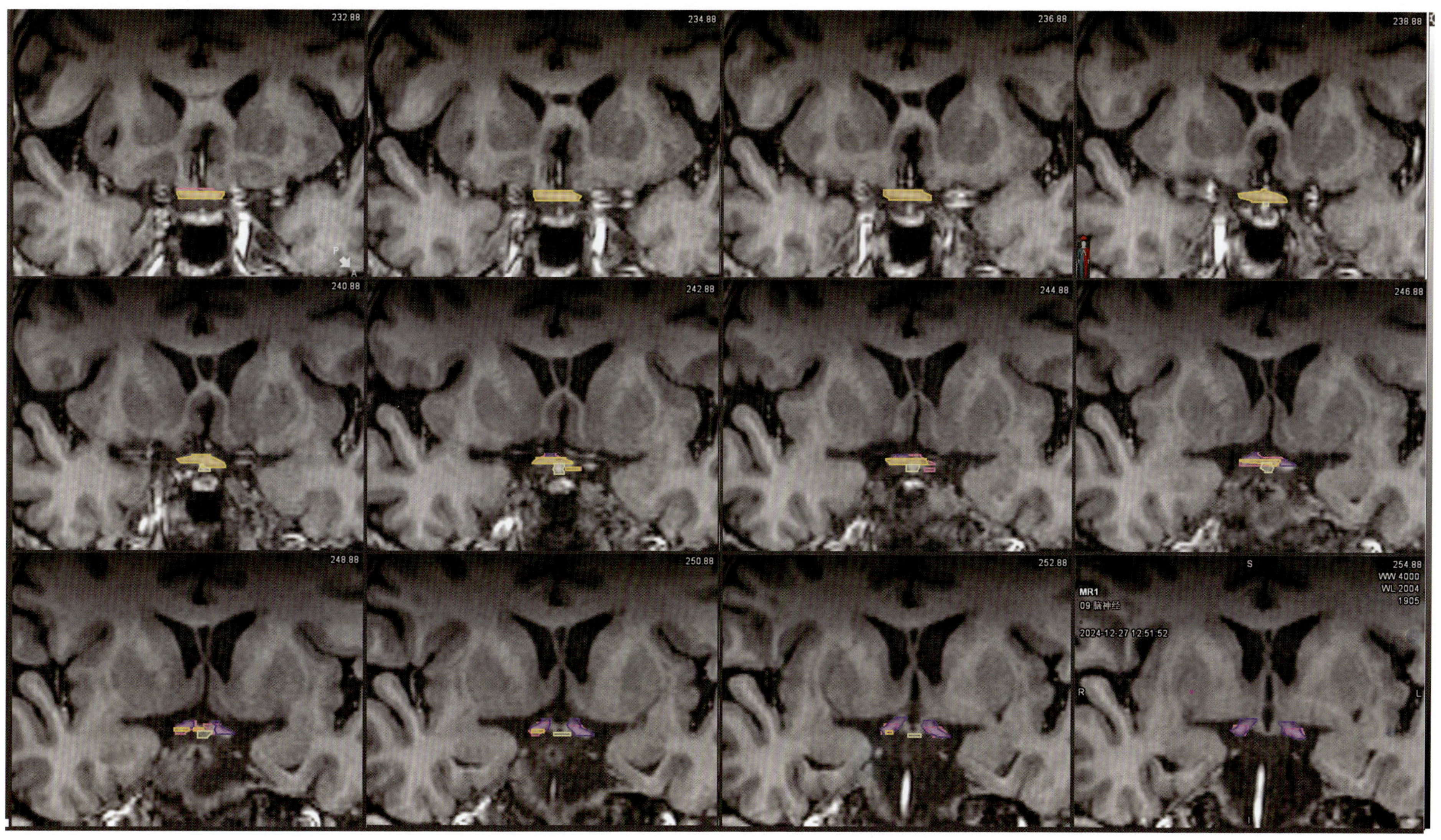

注：视神经；广义视交叉；视束；狭义视交叉；漏斗

256.88
258.88
260.88
262.88
264.88
266.88
268.88
270.88
272.88
274.88
276.88
278.88
WW 4000
WL 2004
1654
MR1
09 脑神经
2024-12-27 12:51:52
S
R
L

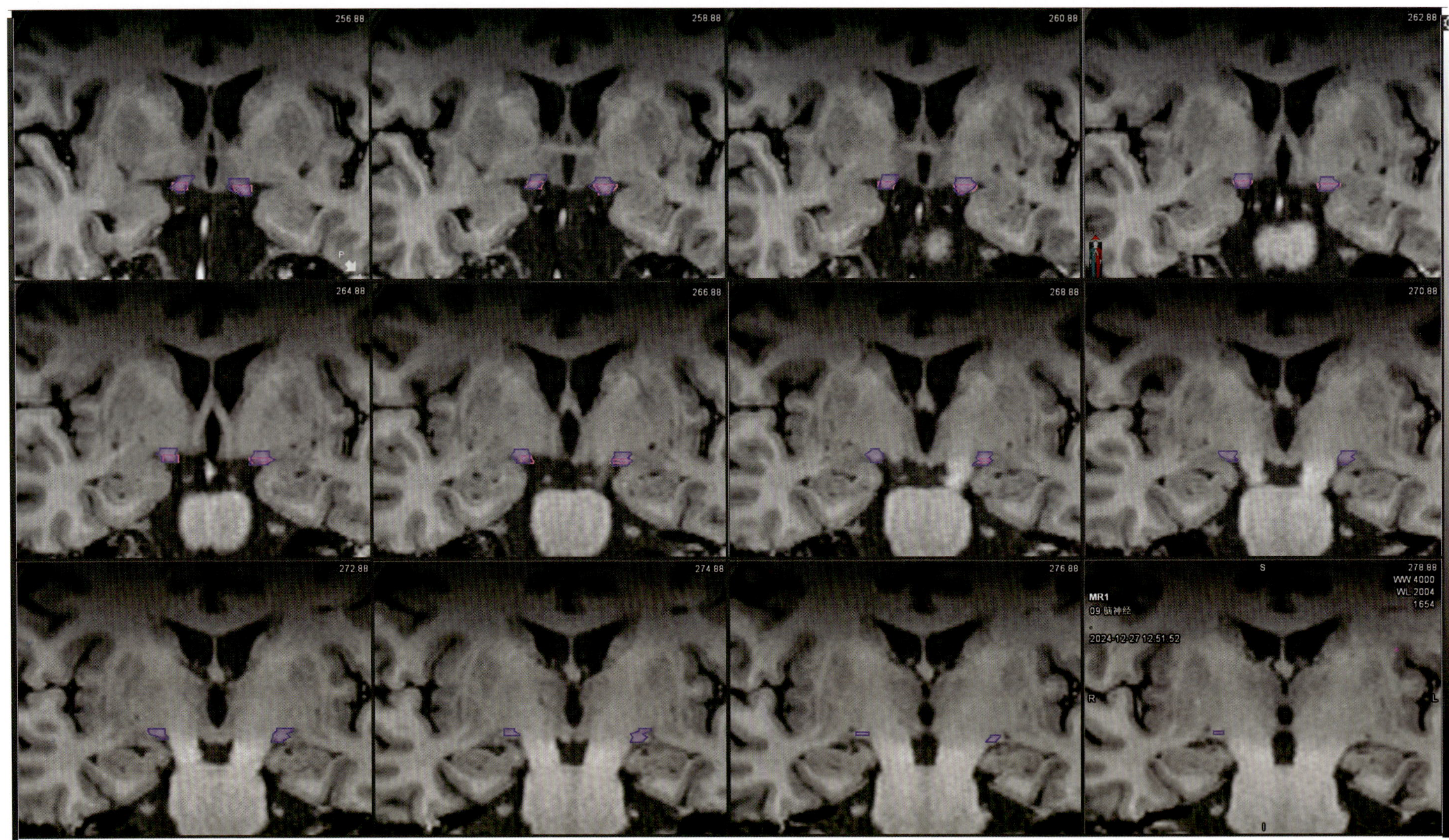

注：广义视交叉；视束

四、嗅神经、视神经及邻近结构 MRI 连续解剖——矢状面

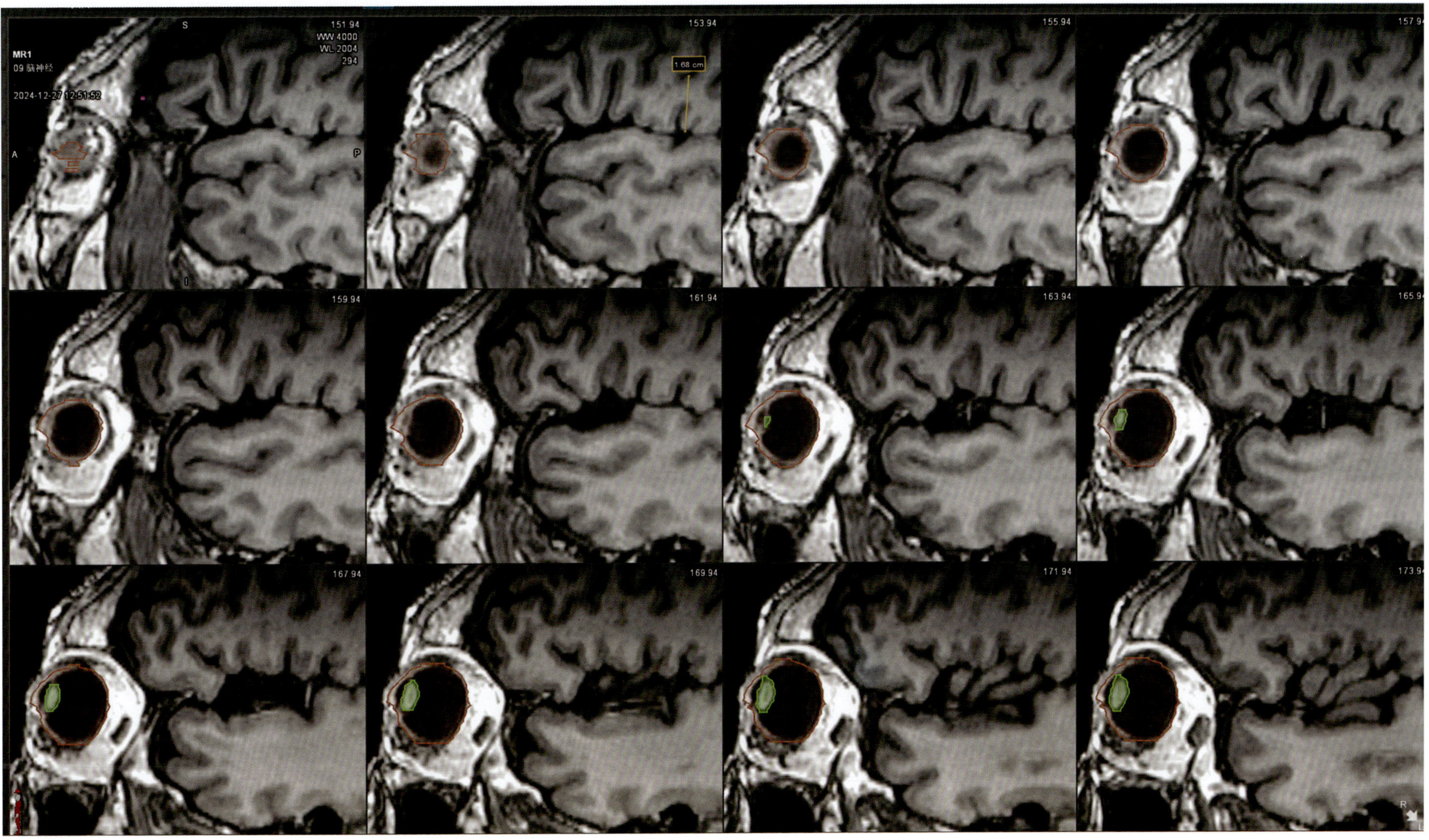

注：■眼球；■晶状体

S
175.94
WW 4000
WL 2004
944
MR1
09 脑神经
2024-12-27 12:51:52
A
P
I
177.94
179.94
181.9
183.94
185.94
187.94
189.9
191.94
193.94
195.94
197.9

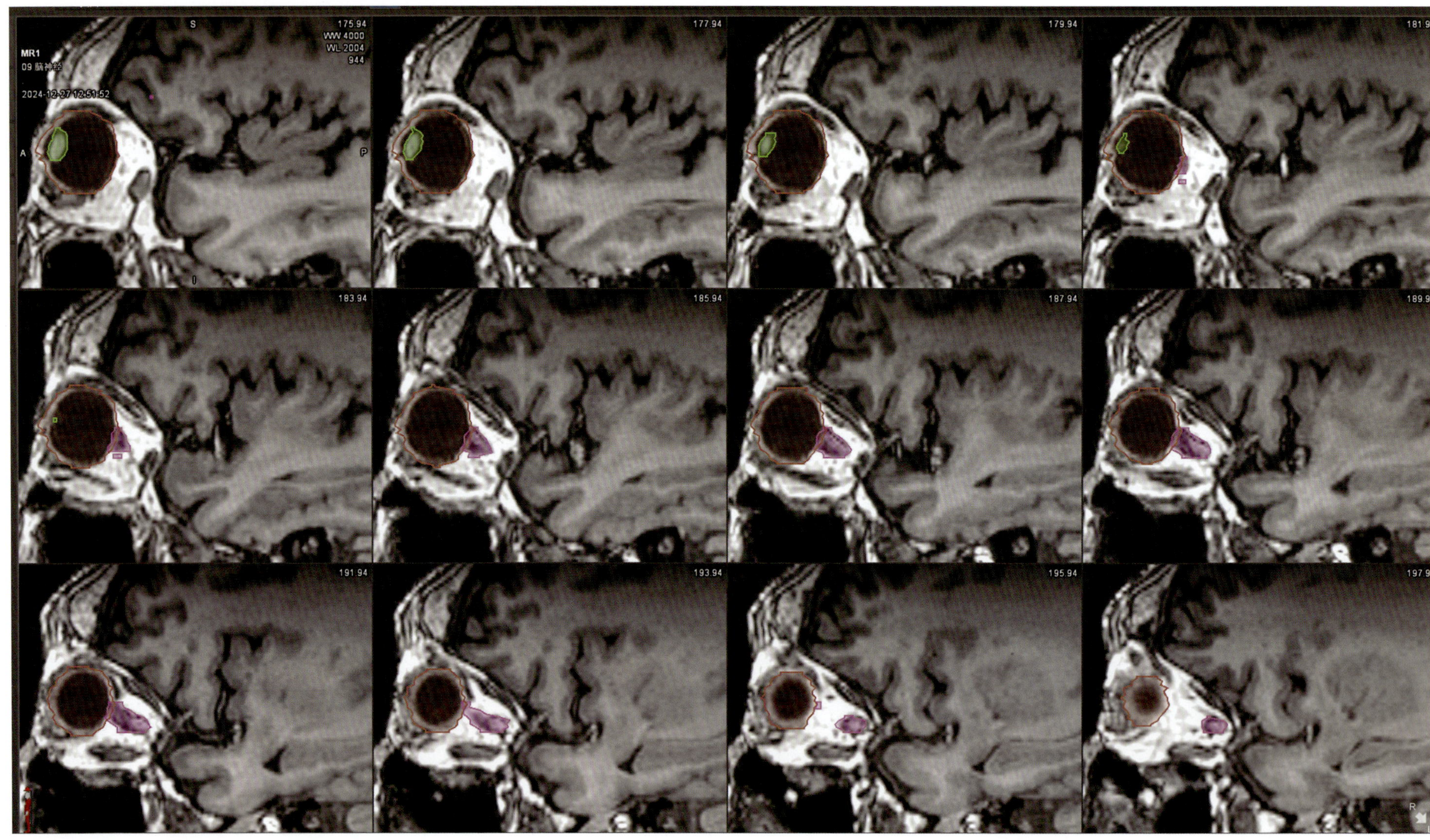

注：视神经；眼球；晶状体

S
199.94
WW 4000
WL 2004
1958
MR1
09 脑神经
2024-12-27 12:51:52
A
P
201.94
203.94
207.94
209.94
211.94
215.94
217.94
219.94
R
L

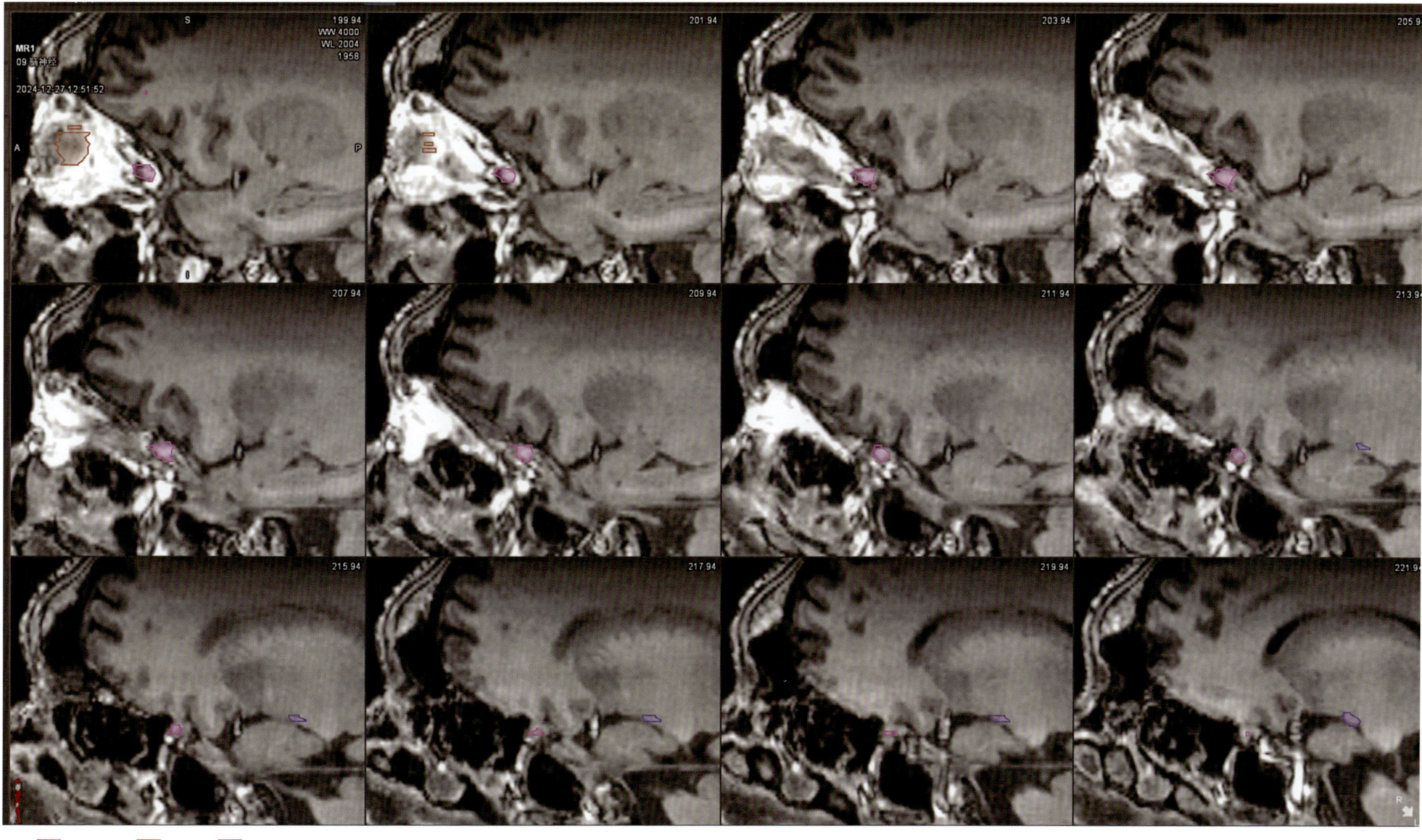

注：视神经；眼球；视束

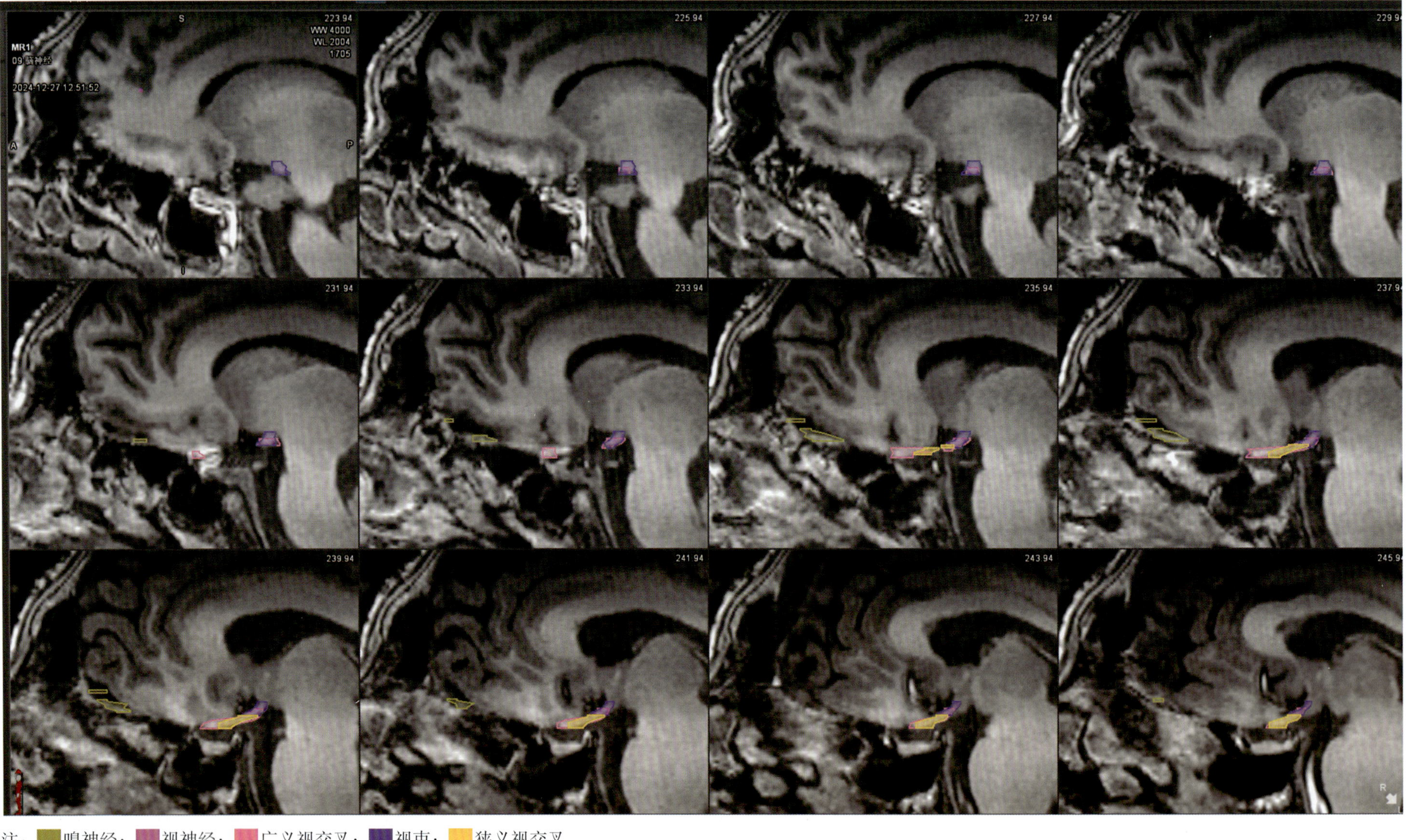

注： 嗅神经； 视神经； 广义视交叉； 视束； 狭义视交叉

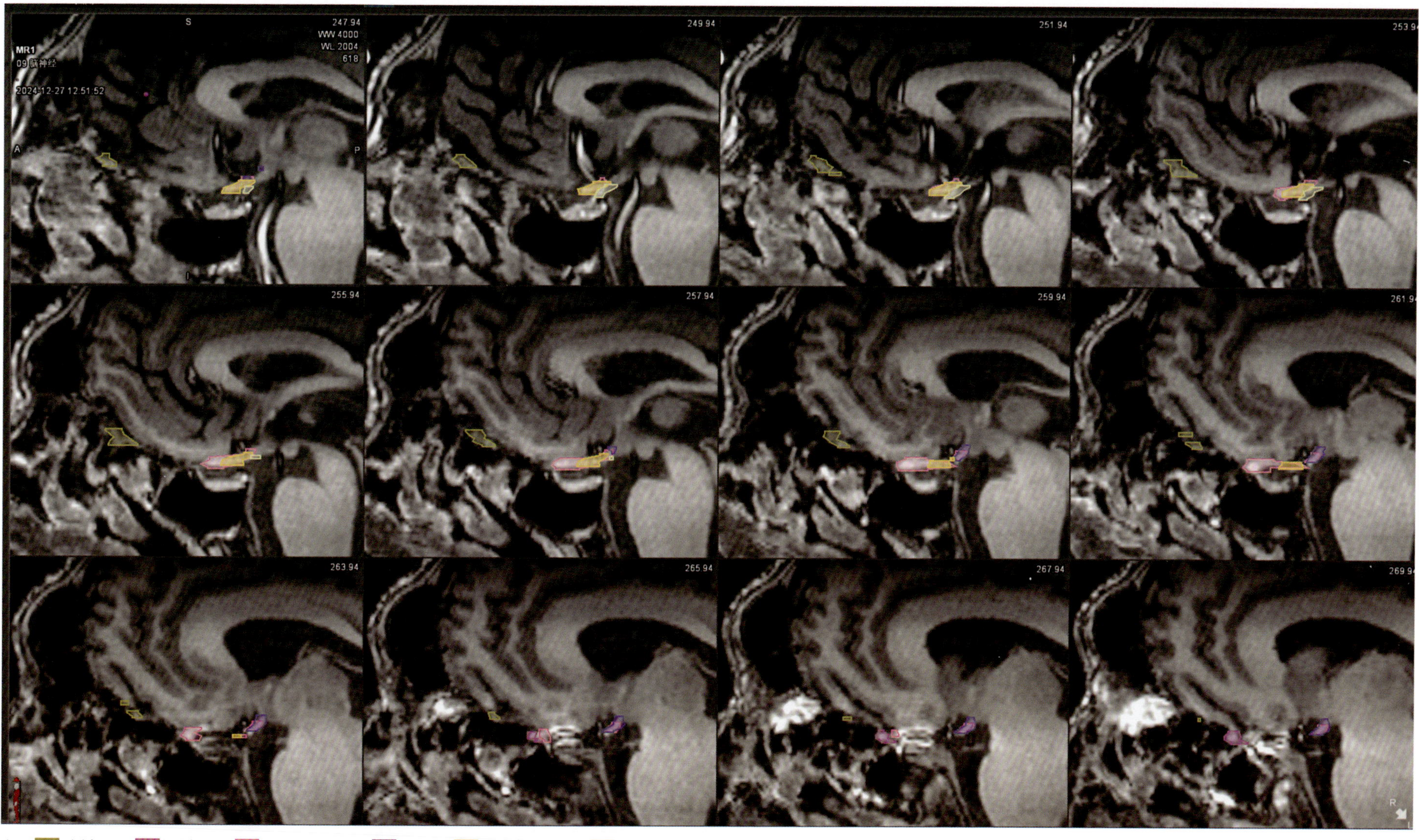

注：嗅神经；视神经；广义视交叉；视束；狭义视交叉；漏斗

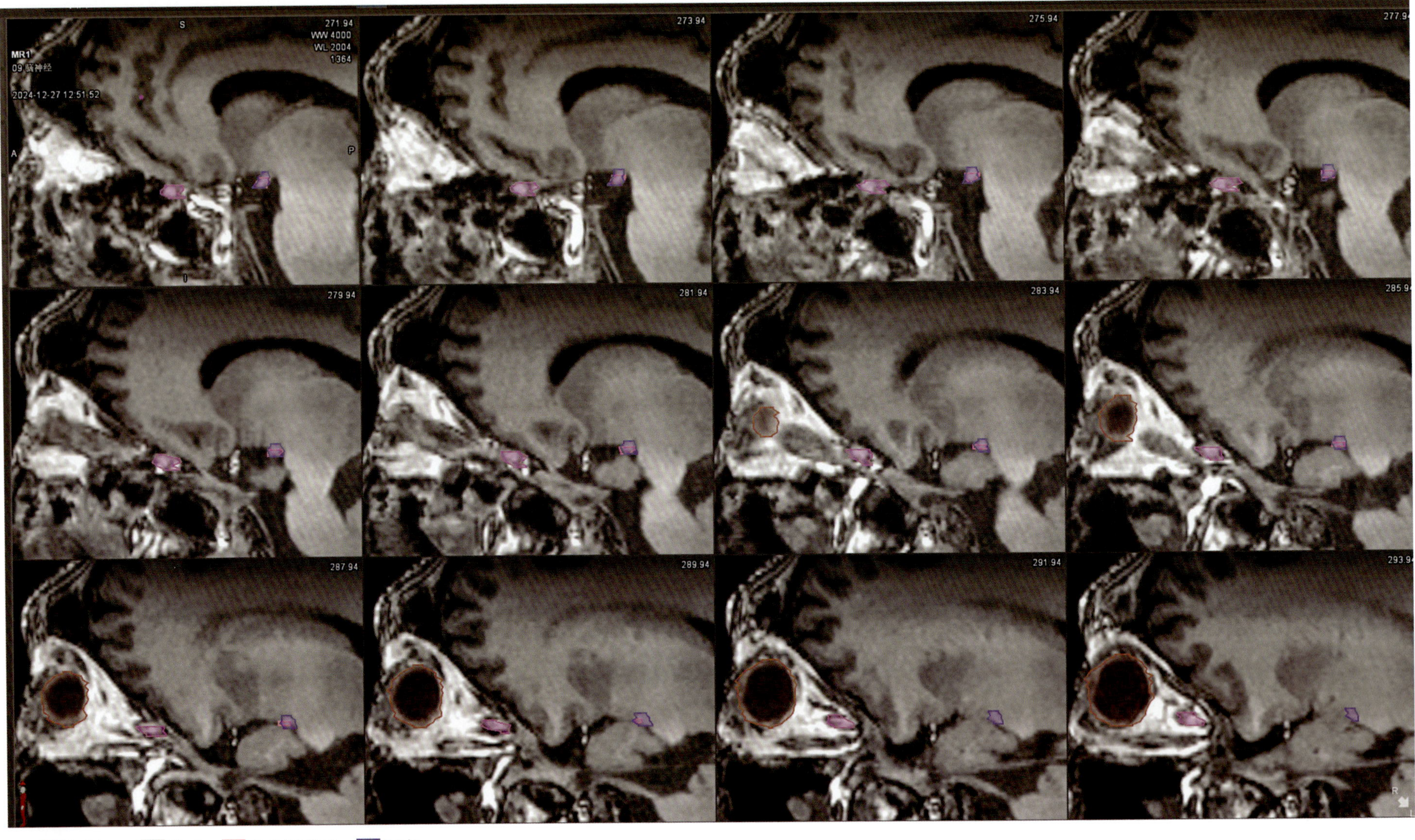

注：视神经；眼球；广义视交叉；视束

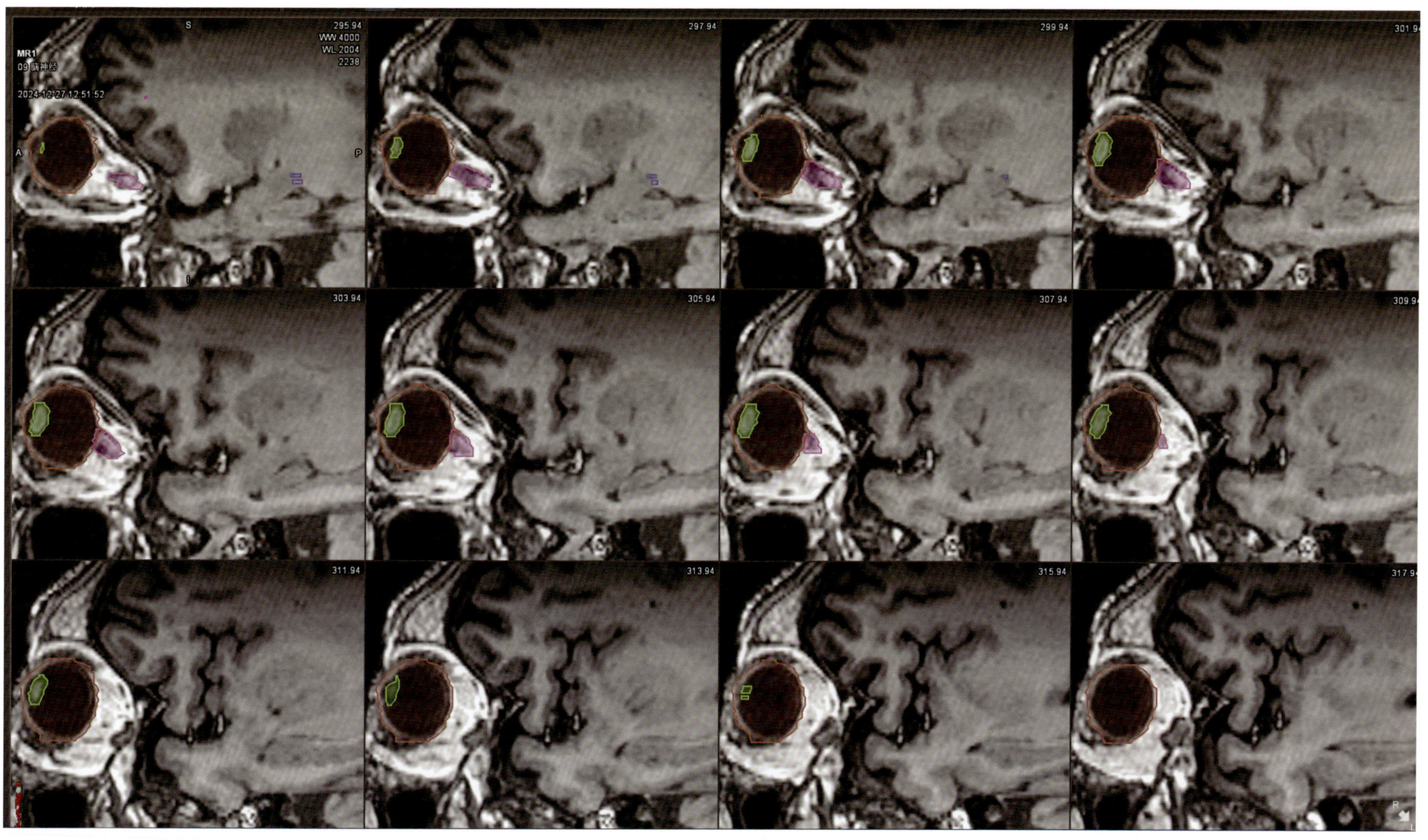

注：视神经；眼球；晶状体；视束

S
319.94
WW 4000
WL 2004
1781
MR1
2024-12-27 12:51:52
A
P
321.94
323.94
327.94
329.94
331.94
335.94
337.94
339.94

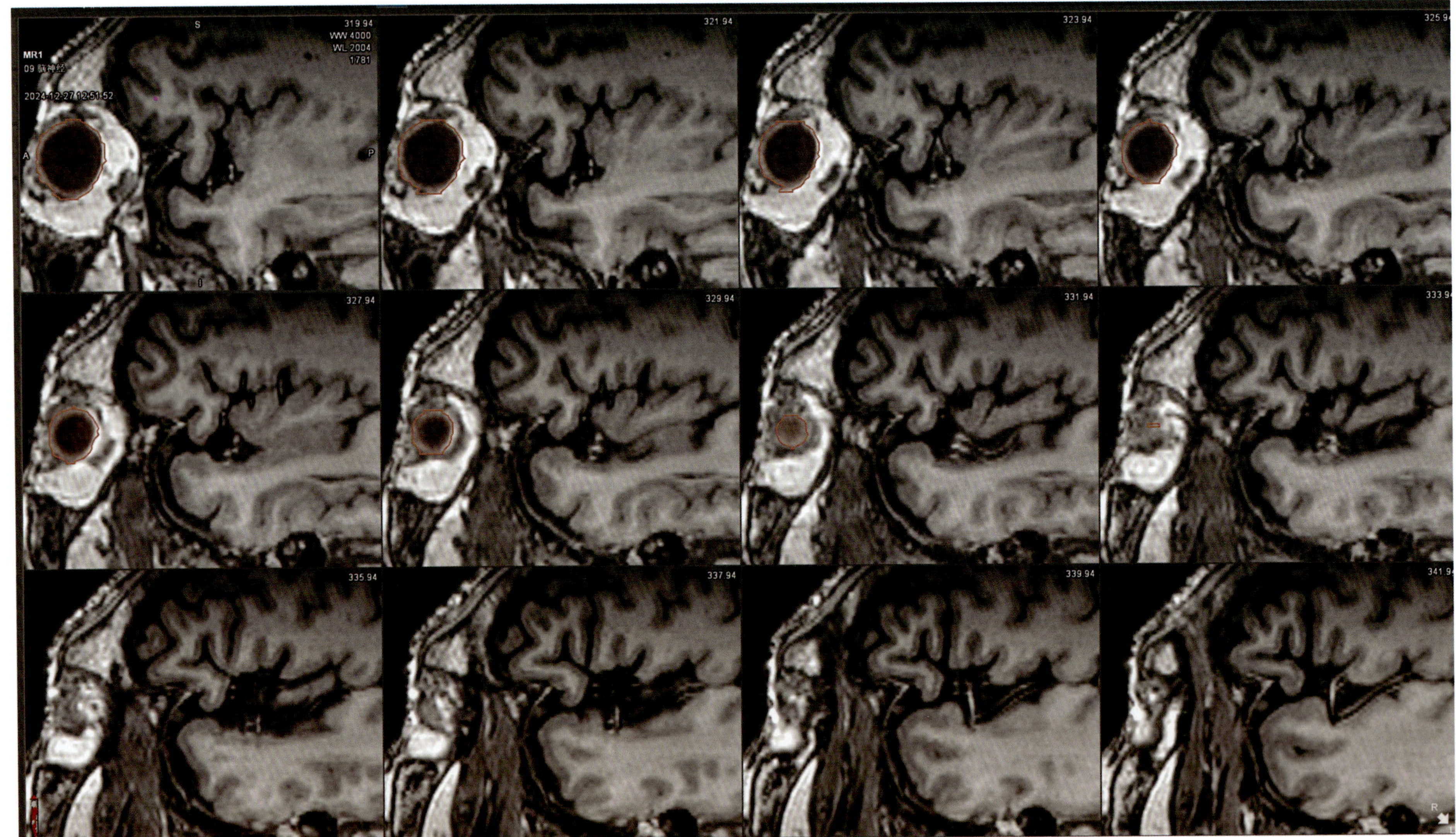

注：眼球；晶状体

五、动眼神经等其他神经及邻近结构 MRI 连续解剖——横断面

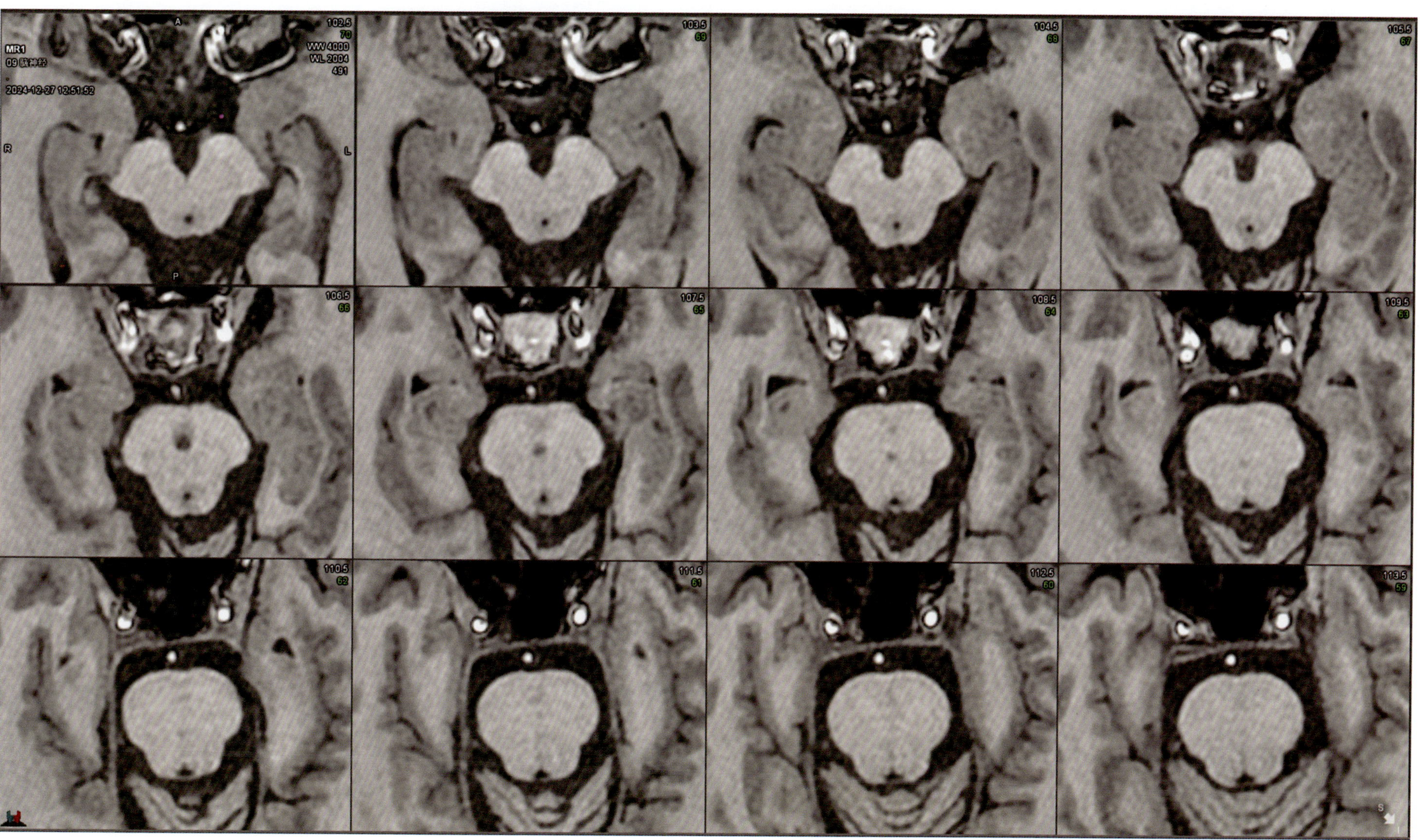

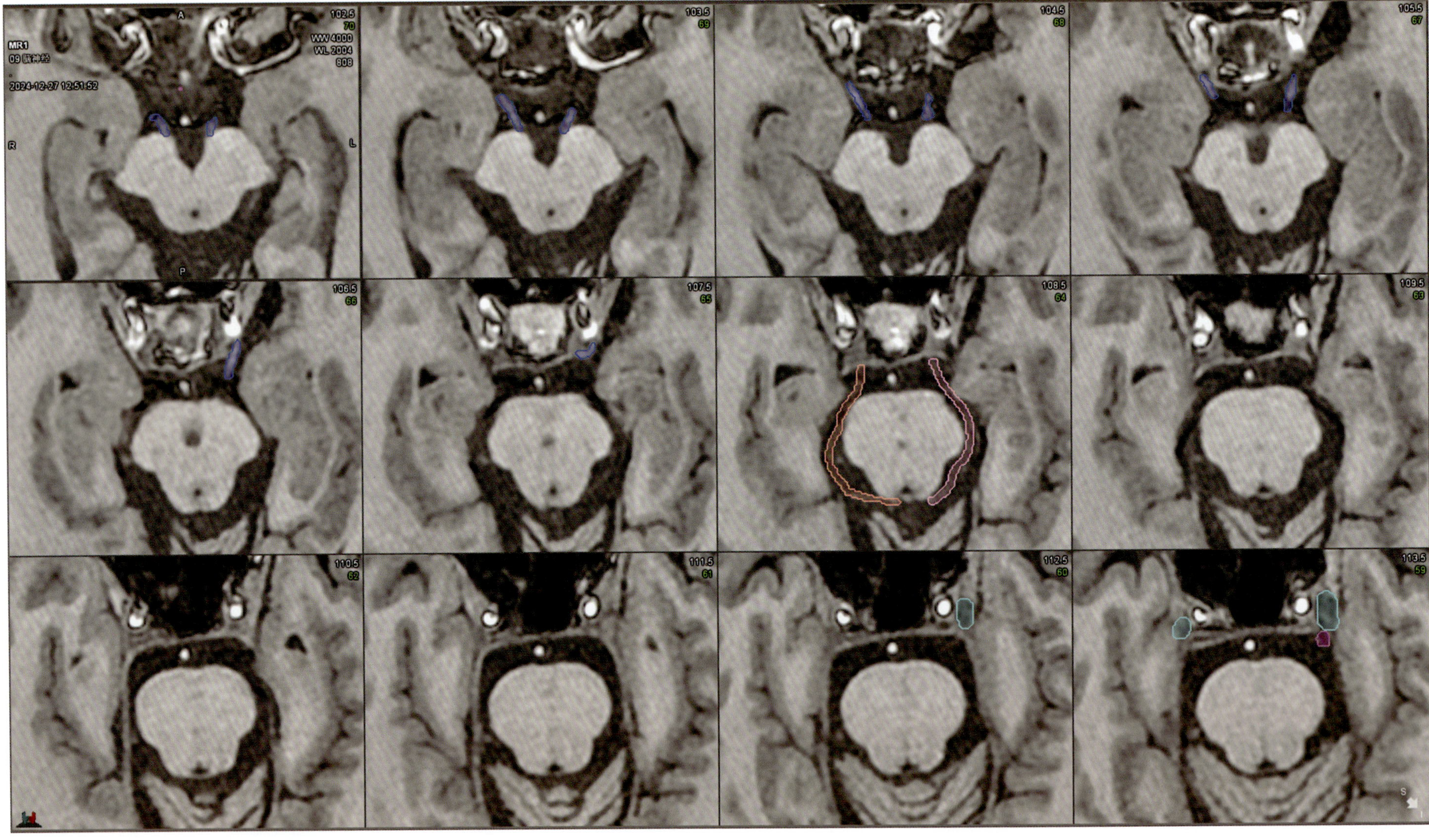

注：动眼神经；滑车神经；Meckel 腔；耳蜗

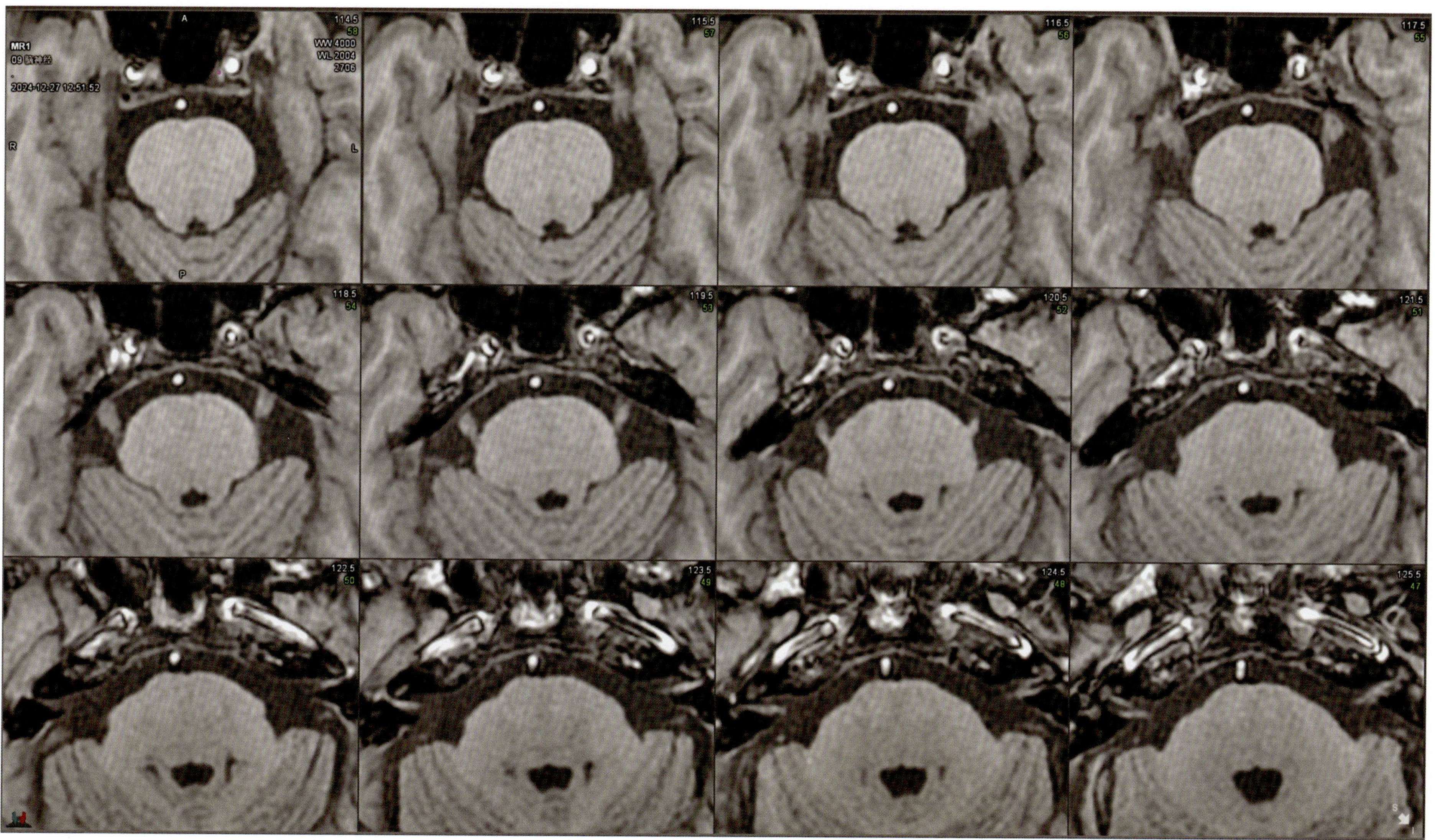

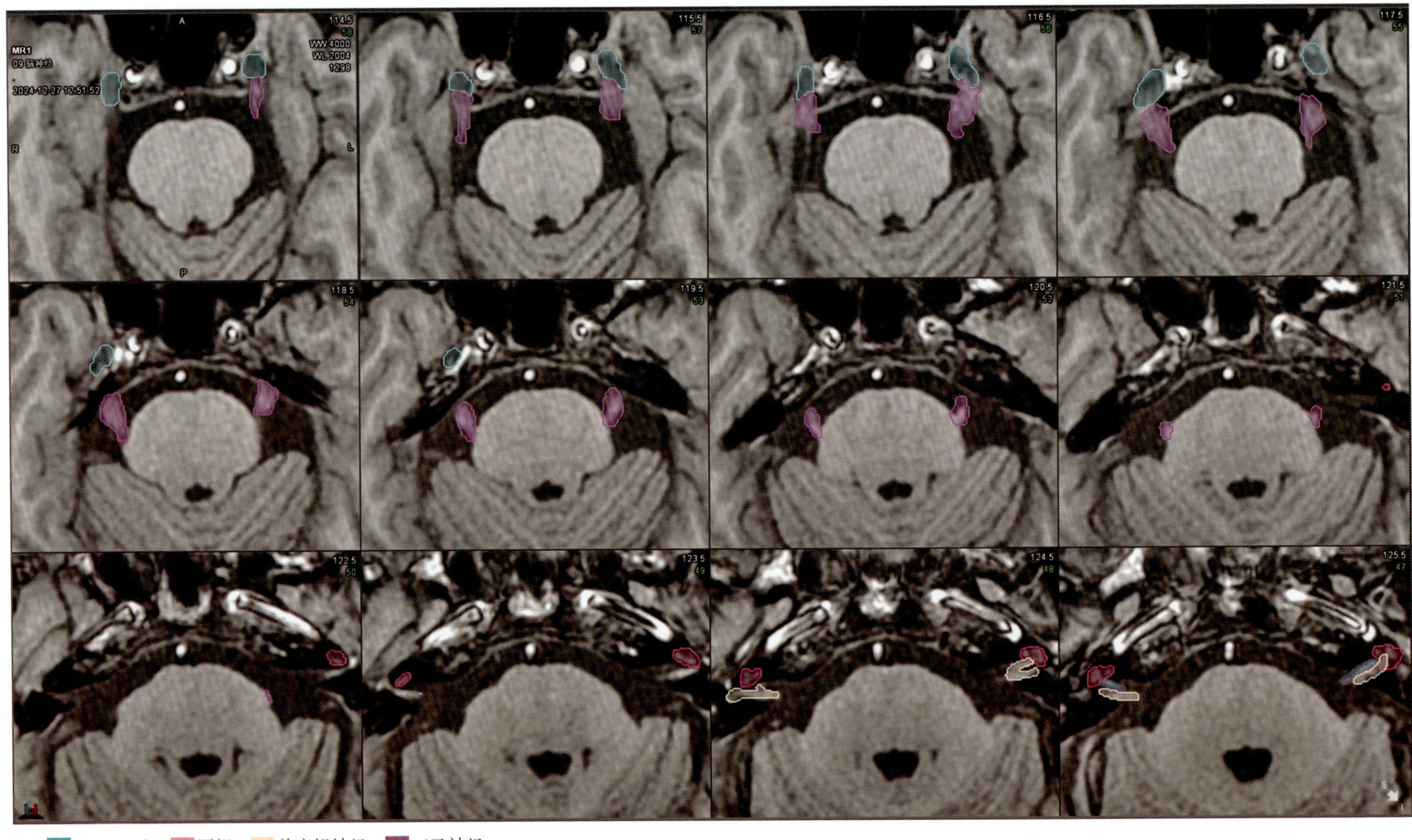

注： Meckel 腔； 耳蜗； 前庭蜗神经； 三叉神经

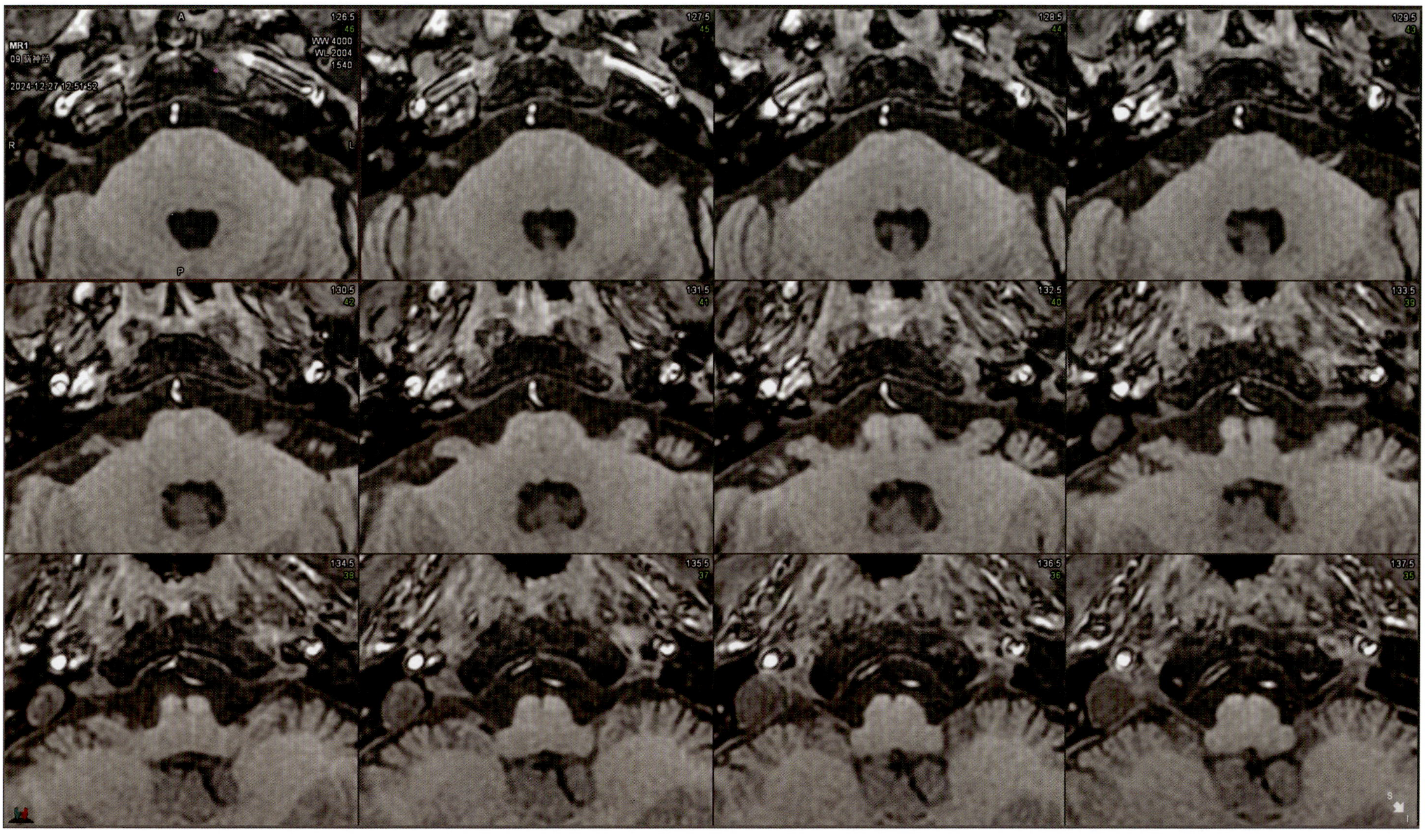
A
126.5
46
MR1
09 脑神经
WW 4000
WL 2004
1540
2024-12-27 12:51:52
R
L
P
127.5
45
128.5
44
129.5
43
130.5
42
131.5
41
132.5
40
133.5
39
134.5
38
135.5
37
136.5
36
137.5
35

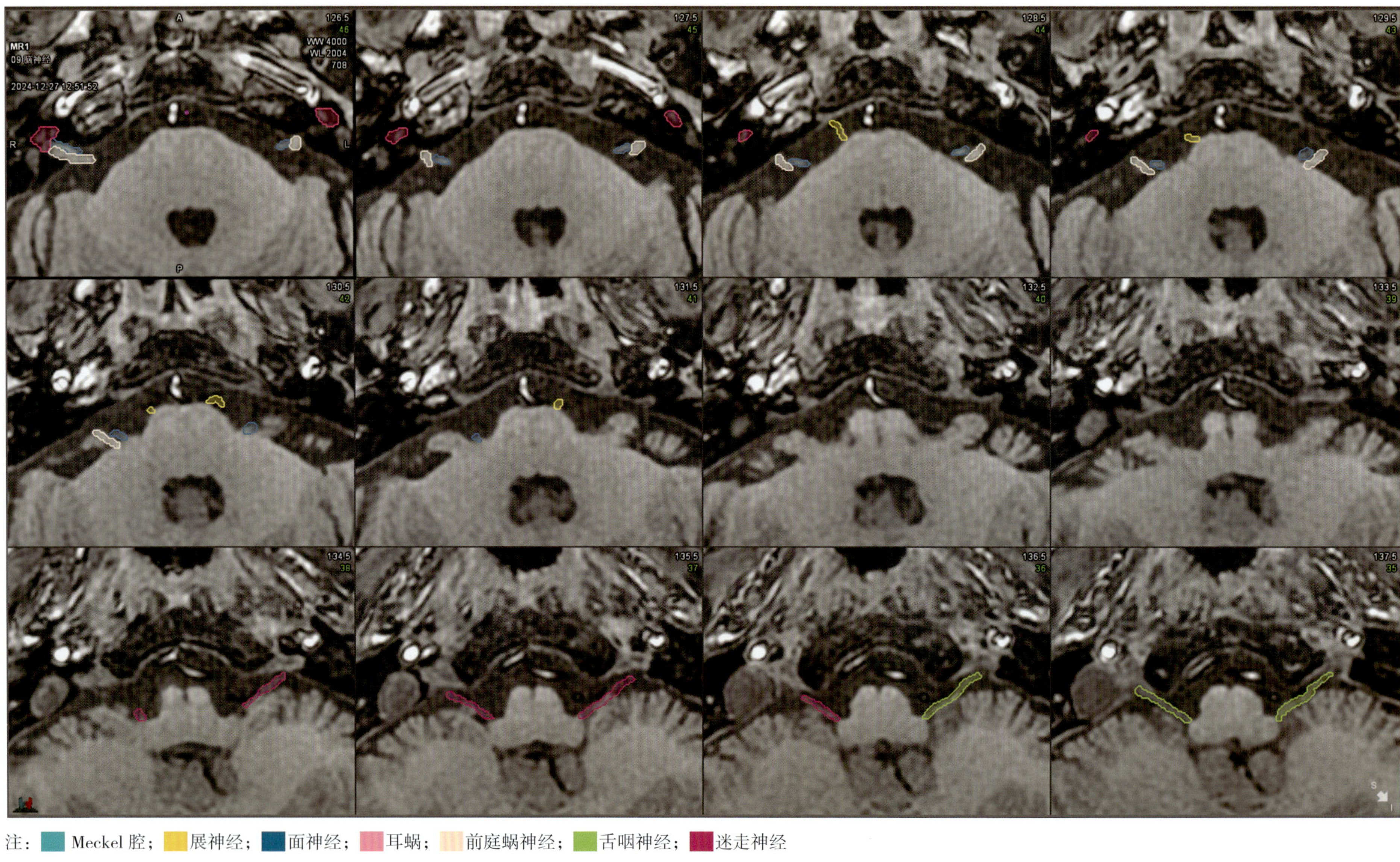

注：Meckel 腔；展神经；面神经；耳蜗；前庭蜗神经；舌咽神经；迷走神经

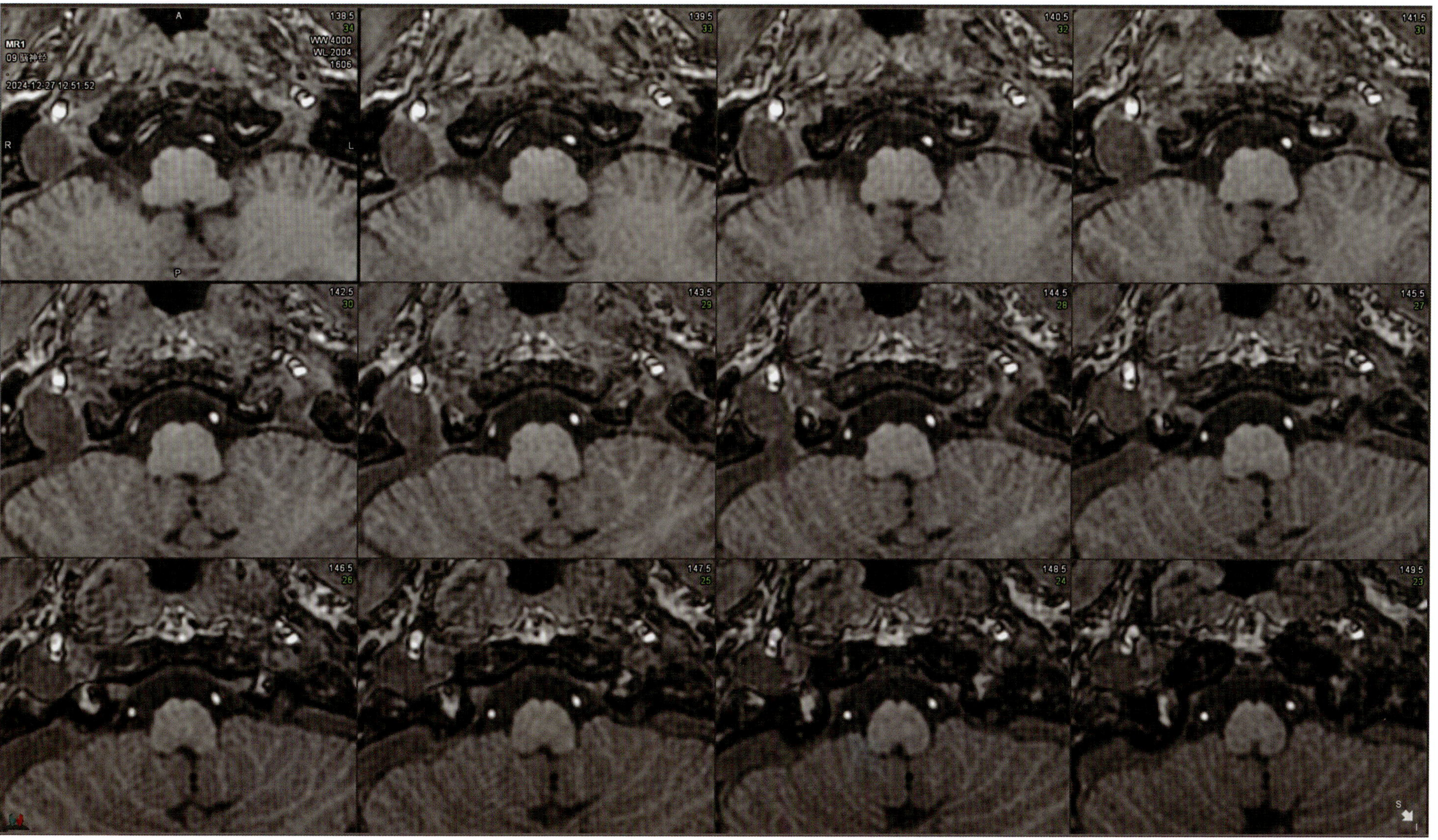

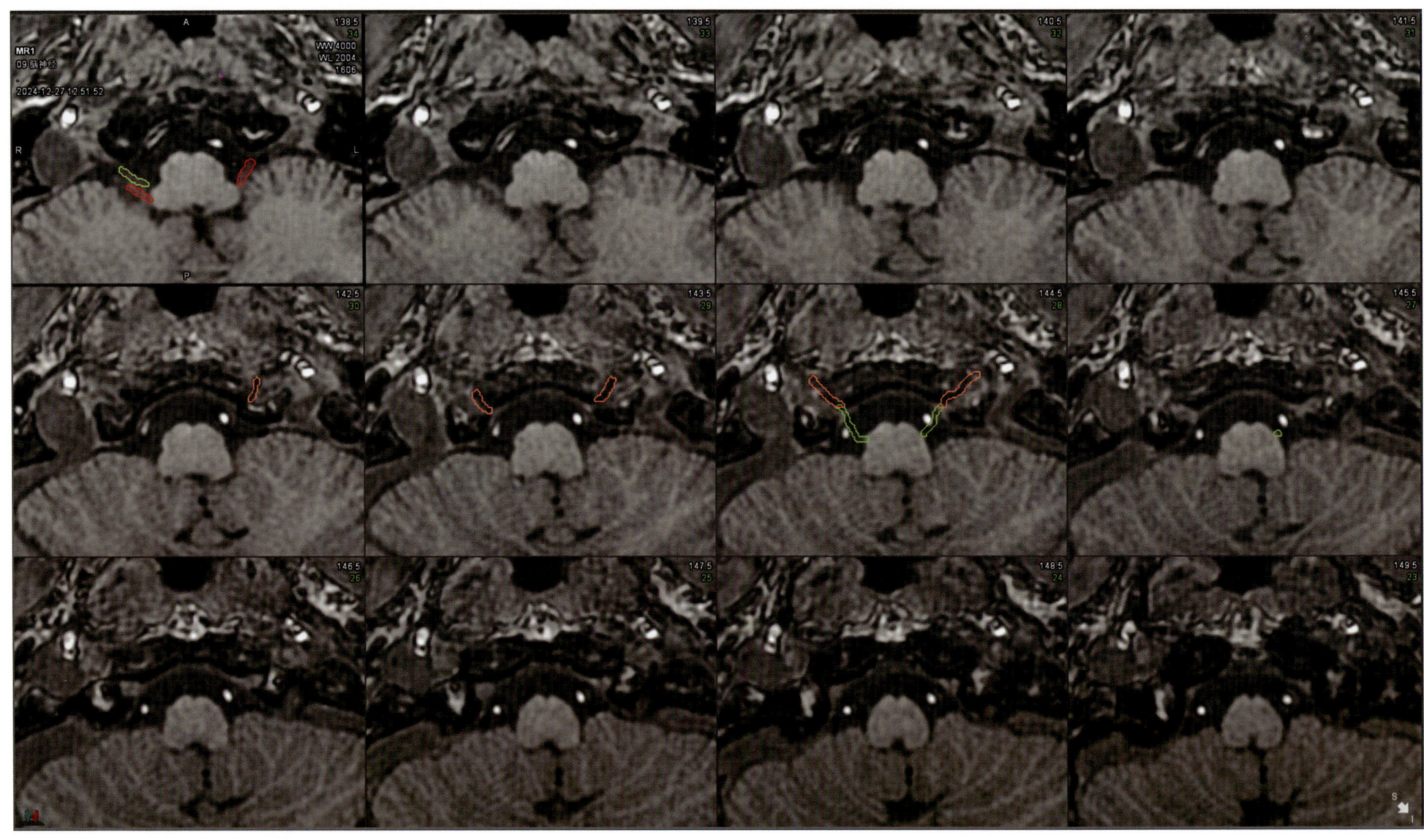

注：副神经；舌下神经；舌下神经管

六、动眼神经等其他神经及邻近结构 MRI 连续解剖——冠状面

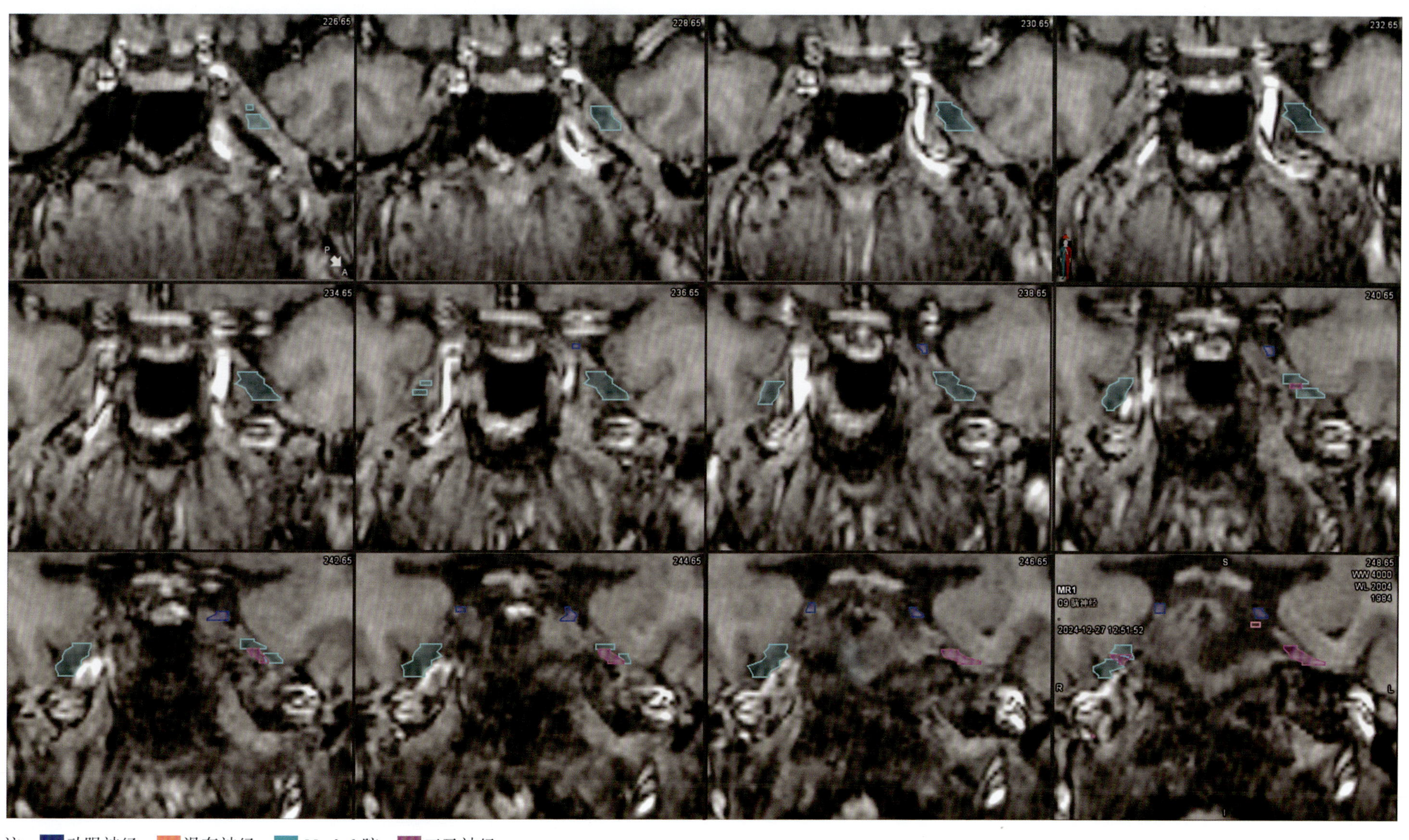

注：动眼神经；滑车神经；Meckel 腔；三叉神经

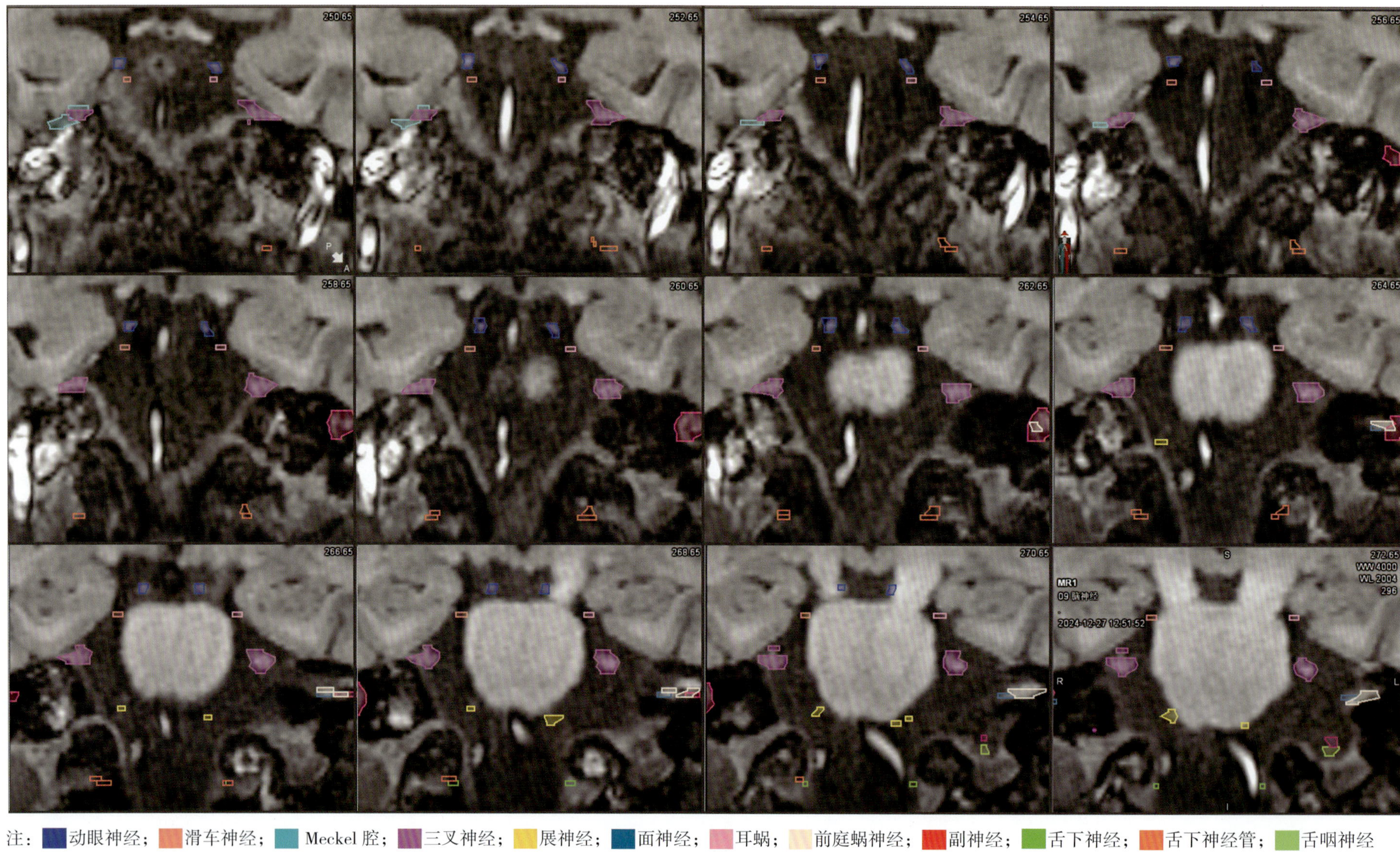

注：动眼神经；滑车神经；Meckel 腔；三叉神经；展神经；面神经；耳蜗；前庭蜗神经；副神经；舌下神经；舌下神经管；舌咽神经

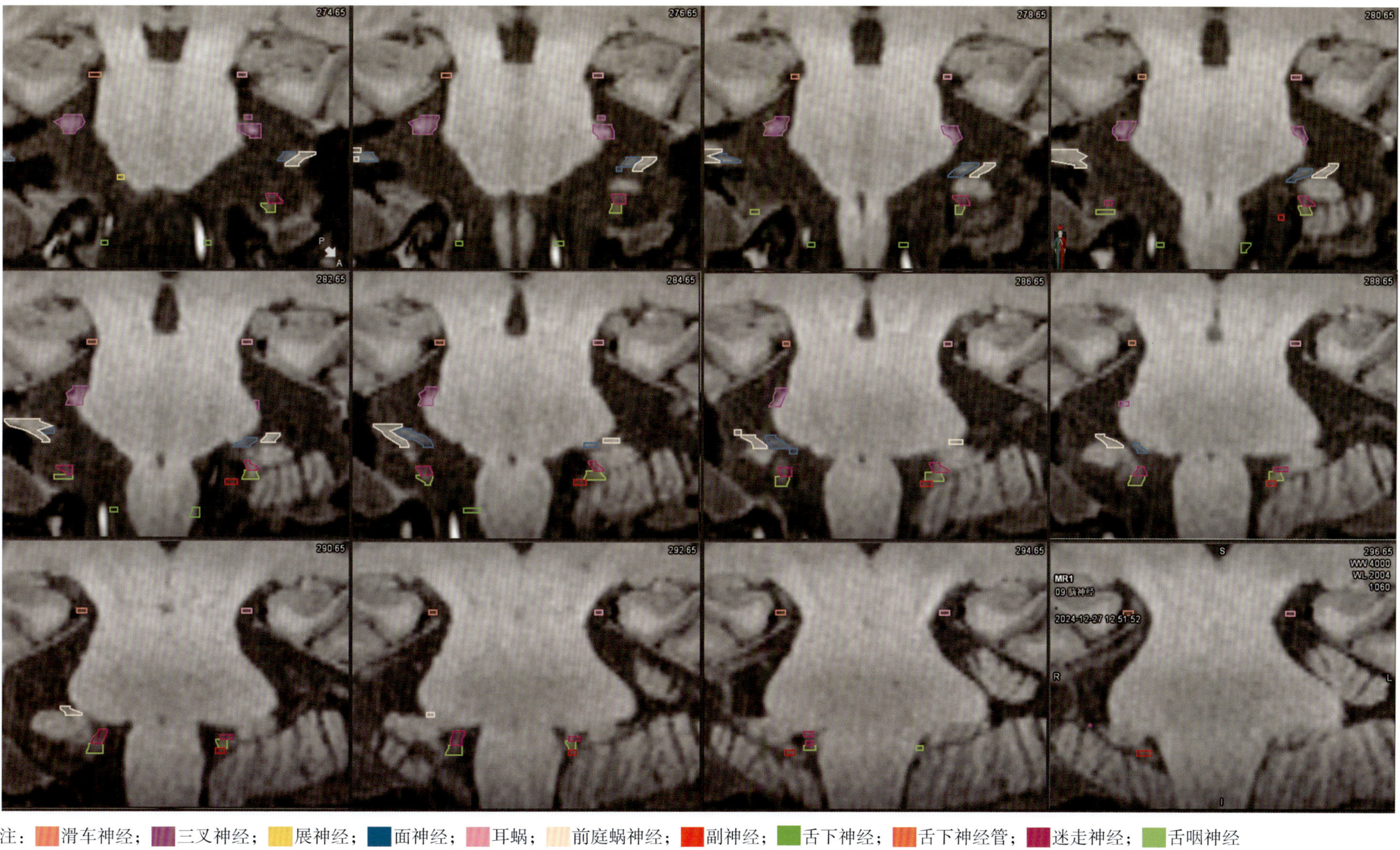

注：滑车神经；三叉神经；展神经；面神经；耳蜗；前庭蜗神经；副神经；舌下神经；舌下神经管；迷走神经；舌咽神经

298.65
P
A
300.65
302.65
304.65
306.65
308.65
310.65
312.65
314.65
316.65
318.65
S
320.65
WW 4000
WL 2004
2024
MR1
09 脑神经
2024-12-27 12:51:52
R
L

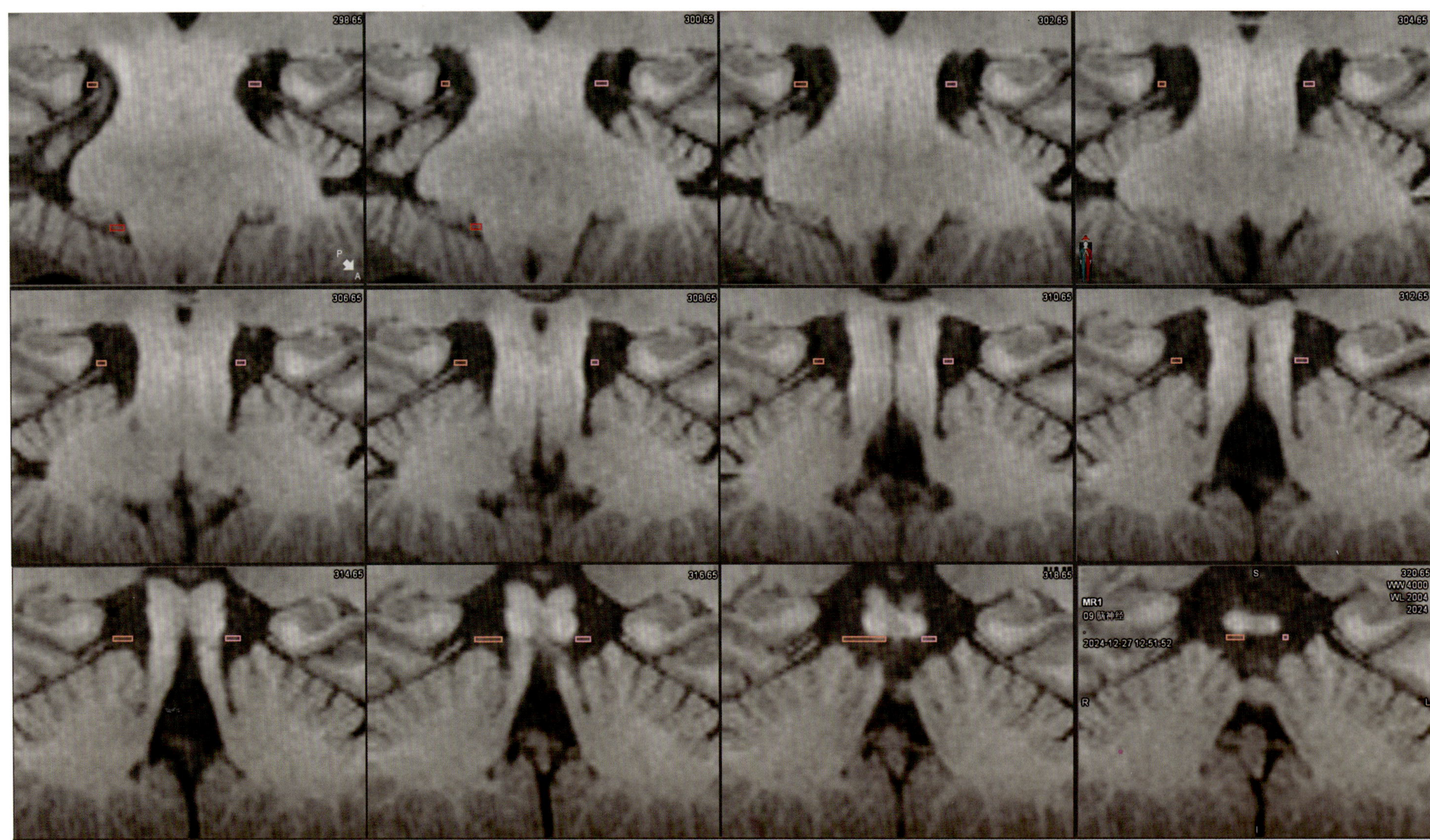

注：滑车神经

七、动眼神经等其他神经及邻近结构 MRI 连续解剖——矢状面

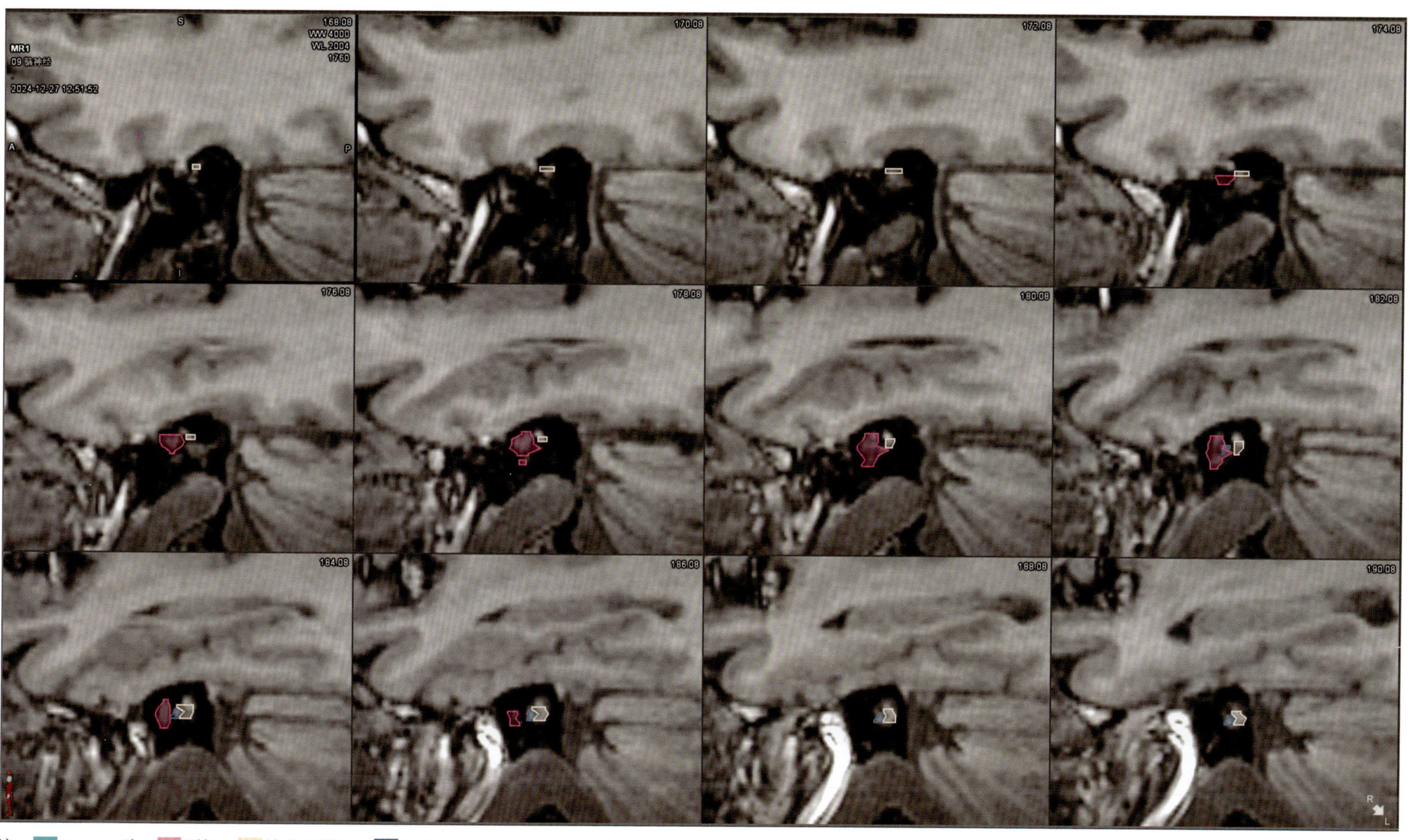

注：Meckel 腔；耳蜗；前庭蜗神经；面神经

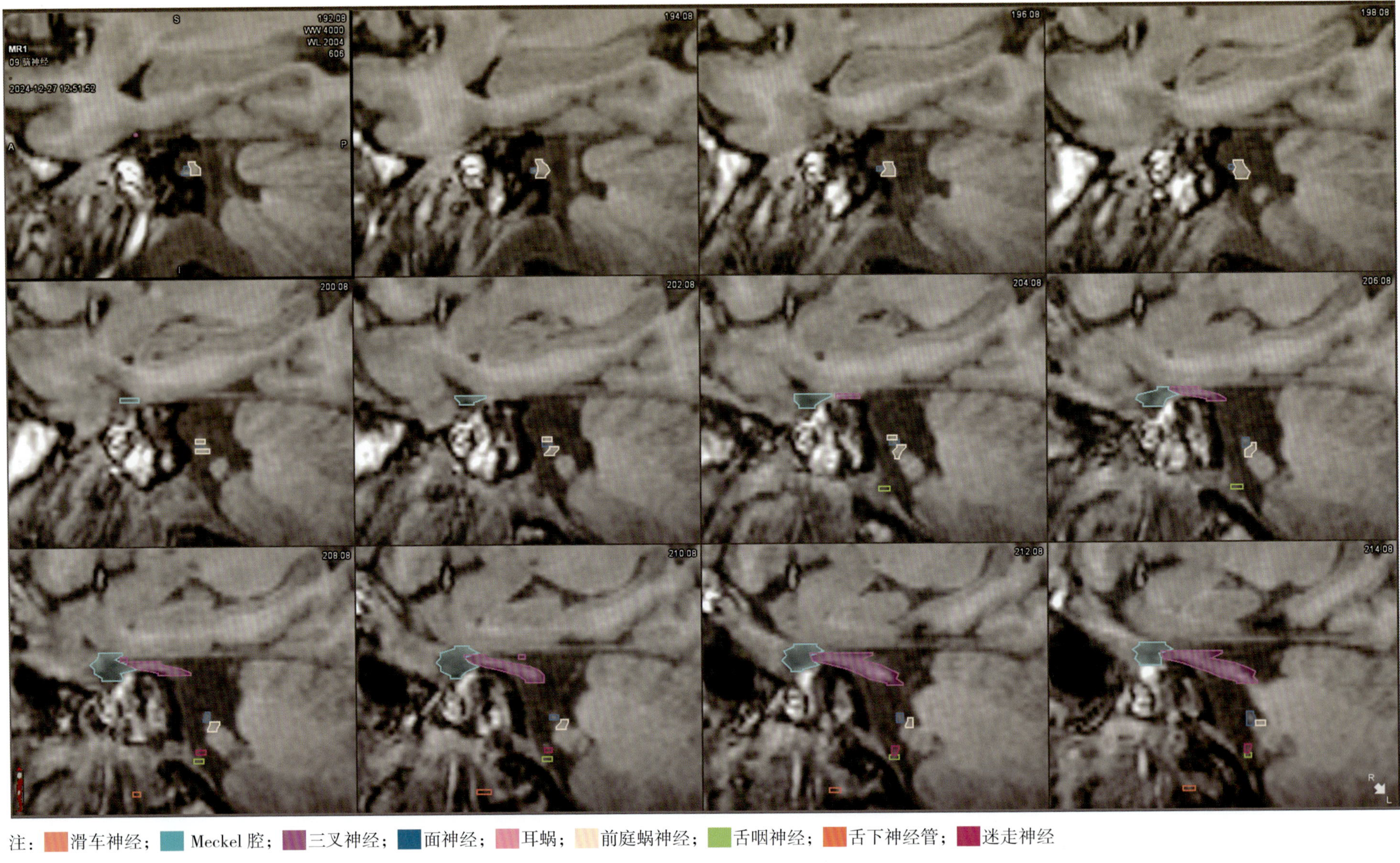

注：滑车神经；Meckel 腔；三叉神经；面神经；耳蜗；前庭蜗神经；舌咽神经；舌下神经管；迷走神经

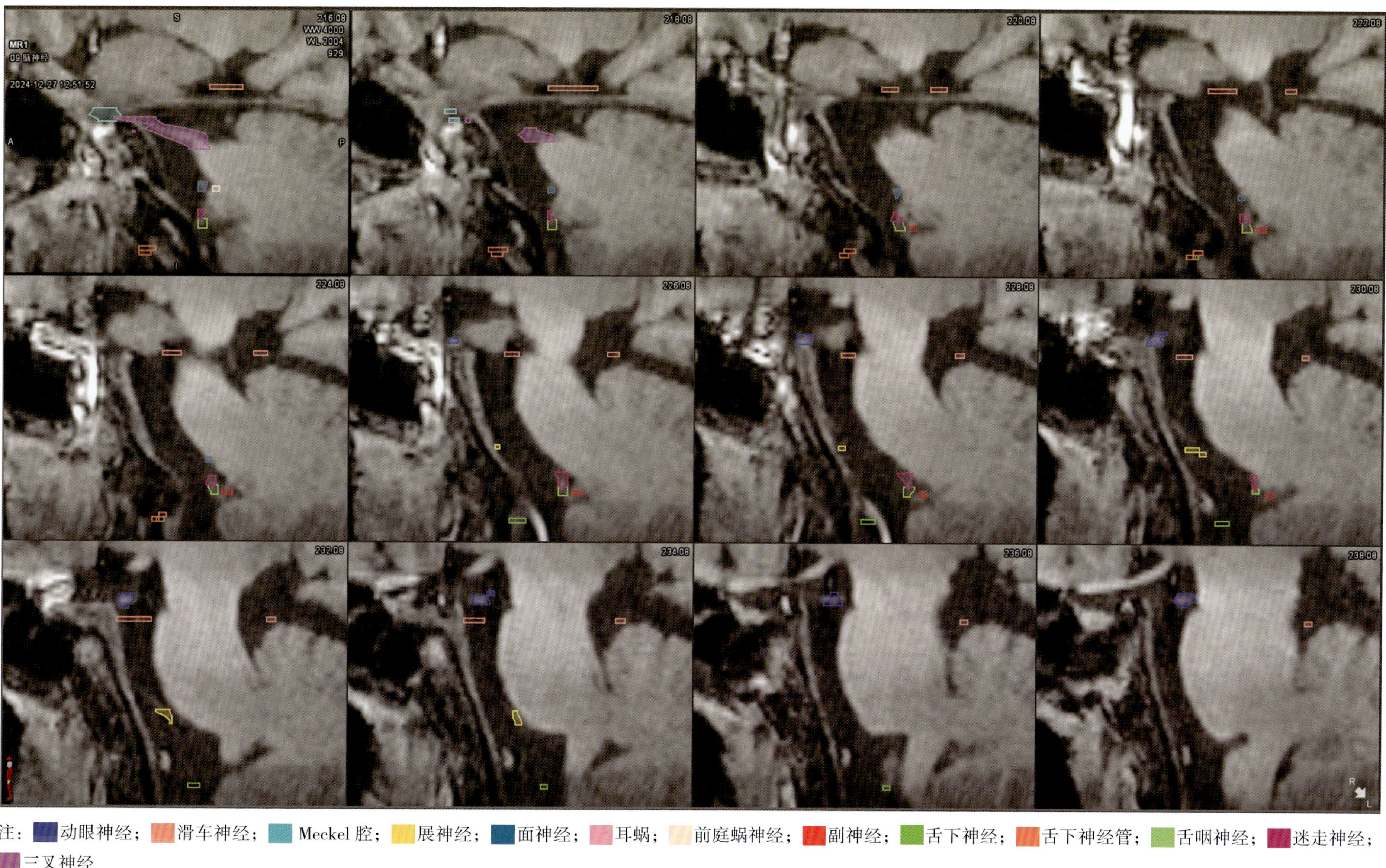

注：动眼神经；滑车神经；Meckel 腔；展神经；面神经；耳蜗；前庭蜗神经；副神经；舌下神经；舌下神经管；舌咽神经；迷走神经；三叉神经

S
240.08
WW 4000
WL 2004
672
MR1
09 脑神经
2024-12-27 12:51:52
A
P
242.08
244.08
246.08
248.08
250.08
252.08
254.08
256.08
258.08
260.08
262.08
R
L

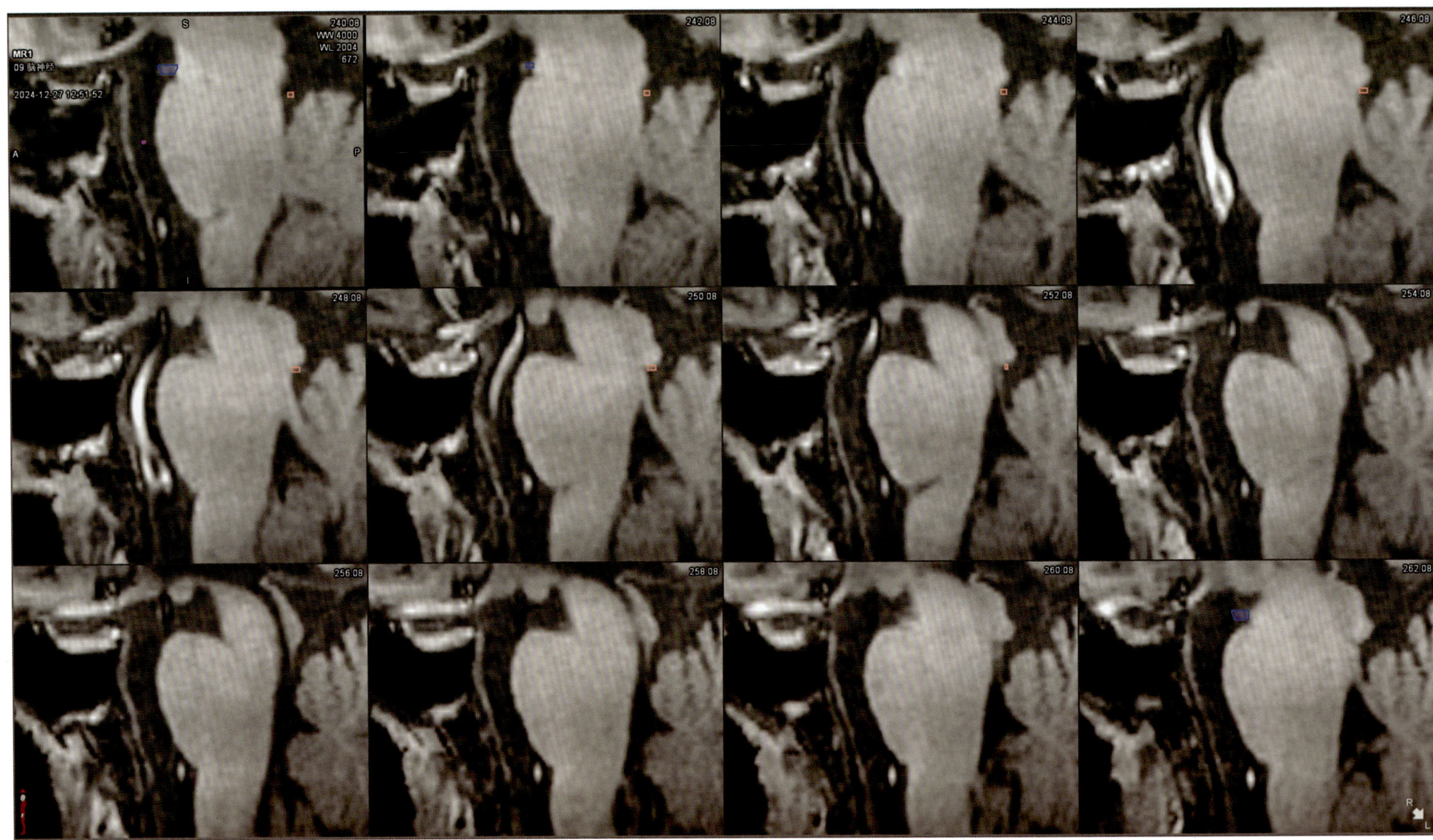

注：动眼神经；滑车神经

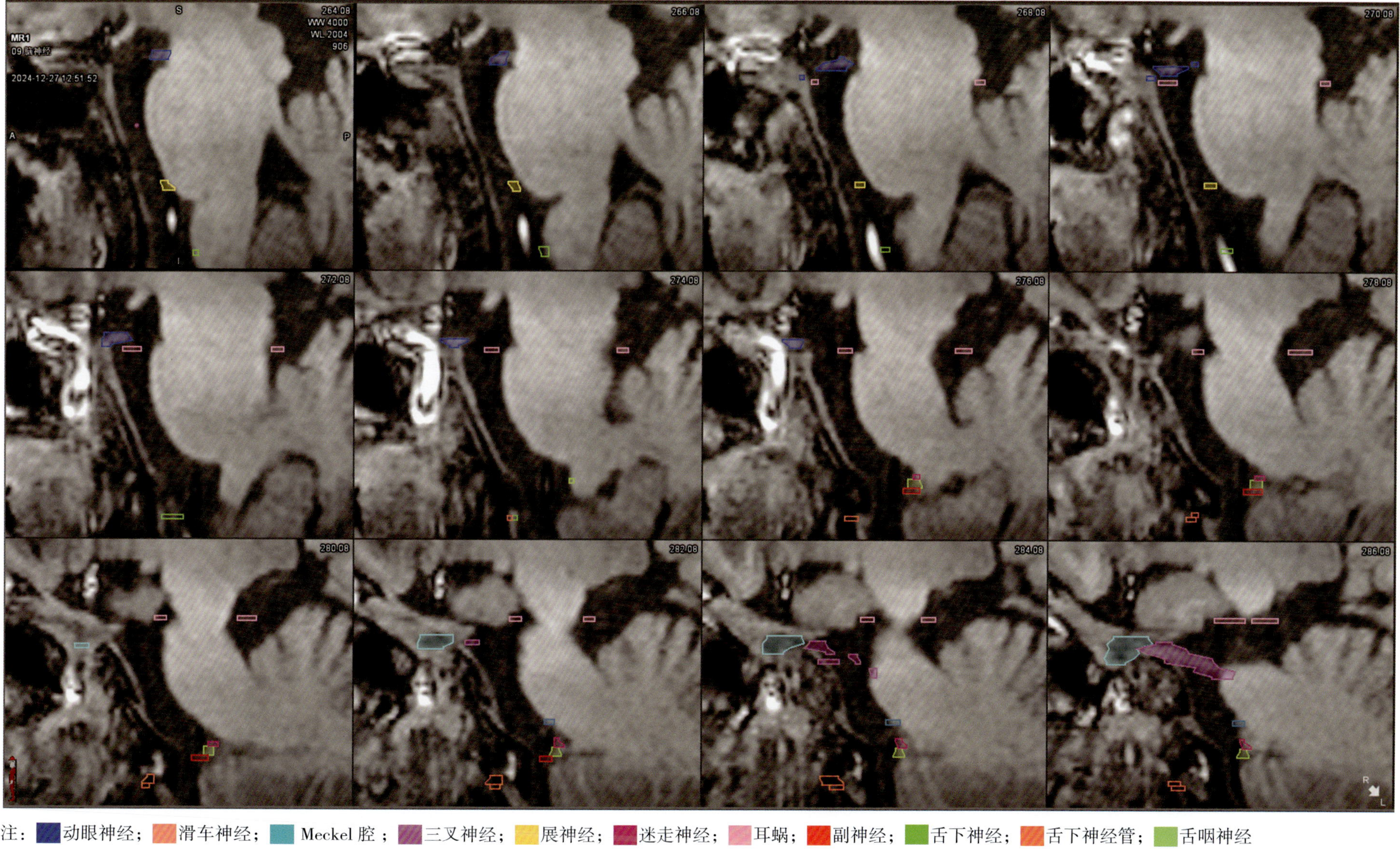

注：动眼神经；滑车神经；Meckel 腔；三叉神经；展神经；迷走神经；耳蜗；副神经；舌下神经；舌下神经管；舌咽神经

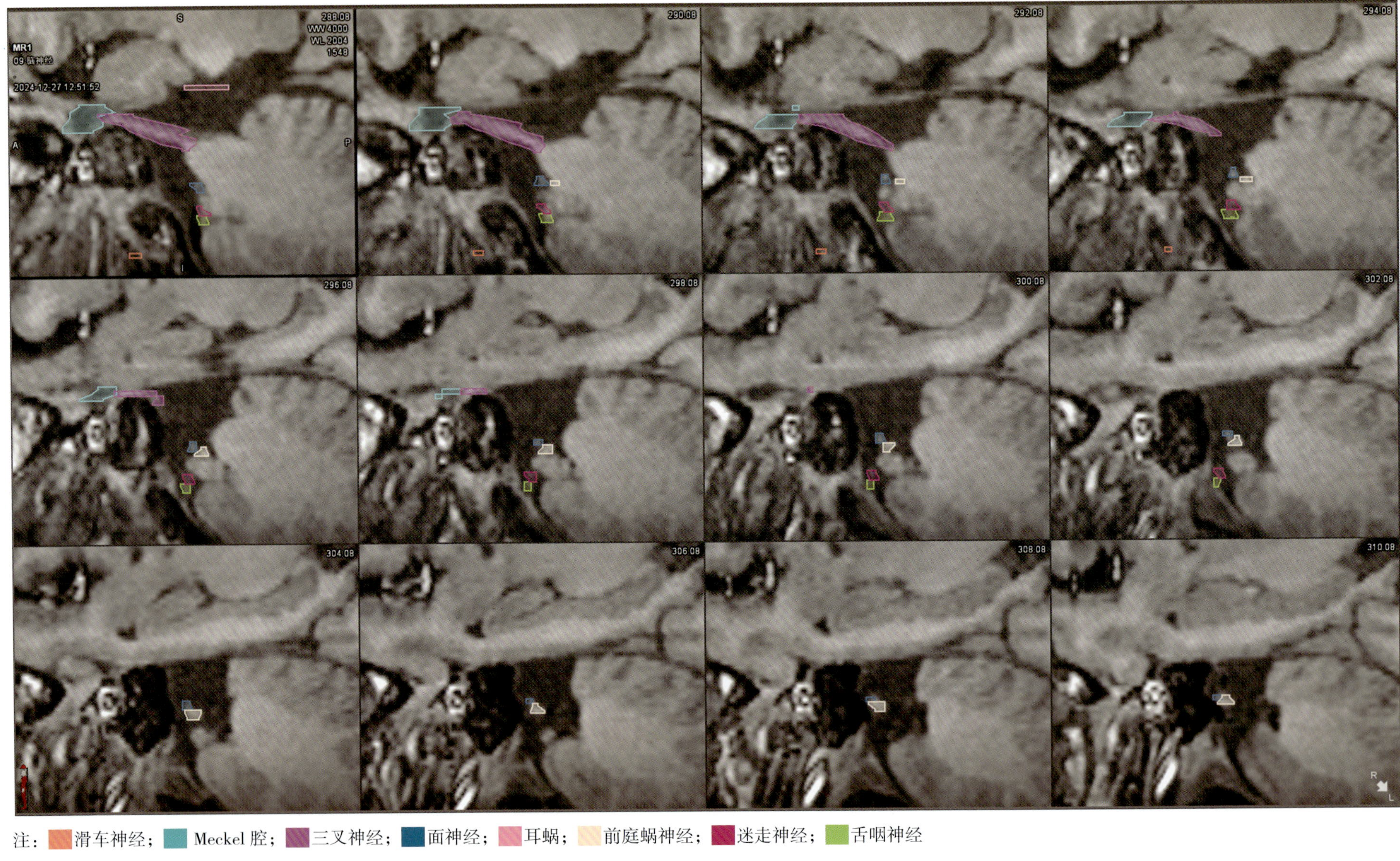

注：滑车神经；Meckel 腔；三叉神经；面神经；耳蜗；前庭蜗神经；迷走神经；舌咽神经

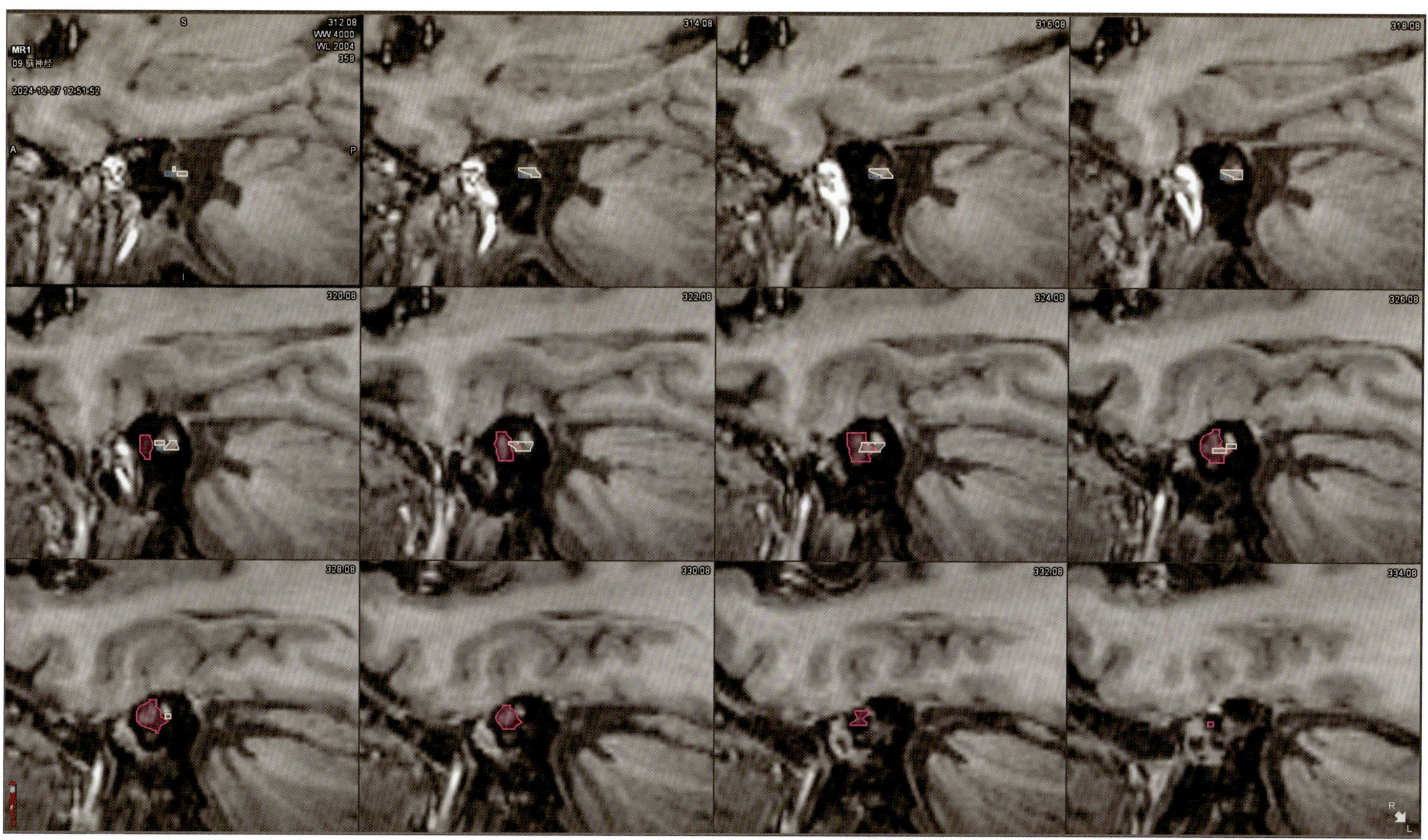

注：耳蜗；前庭蜗神经

第 12 章 其他序列 MRI 连续图像

一、3mm 常规灰度 T2WI 连续影像

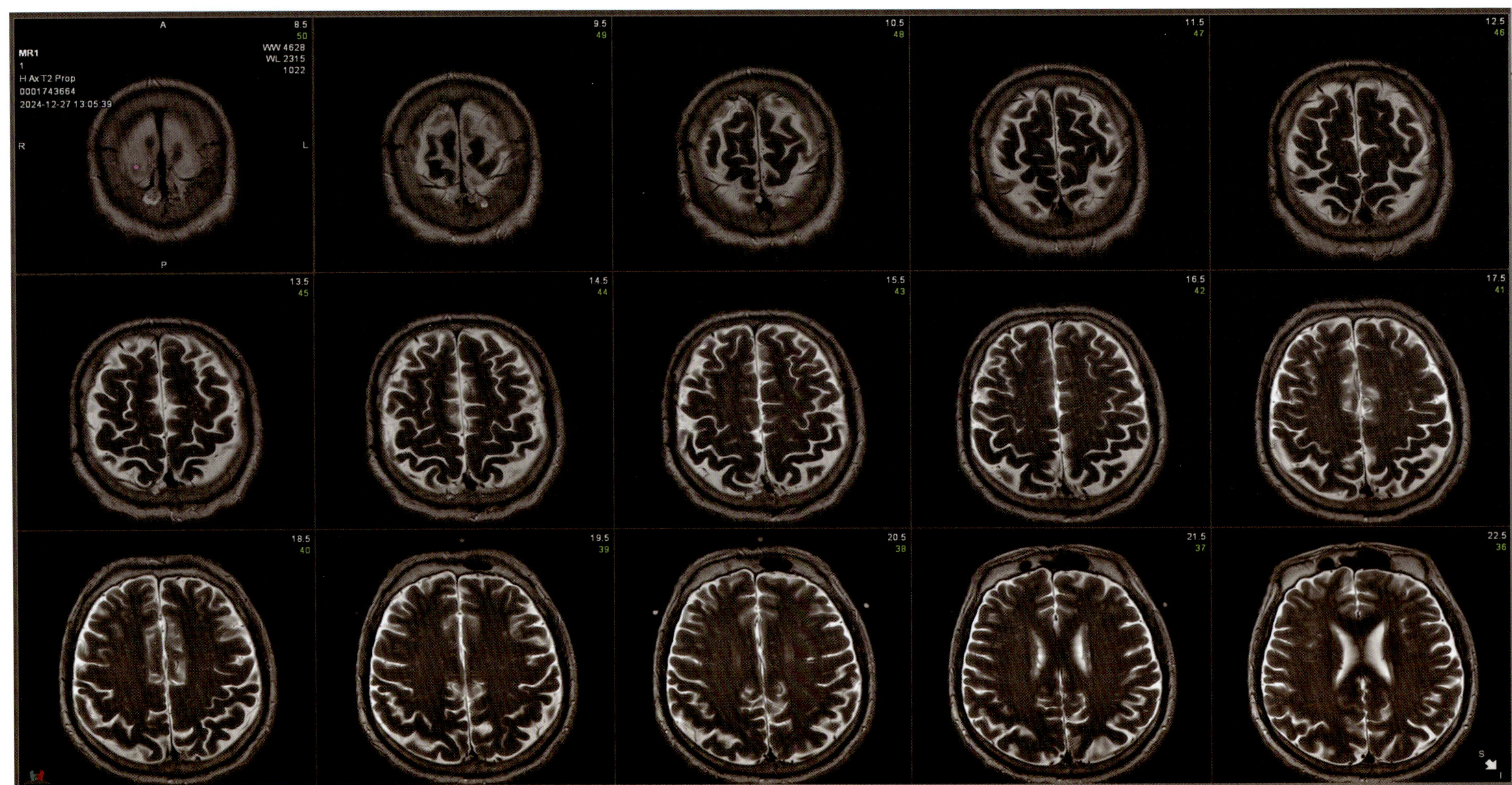

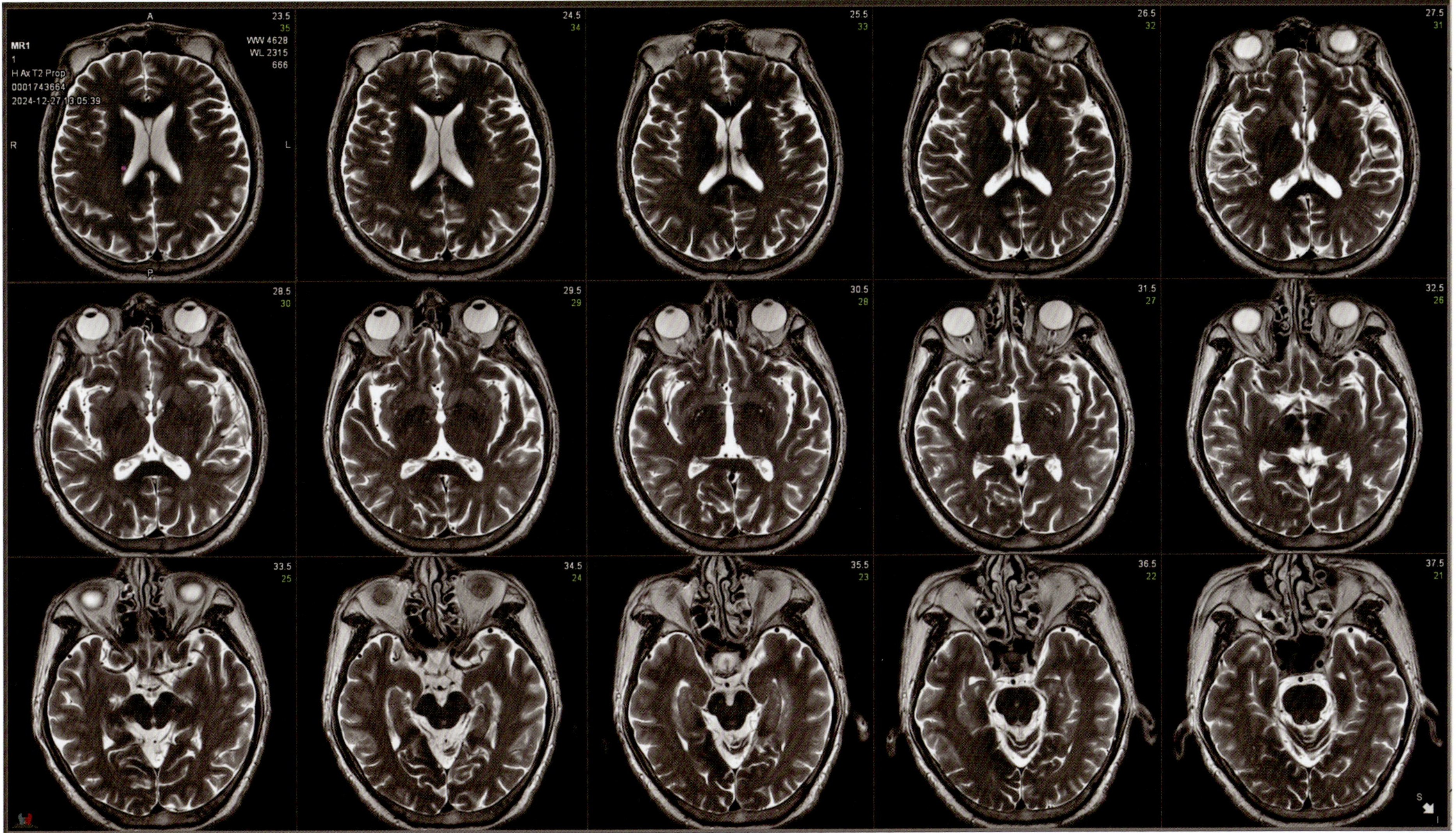
A
MR1
1
H Ax T2 Prop
0001743664
2024-12-27 13:05:39
23.5
35
WW 4628
WL 2315
666
R
L
P
24.5
34
25.5
33
26.5
32
27.5
31
28.5
30
29.5
29
30.5
28
31.5
27
32.5
26
33.5
25
34.5
24
35.5
23
36.5
22
37.5
21
S
I

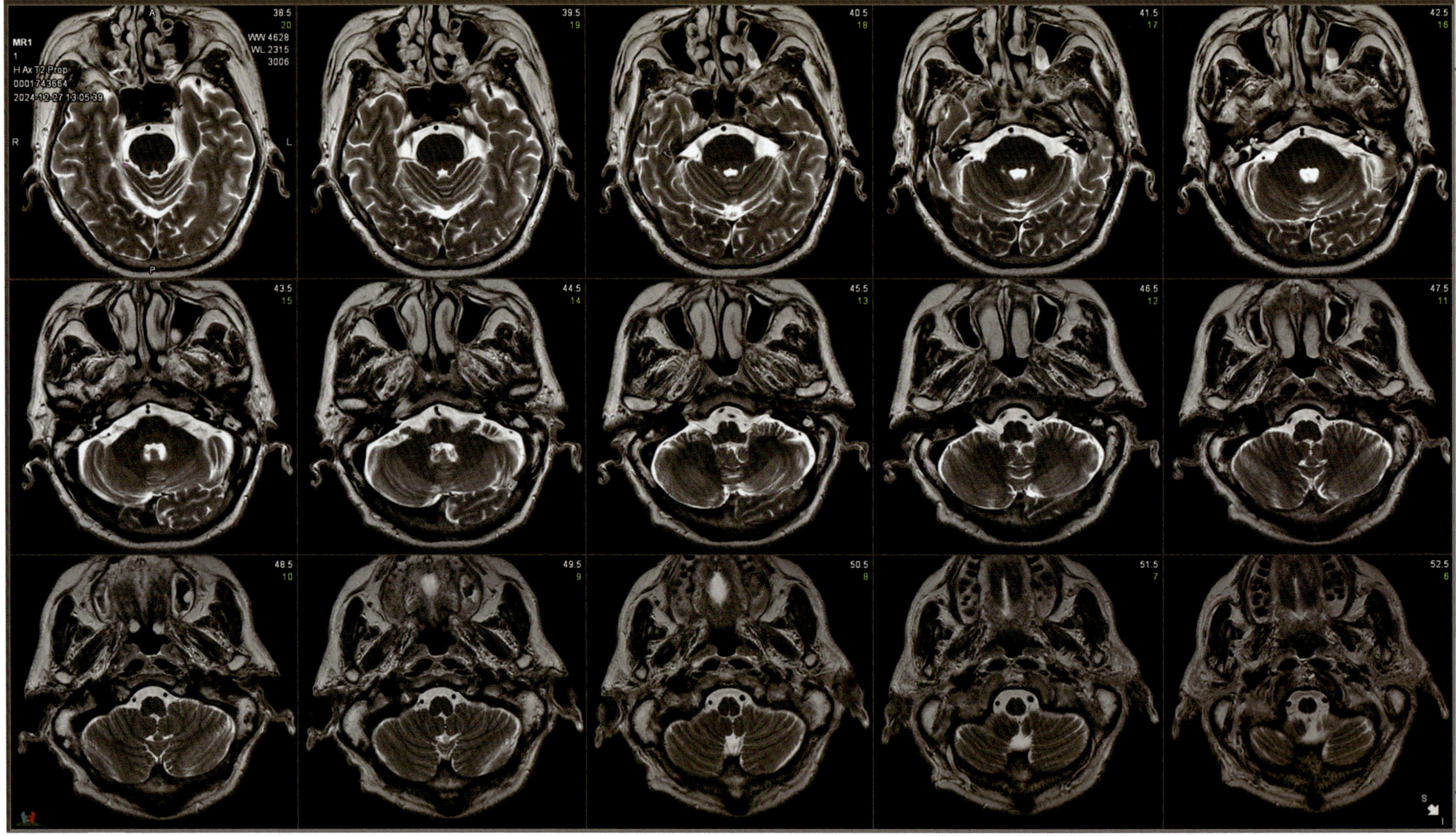

MR1
1
H Ax T2 Prop
0001743664
2024-12-27 13:05:39
A
R
L
P
38.5
20
WW 4628
WL 2315
3006
39.5
19
40.5
18
41.5
17
42.5
16
43.5
15
44.5
14
45.5
13
46.5
12
47.5
11
48.5
10
49.5
9
50.5
8
51.5
7
52.5
6
S
I

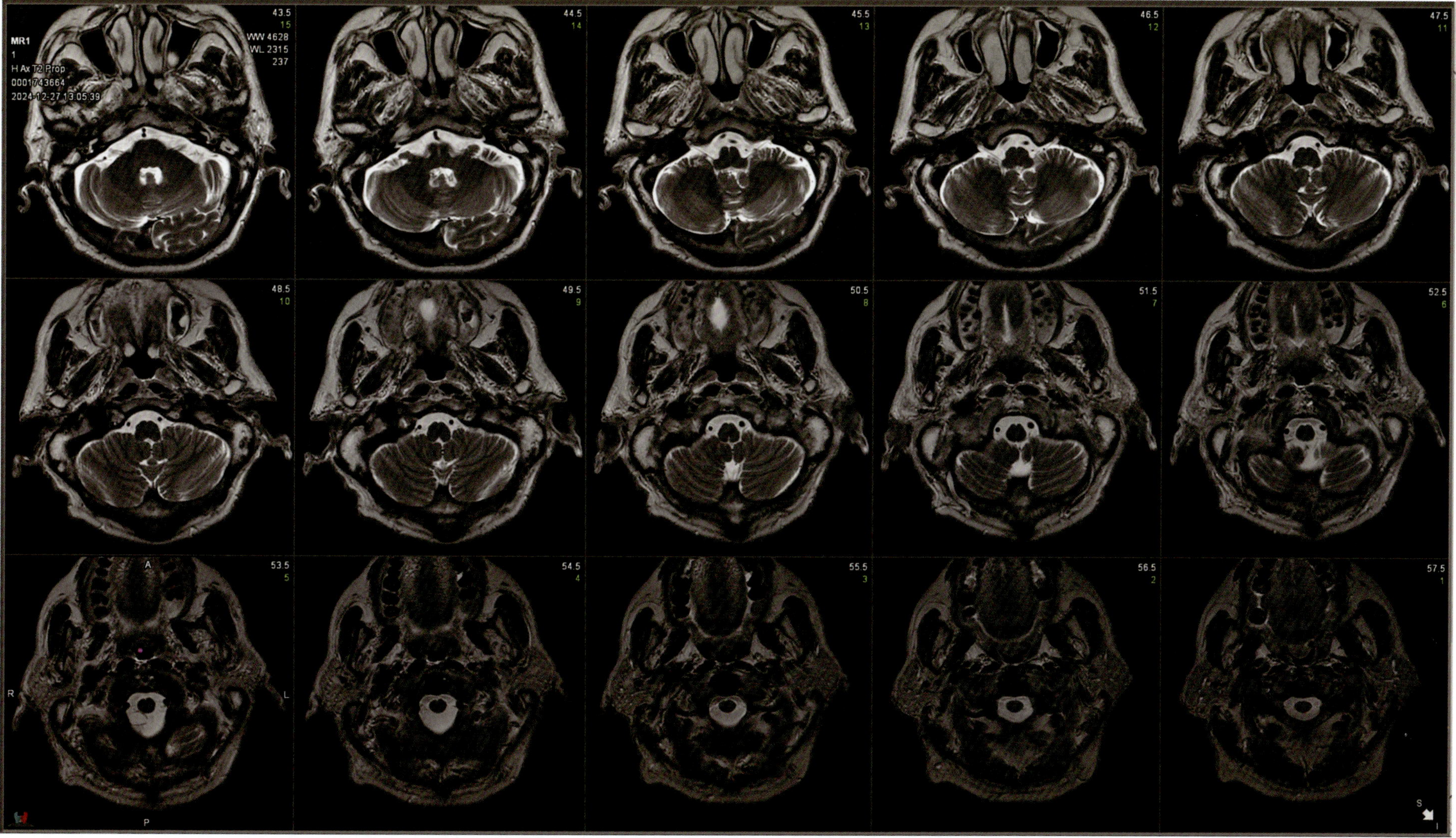
MR1
1
H Ax T2 Prop
0001743664
2024-12-27 13:05:39
43.5
15
WW 4628
WL 2315
237
44.5
14
45.5
13
46.5
12
47.5
11
48.5
10
49.5
9
50.5
8
51.5
7
52.5
6
53.5
5
A
R
L
P
54.5
4
55.5
3
56.5
2
57.5
1
S
I

二、3mm 黑白翻转的 T2WI 连续影像

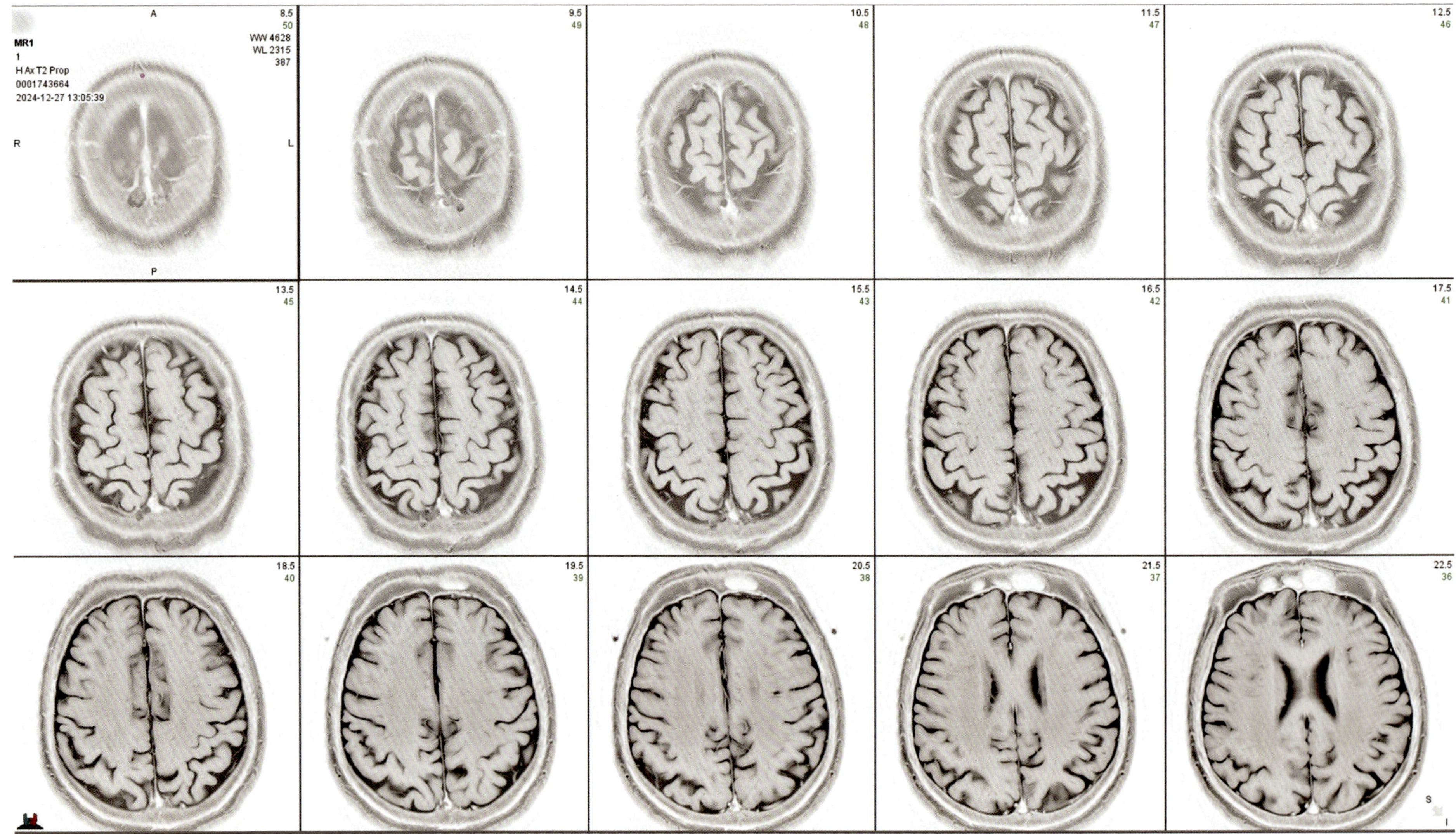

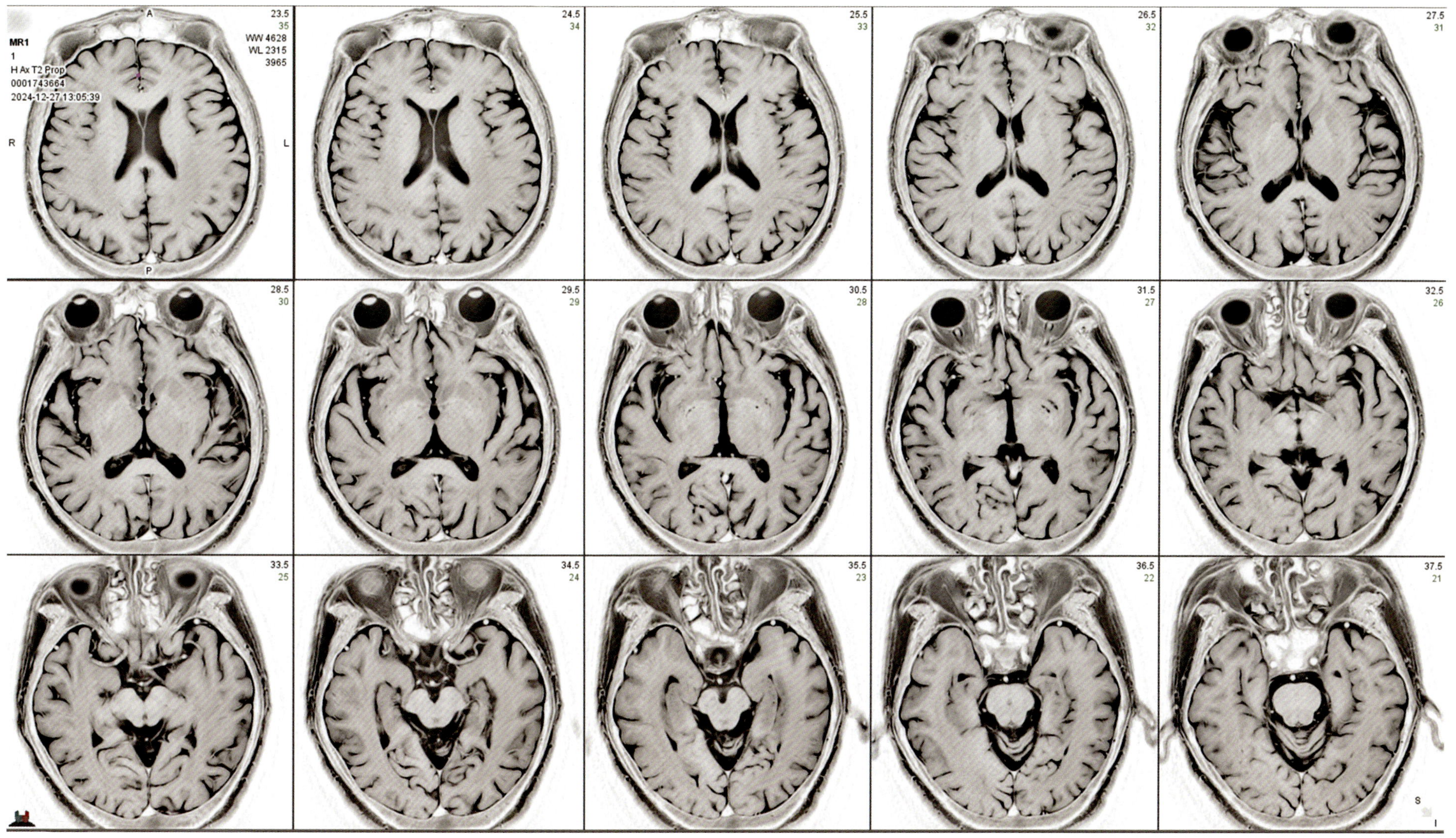
MR1
1
H Ax T2 Prop
0001743664
2024-12-27 13:05:39
A
P
R
L
23.5
35
WW 4628
WL 2315
3965
24.5
34
25.5
33
26.5
32
27.5
31
28.5
30
29.5
29
30.5
28
31.5
27
32.5
26
33.5
25
34.5
24
35.5
23
36.5
22
37.5
21
S
I

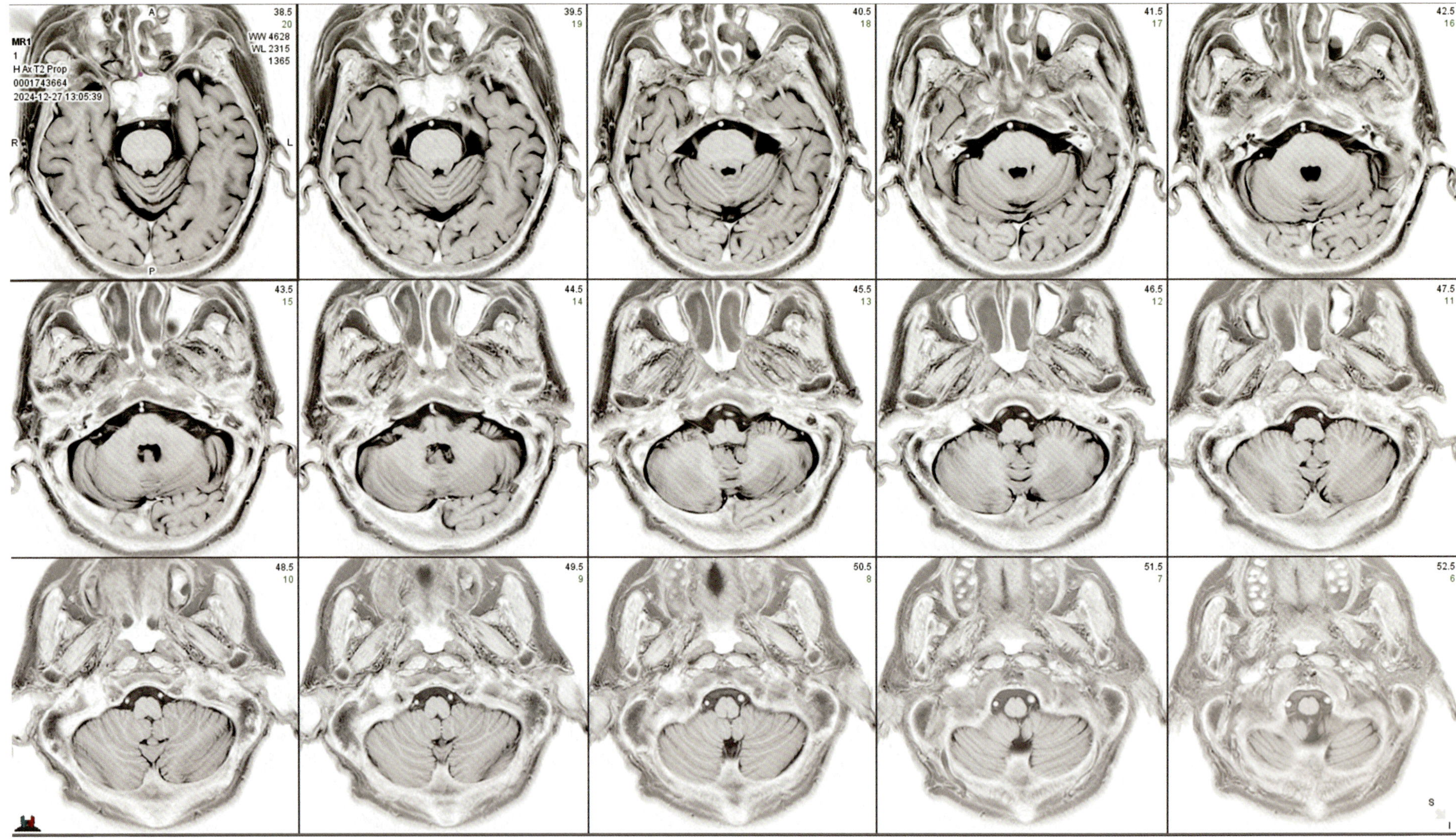
A
MR1
1
H Ax T2 Prop
0001743664
2024-12-27 13:05:39
38.5
20
WW 4628
WL 2315
1365
R
L
P
39.5
19
40.5
18
41.5
17
42.5
16
43.5
15
44.5
14
45.5
13
46.5
12
47.5
11
48.5
10
49.5
9
50.5
8
51.5
7
52.5
6
S
I

三、3mm T2-Flair 连续影像

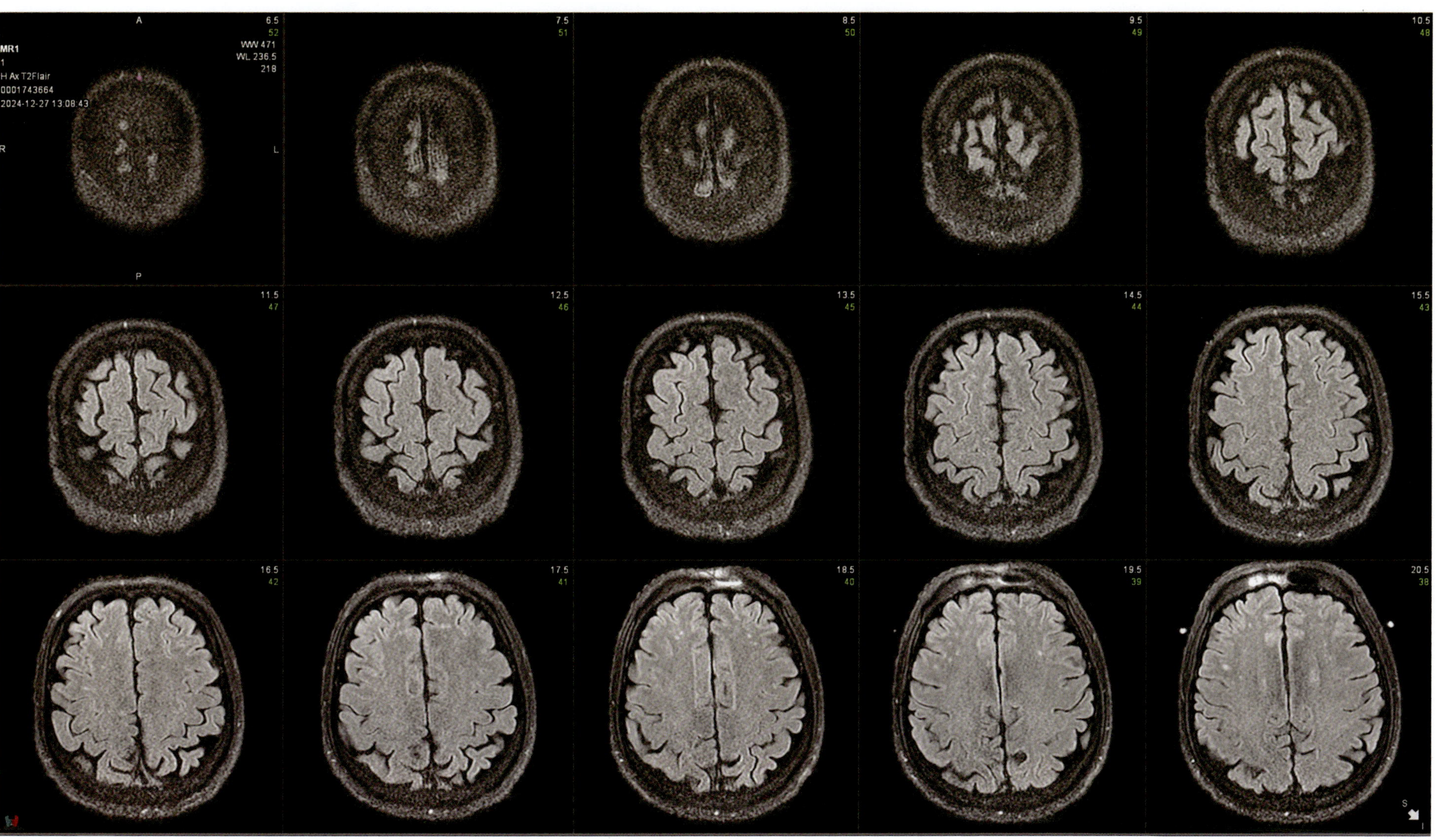

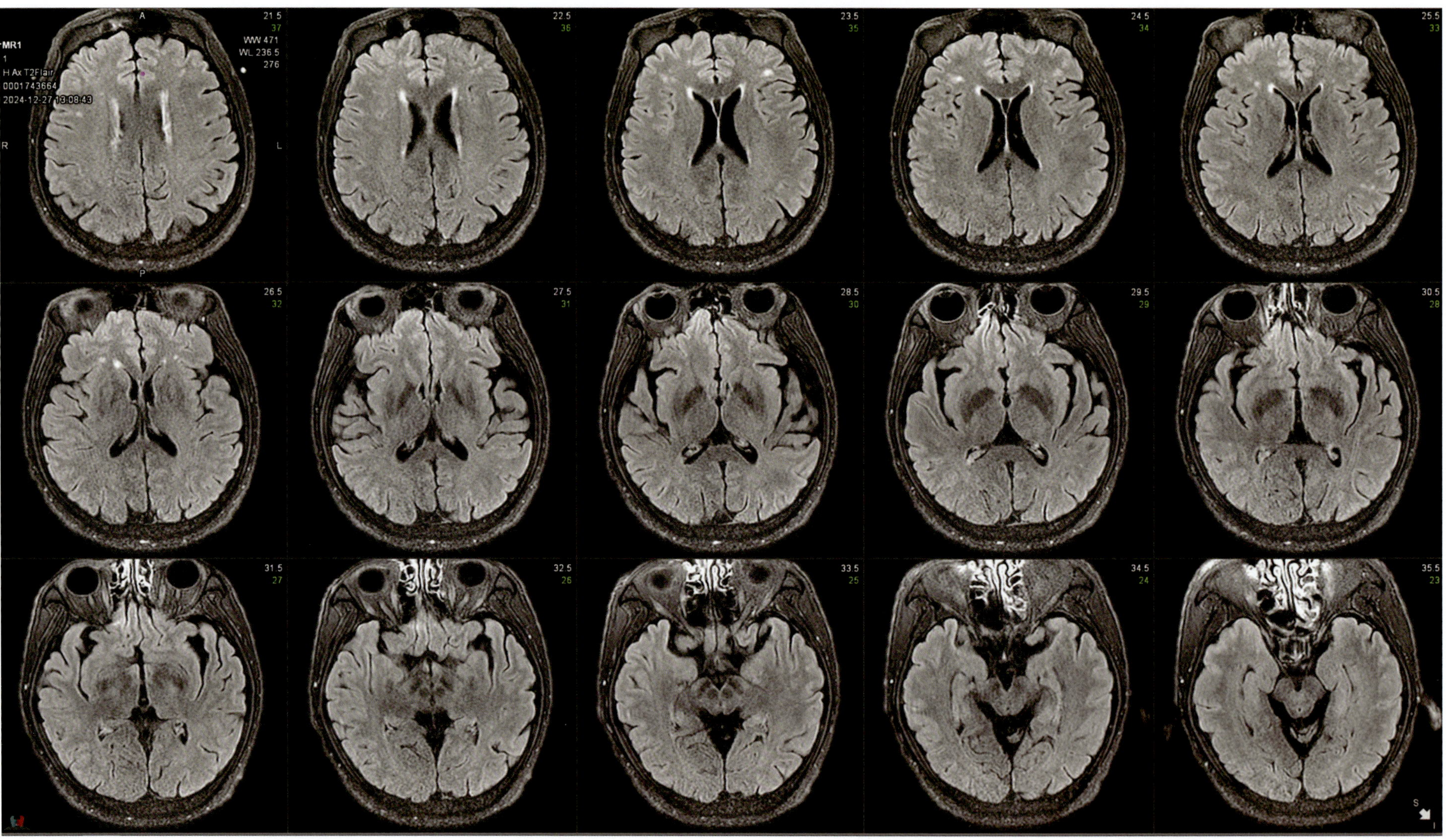

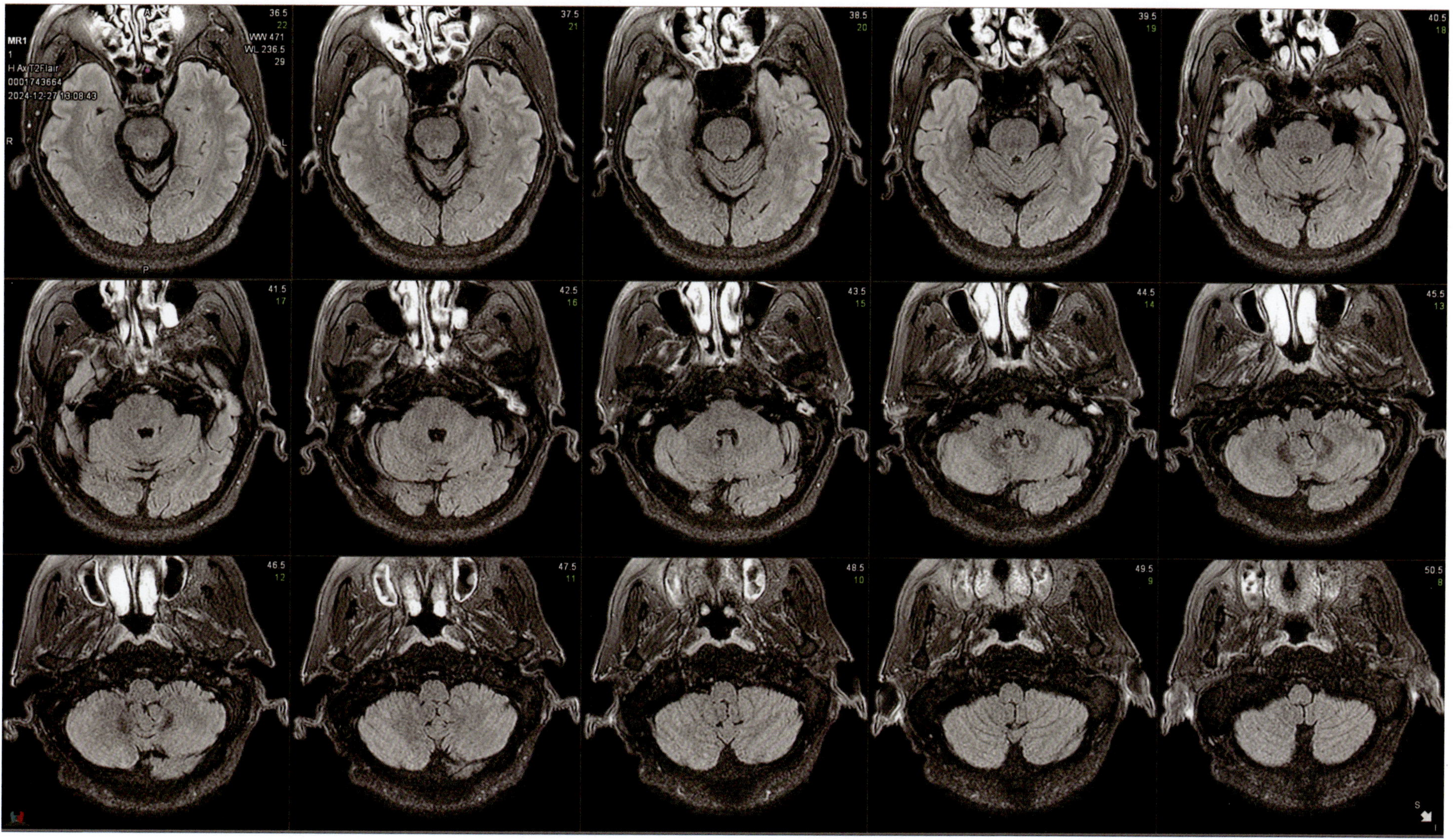

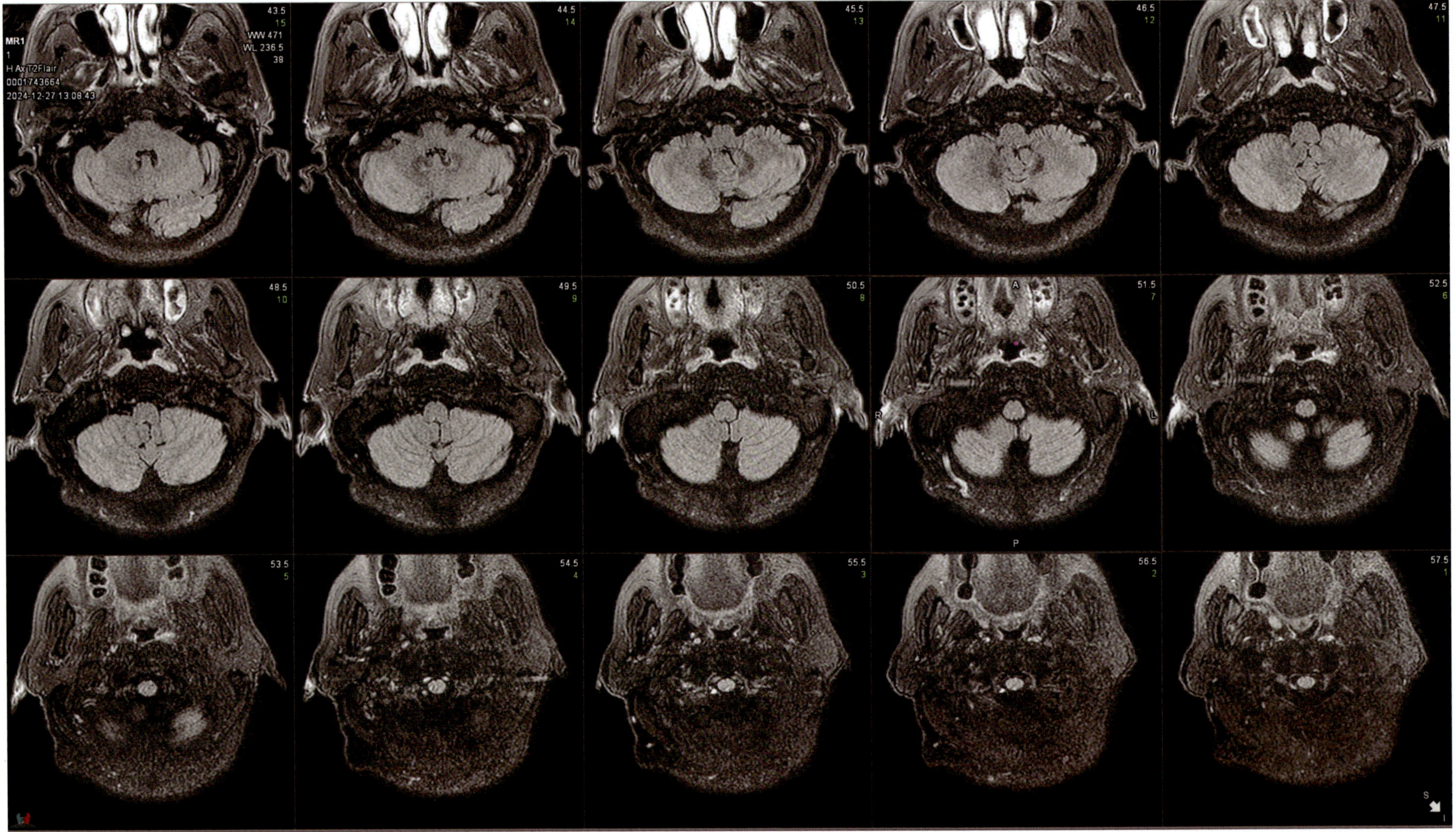
MR1
1
H Ax T2Flair
0001743664
2024-12-27 13:08:43
43.5
15
WW 471
WL 236.5
38
44.5
14
45.5
13
46.5
12
47.5
11
48.5
10
49.5
9
50.5
8
A
51.5
7
R
L
P
52.5
6
53.5
5
54.5
4
55.5
3
56.5
2
57.5
1
S
I

四、3mm DWI 连续影像

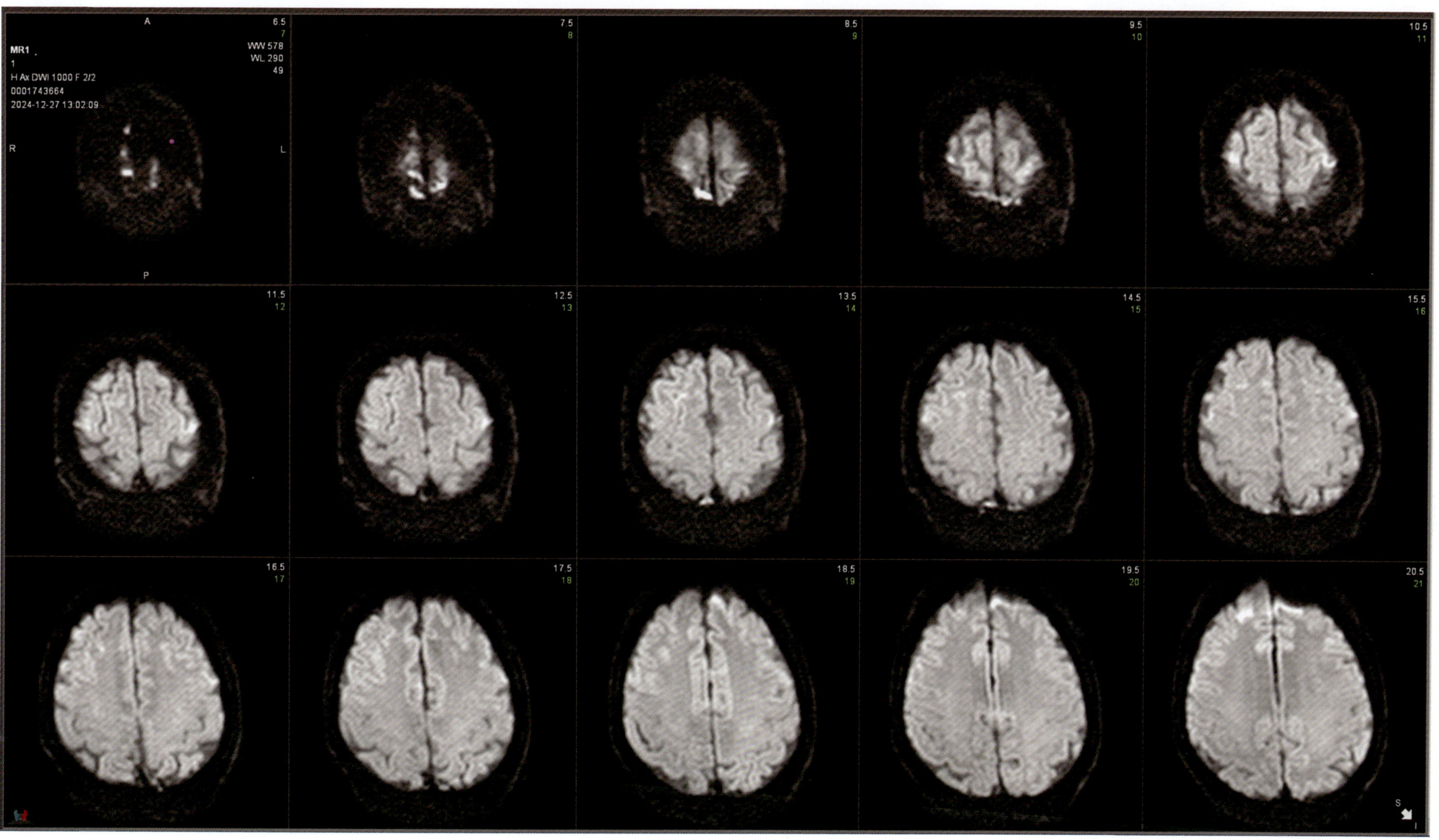

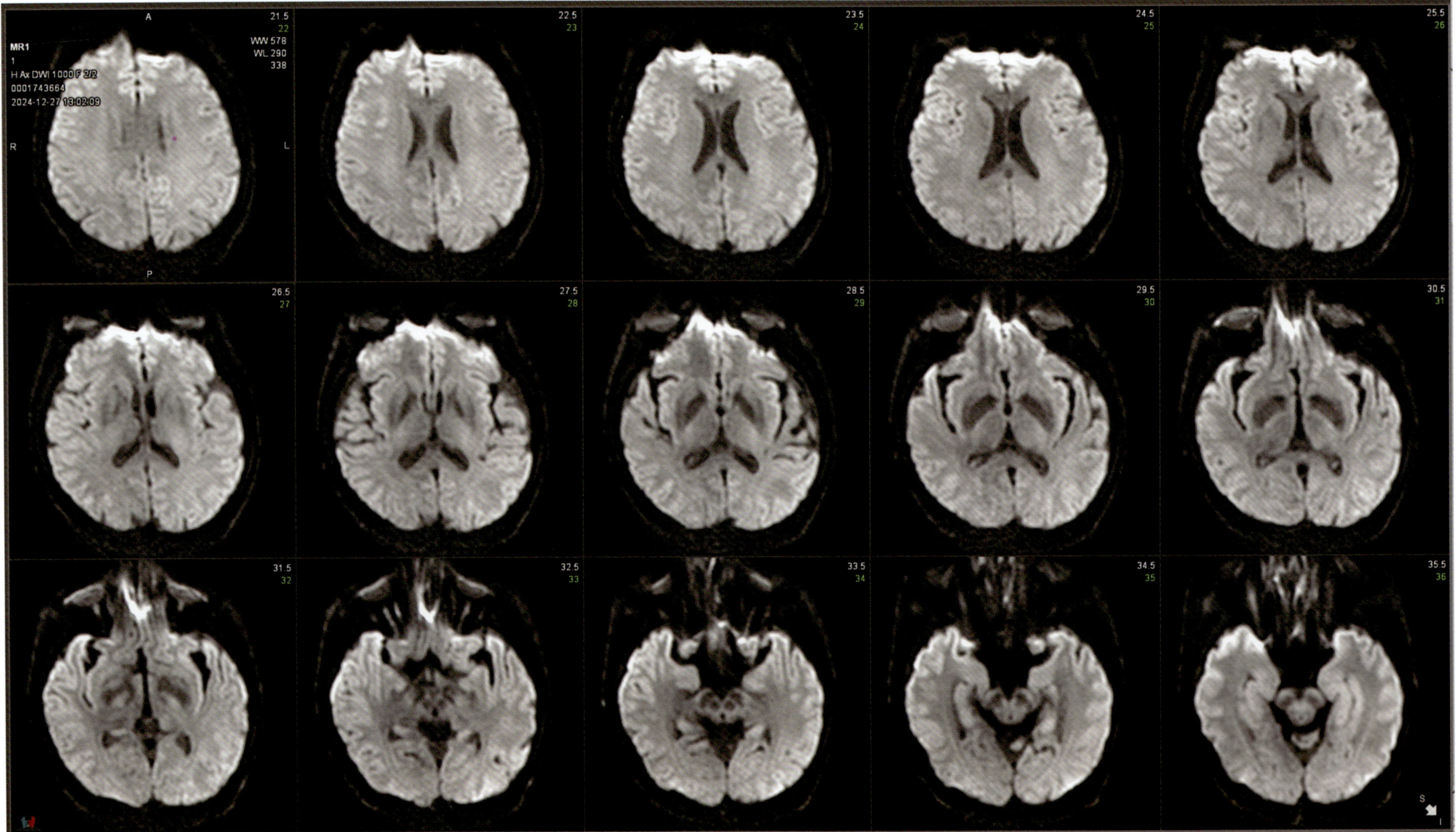
A
21.5
22
MR1
1
H Ax DWI 1000 F 2/2
0001743664
2024-12-27 13:02:09
WW 578
WL 290
338
R
L
P
22.5
23
23.5
24
24.5
25
25.5
26
26.5
27
27.5
28
28.5
29
29.5
30
30.5
31
31.5
32
32.5
33
33.5
34
34.5
35
35.5
36
S
I

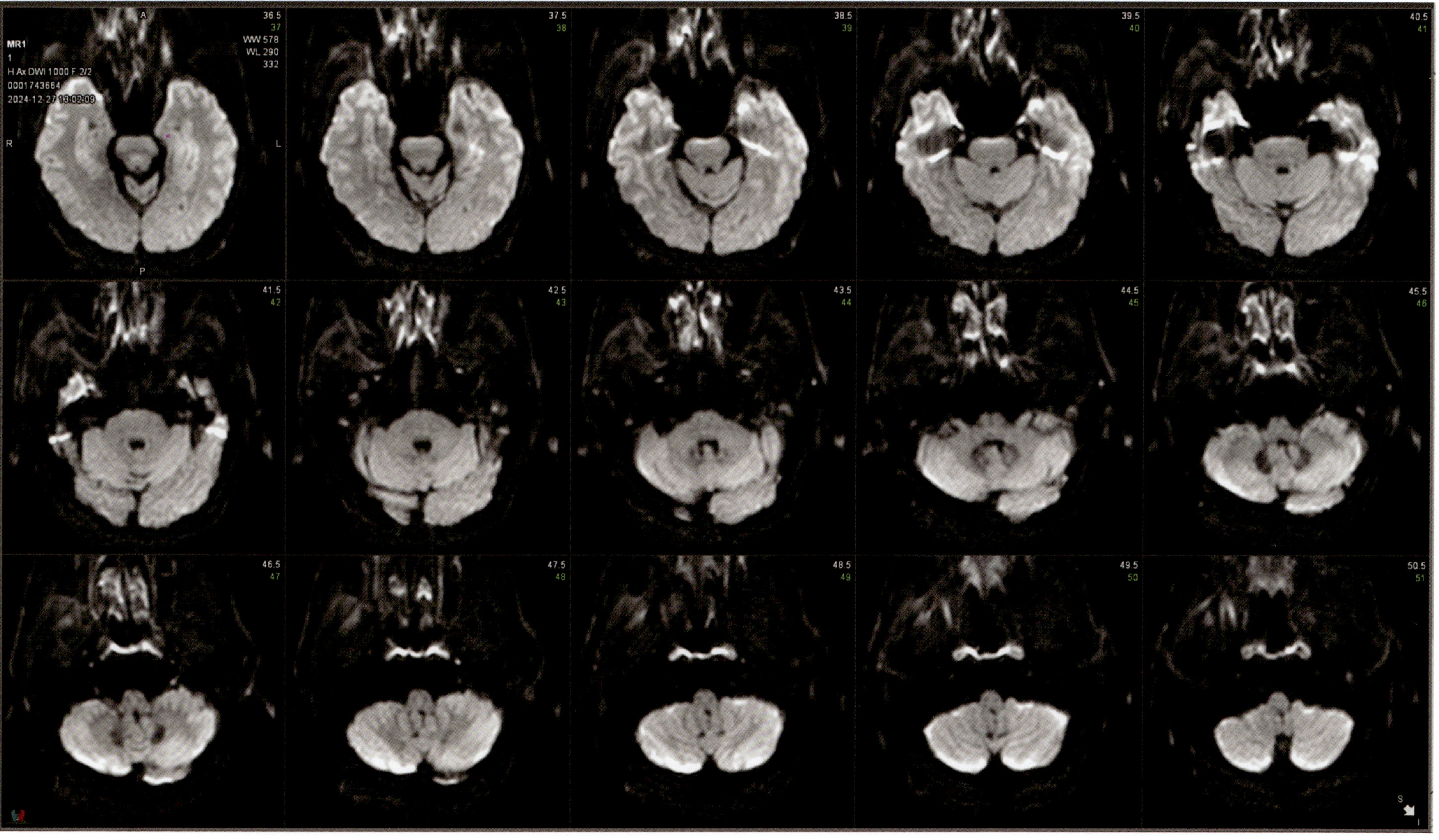
A
MR1
1
H Ax DWI 1000 F 2/2
0001743664
2024-12-27 13:02:09
36.5
37
WW 578
WL 290
332
R
L
P
37.5
38
38.5
39
39.5
40
40.5
41
41.5
42
42.5
43
43.5
44
44.5
45
45.5
46
46.5
47
47.5
48
48.5
49
49.5
50
50.5
51
S
I

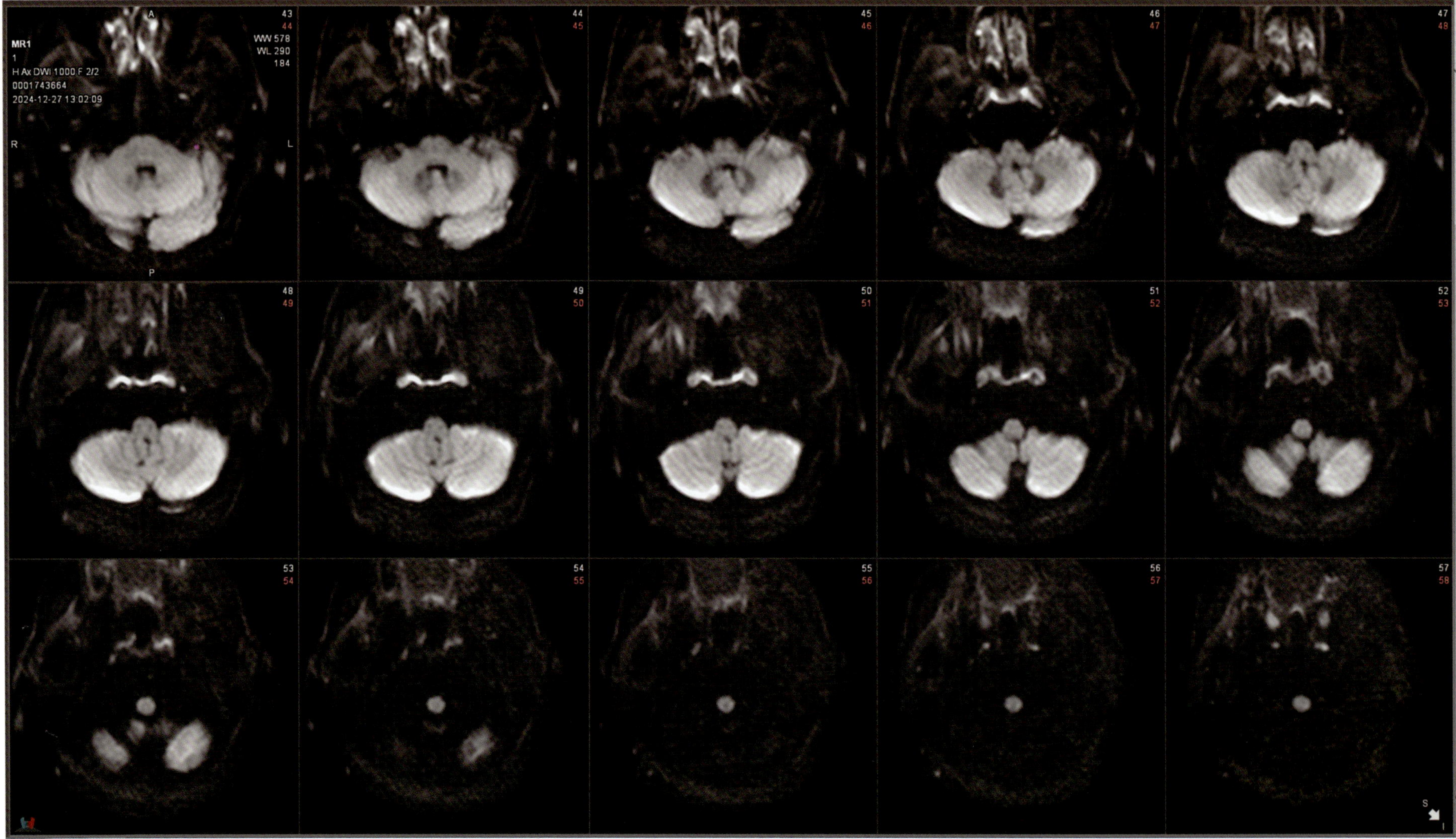
MR1
1
H Ax DWI 1000 F 2/2
0001743664
2024-12-27 13:02:09
WW 578
WL 290
184
A
R
L
P

附录　Brainlab 相关产品介绍

一、Brainlab 公司介绍

Brainlab 是一家全球领先的医疗科技公司，总部位于德国慕尼黑，成立于 1989 年，专注于开发创新的精准放疗和数智外科解决方案，主要涵盖手术和放射治疗计划软件、影像引导系统、手术导航系统及数据整合平台的研发及推广。

Brainlab 坚持以病种为导向，始终致力于推动放射外科技术的精准发展。自 20 世纪 90 年代推出高精度锥形准直器以来，Brainlab 率先发布基于直线加速器的 Novalis 立体定向放疗系统，随后不断升级 Elements 放疗计划软件和 ExacTrac 动态追踪系统，以 AI 驱动的智能自动勾画与多模态影像融合，构建从图像采集、靶区勾画、治疗计划到实时监测的放疗闭环流程。

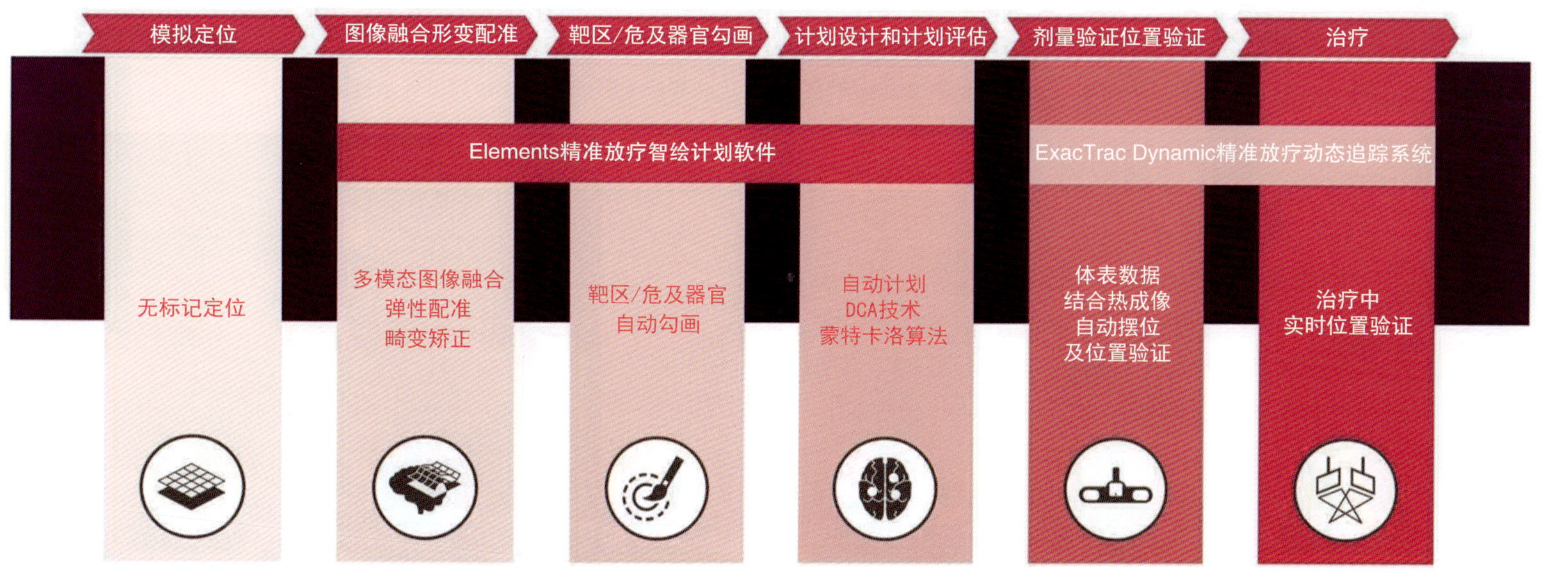

图 1　Brainlab 精准放疗标准临床路径及其产品功能覆盖示意图
（可以提供从治疗前患者定位、治疗计划、到治疗中实时监测的全流程支持）

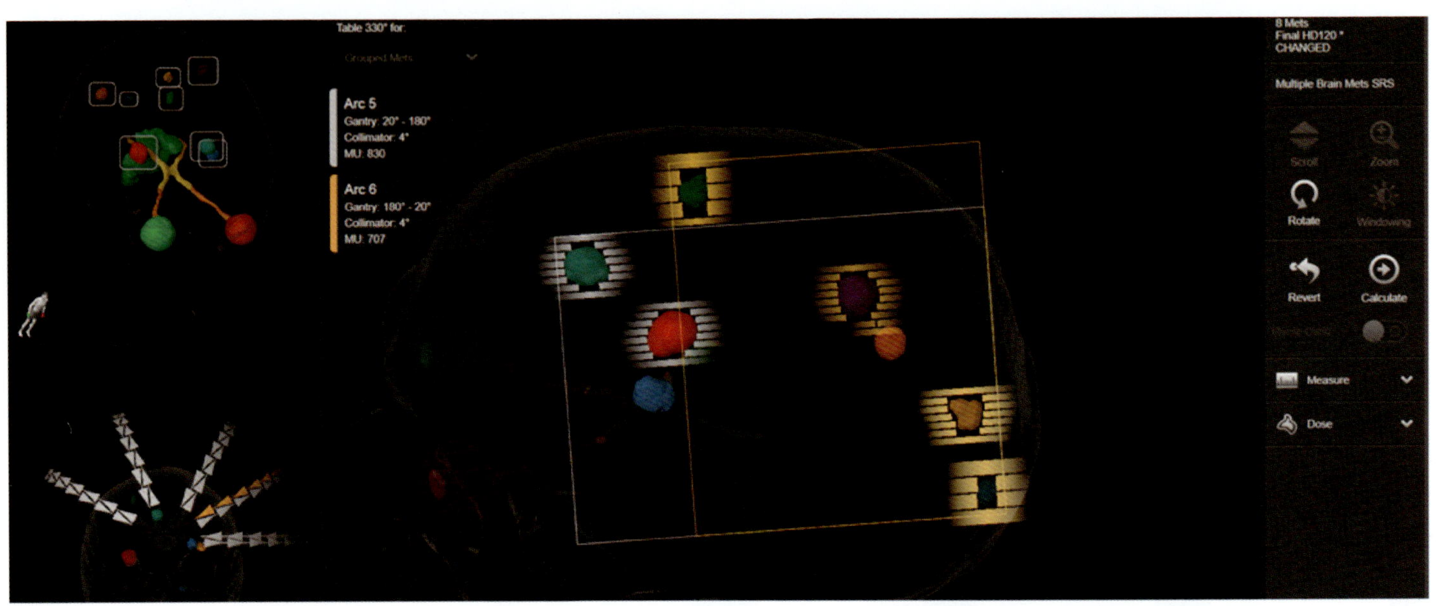

图 2　Brainlab Elements 多发性脑转移瘤立体定向放疗（SRS）治疗计划设计示意图

二、Brainlab Elements 放疗计划软件及其技术特点

1. 整体介绍

Brainlab Elements 放疗计划软件，专注于放疗领域精准影像处理与治疗计划制定，广泛应用于颅脑肿瘤和脊柱肿瘤立体定向外科（SRS），尤其是多发性脑转移瘤的放疗。其优势包括基于高质量影像处理功能与 AI 算法，自动完成靶区与危及器官（OAR）勾画，尤其在海马、视神经、视交叉等精细脑结构的识别。

依托 Brainlab 神经外科领先技术，结合 DTI（弥散张量成像），实现神经纤维束追踪，清晰识别关键神经通路，为神经保护策略提供决策支持，是 Brainlab 最具竞争力的技术优势；灵活应用动态适形弧（DCA）与蒙特卡洛算法，自动生成高质量 SRS/SBRT 计划，减少手动调整，提高计划效率与一致性。

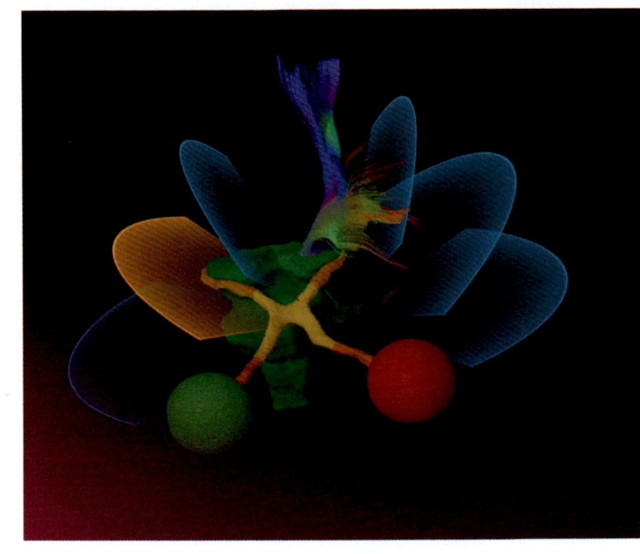

图 3　Brainlab Elements 放疗计划软件中结构三维显示示意图

2. 工作流程简介

Elements 多发性脑转移瘤 SRS 工作流针对多病灶脑转移的治疗需求，采用专用算法，可在数分钟内生成具有单等中心的多靶点 SRS 治疗计划，生成的动态适形弧（DCA）计划在保证靶区剂量覆盖的同时，有助于降低不同病灶之间正常脑组织的受照剂量。结合 Brainlab ExacTrac Dynamic 动态追踪系统，可在适当减少甚至不进行计划靶区（PTV）外扩边界的情况下实施治疗，从而在控制剂量分布的同时，兼顾对正常组织的保护。与常规 VMAT 计划相比，Elements 可实现更优的靶区剂量集中与正常组织剂量控制，适用于多发脑转移放疗的临床需求。

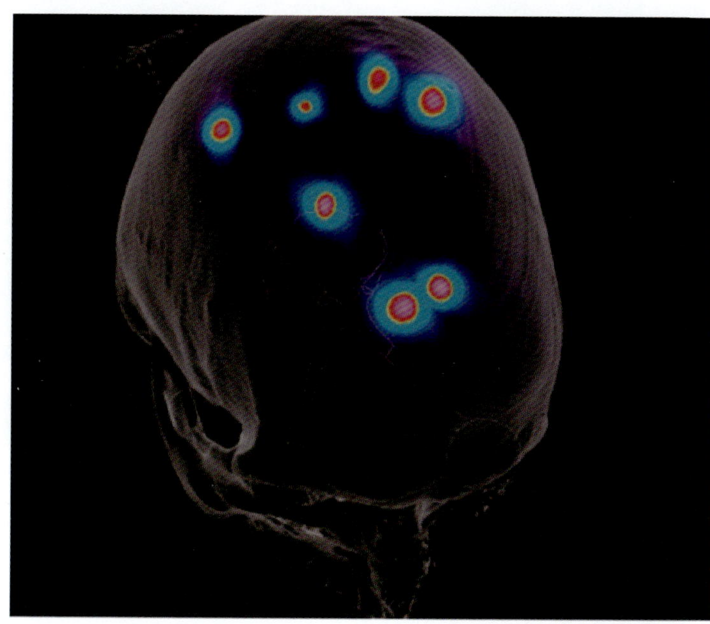

图 4　Brainlab Elements 多发性脑转移瘤 SRS 工作流示意图

Elements 多发性脑转移瘤 SRS 适用于 1～15 个脑转移病灶，尤其在病灶小于 30 mm 或位于非关键结构周围时效果更佳，提供更陡峭的剂量梯度，有助于减少周围组织的高剂量暴露。

Elements 颅脑 SRS 工作流是专为单一颅脑病变及动静脉畸形（AVM）等适应证设计的治疗计划软件，采用方案驱动流程，结合 Brainlab 最新的 4Pi 优化算法与适用于单靶区的 VMAT 技术，支持快速生成高质量放疗计划。该系统可自动优化治疗床角度、机架启停范围及射线路径设置，在提升 PTV 剂量覆盖的同时，有效控制 OAR 受量。配合多叶准直器（MLC）自动优化功能，进一步提高剂量分布精度与治疗效率，满足对高精度、可重复性的临床需求。

Elements 多发性脑转移瘤再程治疗工作流，支持与其他治疗计划系统（TPS）之间的剂量整合，便于全面评估既往治疗信息。该工作流可加载并显示既往照射区域的剂量分布与 DVH 曲线，明确既往接受放疗的肿瘤靶区与危及器官（OAR）所接收的最大剂量。在此基础上，系统对再程放疗剂量进行加权评估，并引入正常组织的生物学修复模型，将既往照射过的 OAR 自动识别为应在新计划中重点规避的结构区域，从而辅助临床制定更为安全、合理的再程治疗策略。

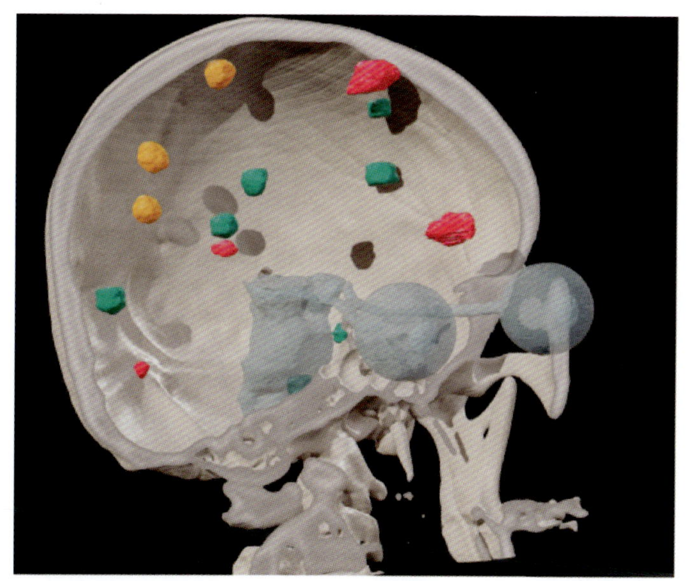

图 5　Brainlab Elements 多发性脑转移瘤再程治疗计划设计示意图

3. 特色技术介绍

（1）合成组织模型 （Tissue Model）

为克服传统基于真实扫描图谱分割方法的局限，Brainlab 推出合成组织模型（Synthetic Tissue Model）这一特色技术。该模型包含约 130 亿个组织标签体素（Giga-voxels），具备高度细化的解剖结构标注；覆盖完整的人体解剖结构，包括脑组织、脏器、骨骼、皮肤、脂肪和血管等；作为一种通用且与成像模态无关的图谱资源，适用于多模态影像处理与配准任务。合成组织模型由 Brainlab 持续更新与再验证，构建高效、标准化的自动分割工作流，为 Brainlab 在图像自动分割与精准放疗计划制定方面提供了坚实基础，助力实现更高的影像处理一致性与临床效率。

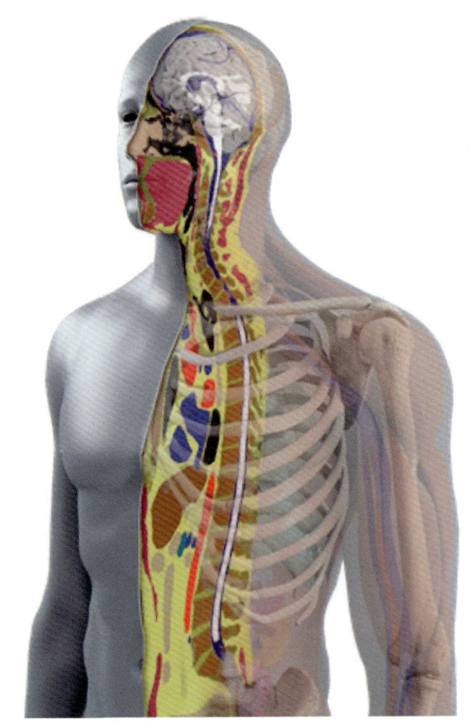

图 6　Brainlab 合成组织模型 （Tissue Model）示意图

（2）解剖结构映射（Anatomical Mapping）

解剖结构映射（Anatomical Mapping）通过将患者图像数据集配准至合成的全身组织模型，实现跨模态、高一致性与高精度的自动分割。该模型包含丰富的解剖标注信息，能够灵活适应不同模态影像（如 MRI、CT），并将带有元信息的每个体素映射至患者图像，从而有效应对个体解剖差异。该技术不仅提升靶区与 OAR 勾画的准确性与一致性，也为治疗计划优化（如射束路径与剂量分布）提供解剖学支持，有助于提高放疗流程的自动化水平与临床决策效率。

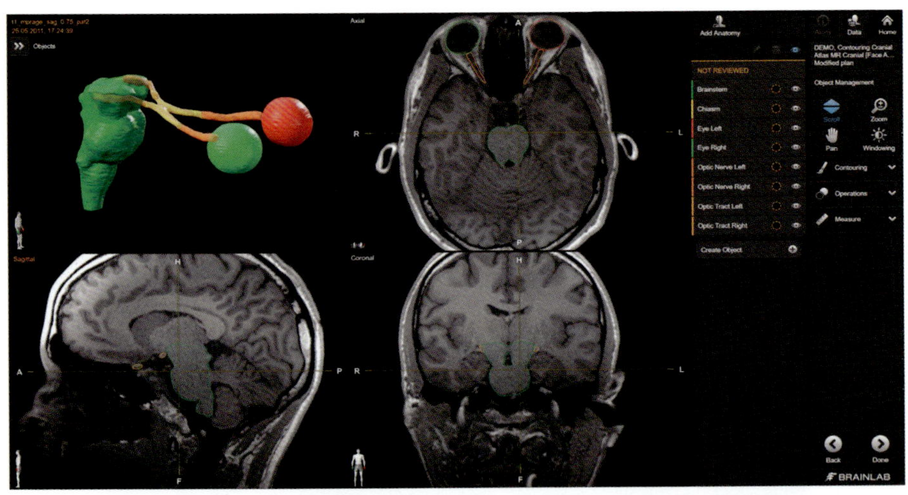

图 7　Elements 解剖结构映射（Anatomical Mapping）结果展示图

（3）畸变校正（Distortion Correction）

MRI 本质上易受到几何畸变的影响，这些畸变主要源于磁体硬件不完美及患者自身因素引起的磁场均匀性扰动。由于由磁场非均匀性所导致的畸变在扫描前难以准确预知，已有多项临床研究指出，在影像引导手术（IGS）、立体定向介入治疗（SI）及 SRS 等高精度治疗过程中使用 MRI 时，必须进行 MRI 的几何畸变校正，以确保影像定位的空间准确性和治疗安全性。

4. 核心功能及其技术特点

（1）图像融合（Image Fusion）

图像融合（Image Fusion）作为 Elements 平台的基础核心功能之一，旨在对来自不同时间点或模态影像（如 MRI、CT、PET、DSA 等）的医学影像进行高精度空间配准，帮助临床医生在统一的解剖视图下综合分析病灶的解剖位置、形态特征及其与周围组织的关系。Elements 提供自动化的刚性与弹性配准算法，能够快速适应不同组织结构，实现高精度图像融合，同时支持人工微调以满足特定临床需求，确保配准结果的稳定性与重复性。

在磁共振图像处理过程中，系统内置 MRI 畸变校正功能，可自动检测并修正由于磁场非均匀性或梯度系统缺陷引起的图像失真，从而保障多模态图像融合的空间准确性。该功能在靶区勾画、功能区定位以及疗效评估等精准放疗环节中具有广泛应用价值。通过整合解剖、代谢与功能信息，图像融合为肿瘤定位、功能保护和治疗规划提供了更全面的依据，是实现个体化、精确治疗的基础之一。

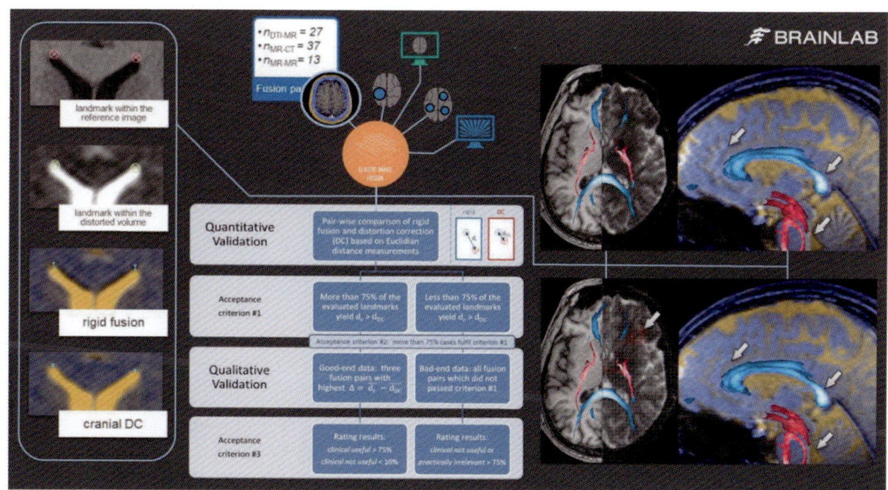

图 8　Elements 畸变校正（Distortion Correction）工作流程示意图

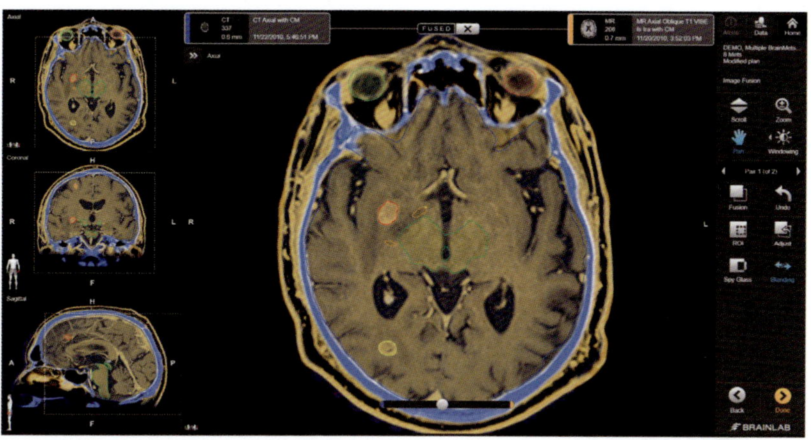

图 9　Brainlab Elements 图像融合（Image Fusion）功能示意图

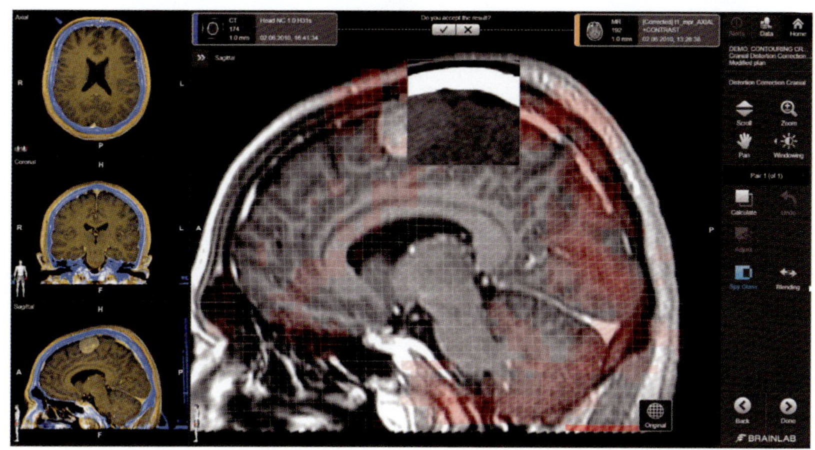

图 10　Brainlab Elements 畸变校正（Distortion Correction）功能示意图

（2）OAR 自动分割（OAR Segmentation）

基于合成组织模型和解剖映射这两项特色技术，Brainlab Elements 的 OAR 自动分割功能可实现结构识别的高一致性与高精度。在脑部放疗中，该技术通过将患者影像与基于高分辨率 MRI 构建的合成组织模型进行快速配准，自动识别包括脑干、视神经、海马等在内的关键危及器官结构，提升靶区勾画的效率与标准化水平。在脊柱放射外科应用中，自动定位并标注颈椎至骶椎各级解剖结构，为靶区勾画与剂量评估提供精确解剖依据，简化计划制定流程，提升整体治疗效率与可重复性。

海马作为颅脑 SRS 中重要的 OAR，其精准勾画对于减少认知功能损伤、特别是儿童患者的认知保护具有重要临床价值。准确识别海马与邻近病灶的空间关系，有助于制定个体化放疗方案，实现肿瘤控制与神经功能保护的有效平衡。

自动识别和标注基底节结构（Automatic Basal Ganglia Definition）作为 Elements 自动分割重要功能模块，基于高分辨率磁共振成像（MRI）数据，结合 Brainlab 解剖图谱与人工智能算法，实现对脑内多个关键核团的快速、精准分割。该功能通过自动识别基底节结构，辅助临床医生和研究人员准确定位和定量分析相关脑区，有效提升神经影像学分析的效率与一致性，为神经外科规划、功能区保护及科研提供重要技术支持。

颅内血管结构自动勾画（Angio Contouring）基于融合多种影像模态的数据，包括 MRI、MRA、CTA 及 DSA。该模块通过先进的算法自动识别并分割动脉、静脉、动脉瘤及其引流静脉等关键血管结构，实现对颅内复杂血管网络的精准勾画和定量分析，为临床诊断、手术规划及放射治疗提供影像基础和技术支持。

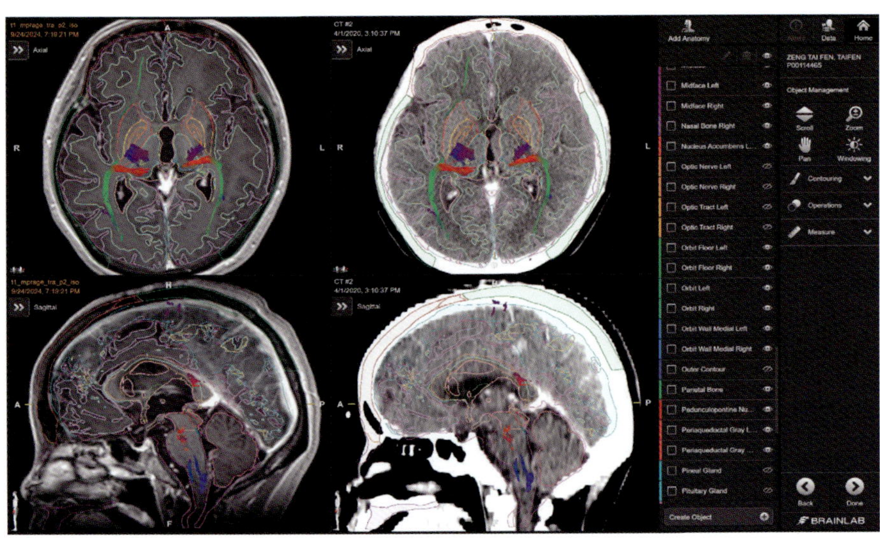

图 11　Brainlab Elements 危及器官自动分割（OAR Segmentation）功能示意图

表 1　Brainlab Elements 可自动分割的结构列表：Brainlab 将 AI 驱动的自动分割软件集成到 Elements 平台中，提供 201 个结构的自动分割功能，进一步提高放疗的效率和一致性

序号	危及器官（英文）	危及器官（中文）	序号	危及器官（英文）	危及器官（中文）	序号	危及器官（英文）	危及器官（中文）
1	Amygdala	杏仁核	10	Chiasm	视交叉	19	Dentate Nucleus Right	右侧齿状核
2	Brainstem	脑干	11	Cochlea	耳蜗	20	Ethmoid Bone	筛骨
3	Capsula Externa	外囊	12	Cochlea Left	左侧耳蜗	21	Eye	眼睛
4	Capsula Interna	内囊	13	Cochlea Right	右侧耳蜗	22	Eye Left	左侧眼球
5	Caudatus	尾状核	14	Corpus Callosum	胼胝体	23	Eye Right	右侧眼球
6	Central Sulcus	中央沟	15	Cricoid Cartilage	环状软骨	24	Facial Nerve	面神经
7	Cerebellum	小脑	16	CSF	脑脊液	25	Facial Nerve Left	左侧面神经
8	Cerebral falx	大脑镰	17	Dentate Nucleus	齿状核	26	Facial Nerve Right	右侧面神经
9	Cerebrum	大脑	18	Dentate Nucleus Left	左侧齿状核	27	Fornix	穹窿

续表

序号	危及器官（英文）	危及器官（中文）	序号	危及器官（英文）	危及器官（中文）	序号	危及器官（英文）	危及器官（中文）
28	Fornix Left	左侧穹窿	53	Hippocampus	海马	78	Midbrain	中脑
29	Fornix Right	右侧穹窿	54	Hippocampus Left	左侧海马	79	Midface	面中部
30	Frontal Bone	额骨	55	Hippocampus Right	右侧海马	80	Midface Left	左侧面中部
31	Frontal Bone Left	左侧额骨	56	Hypothalamus	下丘脑	81	Midface Right	右侧面中部
32	Frontal Bone Right	右侧额骨	57	Lateral Habenula	外侧缰核	82	Nasal Bone	鼻骨
33	Geniculate Body	膝状体	58	Lateral Habenula Left	左侧外侧缰核	83	Nasal Bone Left	左侧鼻骨
34	Geniculate Body Lateral	外侧膝状体	59	Lateral Habenula Right	右侧外侧缰核	84	Nasal Bone Right	右侧鼻骨
35	Geniculate Body Lateral Left	左侧外侧膝状体	60	Lens	晶状体	85	Nucleus Accumbens	伏隔核
36	Geniculate Body Lateral Right	右侧外侧膝状体	61	Lens Left	左侧晶状体	86	Nucleus Accumbens Left	左侧伏隔核
37	Geniculate Body Left	左侧膝状体	62	Lens Right	右侧晶状体	87	Nucleus Accumbens Right	右侧伏隔核
38	Geniculate Body Right	右侧膝状体	63	Lymph Nodes	淋巴结	88	Nucleus Basalis Of Meynert	梅纳特基底核
39	Geniculate Body Medial	内侧膝状体	64	Mandible Body	下颌体	89	Nucleus Basalis Of Meynert Left	左侧梅纳特基底核
40	Geniculate Body Medial Left	左侧内侧膝状体	65	Mandible Body Left	左侧下颌体	90	Nucleus Basalis Of Meynert Right	右侧梅纳特基底核
41	Geniculate Body Medial Right	右侧内侧膝状体	66	Mandible Body Right	右侧下颌体	91	Nucleus Ruber	红核
42	Globus Pallidus	苍白球	67	Mandible Ramus	下颌支	92	Nucleus Ruber Left	左侧红核
43	Globus Pallidus External	苍白球外部	68	Mandible Ramus Left	左侧下颌支	93	Nucleus Ruber Right	右侧红核
44	Globus Pallidus External Left	左侧苍白球外部	69	Mandible Ramus Right	右侧下颌支	94	Occipital Bone	枕骨
45	Globus Pallidus External Right	右侧苍白球外部	70	Mandible	下颌骨	95	Occipital Lobe	枕叶
46	Globus Pallidus Internal	苍白球内部	71	Mandible Left	左侧下颌骨	96	Occipital Lobe Left	左侧枕叶
47	Globus Pallidus Internal Left	左侧苍白球内部	72	Mandible Right	右侧下颌骨	97	Occipital Lobe Right	右侧枕叶
48	Globus Pallidus Internal Right	右侧苍白球内部	73	Manubrium	胸骨柄	98	Optic Apparatus	视器
49	Globus Pallidus Left	左侧苍白球	74	Maxilla	上颌骨	99	Optic Nerve	视神经
50	Globus Pallidus Right	右侧苍白球	75	Maxilla Left	左侧上颌骨	100	Optic Nerve Left	左侧视神经
51	Glottic Area	声门区	76	Maxilla Right	右侧上颌骨	101	Optic Nerve Right	右侧视神经
52	Gray Matter	灰质	77	Medulla Oblongata	延髓	102	Optic Tract	视束

续表

序号	危及器官（英文）	危及器官（中文）	序号	危及器官（英文）	危及器官（中文）	序号	危及器官（英文）	危及器官（中文）
103	Optic Tract Left	左侧视束	128	Periaqueductal Gray	导水管周围灰质	153	Substantia Nigra Compacta Right	右侧黑质致密部
104	Optic Tract Right	右侧视束	129	Periventricular Gray	室周灰质	154	Substantia Nigra Reticulata	黑质网状部
105	Oral Cavity	口腔	130	Periventricular Gray Left	左侧室周灰质	155	Substantia Nigra Reticulata Left	左侧黑质网状部
106	Orbit	眼眶	131	Periventricular Gray Right	右侧室周灰质	156	Substantia Nigra Reticulata Right	右侧黑质网状部
107	Orbit Floor Left	左侧眼眶	132	Pineal Gland	松果体	157	Subthalamic Nucleus	下丘脑核
108	Orbit Floor Right	右侧眼眶	133	Pituitary Gland	垂体	158	Subthalamic Nucleus Left	左侧下丘脑核
109	Orbit Floor	眼眶底	134	Pons	脑桥	159	Subthalamic Nucleus Right	右侧下丘脑核
110	Orbit Left	左侧眼眶底	135	Postcentral Gyrus	中央后回	160	Supraglottic Larynx	声门上区
111	Orbit Right	右侧眼眶底	136	Postcentral Gyrus Left	左侧中央后回	161	Temporal Bone	颞骨
112	Orbit Volume	眼眶容积	137	Postcentral Gyrus Right	右侧中央后回	162	Temporal Bone Left	左侧颞骨
113	Orbit Volume Left	左侧眼眶容积	138	Putamen	壳核	163	Temporal Bone Right	右侧颞骨
114	Orbit Volume Right	右侧眼眶容积	139	Putamen Left	左侧壳核	164	Temporal Lobe	颞叶
115	Orbit Wall Medial	眼眶内侧壁	140	Putamen Right	右侧壳核	165	Temporal Lobe Left	左侧颞叶
116	Orbit Wall Medial Left	左侧眼眶内侧壁	141	Skin	皮肤	166	Temporal Lobe Right	右侧颞叶
117	Orbit Wall Medial Right	右侧眼眶内侧壁	142	Skull	颅骨	167	Tentorium	小脑幕
118	Outer Contour	外轮廓	143	Skull Base	颅底	168	Thalamic Anterior Nucleus	丘脑前核
119	Parietal Bone	顶骨	144	Skull Base Anterior	前部颅底	169	Thalamic Anterior Nucleus Left	左侧丘脑前核
120	Parietal Bone Left	左侧顶骨	145	Skull Base Central	中部颅底	170	Thalamic Anterior Nucleus Right	右侧丘脑前核
121	Parietal Bone Right	右侧顶骨	146	Skull Base Posterior	后部颅底	171	Thalamic Reticular Nucleus	丘脑网状核
122	Parotid Gland	腮腺	147	Sphenoid Bone	蝶骨	172	Thalamic Reticular Nucleus Left	左侧丘脑网状核
123	Parotid Gland Left	左侧腮腺	148	Substantia Nigra	黑质	173	Thalamic Reticular Nucleus Right	右侧丘脑网状核
124	Parotid Gland Right	右侧腮腺	149	Substantia Nigra Left	左侧黑质	174	Thalamus	丘脑
125	Pedunculopontine Nucleus	脑桥脚核	150	Substantia Nigra Right	右侧黑质	175	Thalamus Left	左侧丘脑
126	Pedunculopontine Nucleus Left	左侧脑桥脚核	151	Substantia Nigra Compacta	黑质致密部	176	Thalamus Right	右侧丘脑
127	Pedunculopontine Nucleus Right	右侧脑桥脚核	152	Substantia Nigra Compacta Left	左侧黑质致密部	177	Trigeminal Nerve	三叉神经

续表

序号	危及器官（英文）	危及器官（中文）	序号	危及器官（英文）	危及器官（中文）	序号	危及器官（英文）	危及器官（中文）
178	Trigeminal Nerve Left	左侧三叉神经	186	Ventral Posterior Medial Nucleus	腹后内侧核	194	Vestibulocochlear Nerve Left	左侧前庭蜗神经
179	Trigeminal Nerve Right	右侧三叉神经	187	Ventral Posterior Medial Nucleus Left	左侧腹后内侧核	195	Vestibulocochlear Nerve Right	右侧前庭蜗神经
180	Ventral Intermediate Nucleus	腹侧中间核	188	Ventral Posterior Medial Nucleus Right	右侧腹后内侧核	196	White Mattert	白质
181	Ventral Intermediate Nucleus Left	左侧腹侧中间核	189	Ventral Tegmental Area	腹侧被盖区	197	Whole Brain	全脑
182	Ventral Intermediate Nucleus Right	右侧腹侧中间核	190	Ventral Tegmental Area Left	左侧腹侧被盖区	198	Zona Incerta	不确定区
183	Ventral Posterior Lateral Nucleus	腹后外侧核	191	Ventral Tegmental Area Right	右侧腹侧被盖区	199	Zona Incerta Left	左侧不确定区
184	Ventral Posterior Lateral Nucleus Left	左侧腹后外侧核	192	Vessels	血管	200	Zona Incerta Right	右侧不确定区
185	Ventral Posterior Lateral Nucleus Right	右侧腹后外侧核	193	Vestibulocochlear Nerve	前庭蜗神经	201	Zygomatic Bone	颧骨

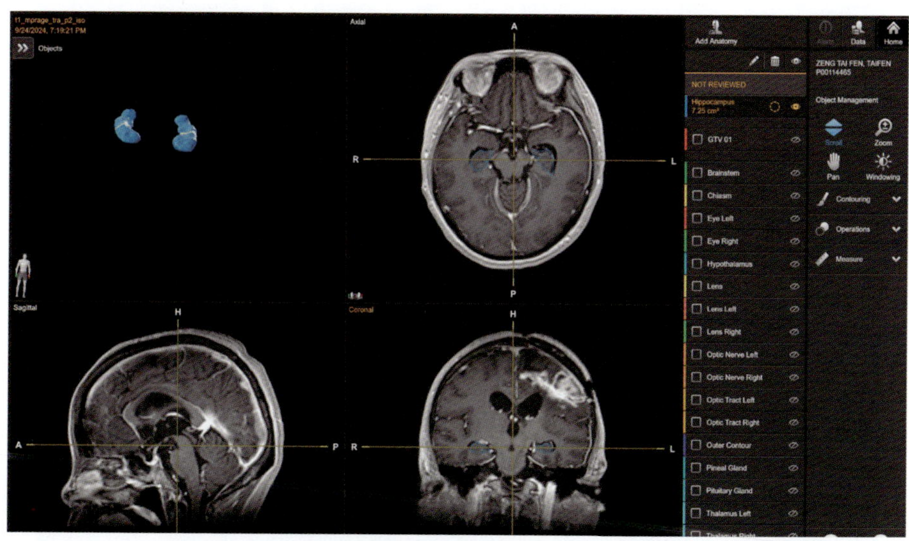

图 12　Brainlab Elements 自动分割海马（Hippocampus）功能示意图

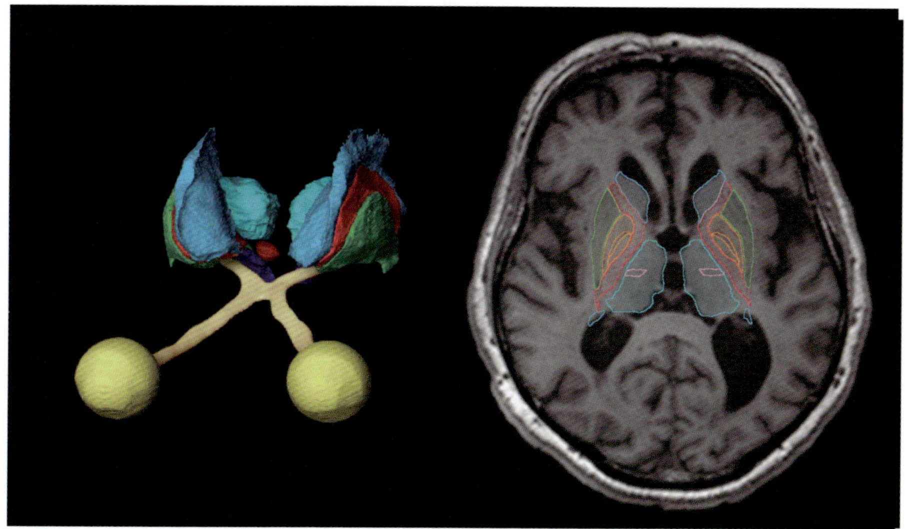

图 13　Brainlab Elements 自动识别和标注基底节结构（Automatic Basal Ganglia Definition）功能示意图

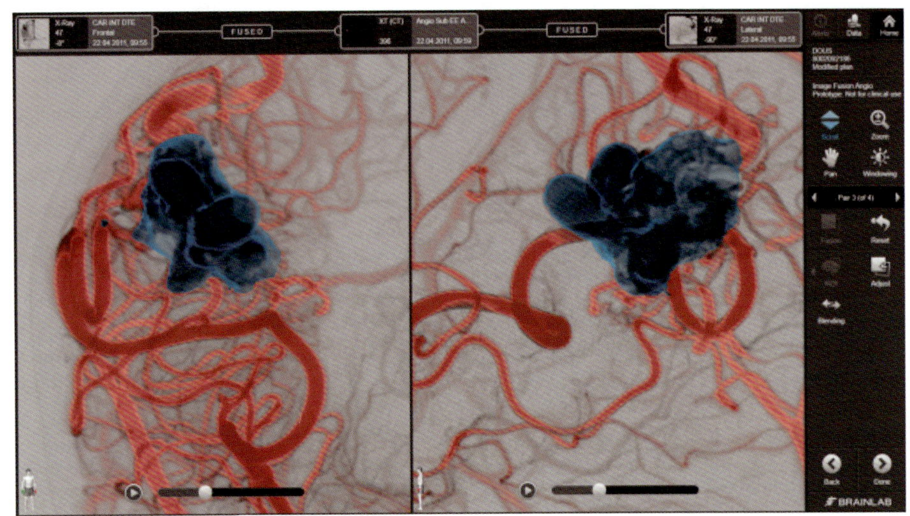

图 14 Brainlab Elements 颅内血管结构自动勾画（Angio Contouring）功能示意图

（3）靶区自动分割（Smartbrush & Tumor Segmentation）

自动分割工具 SmartBrush 是 Elements 平台提供的一项智能勾画功能，采用智能区域增长算法，实现半自动轮廓分割，能够快速且高精度地描绘病灶或结构轮廓，适用于肿瘤、囊性病变及术腔等边界复杂、不规则或不清晰的结构的自动勾画，为临床医生提供高效、准确的辅助，提升勾画质量与工作效率。基于 AI 算法，利用 Brainlab SRS 全球注册数据库训练，Brainlab 已在全球最新版本 Elements 中成功引入颅内肿瘤的自动检测与分割功能。系统仅需一张增强对比的 T1WI，即可自动检测并分割颅内病灶。

（4）神经纤维束追踪（Fibertracking）

神经纤维束追踪（Fibertracking）是 Elements 基于功能性神经外科多年技术积累开发的高精度纤维束重建功能。该技术在放疗中用于识别关键神经纤维束，如视辐射和锥体束等，并将其作为 OAR 导入放疗计划系统，从而实现对重要神经通路的精准保护，降低放疗相关的功能损伤风险，包括视力减退和运动障碍等。该功能特别适用于颅内病灶邻近重要神经纤维束的病例，如颞叶胶质瘤及脑干旁肿瘤，有助于提高脑胶质瘤和动静脉畸形的治疗效果及患者生活质量。

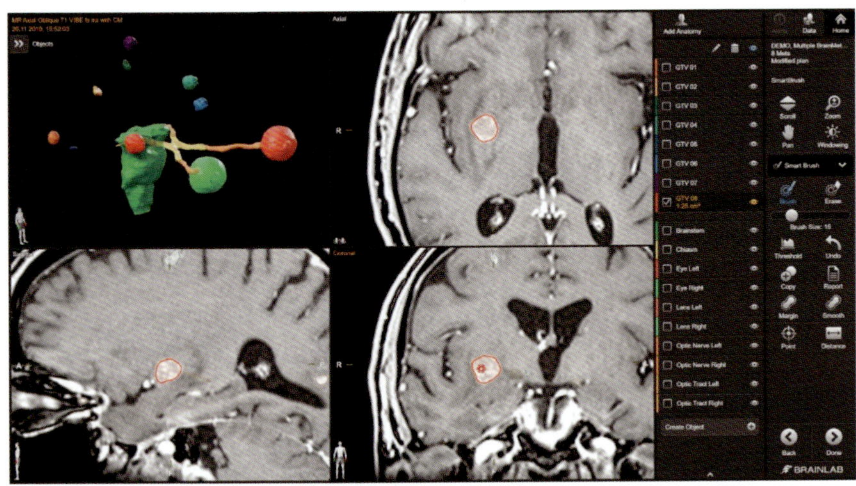

图 15 Brainlab Elements 靶区自动分割（Smartbrush&Tumor Segmentation）功能示意图

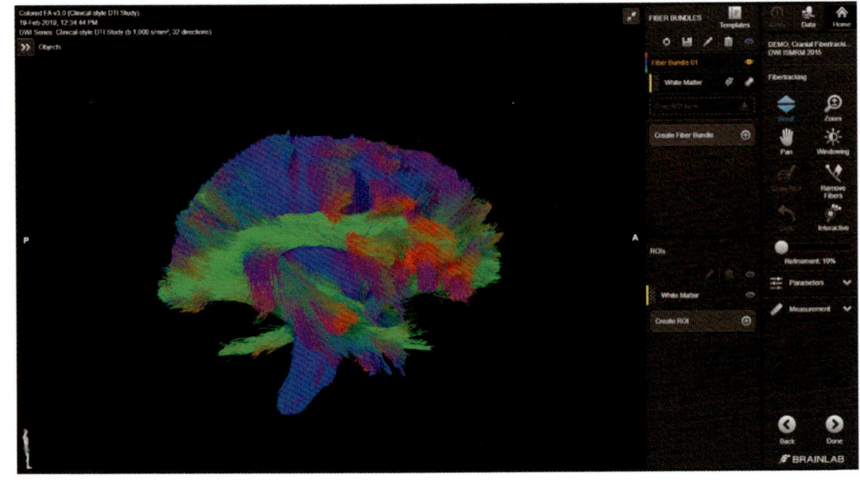

图 16 Brainlab Elements 神经纤维束追踪（Fibertracking）功能示意图

弓状束（Arcuate Fasciculus）自动勾画是神经纤维束重建功能的重要应用之一。弓状束作为连接多个脑叶的关键功能通路，贯通语言中枢的两个主要区域——布罗卡区与韦尼克区，承担语言功能的传导与整合，同时参与运动计划的执行。精准的弓状束识别和勾画对于语言功能保护及术前评估具有重要意义。

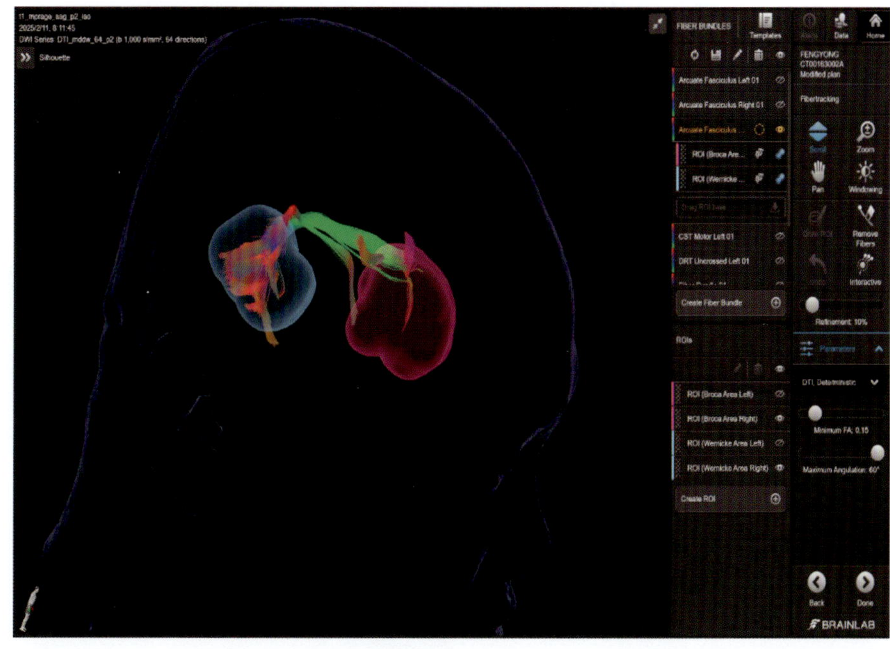

图 17　Brainlab Elements 神经纤维束追踪：弓状束（Arcuate Fasciculus）自动勾画意图

齿状核－红核－丘脑束（Dentato-Rubro-Thalamic Tract, DRT 束）自动勾画是神经纤维束重建功能的重要应用之一。该束连接小脑中的齿状核与对侧丘脑的腹外侧核，主要参与运动控制的调节。DRT 束在神经外科及放射外科治疗原发性震颤过程中具有关键意义，精准识别该纤维束有助于制定有效的治疗方案，降低治疗相关功能损伤风险。

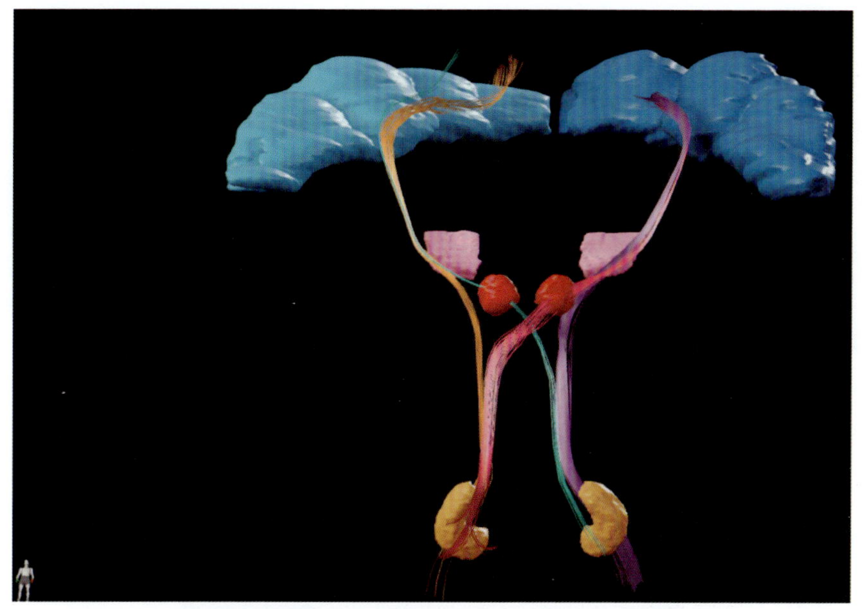

图 18　Brainlab Elements 神经纤维束追踪：齿状核－红核－丘脑束（Dentato-Rubro-Thalamic Tract, DRT 束）自动勾画示意图

（5）RT Target 导出

Brainlab RT Target 导出功能，主要用于将自动勾画完成的肿瘤靶区和危及器官结构，标准化的输出到其他放射治疗系统（例如 Eclipse 等）可识别的格式，实现了 DTI 图像在放疗中的灵活传输，而这个转化功能在脑转移瘤放疗的作用也很重要，尤其是在脑组织亚结构的识别、分割及显示中。

Brainlab RT Target 导出功能是实现 DTI 图像从传统影像工作站处理到放射治疗计划系统过渡的一项突破性技术，为肿瘤放疗专家在计划系统中直接基于 DTI 脑纤维影像追踪脑胶质瘤或者脑转移瘤随白质纤维的侵犯范围、基于脑功能保护个体化放疗策略的制定提供非常重要依据。为了在其他计划系统内，也可以实现基于 DTI 的剂量雕刻（Dose Painting）式放疗计划的设计。

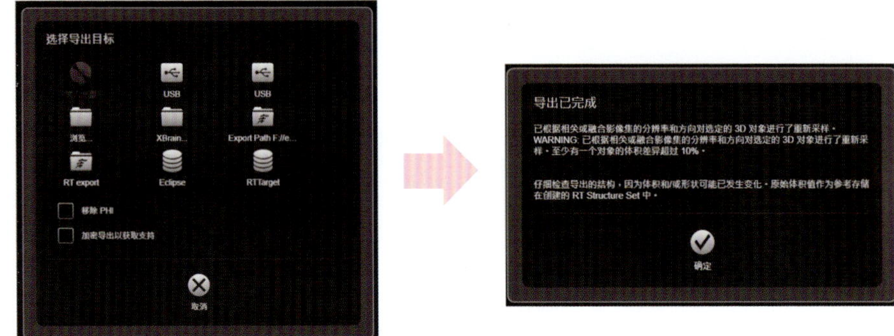

图 19　Brainlab Elements RT Target 导出功能示意图

下图是基于 Elements 分割的 200 多个脑组织亚结构，基于后处理的一些功能影像将借助 RT Target 功能在脑肿瘤放疗中发挥越来越重要的作用。

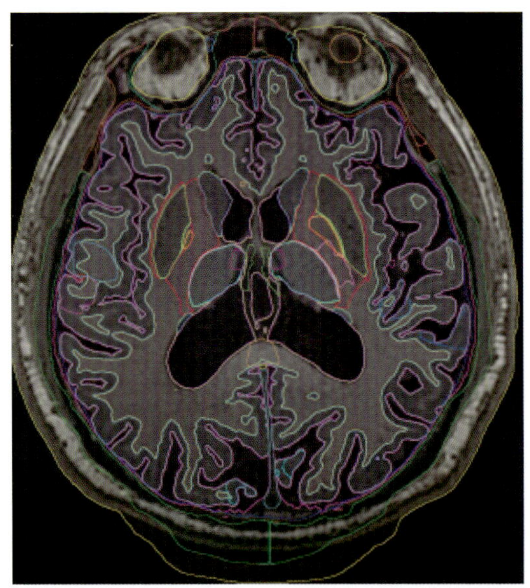

图 20　基于 Elements 自动分割的结构示意图

（6）DCA 自动计划（Dynamic Conformal Arc）

DCA 自动计划（Dynamic Conformal Arc）基于动态适形弧技术，能够实现肿瘤靶区的自动 SRS 计划生成。该系统通过智能优化射束路径和 MLC 叶片位置，实现对靶区的精准包绕，同时最大限度地保护周围正常组织，提升治疗的安全性和有效性。

（7）MRI 造影剂清除率分析（Contrast Clearance Analysis, CCA）

CCA 是 Elements 基于动态增强 MRI（DCE-MRI）序列开发的功能，用于评估颅内病灶区域对比剂随时间的滞留与清除特性。该技术在区分脑组织放射损伤与肿瘤进展方面展现出高度的鉴别准确性。通过应用 CCA，能够有效减少在影像学表现不确定时对病灶进行侵入性活检的需求，甚至有望实现未来无需活检的非侵入性诊断。

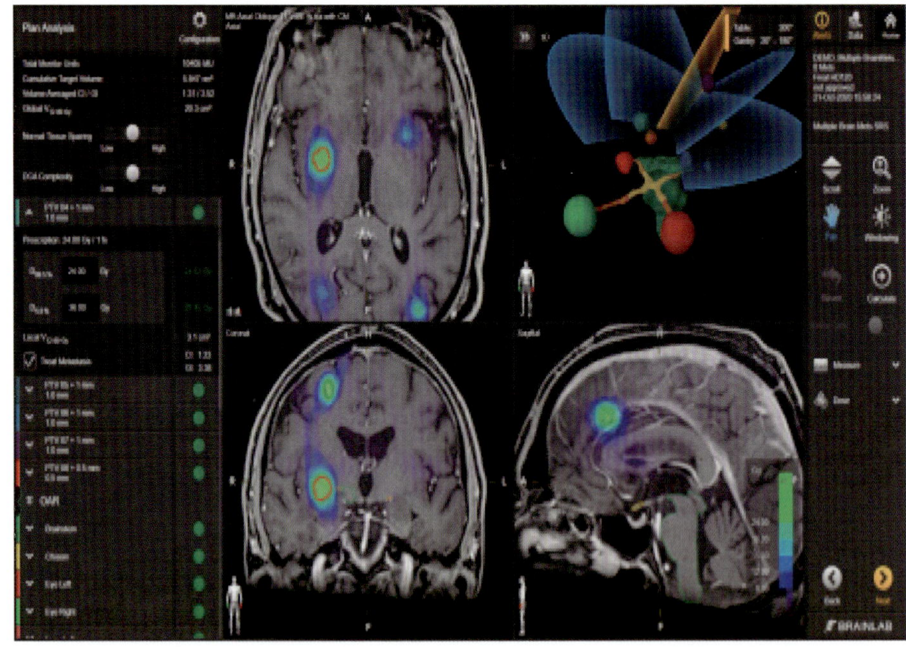

图 21　Brainlab Elements DCA 自动计划（Dynamic Conformal Arc）功能示意图

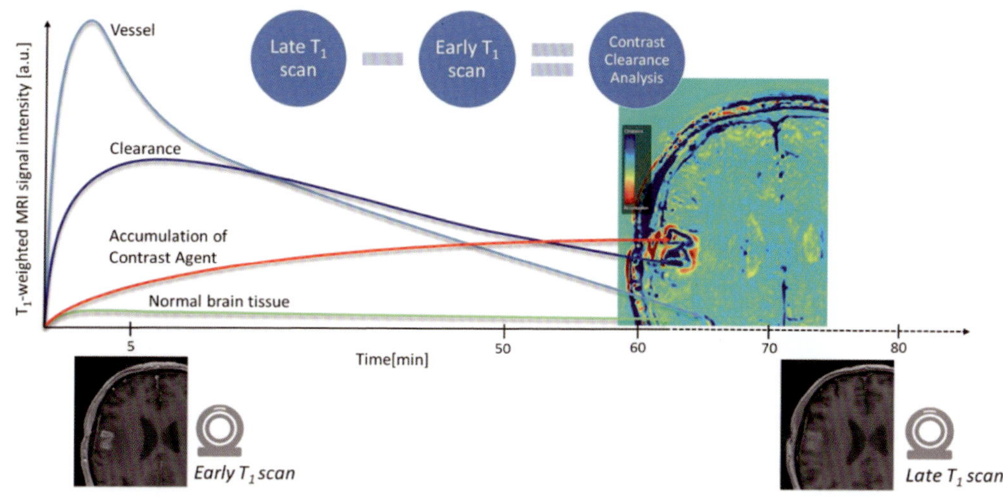

图 22 CCA 功能原理图

通过对患者进行两次对比剂增强扫描，分别在注射对比剂后早期（约 5 分钟）和晚期（约 60～105 分钟）进行成像。随后计算出对比剂在组织中的清除率，生成造影剂清除率分析结果图像（CCA 图）

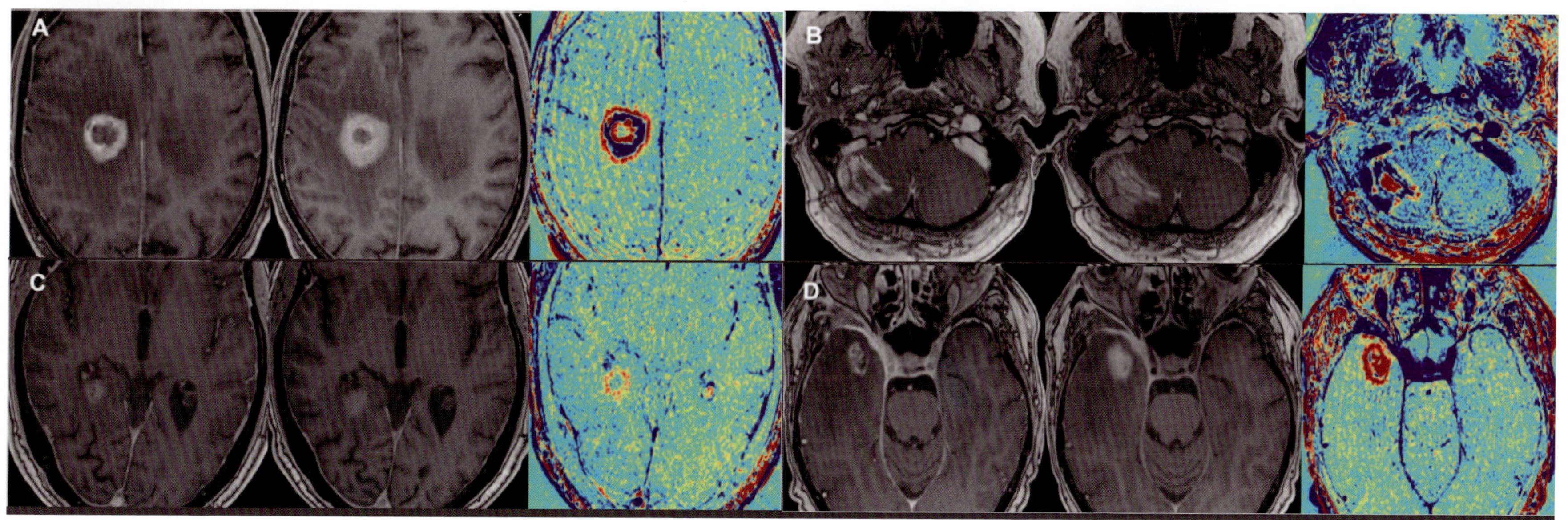

图 23 CCA 功能应用示意图

图中展示了四位不同患者（A–D）的影像数据。每位患者依次包括常规对比增强 T1 MRI 序列、造影剂注射后约 1 小时的晚期 T1 序列，以及对应的 CCA 图像（从左至右排列）。该分析基于对比剂在组织中清除速度的差异——清除较快的组织显示为蓝色，清除较慢的组织显示为红色，辅助区分不同类型的组织分类

三、Brainlab ExacTrac Dynamic 动态追踪系统及其技术特点

ExacTrac Dynamic 是 Brainlab 推出的一套用于放疗患者摆位和实时监控的影像引导系统，它结合了光学体表追踪、热成像监测、X 射线影像多种技术，能够在治疗过程中实时检测患者的位置变化，确保治疗精度。

ExacTrac Dynamic Surface 光学体表追踪系统是一种非接触式的患者摆位与实时监控技术，利用高分辨率结构光摄像头实时采集患者体表的三维结构数据。系统在放疗开始前建立患者的参考体表模型，并在治疗过程中持续采集当前体表数据，与参考模型进行高精度比对，以准确判断体位偏移情况。

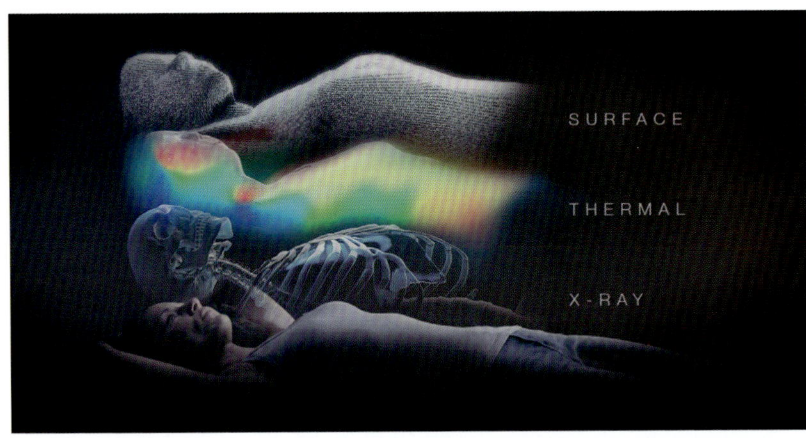

图 24　Brainlab ExacTrac Dynamic 支持多模态成像示意图

该技术具备频率高和实时性强的优势，能够快速捕捉亚毫米级的体位变化，特别适合对定位精准度要求极高的颅脑肿瘤 SRS，以及受呼吸影响较大的体部放疗。不同于传统表面追踪技术，Brainlab 将光学结构光与热成像技术协同应用，有效克服了光照变化、肤色差异及部分遮挡等干扰因素，提升了监测的稳定性与准确性。

热成像技术最初源自军用领域，广泛应用于夜视侦察、目标识别和导弹制导等任务。该技术通过捕捉物体发出的红外辐射，实现无光或低光环境下的精准成像，具备不依赖可见光、能够探测隐蔽目标的独特优势。

Brainlab 将热成像技术引入医疗领域，用于患者体表温度的实时监测。通过结合热成像与光学追踪，系统提升了患者体位识别的稳定性，有效克服了传统表面监测技术面临的挑战，如房间照明变化、反射干扰及患者肤色差异，维持高精度的定位与运动监控。

ExacTrac Dynamic 配备的 X 射线成像模块用于获取患者体内解剖结构的二维影像，在放疗前及治疗过程中采集。系统利用两个固定角度的 X 射线源和探测器，快速获取双平面影像，并将其与计划中的三维 CT 图像进行配准，识别骨性标志或金属标记物，从而实现六自由度床位校正，精确控制患者体位偏差。

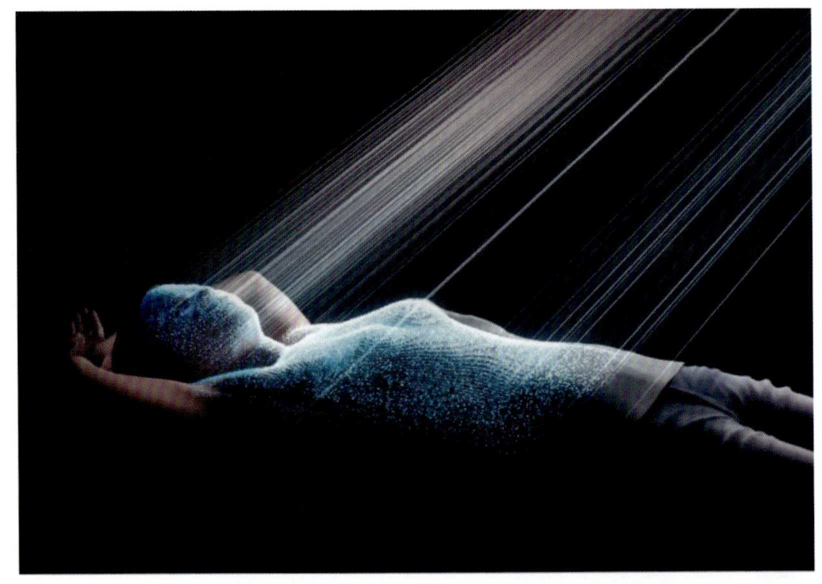

图 25　Brainlab ExacTrac Dynamic/ ExacTrac Dynamic Surface 支持光学体表追踪示意图

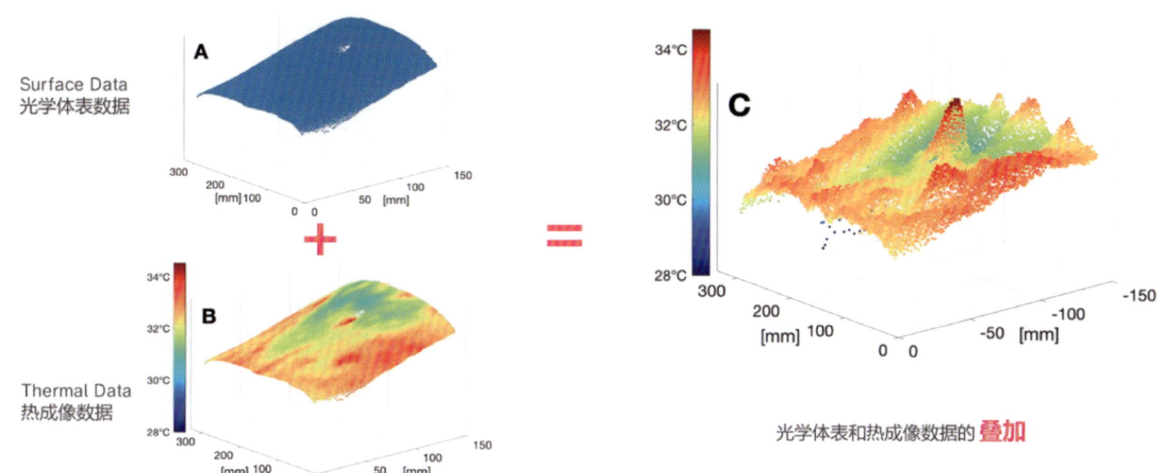

图 26 Brainlab 热成像技术系统原理示意图

A：显示患者腹部的 3D 表面图；B：对同一区域进行颜色编码，展示患者表面温度分布；C：计算出的混合热 - 表面图，通过热成像创建额外信息维度，提升匹配精度与鲁棒性

基于体内解剖结构的 X 射线成像有效避免了体表形态变化的干扰，提供了稳定且客观的患者定位依据。该技术尤其适用于颅脑、脊柱及体部植入金属标记物的放疗，成为确保照射精准性的关键手段。结合光学体表追踪和热成像技术，X 射线成像主要用于初始定位和治疗过程中的周期性校验，构建完整的影像引导闭环系统，提升放疗的效率与精准度。

针对肺部治疗的挑战，Brainlab 正在开发肺部运动管理工作流程，通过分析并关联多种运动，实现肺肿瘤的高精度放疗。该流程利用四维计算机断层扫描（4DCT）可视化呼吸周期中的肿瘤运动，Elements Motion Analysis 识别随肿瘤同步移动的可见结构作为替代物，结合周围支气管实现肿瘤的精准定位和可靠追踪。ExacTrac Dynamic 配备创新的热成像体表成像及低剂量快速 X 射线跟踪技术，实现患者毫米级精准定位，实时响应治疗过程中的微小位移。通过替代物追踪与实时 X 射线图像相结合，系统准确监控肿瘤运动。

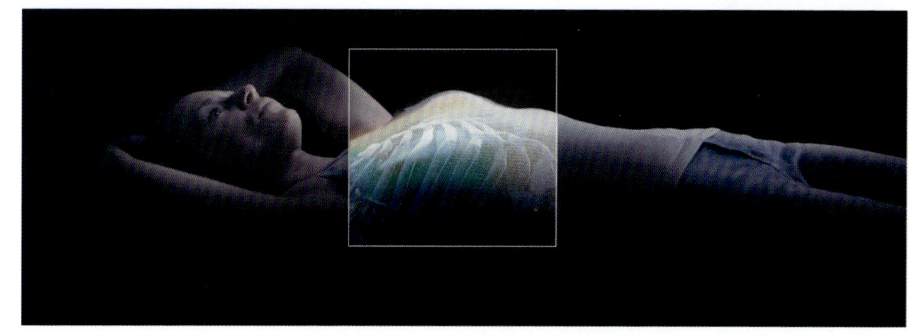

图 27 Brainlab ExacTrac Dynamic 支持体内解剖结构的 X 射线成像示意图

专用算法构建患者体表与肿瘤内部运动的关联模型，持续验证并动态调整。治疗光束仅在肿瘤处于计划区域时自动开启，最大限度保护健康肺组织。

ExacTrac Dynamic 拥有针对不同适应症的专用工作流程，助力治疗标准化。其改进的可视化功能结合丰富的融合验证和优化工具，简化患者解剖结构的分析，缩短设置时间并减少治疗延迟。系统可与主流直线加速器无缝集成，支持自动中断射线、即时校正位置偏差并恢复治疗。X 射线图像的触发方式灵活，依据适应症、治疗方案及患者情况调整。ExacTrac Dynamic 提供简便的无框架固定解决方案，配备专利卡扣固定技术，实现面罩的快速安装与拆卸；集成的调节系统有效应对体重变化和水肿，免去传统夹子和垫片的使用，提升了患者的舒适度和治疗效率。

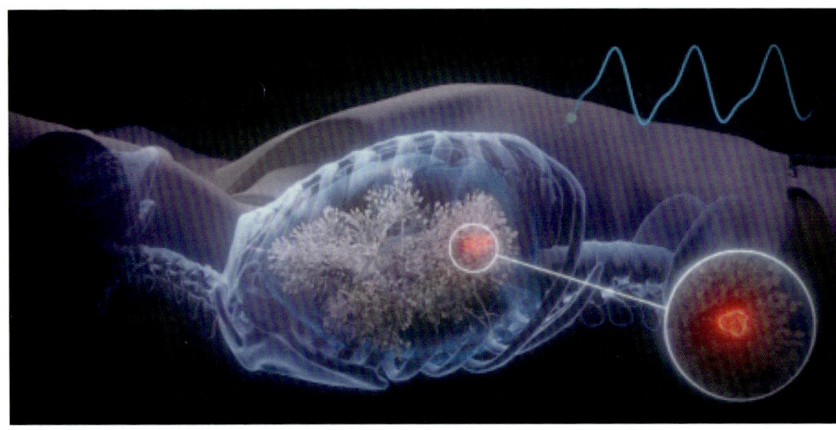

图 28　Brainlab ExacTrac Dynamic 支持肺部肿瘤的实时运动追踪示意图

SRS&SBRT 工作流程

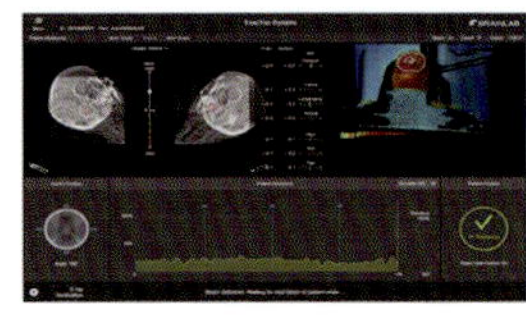

颅脑

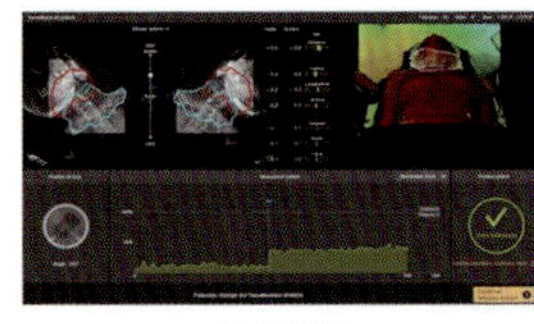

头颈部

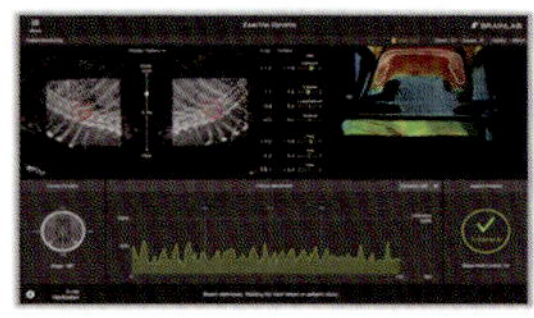

脊柱

颅外治疗工作流程

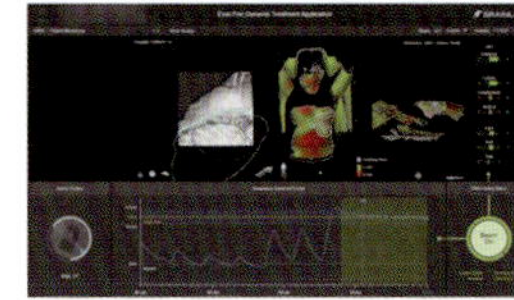

乳腺癌（深吸气末屏气，DIBH）

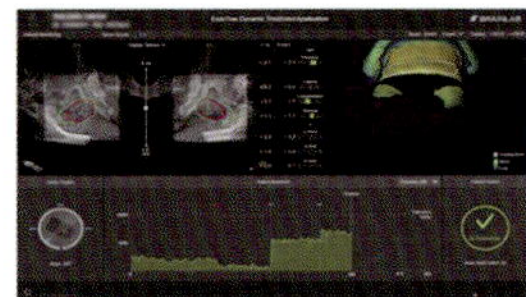

前列腺（植入金标）

集成CBCT的工作流程

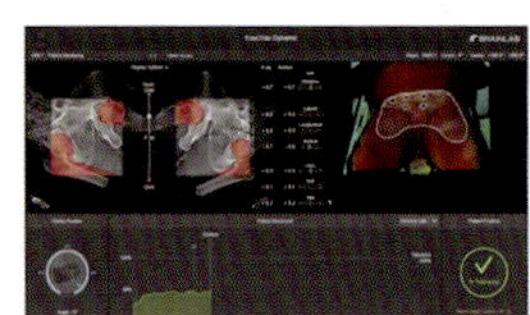

CBCT用于定位，ExacTrac Dynamic 用于治疗中实时监测和重新定位

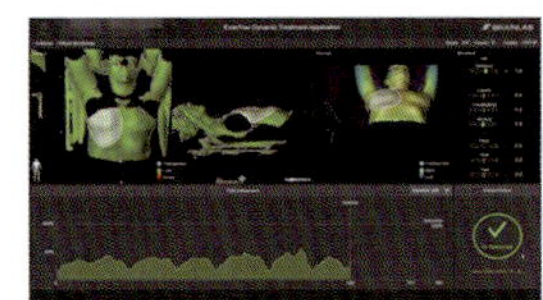

CBCT用于定位，ExacTrac Dynamic仅做体表监测

图 29　Brainlab ExacTrac Dynamic 支持的治疗流程示意图

参考文献

1. 卢洁 , 主译 . 脑和脊柱影像解剖学 [M]. 北京 : 北京大学医学出版社 , 2023.
2. 贺世明等 , 主译 . 颅脑影像与临床神经解剖 MRI 与 CT 图谱 [M]. 西安 : 世界图书出版社 ,2023.
3. 武艳 , 主译 . 格氏解剖学图谱（第 3 版）[M]. 北京 : 北京大学医学出版社 , 2022.
4. 徐杰 , 余菁 , 罗利， 主译 . 实用中枢神经解剖与影像学图谱（第 4 版）[M]. 广州 : 广东技术出版社 ,2021.
5. 刘树伟 , 主编 . 数字人连续横断层解剖学彩色图谱—头颈部分册 [M]. 济南 : 山东科学技术出版社 ,2020.
6. 赵刚 , 主译 . 奈特神经系统影像解剖图谱 [M]. 北京 : 人民卫生出版社 ,2020.
7. 闫东等 , 主译 . 影像解剖学 [M]. 北京 : 北京科学技术出版社 ,2018.
8. 丁文龙等 , 主编 . 系统解剖学 [M]. 北京 : 人民卫生出版社 ,2015.
9. 姜中利， 王忠诚， 李明洲， 等 . 颞叶内侧解剖及与周围结构的毗邻关系 [J]. 中华医学杂志 , 2006, 86(31):4.
10. 刘树伟 , 主编 . 断层解剖学 [M]. 北京 : 高等教育出版社 ,2004.
11. 刘树伟 , 主编 . 人体断层解剖学图谱 [M]. 济南 : 山东科学技术出版社 ,2003.